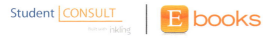
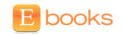

Any screen.
Any time.
Anywhere.

原著（英語版）のeBook版を
無料でご利用いただけます

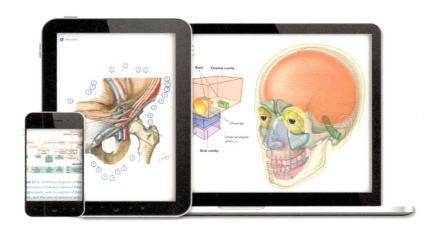

"Student Consult"ではオンライン・オフラインを問わず，原著（英語版）を閲覧することができ，検索やコメントの記入，ハイライトを行うことができます．

Student Consultのご利用方法

1. studentconsult.inkling.com/redeem にアクセスします．
2. 左ページのスクラッチを削り，コードを入手します．
3. "Enter code"にStudent Consult用のコードを入力します．
4. "REDEEM"ボタンをクリックします．
5. Log in（すでにアカウントをお持ちの方）もしくはSign upします（初めて利用される方）．
   ※Sign upにはお名前・e-mailアドレスなどの個人情報が必要となります．
6. "ADDING TO LIBRARY"ボタンを押すと，MY LIBRARYに本書が追加され，利用可能になります．

以下のQRコードからも
①のURLにアクセスできます．

テクニカル・サポート（英語対応のみ）：
email studentconsult.help@elsevier.com
call 1-800-401-9962（inside the US）
call +1-314-447-8200（outside the US）

ELSEVIER

・本電子マテリアルは，studentconsult.inkling.comに規定されたライセンスの条項に従うことを条件に使用できます．この電子マテリアルへのアクセスは，本書の表紙裏側にあるPINコードを最初にstudentconsult.inkling.comで利用した個人に制限されます．また，その権利は転売，貸与，またはその他の手段によって第三者に委譲することはできません．
・本電子マテリアルの提供は事前予告なく終了することがあります．

画像診断を学ぼう

単純X線から CT・MRI・超音波まで 第2版

監訳 江原 茂 岩手医科大学放射線医学講座 教授
訳 菅原俊祐 国立がん研究センター中央病院放射線診断科

Learning Radiology
Recognizing the Basics
3rd edition

William Herring, MD, FACR

Vice Chairman and Residency Program Director
Albert Einstein Medical Center
Philadelphia, Pennsylvania

メディカル・サイエンス・インターナショナル

ELSEVIER

ELSEVIER

Higashi-Azabu 1-chome Bldg. 3F
1-9-15, Higashi-Azabu,
Minato-ku, Tokyo 106-0044, Japan

LEARNING RADIOLOGY: RECOGNIZING THE BASICS
Copyright © 2016, 2012, 2007 by Saunders, an imprint of Elsevier Inc.
ISBN：978-0-323-32807-4

This translation of *Learning Radiology: Recognizing The Basics, 3rd edition* by **William Herring** was undertaken by Medical Sciences International, Ltd. and is published by arrangement with Elsevier Inc.

本書，William Herring 著：*Learning Radiology: Recognizing The Basics, 3rd edition* は，Elsevier Inc. との契約によって出版されている．

画像診断を学ぼう 第2版 by **William Herring.**

Copyright © 2018 Elsevier Japan KK.
ISBN：978-4-89592-912-7

All rights reserved. No part of this publication may be reproduced or transmitted in any form or by any means, electronic or mechanical, including photocopying, recording, or any information storage and retrieval system, without permission in writing from the publisher. Details on how to seek permission, further information about the Publisher's permissions policies and our arrangements with organizations such as the Copyright Clearance Center and the Copyright Licensing Agency, can be found at our website：www.elsevier.com/permissions.

This book and the individual contributions contained in it are protected under copyright by the Publisher (other than as may be noted herein).

注　意

本翻訳は，メディカル・サイエンス・インターナショナルがその責任において請け負ったものである．医療従事者と研究者は，ここで述べられている情報，方法，化合物，実験の評価や使用においては，常に自身の経験や知識を基盤とする必要がある．医学は急速に進歩しているため，特に，診断と薬物投与量については独自に検証を行うものとする．法律のおよぶ限り，Elsevier，出版社，著者，編集者，監訳者，翻訳者は，製造物責任，または過失の有無に関係なく人または財産に対する被害および/または損害に関する責任，もしくは本資料に含まれる方法，製品，説明，意見の使用または実施における一切の責任を負わない．

監訳者序文

William Herringの「Learning Radiology」の原著は第3版を数えることになった．幸いにして本書の第1版の邦訳は好評をもって迎えられ，予想外の部数を記録し，また学生や研修医の教材として活用しているというお声を多くいただいた．これは原著の特徴である画像診断の基礎についての丁寧な解説と，それに加えて訳書としては高い画像の質を達成した点が大きいと思われる．これらの点から原著者のHerring氏と訳書の作成にあたられたMEDSIの編集者に敬意を表したい．

本書の内容は，原著第1版の25章307ページから第3版では28章332ページに増えているが，単純X線の読影を主体に，画像診断の基礎を特に詳しく解説した書である点には大きな相違はない．第1版との相違点は，肺と心臓の解剖を再編・強化したこと（第2, 3章），超音波（第21章）・MRI（第22章）のような新たな診断法を加えたこと，神経放射線の内容をひとつの章ながら大きく拡充したこと（第27章），小児放射線診断を新たに加えたこと（第28章）にあるといえる．それでも，学生・研修医が通読をあきらめるような大きな教科書にしなかった点は，原著者の見識であると思われる．

本書の第1版の邦訳が出版されたのが2008年．それから10年近くが経過し，その間に新たな治療法の開発やAIの診断への応用，情報科学の発展などが加わり，医療の環境も大きく変化している．画像診断はこのような変化の中でも一定の重要な役割を担い続けている．電子化された環境においては，画像診断の結果を素早く抽出し医療につなげる点で，基礎知識の重要性はさらに高まっているようにみえる．

2007年当時に岩手医科大学の研修医であった初版の翻訳にあたられた菅原俊祐君も，東京都立荏原病院から国立がん研究センター中央病院に移られ，画像診断・IVRの最先端で活躍中であるが，依然として本書の新版の出版に興味を持ち続けておられた．今回，予想外に本書の改訳が早く進行したのは，初版の時と同様の彼の速く正確な翻訳による．

この第3版も画像診断に真剣に取り組もうとされる多くの研修医・学生に利用していただけることを望みたい．

2018年3月11日
（震災から7年目）

江原　茂

原著序文

　私が調べてみたところでは，世の中の多くの書籍の第3版もしくはそれ以降の版では，「これが…の第3版になるとは信じがたい…」といった内容で序文が始まることが多いようです．しかし，本書はそうではありません．私は本書がこれまでどれだけの役に立ってきたかを知っているので，これがしっかり現実だと信じることができます．しかし，読者の皆さんがこの序文を読んでくださることを含め，本書の成功になんらかの形で貢献してくださったことに感謝しています．

　第1版では，窓にとまった赤いクチバシの鳥がなんという名前の鳥であるかと，自然に好奇心が駆り立てられている場面を想像してください，とお願いしました．鳥の名前がalbatross（アホウドリ）からwoodpecker（キツツキ）までアルファベット順に並んでいる本を手にとって，時間をかけて何百枚もの鳥の写真をみて鳥の名前を探し当てることもできます．あるいは鳥のクチバシの色ごとに分類された本をめくってみれば，もっと短時間でお目当ての鳥がcardinal（ショウジョウコウカンチョウ）であることがわかるでしょう．

　本書はいうなれば「赤いクチバシの本」です．可能な限り病気の名前ではなく，病気がどのようにみえるかという観点から疾患を分類しています．いつもではないにしても，画像診断はしばしば典型的な異常所見をいかに発見できるかにかかっています．これはパターン認識とよばれる異常所見の同定方法であり，より多くの画像をみていくことによって，より容易に自信をもって画像診断を進めることができます．

　画像診断ではその症例がどのような病気にかかっているかを診断する前に，正常所見と異常所見を見分けられるようになる必要があります．これは，思うほど簡単なことではありません．正常と異常の違いを見分けられるようになるためには，その症例の疾患を診断するのと同じくらい多くの修練が必要でしょう．

　放射線科医は，人生のすべてを正常と異常を見分けるために費やしているといっても過言ではありません．読者の皆さんは本書を読んでも放射線科医にはならないかもしれませんが，異常所見を理解してより正確な読影ができるようになるでしょうし，それによってより大きな確信と自信をもって患者さんを診療することができるようになるでしょう．

　パターン認識がうまく機能しない場合でも，本書では可能な限り，診断にたどり着くための論理的アプローチができるようにしています．診断へのアプローチ法を身につければ，同じような問題に直面した時に，何度でも同様の方法で対処することができます．画像を詳細に分析するアプローチ法を用いれば，画像診断に迷った時に合理的な解決法がみつかるでしょう．

　本書ではほとんどの症例の画像が無料でデジタル画像として参照できるように作成されています．デジタル画像は，画像を参照する理想的な方法ですが，一部の読者は大量の文章を電子書籍として読むことに抵抗を覚えるでしょう．そのため，本書では印刷した冊子に加えて，写真，ビデオ，クイズ，教材（これらの多くは相互的に機能しています）をStudent-Consult/Inkling.comのウェブ上で参照できるよう，本書の付属として用意しました〔【訳注】日本語版『画像診断を学ぼう　第2版』の購入者にもアクセスが許可されます〕．楽しんでいただけることと思います．

　本書は，百科事典のような役割を果たすことを意図しては作られていません．たくさんの素晴らしい放射線科の教科書があり，なかには数千ページに及び，総重量はミニ・クーパーより少し軽い程度の本もあります．本書は学生向け，レジデント向け，これからレジデントになる医師，その他の新任の専門医療従事者を対象としています．

　本書は単純X線を強調しています．それは，ほとんどの患者において単純X線撮影が最初に行われる検査であり，そして単純X線から診断にたどり着くための原理・原則は，他のより複雑な画像診断法にも応用することができるためです．

　さあ，始めましょう．いやもしあなたが私のように本を通読し終えてから最後に序文を読む方であったなら，そしてすでに本書を楽しんでいただいたならば幸いです．

William Herring MD, FACR

謝辞

まだお会いしたことはありませんが，Learning Radiology helpful というウェブサイトをみつけてくれ，大いに人気を上げてくれた多くの方々に，改めてお礼を申し上げます．このウェブサイトが人気を博したことが本書の第1版を出版する契機となり，そして第1版も好評であったために，この第3版の出版へとつなげることができました．

そして，以下の方々のご助力とご提案に感謝申し上げます．われわれの放射線科のレジデントであり，新版をどのように改変すべきかについて比類ない価値ある提案をしてくださった David Saul 医師，われわれの研修プログラムを卒業した放射線科医であり，難解な MRI についての章を理解しやすく簡潔に執筆し，非常に素晴らしい仕事をしてくれた Daniel Kowal 医師，われわれのレジデントの1人で，オンライン版の放射線の安全性と被曝について協力してくださった Jeffrey Cruz 医師，そして，イラストを担当してくださった Sherif Saad 医師に特に感謝申し上げます．

また，本版のために追加の画像を提供してくださった Chris Kim 医師，Susan Summerton 医師，Mindy Horrow 医師，Peter Wang 医師，Huyen Tran 医師に感謝を申し上げます．そして今回から章の校閲をしてくださった Mindy Horrow 医師，Eric Faerber 医師，Brooke Devenney-Cakir 医師にもお礼を申し上げます．

また，Elsevier 社の Jim Merritt 氏と Katy Meert 氏からいただいたサポートとご助力にも，改めてお礼を申し上げます．

そして長年にわたり，これまでどんな教師もみたことがないほど熱心な聴衆として学んでくれた何百人ものレジデントと医学生にも感謝します．

最後に，本書を作成するにあたり私を励まし続けてくれた，私の素晴らしい妻である Pat と，私の家族に感謝を伝えます．

William Herring MD, FACR

執筆協力

Daniel J. Kowal, MD
Computed Tomography Division Director
Radiology Elective Director
Department of Radiology
Saint Vincent Hospital
Worcester, Massachusetts
Chapter 22: Magnetic Resonance Imaging: Understanding the Principles and Recognizing the Basics

To my wife, Patricia,
And our family

目 次

　監訳者序文 ･･ iii
　原著序文 ･･ v
　謝　辞 ･･ vi

CHAPTER 1
異常をみつけよう ････････････････････････････････ 1
　画像診断法の紹介 ･･････････････････････････････････ 1
　暗闇からの光 ･･････････････････････････････････････ 2
　単純X線（conventional radiography） ･････････････････ 2
　5段階の基本的な濃度 ･･････････････････････････････ 3
　CT（computed tomography） ･････････････････････････ 3
　超音波（ultrasonography） ･･･････････････････････････ 5
　MRI（核磁気共鳴画像：magnetic resonance imaging） ･･･ 5
　X線透視（fluoroscopy） ･････････････････････････････ 6
　核医学検査（nuclear medicine） ･･････････････････････ 6
　本書を読むにあたって ･･････････････････････････････ 7

CHAPTER 2
正しく撮られた胸部単純X線をみる ･････････････ 9
　単純X線の技術的な適正度を評価する ････････････････ 9

CHAPTER 3
肺の正常解剖を学ぼう ････････････････････････････ 15
　正常な胸部単純X線正面像 ･････････････････････････ 15
　正常の肺血管 ･････････････････････････････････････ 16
　胸部単純X線側面像 ･･･････････････････････････････ 16
　胸部CTの正常解剖 ････････････････････････････････ 20
　肺CTの正常解剖 ･･････････････････････････････････ 21
　葉間裂（fissure） ･･････････････････････････････････ 23

CHAPTER 4
正常の心臓解剖を学ぼう ･････････････････････････ 25
　胸部単純X線における心臓の評価 ････････････････････ 25
　一般的な原則 ･････････････････････････････････････ 26

　CTによる心臓の評価 ･･････････････････････････････ 26
　心臓CTの正常解剖 ････････････････････････････････ 27
　心臓CTの利用 ････････････････････････････････････ 30
　心臓MRI ･･･ 33

CHAPTER 5
肺胞性肺病変と間質性肺病変を見分けよう ････････ 36
　肺実質の病変を分類する ･･･････････････････････････ 36
　肺胞性病変の特徴 ･････････････････････････････････ 36
　肺胞性病変の原因 ･････････････････････････････････ 37
　間質性肺病変の特徴 ･･･････････････････････････････ 39
　間質性肺病変の原因 ･･･････････････････････････････ 40

CHAPTER 6
片肺の透過性低下の原因を知ろう ･･････････････････ 46
　肺全体の無気肺 ･･･････････････････････････････････ 46
　大量の胸水貯留 ･･･････････････････････････････････ 47
　肺野全体の肺炎 ･･･････････････････････････････････ 48
　肺切除術後 ･･･････････････････････････････････････ 48

CHAPTER 7
無気肺をみつけよう ･･････････････････････････････ 51
　無気肺（atelectasis）とは何か？ ････････････････････ 51
　無気肺の種類 ･････････････････････････････････････ 54
　肺葉無気肺における肺虚脱のパターン ･･･････････････ 55
　無気肺はどのように改善するか？ ････････････････････ 58

CHAPTER 8
胸水をみつけよう ････････････････････････････････ 59
　胸膜腔の正常解剖と生理学 ･････････････････････････ 59
　胸水を検出する画像検査法 ･････････････････････････ 59
　胸水貯留の原因 ･･･････････････････････････････････ 59
　胸水の種類 ･･･････････････････････････････････････ 59
　胸水貯留の左右特異性 ･････････････････････････････ 60

胸水貯留のさまざまな画像所見を見分けよう ………… 60

CHAPTER 9
肺炎をみつけよう ………… 69

肺炎についての一般的事項 ………… 69
肺炎所見の一般的特徴 ………… 69
肺炎の画像所見パターン ………… 70
大葉性肺炎 lobar pneumonia ………… 70
区域性肺炎 segmental pneumonia
　（気管支肺炎 bronchopneumonia）………… 71
間質性肺炎 interstitial pneumonia ………… 71
円形肺炎 round pneumonia ………… 72
空洞形成性肺炎 cavitary pneumonia ………… 72
誤嚥性肺炎 aspiration pneumonia ………… 72
限局性肺炎 localizing pneumonia ………… 73
肺炎はどのように治癒するか ………… 74

CHAPTER 10
気胸，気縦隔，心嚢気腫，皮下気腫をみつけよう …… 77

気胸をみつけよう ………… 77
気縦隔をみつけよう ………… 82
心嚢気腫をみつけよう ………… 83
皮下気腫をみつけよう ………… 84

CHAPTER 11
カテーテルとチューブの適正な位置と，
起こりうる合併症を知ろう ………… 86

気管内チューブと気管カニューレ ………… 86
血管内カテーテル ………… 88
心臓の各種デバイス：ペースメーカ，自動除細動器（AICD），
　大動脈内バルーン・パンピング（IABP）………… 93
胃腸のチューブ，カテーテル：経鼻胃管と栄養管 ………… 96

CHAPTER 12
胸部の病変をみつけよう ………… 99

縦隔腫瘍 mediastinal mass ………… 99
前縦隔腫瘍 anterior mediastinal mass ………… 100
中縦隔腫瘍 middle mediastinal mass ………… 103
後縦隔腫瘍 posterior mediastinal mass ………… 103
肺の単発性結節もしくは腫瘤 ………… 104
肺癌 bronchogenic carcinoma ………… 107
肺の転移性腫瘍 metastatic neoplasms in the lung ……109

肺血栓塞栓症 pulmonary thromboembolic disease …… 110
慢性閉塞性肺疾患 chronic obstructive pulmonary disease
　（COPD）………… 111
ブレブ，ブラ，嚢胞，空洞 ………… 111
気管支拡張症 bronchiectasis ………… 114

CHAPTER 13
成人の心疾患をみつけよう ………… 116

心陰影の拡大を知ろう ………… 116
心嚢液 ………… 116
見掛けの心拡大の心臓以外の原因 ………… 116
胸部単純X線AP像で心拡大をみつけよう ………… 116
胸部単純X線側面像で心拡大をみつけよう ………… 117
頻度の高い心疾患をみつけよう ………… 117
非心原性肺水腫についての一般的知識 ………… 122
非心原性肺水腫の画像所見 ………… 122
心原性肺水腫と非心原性肺水腫の鑑別 ………… 123
高血圧症性心血管疾患 hypertensive cardiovascular
　disease ………… 123
僧帽弁狭窄症 mitral stenosis ………… 123
肺動脈高血圧症 pulmonary arterial hypertension …… 123
大動脈弁狭窄 aortic stenosis ………… 125
心筋症 cardiomyopathy ………… 125
大動脈瘤 aortic aneurysm ………… 126
胸部大動脈瘤をみつけよう ………… 127
大動脈解離 aortic dissection ………… 128
冠動脈疾患 coronary artery disease ………… 129

CHAPTER 14
腹部単純X線の正常像を知ろう ………… 131

腹部の単純X線 ………… 131
腹部単純X線を前にしたら何を探すべきか？ ………… 131
正常の腸管ガスのパターン ………… 131
腹部の正常な液面像 ………… 132
大腸と小腸を区別するには ………… 133
急性腹症の検査でなにがみえるのか ………… 134
石灰化 calcification ………… 137
臓器腫大 organomegaly ………… 138

CHAPTER 15
腹部・骨盤CTの正常像を知ろう ………… 142

腹部・骨盤CTの基礎知識 ………… 142
腹部CTの一般的知識 ………… 143

CHAPTER 16
消化管閉塞とイレウスをみつけよう ……………… 149

- 異常な腸管ガスパターン …………………………… 149
- 腸管の法則 laws of gut ……………………………… 149
- 機能性イレウス：限局性センチネル・ループ
  localized sentinel loops ………………………… 150
- 機能性イレウス：全般性麻痺性イレウス
  generalized adynamic ileus …………………… 151
- 機械的閉塞：小腸閉塞症 small bowel obstruction (SBO)
  ……………………………………………………… 152
- 機械的閉塞：大腸閉塞 large bowel obstruction (LBO)
  ……………………………………………………… 156
- 大腸捻転 volvulus of colon ………………………… 159
- 腸管の偽閉塞（Ogilvie 症候群）…………………… 159

CHAPTER 17
腹部の腸管外ガスをみつけよう ………………… 160

- 腹腔内遊離ガスのサイン …………………………… 160
- 横隔膜下の空気 ……………………………………… 160
- 腸管壁の両側がみえること ………………………… 161
- 鎌状靱帯がみえること ……………………………… 163
- 遊離ガスの原因 ……………………………………… 164
- 腹膜腔外ガス（後腹膜腔内ガス）のサイン ……… 164
- 腹膜腔外ガスの原因 ………………………………… 164
- 腸管壁内ガスのサイン ……………………………… 165
- 腸管壁内ガスの原因と意義 ………………………… 165
- 胆道内のガスのサイン ……………………………… 167
- 胆道内ガスの原因 …………………………………… 167

CHAPTER 18
異常な石灰化とその原因を知ろう ……………… 169

- 石灰化のパターン …………………………………… 169
- 辺縁石灰化 rimlike calcification ………………… 169
- 線状もしくは軌道状の石灰化
  linear or track-like calcification ……………… 170
- 層板状もしくは層状の石灰化
  lamellar or laminar calcification ……………… 171
- 雲状，無構造，もしくはポップコーン状の石灰化 … 173
- 石灰化の部位 ………………………………………… 175

CHAPTER 19
外傷の画像所見を理解しよう ……………………… 177

- 胸部外傷 chest trauma ……………………………… 177
- 肋骨骨折 rib fracture ………………………………… 177
- 肺挫傷 pulmonary contusion ……………………… 178
- 肺裂傷 pulmonary laceration (血腫 hematoma もしくは
  外傷性気瘤 traumatic pneumatocele) ……… 178
- 大動脈外傷 aortic trauma …………………………… 179
- 腹部外傷 abdominal trauma ……………………… 180
- 肝　臓 ………………………………………………… 181
- 脾　臓 ………………………………………………… 181
- 腎　臓 ………………………………………………… 182
- ショック腸管 shock bowel ………………………… 182
- 骨盤損傷 pelvic trauma ……………………………… 183

CHAPTER 20
消化管，肝臓，尿路系の異常をみつけよう ……… 185

- 食道の病変 …………………………………………… 186
- 胃と十二指腸の病変 ………………………………… 189
- 十二指腸潰瘍 duodenal ulcer ……………………… 189
- 小腸と大腸 …………………………………………… 190
- 大腸の病変 …………………………………………… 192
- 膵　臓 ………………………………………………… 196
- 肝・胆道系の異常 …………………………………… 198
- 肝臓の占拠性病変 …………………………………… 199
- 胆道系 ………………………………………………… 202
- 泌尿器系の画像検査 ………………………………… 203
- 骨盤の画像検査 ……………………………………… 204
- 膀胱の画像検査 ……………………………………… 205
- リンパ節腫大 adenopathy …………………………… 205

CHAPTER 21
超音波検査：原理を理解して正常像と異常像を知ろう
……………………………………………………… 208

- 超音波の働き ………………………………………… 208
- ドップラー画像 ……………………………………… 209
- 危険性と安全性 ……………………………………… 209
- 医療における超音波検査の利用法 ………………… 209
- 尿路系 ………………………………………………… 212

CHAPTER 22
磁気共鳴画像 (magnetic resonance imaging：MRI) の原理と基本を学ぼう ········· 225

MRI はどのように作動しているか ············ 225
MRI 撮像装置を構成するハードウェア ······· 225
MRI 撮像が始まったら何が起こっているのか ····· 225
T1 強調画像と T2 強調画像の見分け方 ······· 226
MRI の造影剤：一般的事項 ·················· 229
MRI の安全性について ······················ 231
MRI の画像診断における利用法 ·············· 232

CHAPTER 23
骨濃度の異常をみつけよう ············ 234

正常の骨解剖 ······························ 234
骨の生理が骨構造に及ぼす効果 ·············· 235
全般性の骨濃度上昇をみつけよう ············ 235
限局性の骨濃度上昇をみつけよう ············ 236
全身性の骨濃度低下をみつけよう ············ 239
限局性の骨濃度低下をみつけよう ············ 241
病的骨折 pathologic fracture ·············· 245

CHAPTER 24
骨折と脱臼をみつけよう ·············· 247

急性期に骨折をみつけよう ·················· 247
脱臼と亜脱臼をみつけよう ·················· 249
骨折の表現 ································ 249
骨折片の数の表現 ·························· 251
骨折線の方向による骨折の表現 ·············· 251
骨折片同士の位置関係による骨折の表現 ······ 251
骨折と外界との関係における骨折の表現 ······ 252
裂離骨折 avulsion fracture ················ 253
ストレス骨折 stress fracture ··············· 254
主要な骨折の名称の由来 ···················· 255
見逃されやすい骨折・脱臼 ·················· 256
骨折治癒 ·································· 259

CHAPTER 25
関節疾患をみつけよう：関節炎へのアプローチ ···· 261

関節の解剖 ································ 261
関節炎の分類 ······························ 262
変形性関節症 osteoarthritis ··············· 263
炎症性関節炎 erosive arthritis ············· 268

感染性関節炎 infectious arthritis ··········· 272

CHAPTER 26
頸部痛と背部痛の原因をみつけよう ········· 274

脊椎の評価には単純 X 線，CT，MRI ········ 274
正常の脊椎 ································ 274
背部痛 back pain ·························· 277
悪性疾患の脊椎浸潤 ························ 281
脊椎転移の MRI ··························· 282
脊椎外傷 spinal trauma ···················· 282

CHAPTER 27
頭蓋内病変の原因をみつけよう ········· 287

正常解剖 ·································· 287
脳と MRI ································· 290
頭部外傷 head trauma ···················· 290
頭蓋内出血 intracranial hemorrhage ········ 293
びまん性軸索損傷 diffuse axonal injury (DAI) ··· 296
頭蓋内圧亢進 increased intracranial pressure ··· 297
脳卒中 stroke ····························· 297
動脈瘤破裂 ruptured aneurysm ············ 301
水頭症 hydrocephalus ····················· 303
脳萎縮 cerebral atrophy ··················· 305
脳腫瘍 brain tumor ······················· 305
他の疾患 ·································· 307

CHAPTER 28
小児の疾患をみつけよう ·············· 311

本章で解説する疾患 ························ 311
新生児の呼吸障害 ·························· 311
小児の肺疾患 ······························ 315
頸部の軟部組織 ···························· 316
異物誤嚥 ·································· 317
他の疾患 ·································· 319

付記：何を何時オーダーするか ·············· 327
参考文献 ·································· 328
1 章のクイズの解答 ························ 330

和文索引 ·································· 333
欧文索引 ·································· 339

オンラインコンテンツ

本書には，オンラインでのみ参照可能なコンテンツが付属されています．右のQRコードからアクセスし，StudentConsult.comに登録済みであれば，StudentConsult/Inkling.comのウェブサイト上で閲覧することができます．

- Nuclear Medicine: Understanding the Principles and Recognizing the Basics
- The ABCs of Heart Disease: Recognizing Adult Heart Disease from the Frontal Chest Radiograph
- Unknown Cases: Additional Information
- Unknown Cases Quiz

ビデオコンテンツ

VIDEO 1-1
Spinning Gantry of a Computed Tomography Scanner

VIDEO 1-2
Virtual Bronchoscopy

VIDEO 1-3
Color Doppler Scan of Carotid Artery

VIDEO 1-4
Normal Swallowing Function Captured by Fluoroscopy

VIDEO 1-5
Fluoroscopy Used for Angiography

VIDEO 1-6
Spinning Positron Emission Tomography Scan

VIDEO 3-1
MIPs of Pulmonary Vasculature

VIDEO 4-1
Catheter Angiogram of Right Coronary Artery

VIDEO 4-2
MRI, Four-Chamber View of the Heart

VIDEO 13-1
3D CT Coronary Angiogram

VIDEO 19-1
Fractures of Pelvis and Ribs

VIDEO 20-1
Video Swallow, Aspiration

VIDEO 20-2
Tertiary Esophageal Waves

VIDEO 20-3
Lipoma Seen on Computed Tomography Colonography

VIDEO 20-4
Hemangioma of the Liver

VIDEO 21-1
(Audio Only) Doppler Effect

VIDEO 21-2
Cine of Normal, Viable Fetus

VIDEO 21-3
Duplex Color Sonography of the Carotid Artery

VIDEO 21-4
Pseudoaneurysm

VIDEO 26-1
Chance Fracture, T10

CHAPTER 1
異常をみつけよう

画像診断法の紹介

ひとを驚かせるクイズで授業を始めるのは，いつも楽しい．鉛筆はいらない．いまここに簡単な現病歴とともに，診断がついていない6枚の画像がある（図1-1～図1-6）．いずれも画像から診断にたどり着ける問題である．もしも読者の皆さんが診断に行き着けないなら，それはとても好ましいことである．なぜなら，本書を読んで学ぶ理由があるからだ．答えは本書の最後にある．

■これから皆さんは，本書を読み進めることにより，それぞれの画像診断法について，画像検査の進め方について，図に示された6つの疾患について，そしてさらに多くの事柄について学ぶことになる．

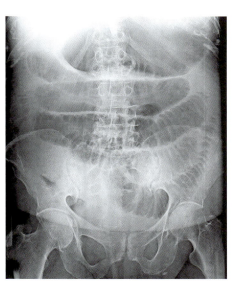
図1-1 腹痛を訴える56歳（腹臥位，圧迫撮影）

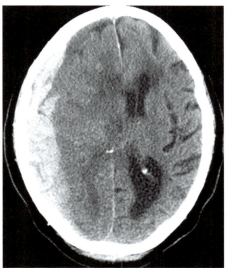
図1-2 ハシゴから転落した49歳

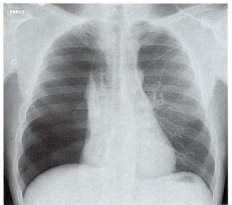
図1-3 突然の胸痛を訴える22歳

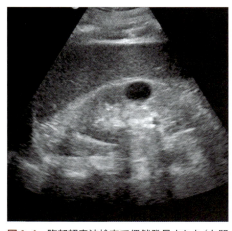
図1-4 腹部超音波検査で偶然発見された（右腎の矢状断像）

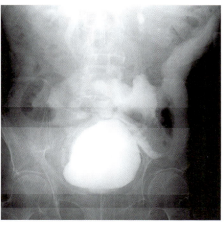
図1-5 交通事故で受傷した56歳の膀胱造影

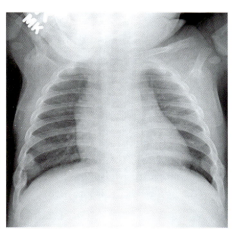
図1-6 機嫌が悪い4か月の乳児

暗闇からの光

- 1895 年，ドイツのヴュルツブルグにある暗い研究室で働いていたヴィルヘルム・レントゲン（Wilhelm Röntgen）は，同じ部屋にある蛍光物質が塗布された板が蛍光を発し始めたことに気づいた．その数十センチ離れたところでは，遮光した陰極管に電圧がかけられていた．レントゲン博士は何か重大なことが起きていることを感じ取り，近くから発生し部屋を貫通して届いた目にみえない光線にその蛍光板が反応していると考えた．彼はその新しい光線を，数学における未知のシンボルである"X"を使って"X線"と名づけた．その後，多くの人々があらゆる物にそのX線をあててみるまでに，長くはかからなかった．
- それから100年間，X線像は電離放射線を1枚のフィルムに照射するという手法で使われてきた．フィルムは今でも一部の施設で使われているが，最近では珍しい．
- 今日でも，単純X線の画像（ふつうは省略して単に**X線**とよばれる）は，1895年当時のように電離放射線を**感光面**に照射することで**潜像**をつくり，それを**現像**により明らかにする．フィルムの現像は，まず暗室でさまざまな薬品が入ったトレイにフィルムを浸けた後，フィルムを文字通り吊るして乾かすことで得られる．
  - すぐに画像を評価しなければならない場合には，まだ現像液で濡れた状態のフィルムを読影していたため，「至急読影」を表現する言葉として「**wet reading**」という言葉が使われた．
  - フィルムは，ビューボックス（シャウカステン）に掛けてみていた（映画やテレビであればフィルムはふつう前後逆，もしくは上下逆に置かれた）．
- この方法は数十年続いたが，**2つの大きな欠点**があった．
  - 増え続けるフィルムを保存するために，大きな**物理的スペース**が必要になる．個々のフィルムは非常に薄いものであっても，何千人もの患者のファイルに収納される膨大な量のフィルムは広いスペースを占拠してしまった（eFig 1-1）．〔訳注〕eFigについては，章末の「本章を読むにあたって」を参照のこと〕
  - そしてもう1つは，1枚の画像フィルムは**同時に1か所でしかみることができない**ため，必ずしも患者の診療の現場にいつもあるわけではなかった．
- そして最終的には**デジタルX線**が出現し，フィルムは**電子的読み取り装置**によって処理可能な**光感受性のあるカセット**（photosensitive cassette）もしくは**光感受性のあるプレート**（photosensitive plate）に取って代わられ，その結果，画像は**デジタル化された情報**として保存可能になった．画像の電子化により，フィルムを現像するための暗室はもはや不要となり，フィルムを保管する大きな部屋も要らなくなった．そして膨大な量の画像がコンピュータ・サーバのハード・ディスクに保存することが可能になった．さらに重要なことに，その画像を評価する人は誰でも，世界のどこからでも，またいつでも画像の閲覧が可能になった．
- 画像検査は，それを後で利用する人たちのために**保管**（archive）と**保存**（store）が可能な，また他のシステムと**接続**可能なコンピュータ・サーバで管理されている．これは **PACS** とよばれ，**画像を保管**（Picture Archiving）し，**接続**（Communications）し，**保存**（Storage）する**システム**を表している．
- この PACS を利用することで，すべての画像診断モダリティで得られた画像を保管し，参照することが可能となった．単純X線（conventional radiograph：CR），CT（computed tomography），超音波（ultrasound image：US），MRI（magnetic resonance imaging），透視（fluoroscopy），核医学検査（nuclear medicine）などがこの方法で保存される．
- 次項では，それぞれの画像診断法について，簡単にみていこう．

単純X線 (conventional radiography)

- 電離放射線（X線を用い，バリウムやヨード造影剤などの造影剤は使用されていない）を用いて得られた画像は「**レントゲン写真**（conventional radiograph）」とよばれ，より一般的な名称として「**単純写真**（plain film）」ともよばれる．
- 単純X線のおもな長所は，比較的**安価**に撮影できること，そしてポータブル撮影機を用いれば，ほぼどこでも撮影が可能なことであり，現在でも，最も撮影されることの多い画像検査である．

表 1-1　単純X線で確認できる5段階の基本的な濃度

濃度	所見
空気	ほとんどX線を吸収せず，単純X線で"最も黒く"描出される．
脂肪	灰色．軟部組織よりもいくぶん暗く（より黒く）描出される．
液体，軟部組織	液体（例：血液）と軟部組織（例：筋肉）は単純X線において同様の濃度を呈する．
カルシウム	自然に生成される物質の中で最も濃度が高く（例：骨），ほとんどのX線を吸収する．
金属	通常はすべてのX線を吸収し，"最も白く"描出される（例：弾丸，バリウム）．

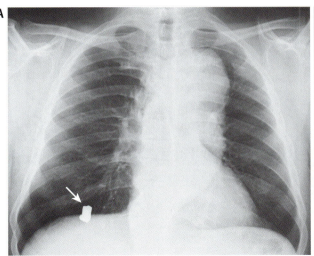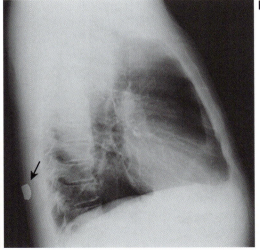

図 1-7　胸腔内の弾丸
A：右下肺野に重なって認められる濃い（白い）金属異物（白矢印）は，弾丸である．肋骨や鎖骨，椎体などに代表される骨構造（カルシウム）よりもずっと濃度が高い（白い）．液体（心腔内の血液など）や，軟部組織濃度（心筋など）は同じ濃度であるため，単純X線ではこれら2種類の濃度は区別ができない．肺内の空気は最も濃度が低い（黒い）．
B：この胸部単純X線正面像（A）と側面像（B）のように，90°ずらして撮影した2方向撮影は直交像とよばれる．1方向だけでは，弾丸の位置を同定することは不可能であろう．側面像では，弾丸は背部の軟部組織内に認められる（黒矢印）．単純X線において，直交像は身体のすべての部位において構造物の位置を同定するために用いられる．

- 単純X線を撮影するには，X線を放出する**線源**（X線管）と，画像を**記録**するための装置（フィルム，カセットもしくは感光板），そして記録された画像を**現像**する方法（化学薬品もしくはデジタル機能を用いた，画像読み込み装置）が必要となる．
- 単純X線のおもな利用法としては，よくある胸部単純X線や腹部単純X線のほかに，骨折や関節炎を否定するためにまず施行される骨軟部の単純X線撮影がある．
- 単純X線のおもな短所は，描出可能な**濃度が限られている**ことと，**電離放射線を使用**することにある．

5段階の基本的な濃度

- 単純X線では，5段階の異なる濃度を見分けるのが限界であり，表1-1では最も**濃度の低いもの**（最も黒く描出される）から**最も高いもの**（最も白く描出される）に分けている．
  - **空気**（単純X線では最も黒く写る）
  - **脂肪**（空気よりも明るい灰色としてみえる）
  - **軟部組織もしくは液体**（単純X線では軟部組織と液体は同じ濃度で描出されるため，胸部単純X線では心筋と心臓の内腔に充満している血液とを見分けることはできない）
  - **カルシウム**（通常は骨に含まれる）
  - **金属**（単純X線で最も白く写る）
    - 金属物質の濃度は正常の身体には存在しない．身体に認められる**金属濃度**の例として，造影剤や人工膝関節・人工股関節がある（図1-7）．
- 単純X線の撮影には比較的低線量の電離放射線が用いられるが，放射線は細胞に突然変異を生じさせ，さまざまな種類の悪性腫瘍や奇形を発生させる可能性がある．低線量の放射線被曝に関する公衆衛生学的なデータは，評価するリスクにより異なるが，一般的には医学的に必要最低限の検査のみが施行されており，妊娠中など奇形を生じる可能性がある時期のX線を用いた画像検査は避けられている．
〔「放射線量と安全性」についてのさらなる情報は，StudentConsult.com（章末に説明あり）を参照せよ〕

CT（computed tomography）

- CTスキャナは，1970年代に最初に導入され，医療画像を飛躍的に進歩させた．
- 回転するX線管を搭載したガントリーと，さまざまな列数の検出器（これらは患者の周りを持続的に回転し続ける仕組みになっている）から得られるデータを，精巧なコンピュータ・アルゴリズムを用いて処理することにより，膨大な量の3次元のスライス画像から任意の断面の画像を再構成することが可能である（Video 1-1）（Videoについては，章末に説明あり）．
- **CTスキャナ**は，得られたデータをさまざまな**アルゴリズム**を用いて処理する**コンピュータ**と接続されており，これにより診断に有用な**画像**を作成することができる．
- CT画像は**ピクセル**とよばれる数十万個の小さな正方形に

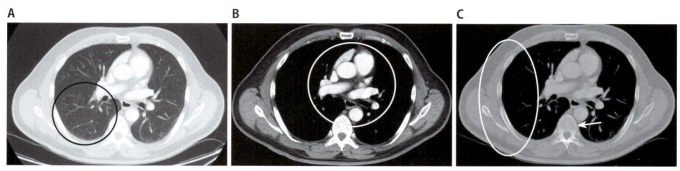

図1-8 胸部のウィンドウ調整 胸部のCT画像では，各臓器を最適な条件で表示するために，通常は何種類かの固定された表示条件（ウィンドウ）が用いられる．
A：肺野条件は，肺実質の異常や，気管支の正常もしくは異常所見を最大限に描出するために選択される（黒円）．
B：縦隔条件では，縦隔や肺門，胸膜の構造が最も良好に描出される（白円）．
C：骨条件は，骨構造を最も良好に描出するために用いられる3つ目の方法である（白楕円と白矢印）．
これらの表示条件（ウィンドウ）の相違は，撮像されたデータを操作することで得られるものであり，患者を追加で再撮像する必要はないことを知っておくことは重要である．

より構成されており，それぞれのピクセルはコンピュータにより−1,000〜＋1,000までの**CT値**が割りあてられている．CT値の単位は**ハンスフィールドユニット（Hounsfierld unit：HU）**であり，最初にCTを開発したゴッドフリー・ハンスフィールド（Sir Godfrey Hounsfield）にちなんで名付けられた（CT開発の業績により，1979年にアラン・コーマック（Allan Cormack）とともにノーベル医学生理学賞を受賞した）．

- CT値はスキャンされた**組織の濃度により大きく異なり，スキャンされた部位ごとにどの程度のX線が吸収されたかを計測して決定される**．通常は，**空気のCT値は−1,000 HU，骨は400〜600 HU，脂肪は−40〜−100 HU，水は0 HU，軟部組織は20〜100 HU**である．

■ CT画像は，検査対象の組織を観察するために最適と認められたHU値の幅の範囲内で表示される（例えば−100〜＋300）．そのCT値の幅に含まれるすべての組織は，白から黒までのグレイスケールの濃淡として表示される．この幅は**ウィンドウ幅**とよばれる．

➡ より多くのX線を吸収する**濃度の高い物質**は，**高いCT値**を有し，これは**高吸収**と表現され，CT画像では**より白い色**として表示される．

- 単純X線でも，これらの物質（例えば**金属やカルシウム**など）は白くみえるが，これらは**濃度の上昇や透過性の低下**と表現される．

■ X線の吸収が少ない，**濃度の低い物質**は，低いCT値を有し，**低吸収**と表現され，CT画像ではより黒い色に表示される．

- 単純X線でも，これらの物質（例：**空気や脂肪**など）は黒に近い色に描出され，**濃度低下もしくは透過性の亢進**と表現される．

■ CT画像は，画像データが取得された**後**に，異なる病理学的特徴を最適な条件で可視化するためにウィンドウ幅が設定される．これは**後処理**とよばれ，デジタル画像技術の大きな進歩による恩恵といえる．後処理により，元データを追加処理することで，**追加の検査をすることなく**，つまりは患者に追加の被曝をさせずに，異常をわかりやすく描出することが可能となる（図1-8）．

■ 伝統的に，CT画像はほとんどの場合，横断像で表示されていた．現在では，画像を容積データとして収集することが可能であるため，CT画像を横断（trans-axial plane），矢状断（sagittal plane），冠状断（coronal plane）など任意の断面で描出することができるようになった．容積データは薄いスライスの連続から成り立っており，これを元にして3次元画像を**再構築**することが可能である．3次元のsurface renderingとvolume rendering表示により，驚くほど実物に近いCT画像を作成することができる（図1-9）．

■ CTの単純X線を凌ぐ大きな長所の1つは，**白から黒のグレースケールをより詳細に表示することが可能**な点であり，これによって前述した単純X線で識別可能な5段階の基本的な濃度よりも多くの濃度差を識別することができる．

■ 検出器の精巧な多列化が進み，同時に数百スライスの画像を撮像できることになったことで，**多列CT装置を用いて非常に高速なCT撮像が可能**となった（頭からつま先まで10秒以内に撮像が完了する）．これにより，**仮想大腸内視鏡や仮想気管支鏡，冠動脈のカルシウムスコア計測，CTによる冠動脈造影**など，CTを用いた新たな画像化技術が開発された（Video 1-2）．

■ 1回のCT検査により，1,000枚もしくはそれ以上の画像

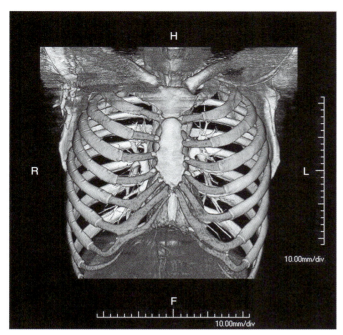

図1-9　正常胸郭を表す3次元CT画像　この白黒階調で表現された胸郭の3次元立体表示 surface rendering は，体幹の薄いCT画像をたくさん収集し，作成されている．これら薄いCT画像を再構成することで，ここで示された画像のように表面的な解剖学的構造を表現できる．同じ画像データから，胸郭を削除して心臓や肺（この画像では画像処理により除去されている）を描出することも可能である．このような描出法は，特に臓器の解剖学的な関係を明確に表示するために役立ち，なかでも外科的手術の術前計画に有用である．

が得られるため，画像を参照するにはフィルムとビューボックスを使用した従来の手法は実用的ではなく，ほとんどの場合においてコンピュータ上で画像が表示される．
- **CTは断層画像の要**であり，広く活用されているが，まだ持ち運びという点では不便さが残る．また，CTスキャナは高価であり，設置のための広いスペースと，画像処理のための高機能コンピュータが必要となる．また，単純X線と同じで，CTにおいても撮像には電離放射線（X線）を用いている．

超音波（ultrasonography）

- 単純X線やCTではX線を利用して画像を得ているのに対し，超音波では人間が聞き取れるよりも高い周波数の音響エネルギーを用いて画像を得ている（→21章参照）．
- 超音波検査装置の**プローブ**もしくは**トランスデューサ**は，超音波信号を発し，かつ受信する機能を備えている．信号は搭載されたコンピュータにより，その特徴が解析される．超音波検査はデジタルデータとして記録され，容易にPACSに保存される．画像は，静止画と動画のいずれでも表示可能である（Video 1-3）．

- 超音波検査装置は，CTやMRIと比較して**安価**である．超音波は広く**活用**されており，必要な場所へ手で**持ち運ぶ**こともできる．
- 超音波検査は電離放射線を用いないため，特に小児や**妊娠可能年齢の女性**，妊婦において有用な検査法である．
- **超音波検査装置は医療用画像の領域で広く活用されている**．通常，女性の骨盤領域や小児の患者においては**第一選択の画像検査**であり，すべての年代の患者における充実性病変と囊胞性病変の鑑別，血管病変に対する非侵襲的な画像検査法，妊婦における胎児や胎盤の画像検査法，リアルタイムの画像誘導下に施行される液体吸引や生検においても第一選択とされている．
- その他の一般的な利用法としては，乳房腫瘍における囊胞性病変と充実性病変の鑑別や甲状腺の結節性病変，腱の評価，新生児における脳や股関節，脊椎の評価にも利用される．また，超音波検査は外科手術における術中の画像評価から戦場における医療用テントまで広い分野で活用され，南極大陸のような辺境でも利用可能である．
- 一般的に超音波は，医療の現場で使うレベルでは大きな副作用のない，**非常に安全な画像検査法**として位置づけられている．

MRI（核磁気共鳴画像：magnetic resonance imaging）

- MRIは，体の中の**水素原子**に貯蓄された潜在的なエネルギーを利用している．原子は非常に強い磁場と高周波パルス（radiofrequency pulse：RF pulse）をかけられることで，限局的かつ組織特異性の高いエネルギーを発生させ，このエネルギーを精巧なコンピュータ・プログラムで処理することにより2次元もしくは3次元画像を得ることが可能となる（→22章参照）．
- MRIスキャナはCTほど**広く活用されていない**．その理由は，**高価**であること，そして適切に使用するために緻密に設計・建設された検査室が必要なことによる．また一般的に，比較的**高い利用コスト**が継続的に必要となる．
- しかしながら，MRIは**電離放射線の被曝がなく**，軟部組織においてはCTよりもずっと高い組織コントラストを有する画像を得ることが可能である．
- MRIは神経放射線診断領域で広く活用されており，そしてまた筋肉や腱，靱帯などの軟部組織の描出にも優れている．
- MRIスキャナの非常に強い磁場は，体内の物体（例えば心臓ペースメーカ）とMRIスキャナ周囲の強磁性体（例えば酸素ボンベ）の双方に影響を及ぼす．また，MRIスキャナが発する高周波（radiofrequency wave）や，MRI撮像時に使用される造影剤による副作用も知られている．

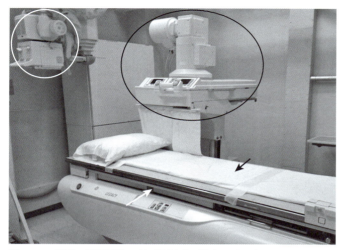

図1-10 単純X線撮影とX線透視検査が施行できる標準的な放射線検査室 患者は，傾斜を自由につけることのできる透視台（黒矢印）に横たわる．画像は透視装置の可動式X線管（黒楕円）により撮影される．X線管は，患者の上に位置しており，操作者はX線管を操作してバリウムを追跡することが可能である．静止画像は頭上にあるX線管（白円）で撮影できる．X線管は患者の下にあるX線カセット（白矢印）の上まで移動させることができる．

X線透視（fluoroscopy）

- X線透視（もしくは単に透視）は，電離放射線（X線）を用いて人体をリアルタイムに画像化する画像診断法であり，これにより身体の各部位の動きや，骨と関節の位置変化をリアルタイムに評価することが可能となる．また，投与されたバリウムやヨード造影剤で，消化管や泌尿器系臓器，血管の位置や走行も評価できる．画像は撮影されると同時にスクリーンに表示され，静止画像や動画像として記録できる（Video 1-4）．
- 透視には，検査対象となる患者の身体部位を良好に描出するのに最適なX線照射方向を探索するため，画像検出器と患者，そしてX線管の動的な操作が可能となる特別な検査室が必要となる．そのために，透視の検査台は傾けられるように設計されており，透視装置のX線管は患者の上を前後任意に動かせるようになっている（図1-10）．
- 検査中に瞬間的に撮影される写真は**スポット撮影**とよばれる．これらは，病変の特徴と患者が動ける程度にもよるが，検査対象となる消化管の部位に関わらず，消化管バリウム検査中に患者の頭上に位置しているX線管球で複数の方向から撮影される他の画像（一般的には放射線科医と放射線技師により撮影される）と合わせて評価される（米国ではスポット撮影と通常の装置でのX線撮影が併用されることが多い）．
- IVR〔interventional radiology：画像ガイド下診断・治療（手技）〕では，ヨード造影剤を選択的に血管内やその他の管腔臓器に注入することで，透視で正常解剖や病変部を描出したり，カテーテルや他のデバイスの位置を確認したりできる（Video 1-5）．
- **移動可能な透視装置**も製造されているが，まだ比較的サイズが大きく重たい．これらも放射線を用いる他のモダリティと同様に，放射線被曝への注意が必要となる．
- 透視の放射線被曝量は，単純X線よりも実質上**多く**なる．これは，透視時間中に1分間あたり多くの画像が撮影されているためである．そのため，**最短の透視時間**で診断のための画像を得ることで，被曝量を低下させることができる．

核医学検査（nuclear medicine）

- **放射線性同位元素**は不安定な状態の元素であり，崩壊する際に原子核から放射線を放出する．最終的には，安定な非放射性である他の元素になる．
- 放射性同位体は**人工的**につくりだすことが可能であり（多くの場合，原子炉やサイクロトロン内で連鎖反応の誘発によりつくられる），**自然に**発生することもある．自然に発生した放射性同位体としては，**ウラニウムとトリウム**がある．医学で用いられる放射性同位体の大多数は，人工的に創りだされたものである．
- **放射性医薬品**は，肺や甲状腺，骨など身体の特定の組織に集積する特性を有した**薬剤**に**放射性同位体**が付加された複合体である．臨床的に核医学で用いられる放射性同位体は，**放射性核種**，**放射性トレーサ**，時にはシンプルに**トレーサ**とも称される．
- さまざまな臓器が，異なる生物学的活性を有する化学物質と特異的な親和性もしくは吸収する特性を有している．例として，甲状腺は**ヨード**を取り込み，脳は**グルコース**を利用し，骨は**リン酸塩**を利用し，**特定のサイズ**の粒子は肺の毛細血管で捕捉される（図1-11）．
- 放射性医薬品が組織もしくは臓器へ運ばれた後（通常は血流にのって運ばれる）に，**ガンマカメラ**とよばれる検出器により放射線活性が測定され，画像化される．
- **SPECT (single-photon emission computed tomography：単光子放出コンピュータ断層像)** は，ガンマカメラを用いて**複数の角度**から2次元画像を撮像し，コンピュータで3次元データに再構成することで，任意の方向における断層画像を作成することができる核医学検査装置である．SPECTスキャンを行う際には，**ガンマカメラが患者の周囲を回転**する．
- **PET (positron emission tomography：陽電子放出断層像)** は，身体の分子レベルの生物化学的変化と代謝性変化を3次元画像として描出することができる．PETでは，標的に集積する**陽電子（positron）**を発生させる放射性同位

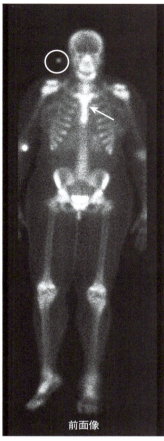 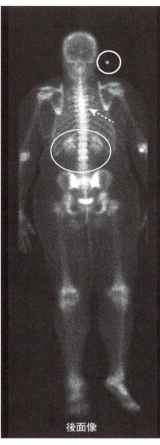

図 1-11　骨シンチグラフィ　前面像と後面像は，ガンマカメラに近い構造がそれぞれで最適な条件で描出されるため，一般的には両方撮像される．胸骨（白矢印）は前面像で，椎体（点線白矢印）は後面像で良好に描出される．正常像において，腎臓は後面像で描出される（白楕円）．放射線診断学で用いられる他の検査とは異なり，核医学検査においては，患者の右側がいつも画面の左側に位置しているわけではない．後面像では，患者の右側は画面の右側に位置する．間違えやすいので，画像に表示されている左右のラベルをしっかり確認しよう．多くの症例において，白い印が患者の右側に表示されている（白円）．

体が付加された**放射性医薬品**を用いて検査が施行される．
- PET は，**がんの診断**と**がん治療後の経過観察**に頻用される．特に，既知の腫瘍からの**隠れた転移性病変の同定**，または**再発病変の検出**に利用される．
■悪性腫瘍における PET スキャンは，臨床的に利用される PET 全体の 90％にのぼる．ある種の腫瘍は，放射性トレーサを他の腫瘍よりもより多く取り込む特性を有しており，これらは **FDG 親和性の高い腫瘍**といわれる．FDG とは PET において造影剤の役割を果たすフルオロデオキシグルコース（fluorodeoxyglucose）のことである（Video 1-6）．
■電離放射線を用いる他のモダリティと異なり，核医学検査においては患者自身が他者（例えば放射線技師など）に対する放射線被曝の**線源**となる．他者への被曝を制限するために，患者に近づく**時間を短くする**，線源（患者）からの**距離を長くとる**，**適切な遮蔽**という原則を守ろう（オンラインで参照可能な「被曝量と安全性」の章を参照）．
■CT や透視検査と比較して，核医学検査では一般に患者被曝は少なく済む．他の核医学検査に比して比較的被曝量の多い核医学検査としては，心臓の検査と PET 検査がある．

本書を読むにあたって

■これは出版社からのお知らせです．本書では特に重要な部分に**太字**が使用されている．本書には多くの重要なことが記載されているので，自ずと太字の部分は多くなっている．
■**診断の落とし穴（pitfall）**は ⚠ の印で表示している．
■**重要なポイント**（太字でさえも足りないほど重要な事柄）には ➡ の印を付けた．
■オンラインでのみ参照可能なコンテンツ（eFigure, eTable, Video など）は，各章に明示してある．これらは，StudentConsult.com に登録済みであれば，StudentConsult/Inkling.com のウェブサイト上で閲覧することができる〔【訳注】英語版のみ．右の QR コードからアクセスを〕．ウェブ上でのみ参照可能な追加事項としては，クイズ，画像上の解剖学的なポイント，教科書の追加記載事項ならびに核医学についての追加章，色付き写真と動画がある．
■**憶えておくべきポイント**（🏠 TAKE-HOME POINT）は，各章の最後に一覧で示しておいた．
  - これは"自分のものにすべき重要事項"の意味であるが，自宅だけでなくどの場所でも使用すべきである．

TAKE-HOME POINT：何か異常をみつけよう

- 今日ではほとんどすべての画像は電子情報としてPACSとよばれる画像の保管，接続，保存が可能なシステムに保存されている．
- 単純X線は，X線装置により照射される電離放射線を用いて撮影され，モニタもしくはビューボックスで観察する．
- そのようなX線撮影装置は比較的安価で広く利用されており，移動も可能である．単純X線で描出できる所見の感度には限界がある．
- 単純X線で確認できる5段階の基本的な濃度を白から黒の順に並べると，金属，カルシウム（骨），液体（軟部組織），脂肪，空気の順になる．
- CT（computed tomography）は，高速で回転するX線管と検出器を用い，得られたデータを精巧なコンピュータ・アルゴリズムで処理することで，描出される所見の感度を上昇させ，任意の断面で表示することができる．
- CTスキャナは断像画像の基盤となった．CTスキャナはそれなりに高価であり，画像を得るために電離放射線を用いなければならない．
- 超音波は組織の音響特性を利用して画像をつくるため，電離放射線を必要としない．そのため，小児，妊娠可能な年齢の女性，妊娠中の女性にも安全に使用可能である．特に，軟部組織と血流の評価に有用である．
- 超音波検査装置は安価であり，広く活用可能であり，手で持ち運べるほど小さなポータブル機器もある．
- MRI（magnetic resonance imaging）は，非常に強い磁場で高周波パルス（radiofrequency pulse：RF pulse）を受けた水素原子から発生するエネルギーから画像を作成する．得られたデータを高性能のコンピュータで解析することで，任意の断面で画像を作成することができる．
- MRI装置は比較的高価であり，設置する部屋の工事も必要である．そして，通常の操作・運用にも費用がかかる．MRIは神経放射線診断の基盤となっており，筋肉，靱帯，腱の検査でも特に利用される．
- X線透視は電離放射線を用いてリアルタイムに人体を画像化する．これにより動きや位置の描出が可能となり，消化管や血管内に投与されたバリウムやヨード造影剤も描出することができる．
- 核医学検査は，特定の臓器を"標的"とする特性を有した放射性同位元素を利用し，これらの臓器の生理機能や解剖を評価することができる．電離放射線を用いる他の画像診断モダリティと異なり，核医学検査では患者自身が放射線源になる．

CHAPTER 2
正しく撮られた胸部単純X線をみる

読者の皆さんは，技術的に問題のある画像を病的所見と間違えないために，その検査が技術的に正しく施行されているかを素早く判断できるようになる必要がある．ここでは，胸部単純X線に注目してみよう．本章では，技術的問題によるアーチファクトから生じる診断の落とし穴を知ることで，胸部単純X線の技術的な適正さを評価できるようになる．

単純X線の技術的な適正度を評価する

■ 5つの技術的項目を評価することで，その胸部単純X線が読影に適しているか，またはある種のアーチファクトがあなたを迷わせてしまわないかを判断することができる（表2-1）．
- 透過 (penetration)
- 吸気 (inspiration)
- 回旋 (rotation)
- 拡大 (magnification)
- 屈曲 (angulation)

透過 (penetration)

■ 検査対象となる部位に対して適正なX線撮影の濃度が得られていなければ，得られた画像で可能なすべての情報を観察することはできない．
- 胸部正面像で適正なX線濃度かどうかを判断するためには，**心陰影を通して胸椎がみえていることを確認すべきである**（図2-1）．

表2-1　どのような胸部単純X線が技術的に適正か？

要因	観察するポイント
濃度	心陰影を通して脊椎がみえているか
吸気	少なくとも8〜9本の後部肋骨がみえているか
回旋	棘突起と両側の鎖骨内側端からの距離が等しいか
拡大	AP撮影（ほとんどはポータブル撮影）では心臓は若干拡大される．
屈曲	正常では鎖骨は"S"字型であり，第3肋骨もしくは第4肋骨と重なる．

⚠ 濃度不足のピットフォール（不十分な濃度）

- **心陰影を通して胸椎がみえていなければ，その胸部単純X線はX線濃度が不足している**（写真が明るすぎる）といえる．
- X線濃度が不足していると，読影するときに少なくとも2つの誤ちを犯す可能性がある．
  ・第一に，左肺底部が不明瞭となるため，左横隔膜が正面像でみえなくなる．このように低いX線濃度は左下肺野の偽病変を生じたり，本物の病変を隠してしまう（例：左肺下葉の肺炎や左胸水貯留など）（図2-2）．
    ■ その**解決法**は，左肺底部領域に病変があるかどうか，側面像で確認することである（3章の胸部単純X線側面像を参照）．
  ・第二に，肺野の目印，つまりは肺血管が実際よりもより明瞭にみえてしまうことである．このため，うっ血性心不全や肺線維症と見間違いやすくなる．
  ・その解決法は，その他のうっ血性心不全のサインを探

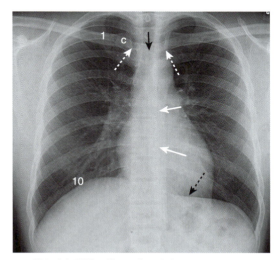

図2-1　正常な胸部単純X線正面像　本章で解説されているように，この写真では心陰影を通して椎体（白矢印）がみえるため，この写真の濃度は適正といえる．第10肋骨後部（10）がほぼみえるため，吸気も十分である．また，棘突起（黒矢印）が両側の鎖骨頭部（点線白印）の中央に位置していることから，回旋もないことがわかる．これはPA像であるため，心陰影はほとんど拡大されていない．鎖骨内側端（c）は第1肋骨前部（1）に重なっていることから，屈曲もないことがわかる．左横隔膜もきちんと描出されている（点線黒矢印）．

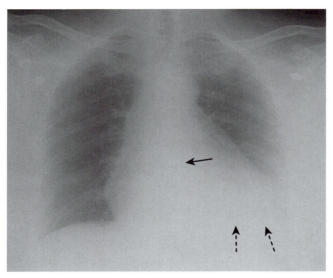

図2-2 濃度不足の胸部単純X線正面像　脊椎（黒矢印）は心陰影を通してみることができない．濃度が低いため左横隔膜もみえず（点線黒矢印），左肺底部に病変があるのか，濃度が低いために左横隔膜の輪郭が不明瞭なのか判断ができない．このような場合，胸部側面像を確認することで，技術的欠陥によるアーチファクトなのか，真の病変なのか判断しやすくなる．

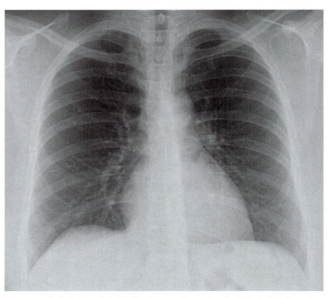

図2-3 濃度過剰の胸部単純X線正面像　透過度が高すぎると，肺野構造がみにくくなる．このため，肺気腫の所見と紛らわしく，気胸と誤る恐れも生じる．技術的欠陥によるアーチファクトに大きく左右されるため，肺野の濃度を肺気腫診断の指標とするのはよい方法ではない．肺気腫では，肺はしばしば過膨張となり横隔膜は平坦化する（→12章参照）．気胸を診断するためには，胸膜の白いラインをみるべきである（→10章参照）．

すことである（→13章参照）．そして，胸部側面像を観察して正面像で疑った肺野血管影の増強や肺胞病変，胸水が左肺底部に存在するかを確認することである．

⚠ 濃度過剰のピットフォール

■単純X線が濃度過剰であると（写真が暗すぎると），肺野血管が減少，もしくはみえなくなってしまう（図2-3）．これにより，肺気腫や気胸が存在すると勘違いしたり，程度によっては肺結節のような所見をほとんどみえなくしてしまう．

- その解決法は，その他の肺気腫（→12章参照）や気胸（→10章参照）のサインを探すことである．そして，放射線科医に再撮影が必要かどうかを確認することである．

吸気 (inspiration)

■最大吸気時に撮影することで，単純X線の再現性を高め，異なる時期に撮影された2枚の画像を比較することができる．さらに，異常所見と混同したり，逆に異常所見を隠してしまうアーチファクトを排除することができる．

- **吸気の程度**は，胸部単純X線正面像で横隔膜より上に**後部肋骨**が何本みえているかで評価する．
  - 前部肋骨と後部肋骨の見分け方をBOX 2-1に示した．
- もし10本の肋骨がみえていたら，十分な吸気といえる（図2-4）．
- 多くの入院中の患者では，8～9本の後部肋骨がみえていれば読影をするのに十分な画像といえる．

BOX 2-1　後部肋骨と前部肋骨の違い

- 胸部単純X線正面像では，後部肋骨がまず目に飛び込んでくる．
- 後部肋骨は水平に近い．
- それぞれの後部肋骨は胸椎と関節をつくる．
- 前部肋骨も胸部単純X線正面像で観察可能（後部肋骨に比べると難しいが）
- 前部肋骨は尾側方向を向いている．
- 前部肋骨は胸骨と直接に，もしくは軟骨を介して接合しているが，軟骨は加齢により石灰化しないと通常は観察できない．

⚠ ピットフォール：吸気不足

- 吸気不足では，肺内血管が圧縮されたり，密にみえたりする．これは特に横隔膜近傍の肺底部領域で顕著である（図2-5）．このような状態では，下葉に肺炎が存在すると誤診してしまいかねない．
  - 解決法は，肺炎が存在するか，側面像で確認することである（3章の胸部単純X線側面像を参照）．

回旋 (rotation)

■顕著な回旋位（患者が左右どちらかに体を向けた状態）で撮影された胸部単純X線では，**心陰影や大血管，肺門，横隔膜陰影の輪郭**をあるべき形から変えてしまうことになる．

■ 患者が左右どちらかの方向を向いているかどうかを判断する最も簡便な方法は，左右の**鎖骨（clavicle）内側端がその間にみえる胸椎棘突起に対してどのような位置にあるかを**評価することである（図2-6）．

● **鎖骨内側端は胸部の前方に位置する構造**である．
● **胸椎棘突起は後方に位置する構造**である（図2-7）．
● 胸部単純X線正面像では，**両側の鎖骨内側端が胸椎棘突起から同じ距離に存在**すれば，回旋はないと判断できる（図2-7A）．
● もし，胸椎棘突起が**左鎖骨内側端に近い位置**ならば，患者は自身の右側を向いていることになる（図2-7B）．
● 逆に胸椎棘突起が**右鎖骨内側端に近い位置**ならば，患者は自身の左側を向いていることになる（図2-7C）．
● これらの関係は，患者が撮影時にX線管に対して，もしくはカセットに対してどんな方向を向いているか評価するうえで役立つ．

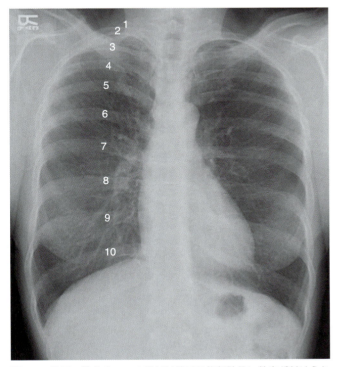

図2-4 肋骨の数え方 この単純X線では後部肋骨に数字が付けられている．最大吸気時には右横隔膜より上方に10本の肋骨がみえる．入院中の患者のほとんどは，正面像で8〜9本の肋骨がみえていれば，正確な読影を行うのに吸気位として十分である．肋骨を数えるとき，第2肋骨後部はしばしば第1肋骨と重なっていることがあるので，数え忘れないように注意が必要である．〔**【訳注】前縁が鎖骨内側の直下にきているのが第1肋骨である**〕

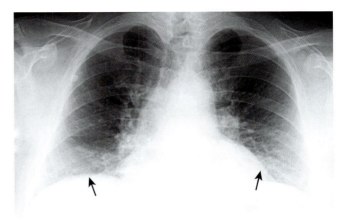

図2-5 吸気不足 胸部単純X線正面像で8本しか肋骨がみえていない．吸気不足では"混雑した"画像となり，下肺野で肺野構造が強調され（黒矢印），実際よりも心陰影が大きくみえる．肺内構造が強調され過ぎていると，誤嚥や肺炎と紛らわしい．胸部側面像は，正面像で疑われた肺底部の肺胞病変について，その可能性を否定し，もしくは存在を確定するのに役立つ．

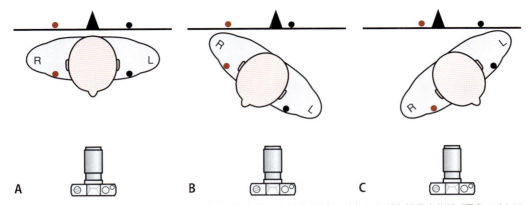

図2-6 患者の回旋方向の評価法 **A**では患者は回旋しておらず，右鎖骨内側端（茶色の点）および左鎖骨内側端（黒色の点）は，写真（黒線）には棘突起（黒三角）から同じ距離に投影される．**B**では患者は自身の右方向に回旋している．左鎖骨内側端（黒色の点）が右鎖骨内側端（茶色の点）に比べ棘突起により近く投影されていることに注目．**C**では患者は自身の左方向に回旋している．右鎖骨内側端（茶色の点）は左鎖骨内側端（黒色の点）よりも棘突起により近く投影されている．カメラはAP方向の照射位置として印されているが，PA撮影でもこの関係はまったく同じである．図2-7では，これがどのように写真上に反映されるかを示す．

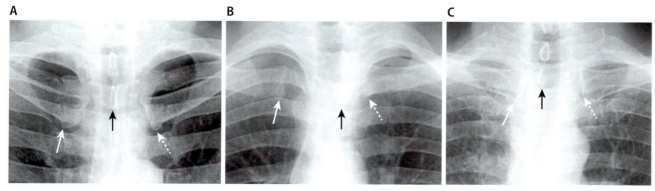

図2-7 回旋の評価法
A：鎖骨内側端の拡大像では，中間に認められる椎体の棘突起（黒矢印）から左右それぞれの鎖骨内側端（右鎖骨内側端は白矢印，左鎖骨内側端は点線白矢印）がほぼ等距離に存在している．これは患者が回旋していないことを示している．
B：患者が自身の右方向へ回旋した状態の拡大像（患者と読者が互いに向き合った状態の画像であることを想起せよ）．棘突起（黒矢印）は右鎖骨内側端（白矢印）よりも左鎖骨内側端（点線白矢印）により近い．
C：患者が自身の左方向へ回旋した状態の拡大像．棘突起（黒矢印）は左鎖骨内側端（点線白矢印）よりも右鎖骨内側端（白矢印）により近い．

 過剰な回旋のピットフォール

- 少しの回旋がかかっただけでも，心臓や大血管，肺門，横隔膜の陰影は正常像とは異なってしまう．
- **過剰な回旋による撮影は，以下のような読影の誤りの原因となる．**
  - まず，回旋した状態ではカセットから遠いほうの**肺門陰影は，実際より大きく描出される**．これは，カセットから遠い物体は近い物体より拡大して描出されてしまうためである．
    - これを解決するためには，**側面像で肺門部を観察して本当に肺門拡大があるかを確認する**（3章"肺門部領域"の項を参照）．そして同じ患者の前回撮影された単純X線との変化を比較することである．
  - また，回旋位での撮影では正常な心陰影や肺門陰影の輪郭が歪んで映る．
  - そしてカセットから遠いほうの**片側の横隔膜は挙上**しているように映る（図2-8）．
    - これを解決するにも，やはり同じ患者の前回撮影された画像と比較する必要がある．

拡大（magnification）

■拡大は，正常な肺の解剖を評価するうえではあまり問題にならない．しかし，患者のカセットに対する位置によって，拡大率が心陰影の大きさを決定する因子となる．

 画像が映し出される面に対して被写体が近ければ近いほど，でき上がった画像は実際の大きさに近くなる． 当然の結果として，**画像が映し出される面の表面から被写体が遠いほど，その物体はより拡大されて映し出される．**

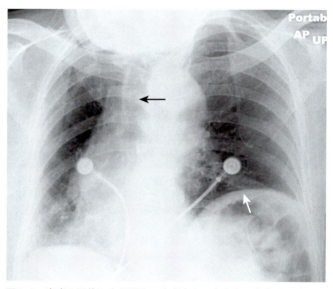

図2-8 高度の回旋による歪み 患者自身の右方向へ大きく回旋した状態の胸部単純X線正面像．回旋により右横隔膜よりもカセットから遠い左横隔膜（白矢印）が，正常よりも高位に描出されていることに注目．心臓と気管（黒矢印）が，回旋のため右側へ偏位して描出されている．

■すなわち，通常の胸部単純X線立位正面像（**PA**撮影）では，後方からX線が照射されるため，**心臓は前方の構造物**となり，画像が映し出される面に近くなるため，**実際の大きさに近くなる**．PA撮影では，X線は"P：後方（posterior）"から入り"A：前方（anterior）"へと透過する．通常の胸部正面像はPA撮影である．

■一方，AP撮影では，前方から後方へX線が照射され，**心臓はカセットからより遠くなる**．そのため，心臓はやや拡大されて映し出される．AP撮影では，X線は"A：前方（anterior）"から入り，"P：後方（posterior）"へと透過す

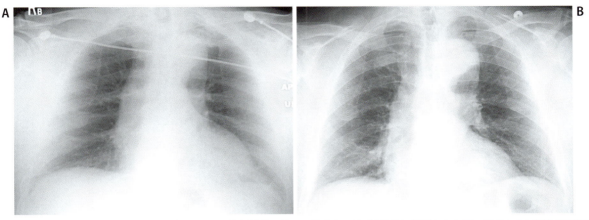

図2-9　撮影体位による心臓の拡大効果　AP撮影による胸部単純X線正面像（**A**）では，数分後に撮影された同一患者のPA撮影の胸部X線（**B**）よりも心臓がやや大きく描出されている．心臓は胸部の前方に存在するため，心臓がフィルムよりもやや遠い**A**よりもフィルムにやや近い**B**のほうが拡大率が小さくなる．実際の検査では，AP像とPA像における心臓の大きさは，同程度の吸気状態で撮影されていればごくわずかな差に過ぎない．

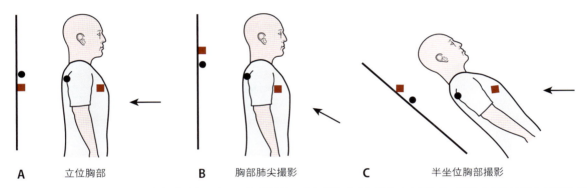

　　　　　　　A　立位胸部　　　　　　**B**　胸部肺尖撮影　　　　**C**　半坐位胸部撮影

図2-10　後弯による影響　**A**では，X線（黒矢印）はカセット（黒線）の面に対し完全に垂直方向である．茶色の四角は前方の構造（鎖骨など）を表し，黒丸は後方の構造（椎体など）を表す．**B**では，X線は上方へ角度がついており，胸部肺尖撮影の方法である．この状態ではX線はカセットに対し垂直ではなく，後方構造に対し前方構造は高い位置に投影される．**C**におけるX線と患者の位置関係ではちょうど**B**と同様の結果となり，これはベッドサイドで垂直に座ったり立ったりできない患者を撮影するときにしばしば施行される半坐位撮影である．**C**では前方構造は後方構造より高い位置に投影される．

る．ベッドサイドで撮影されるポータブル単純X線は，そのほとんどがAP撮影でなされている．
- 以上のことから，**AP像ではPA像よりも，心臓はやや大きく描出される**ことになる（図2-9）．
- 通常のPA撮影胸部単純X線よりも，ポータブルAP撮影で撮影された胸部単純X線で心陰影が大きくみえる理由は他にもいくつかある．
  - 1つには，**患者とX線管の距離が通常のPA撮影では72インチ（1.8 m）**であるのに対し，**ポータブルAP撮影では約40インチ（1 m）**と短いことが挙げられる．患者からX線管の距離が長いほど，拡大率は小さくなる．
- **AP撮影胸部単純X線で，本当に心臓が大きいかどうかをどのように見分けるかについては，4章を参照のこと．**

屈曲（angulation）

- **立位胸部単純X線の場合，ふつうはX線は水平に（床に対して平行に）照射され，患者がしっかりと垂直に立位を保持できるならば，胸部の面はX線に対し垂直になる．**
- しかし，**入院患者では特にベッド上で垂直な坐位を保持することが困難なことがあり，そのため患者の頭部と胸部が後方に傾いた状態でX線が照射される**ことになる．つまり，X線は患者の頭部に向かって傾いた状態で照射される．この状態で得られた画像を**肺尖撮影**（apical lordotic view）とよぶ．
  - 肺尖撮影では，胸部の前方に存在する構造（鎖骨など）は，画像では**上方**に投影され，胸部の**後方**に存在する構造は**下方**に投影されることになる（図2-10）．

過剰に角度のついた単純X線を読影する際のピットフォール

- 正面像で鎖骨が第1肋骨後部と同じレベルか，もしくは上方に認められるならば，肺尖撮影であると判断できる．肺尖撮影では鎖骨は歪んで描出されるので，鎖骨の形は通常の"S字"ではなく直線状となる（図2-11）．
- 肺尖撮影では胸部の他の構造も歪んで描出される．**心臓は通常の形と異なり，心拡大があるようにみえたり，正常の心陰影の輪郭を歪めたりする．左横隔膜陰影は不明瞭**になり，左胸水貯留や左下葉の肺炎と間違えることがある．
  - 解決法としては，技術的なアーチファクトの出現の仕方を理解し，正常解剖がどのように歪んで描出されるかを知っておくこと．そして，紛らわしい画像については放射線科医に聞くことである．

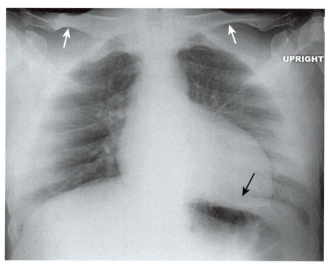

図2-11 胸部単純X線肺尖撮影 肺尖撮影は，半坐位の患者を撮影する時にしばしば誤って撮られてしまう．鎖骨は第1肋骨の上方に投影され，通常"S字"であるはずの形態が直線化している（白矢印）ことに注目．肺尖撮影では心陰影の形態も歪み，左横隔膜ラインも誤って不明瞭となる（黒矢印）．これが技術的なアーチファクトであることを知っていなければ，存在しないはずの病変と間違えてしまう．

TAKE-HOME POINT：正しく撮られた胸部単純X線をみる

- ☑ 胸部単純X線が適正に撮影されているかを見分けるには5つのポイントがある．これらをみつけることは，技術的欠陥によるアーチファクトと異常所見とを正確に見分けるために重要である．
- ☑ その5つのポイントとは，透過（penetration），吸気（inspiration），回旋（rotation），拡大（magnification），屈曲（angulation）である．
- ☑ もし，胸部X線が適切な濃度であれば，心陰影を通して椎体を観察することができるはずである．濃度が足りない（明るすぎる）写真では，左肺底部が不明瞭となり，肺野構造が強調されてしまう．濃度が高すぎる（暗すぎる）写真では，肺気腫や気胸と紛らわしくなる．
- ☑ 患者が適正な吸気をしていれば，横隔膜より頭側に8～9本の肋骨が観察できる．吸気不良では肺底部病変と紛らわしかったり，心陰影が実際よりも大きく写し出されてしまったりする．
- ☑ 患者が回旋していないならば，脊椎の棘突起は両側の鎖骨内側端から等距離に存在するはずである．患者の体が回旋していると，心陰影の輪郭や肺門部，横隔膜の描出に大きな影響を及ぼす．
- ☑ AP撮影（ほとんどはポータブルの胸部単純X線）では，通常のPA撮影（ふつうは放射線科の検査室で撮影される）に比べ，やや心陰影が拡大される．
- ☑ ベッド上で半坐位（後方に傾いた状態）で撮影された胸部単純X線正面像では，肺尖撮影となり，正常解剖は歪んで描出される．

CHAPTER 3
肺の正常解剖を学ぼう

本章では，単純X線とCTで描出される肺の正常解剖について学ぶ．胸部画像での異常を見分けるのに慣れるために，まずは基本的な正常解剖について学ぶ必要がある．

どの"検査法・読影法"が一番か

- 胸部単純X線などの画像検査を読影するのに一番よい方法は何か，以下にお答えします．
- ある人は胸部単純X線を画像の外側から内側へと順番に観察し，ある人は内側から外側へ，もしくは上方から下方へとみていく．また，覚えやすい頭文字や記憶法・語呂合わせを駆使することで，画像のすべての部分を余さず観察するよう心がける方法もある．
- 実際のところ，画像のすべてを観察することができれば，どんな方法で読影してもよい．気に入ったいずれの観察方法を採用してもよいが，必ず画像のすべてが観察できていることを確認することが必要である．ところで，"すべてを観察する"とういうことは，一方向のみでなく，参照可能なすべての画像に目を通す，という意味も含んでいる（2方向から撮影された胸部単純X線を読影するときに，側面像をみることを忘れてはならない）．
- 熟練した放射線科医は，決まった観察方法では読影していない．"記憶に焼き付いた"画像はコンピュータのモニタやテレビ画面には映し出せないが，放射線科医には大いに役立つ．放射線科医の脳には，正常の胸部単純X線正面像がどのようなものか，サルコイドーシスであればどのようにみえるか，などが画像として記憶に焼き込まれている．画像をみたとき，数秒以内に心の目でみた"かたち（gestalt）"の印象を使って判断する．目の前の画像が記憶にある画像に一致するか否かの判断がなされたら，次の段階として系統立った読影を行うことになる．これは何も魔法めいたものではなく，この能力は経験によって培われる．少なくとも現段階では，読者の皆さんはこの"gestalt"を使った読影をする準備はまだできていないだろう．
- 読影で使える最も有効な方法は，日常的に自分の知識を増やすことである．もし自分がどのような所見を探しているのかを知らなければ，その写真を何時間，何日間みつめ続けても，胸部側面像を見忘れてしまう時のように，完全に無視してしまうことになり，結局はその所見をみていないことになってしまう．放射線医学には次のような格言がある．"探しているものしかみつからない．知っているものしか探さない"．つまり，自分が何を探しているのかわかっていなければ，どんな読影方法でどんなに長時間かけて画像をみつめても，絶対に所見を拾い上げることはできない．
- 本書を読むことで，読者の皆さんは自分たちがみているものについての知識を得ることができる．結局のところ，これこそが最もよい読影方法なのである．

正常な胸部単純X線正面像

- ■図3-1では，胸部単純X線正面像で認められる正常解剖が示されている．
- ■血管と気管支：正常の肺野陰影
  - 胸部単純X線で肺野にみえているすべての"白い線"は血管である．血管は分枝しており，肺門部から肺野末梢に向かうにつれて徐々に細くなっていくことが特徴的である．単純X線では肺動脈と肺静脈を見分けることは容易ではない．
  - 正常の胸部単純X線では，気管支はほとんどみることができない．これは気管支の壁が薄く，内腔にもその周囲

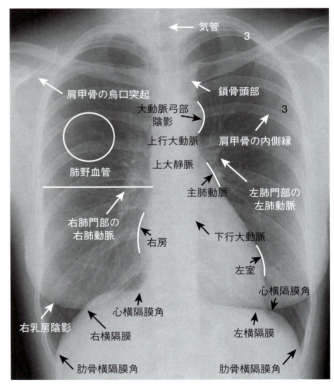

図3-1 十分な濃度の正常胸部単純X線正面像　脊椎が心陰影を通してどのようにみえるかに注目せよ．左右両方の肋骨横隔膜角は鋭角である．白線はふつうは接線方向にみえる小葉間裂のおおよそのレベルを示す．左側には小葉間裂は存在しない．白い円内に認められる肺野の陰影は血管である．左肺門が右肺門よりもわずかに高い点に注目せよ．白文字の3は第3肋骨後部に，黒文字の3は第3肋骨前部に位置している．

- 正常では，血管は分枝しており，中枢側（肺門部）から末梢側（胸壁近く）に向かうにつれて徐々に細くなる（図3-2）．
- 血管内圧や血流量が変化することで，肺野血管の正常な血流動態は変化する．この点については13章で述べる．
- 正常の肺血管と成人の先天性心疾患を診断するための画像診断へのアプローチについてはオンライン上の"The ABCs of Heart Disease: Recognizing Adult Heart Disease from the Frontal Chest Radiograph"を参照．

胸部単純X線側面像

- 標準的な胸部単純X線2方向撮影では，**立位胸部正面像**と**立位胸部左側面像**を撮影する．
- 胸部単純X線左側面像（患者の左側がカセット側）は**診断価値の高い検査**であるが，しばしば**初心者には無視されてしまいがち**である．それは，側面像で得られる所見に馴染みが薄いためである．〔訳注〕本書では左側をカセットにつけた側面像を左側面像と表記している．左側面像は心陰影が明瞭で拡大率が小さいが，72インチの距離での撮影では左右差は明らかでないことが多い．頭蓋側面像と同じく，病変が疑われるほうをカセットに近づけることが多く行われている〕
- 図3-3では，胸部単純X線側面像で認められる正常解剖が表示されている．
- なぜ胸部側面像を撮影するのか？
  - 側面像は正面像で認められた病変の局在を同定する助けとなる．
  - 腫瘍や肺炎など，正面像のみから疑った**病変の存在**を確かめることも可能となる．
  - また，**正面像では認められない病変を検出**できる（図3-4）．

胸部単純X線側面像で観察すべき 5つの重要なポイント （図3-3と表3-1を参照）
- 胸骨背側の透亮帯
- 肺門部領域
- 葉間
- 胸椎
- 横隔膜および後部肋骨横隔膜角

胸骨背側の透亮帯 (retrosternal clear space)
- 正常では，胸骨の背側と上行大動脈の腹側には比較的透過性の高い三日月型の領域が認められる．このスペースが軟部組織で占められている場合には**前縦隔腫瘍**の存在が示唆される（図3-5）．

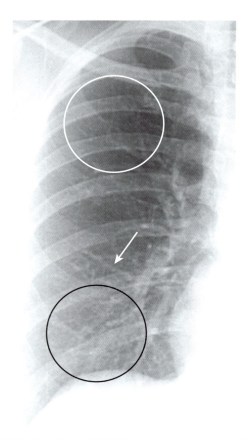

図3-2　正常の肺血管　右肺が提示されている．立位では，下葉の血管（黒円内）は上葉の血管（白円内）よりも太く，血管は中枢側から末梢側にかけて次第に細くなっていく（白矢印）．肺血流や血圧の変化により，これらの関係も変化する．

にも空気が存在するためである．
- 胸膜：正常解剖
  - **胸膜**は，**外側の壁側胸膜と内側の臓側胸膜の2枚の膜により構成されている**．2枚の膜の間には，胸膜腔が存在している．臓側胸膜は肺に接着しており，大葉間裂 (major fissure) と小葉間裂 (minor fissure) を覆っている．
  - 正常では，胸膜腔には数 mL の胸水が存在するが，**空気は存在しない**．
  - 胸部単純X線では壁側胸膜も臓側胸膜もみえないが，葉間を形成する2枚の臓側胸膜だけはみえる．葉間胸膜は，みえるとしても，**細い鉛筆で描いた線くらいの細さ**である．

正常の肺血管

➡ 立位では，重力のために肺尖部よりも肺底部でより血流が多い．このため，正常では**肺尖部**よりも**肺底部**の方が血管径は**大きい**．

3 章　肺の正常解剖を学ぼう　17

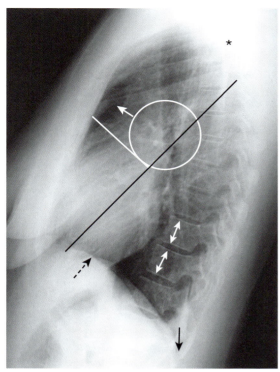

図 3-3　正常の胸部単純 X 線左側面像　胸骨の背側には透亮帯が認められる（白矢印）．肺門部に孤立影は認めない（白円内）．椎体はほぼ同じ高さであり，終板は互いに平行である（両白矢印）．後部肋骨横隔膜角（黒矢印）は鋭角である．胸椎椎体は，上肢帯（黒星印）から横隔膜に向かうにつれてより黒く（暗く）なっていくことに注意せよ．これは，横隔膜のレベルでは，X 線が通過する軟部組織がより少ないためである．正常の心臓は左横隔膜の前方部分に接しており，その部分の横隔膜陰影はシルエットにより X 線吸収に相違がないため消失している．右横隔膜は，しばしば背部から胸骨まで全長にわたり認められる（点線黒矢印）．これは，右横隔膜の輪郭は心臓により不明瞭化とならないためである．心臓の背側と椎体の前方に存在する正常な透亮域に注目せよ．これは，心肥大を評価するときに重要となる（→13 章参照）．黒線は大葉間裂のおおよその位置を示す．白線は小葉間裂のおおよその位置である．これらは，側面像では軸方向にあるため，通常は描出される．

> **ピットフォール**：この透亮帯に存在する上肢の陰影を前縦隔の軟部病変と間違えないように気をつけなければならない．側面像を撮影する際，腕を頭の上に挙げるようにいわれているにもかかわらず，上肢を挙上する力が弱いため，腕が下がってきてしまう患者が多く存在する．
> - 解決法としては，上腕骨を同定することにより患者の上肢を確認することができる（図 3-6）．

肺門部領域（hilar region）

- 肺門部は，特に両側で軽微な腫大がある場合には，正常側と比較して異常を指摘することができないため，評価が難しくなることがある．
- このような場合，側面像が助けになる．肺門部陰影のほとんどは肺動脈により構成されている．正常では，側面像で境界明瞭な腫瘤構造は肺門部には存在しない．
- 腫大した肺門部リンパ節など，肺門部腫瘤がある場合，側面像で肺門部に明らかな分葉状の腫瘤陰影が認められる（図 3-7）．

葉間胸膜（fissure）

- 側面像では，斜めに走る大葉間裂（major fissure）と水平な小葉間裂（minor fissure）の両方が細く白い線状影として認められる（先の尖った鉛筆で描く程度の細さ）．葉間胸膜は，左側では上葉と下葉を，右側では上葉，中葉，下葉を境界する．
- 大葉間裂はだいたい第 5 胸椎から胸骨より数 cm 背側の横隔膜へと連続している．
- 小葉間裂は右側だけに存在し，第 4 前部肋骨のレベルに水平に認められる（図 3-3 参照）．
- 側面像では大小の葉間裂とも認められるが，大葉間裂は斜めであるため，正面像では通常，小葉間裂のみが認められる．
- 葉間に胸水が貯留していたり，慢性の線維化が存在すると，胸膜は肥厚する（図 3-8）．液体貯留に伴って認められる葉間の肥厚は，ほとんどの場合 Kerley B 線や胸水貯留など，他の胸腔内液体貯留のサインと随伴して認められる（→13 章参照）．もし他の液体貯留を示すサインがなく葉間胸膜の肥厚像がみられたら，線維化が原因として最も考えられる．

胸椎（thoracic spine）

- 正常では，胸椎椎体は長方形に近い形態であり，それぞれの椎体終板はその上下の椎体の終板と平行である．胸椎全体では，それぞれの椎間板腔はその上位の椎間板腔と比べ，同じかやや幅広くなっている．
- 椎間板の変性によって椎間板腔は狭小化し，椎体の辺縁に小さな骨性の突起（骨棘 osteophyte）が形成される．
- 圧迫骨折がある場合には（多くの場合は骨粗鬆症を伴う），椎体の高さが減少する．圧迫骨折は通常，上部の椎体終板の陥没によって起こる（図 3-9）．
- 胸部単純 X 線側面像を読影する際には，全身疾患を診断する重要な鍵が隠されていることがあるため，胸椎を観察することを忘れてはならない（→26 章参照）．

横隔膜（diaphragm）と後部肋骨横隔膜角（posterior costophrenic angle・sulcus）

- 横隔膜は軟部組織（筋）から構成されており，その下には肝臓や脾臓などの軟部組織構造が存在するため，空気を含む肺と隣接する横隔膜の上縁だけが単純 X 線で観察することができる．

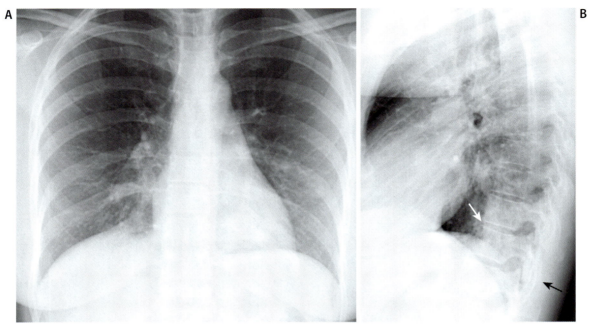

図 3-4　脊椎サイン（spine sign）　胸部単純 X 線正面像（**A**）と側面像（**B**）では，側面像で左肺下葉の肺野病変が描出されているが，正面像ではすぐにはわからない（**A** を近くで観察すると左肺下葉の肺炎像が心陰影の背後にみえる）．正常では，側面像で頸部から横隔膜へ観察していくと胸椎はだんだんと"黒く"なっていく．これは，X 線が通過する軟部組織は，横隔膜直上のほうが上肢帯よりも少ないためである（**図 3-3** 参照）．この症例では，左肺下葉の肺炎像が側面像で下位胸椎に重なっており（白矢印），横隔膜直上で胸椎をより白く（より濃く）している．これは**脊椎サイン（spine sign）**とよばれる．正しく撮影された側面像では左右の肋骨は互いにほぼ重なって描出される（黒矢印）．これは，真の側面像である証拠である．

表 3-1　胸部側面像で観察すべきポイント

領　域	観察すべきポイント
胸骨背側の透亮帯	胸骨と上行大動脈の間に三日月状透亮像が存在する．
肺門部	明らかな腫瘤が存在しないこと
葉間胸膜	観察できたとしても，大葉間裂（major fissure），小葉間裂（minor fissure）ともに尖った鉛筆で引いたような細い線状陰影である．
胸椎	椎体は長方形であり，終板は互いに平行である．椎間板腔は胸椎上部から下部まで保たれている．
横隔膜および後部肋骨横隔膜角	右横隔膜は左側よりやや高位に位置する．後部肋骨横隔膜角は鋭角である．

■腹部と胸部を隔てる横隔膜は 1 枚しかないが，胸部の中央には心臓があるため，単純 X 線正面像では横隔膜全体を観察することはできない．
- それゆえ，放射線学診断学では，横隔膜の右側半分を**右横隔膜**とよび，横隔膜の左半分を**左横隔膜**とよぶ．

■側面像における右横隔膜と左横隔膜の見分け方
- 右横隔膜は通常，前方部分から後方部分までその全長を観察することができる．正常では，右横隔膜は左側よりもやや高位に存在し，側面像でもその関係は保たれる．
- 左横隔膜は後方部分で明瞭に認められるが，**前方部分では心筋と同じ濃度のシルエットとなり輪郭がみえなくなる**（つまりは前方の陰影が消失する）（図 3-10）．
- **胃泡もしくは大腸脾弯曲部の腸管内ガスは左横隔膜の直下に観察される．**右横隔膜の下には肝臓が存在するので，通常は右横隔膜の下には空気は認められない．

後部肋骨横隔膜角（posterior costophrenic angle [posterior costophrenic sulcus]）

■それぞれの横隔膜は弧状のドームを形成し，ワインのビンの底のように肺底部の中央部分に窪みをつくっている．これにより肺の末梢辺縁に**溝（sulcus）**が形成され，この部分が患者が垂直な状態での胸腔内の最低位置となる．

■胸部単純 X 線正面像では，この溝が肺の外側縁に**外側肋骨横隔膜溝（外側肋骨横隔膜角**ともよばれる）としてよく観察される．そして側面像ではこの溝が**後部肋骨横隔膜溝（後部肋骨横隔膜角**ともよばれる）として観察される（図 3-1，図 3-3 参照）．

■**正常では，すべての肋骨横隔膜角は辺縁は明瞭であり，急峻な角度となっている．**

■患者が垂直位で胸水が存在すると，液体は肋骨横隔膜角部の深い陥凹に貯留し，鋭い溝の内部を満たす．これが**肋骨**

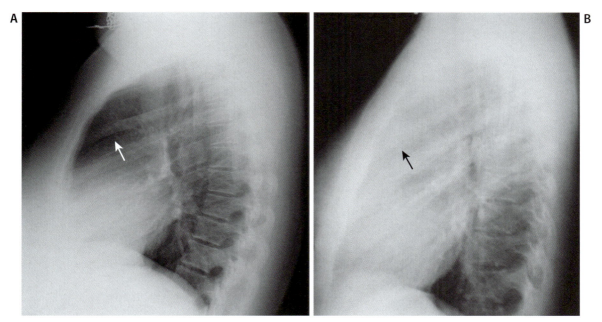

図 3-5　前縦隔リンパ節腫大　正常の胸部単純X線側面像（**A**）では，胸骨の背側に透亮帯が認められる（白矢印）．**B** の側面像では，胸骨背側の正常透亮域を占拠する軟部組織陰影が認められる（黒矢印）．これは，悪性リンパ腫症例における前縦隔リンパ節腫大である．胸骨背側の透亮域が不明瞭化する最も頻度の高い原因はリンパ節腫大である．胸腺腫，奇形腫，胸骨下甲状腺腫も前縦隔占拠性病変となるが，これと同じ所見には通常はならない．

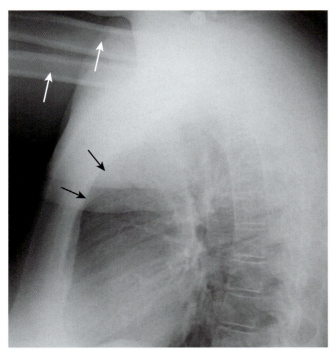

図 3-6　上肢による胸骨背側透亮帯の不明瞭化　通常は肺野と上肢との重なりを避けるため，胸部単純X線側面像を撮影する際には上肢を頭部へ挙上するが，この症例では患者が上肢を頭部へ挙上することができなかった．上腕は明瞭に描出され（白矢印），胸骨背側の透亮帯に患者の上肢軟部影が重なっている（黒矢印）が，前縦隔リンパ節腫大などの異常所見と誤ってはならない（**図 3-5** 参照）．

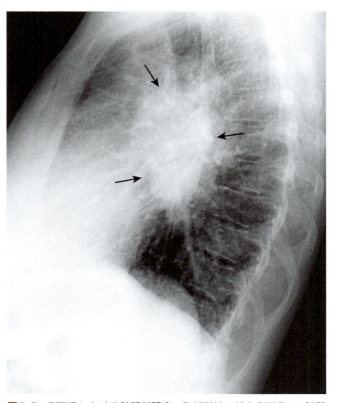

図 3-7　側面像における肺門部腫瘤　胸部単純X線左側面像で，肺門部に境界明瞭な分葉状の腫瘤を認める（黒矢印）．正常では，側面像において肺門に容易に同定できる陰影を形成しない．この症例はサルコイドーシスに伴う両側肺門リンパ節腫大があったが，他のどのような原因による肺門部リンパ節腫大や肺門部腫瘤でも類似した所見を呈する．

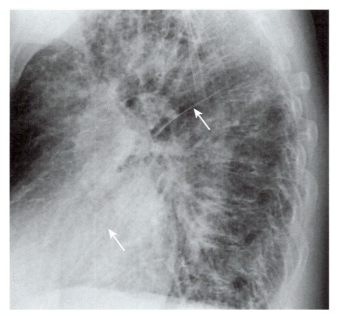

図3-8　大葉間裂の液体貯留　胸部単純X線左側面像で左右両側の大葉間裂の肥厚を認める（白矢印）．これはうっ血性心不全の症例であり，この肥厚は葉間の胸水貯留を示す．葉間胸膜は，正常ではみえないか，みえても細い鉛筆で描いたような，細く白い均一な線である．肥厚した状態では先の尖った鉛筆で書けるようなる線ではなくなる．大葉間裂は第5胸椎レベルから，胸骨後方約2cmの横隔膜前方部分に至る．間質に浸潤した液体により，肺野の間質陰影が増強していることに注目．

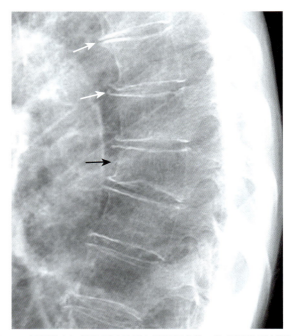

図3-9　骨粗鬆症に伴う圧迫骨折と椎間板変性　胸部単純X線側面像について学ぶ際には，胸椎を観察して患者の全身疾患についての重要な情報を得ることを忘れないようにしなければならない．この症例では，骨粗鬆症に伴う第8胸椎椎体高の減少が認められる（黒矢印）．圧迫骨折は，まず上部の椎体終板に起こることが多い．椎間板の変性に伴う小さな骨棘が複数のレベルにおいて観察される（白矢印）．

横隔膜角の鈍化（blunting）と表現される（→8章参照）．
■ 75 mL もしくはそれ以下の液体貯留で側面像における**後部肋骨横隔膜角が鈍化**するが，正面像で**外側肋骨横隔膜角が鈍化**するには250～300 mLの液体貯留が必要である（図3-10，表3-1を参照）．

胸部CTの正常解剖

■ 通常は，他の画像検査と同様に，**胸部CTでは患者の右側が向かって左側に，患者の左側が向かって右側に表示される**．最も多い臥位での撮像では，画面の**上側**が患者の**腹側**，画面の**下側**が患者の**背側**になる．

> 通常，適切に解剖学的な評価を行うために，胸部CTは同じ検査を少なくとも**2種類の"ウィンドウ"に調整して表示**される．

- **肺野条件**は，**肺実質の異常**を指摘するのに適しており，気管支の**解剖学的な正常・異常**を評価するために用いられる．
- **縦隔条件**は，**縦隔，肺門，胸膜構造**を評価するのに適している．通常，縦隔条件では肺は完全な黒色として表示される．

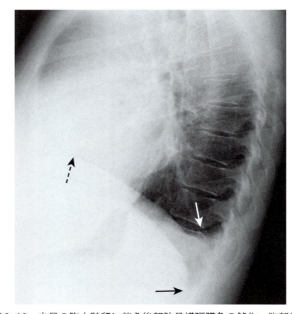

図3-10　少量の胸水貯留に伴う後部肋骨横隔膜角の鈍化　胸部単純X線左側面像で，液体貯留に伴う後部肋骨横隔膜角の鈍化が認められる（白矢印）．もう一方の後部肋骨横隔膜角は鋭角である（黒矢印）．鈍化しているほうの横隔膜は，他方の横隔膜（左側）よりも前方へ追うことができる（点線黒矢印）ので，右側胸水貯留と判断できる．左横隔膜は前方で同じ濃度の心臓と接するため輪郭が消失する．

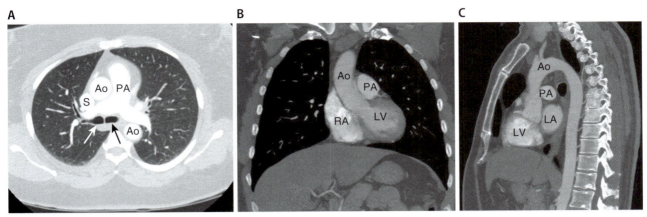

図3-11 胸部CT画像 横断像（**A**），冠状断像（**B**），矢状断像（**C**）の胸部CT．ここでは，胸部CTの基本的な3種類の断面を提示している．これらの画像データは，いずれも1回のスキャンで，任意の断面で再構成が可能なように薄い画像データが収集されたCT検査から得られたものであることに注意．左主気管支（黒矢印）と右主気管支（白矢印）が**A**で描出されている．Ao：大動脈，LA：左房，LV：左室，PA：肺動脈，RA：右房，S：上大静脈

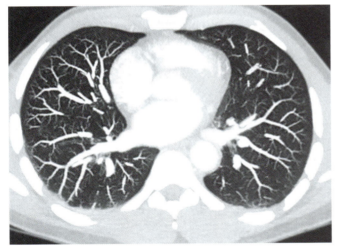

図3-12 肺血管のMIP像 MIPとはmaximum intensity projectionの略であり，指定した濃度の構造を表示する手法である．これにより，表示したい構造を，より簡便に優先的に際立たせて表示することができる．MIPは元データをコンピュータにより後処理することで作成できる．MIPにより，血管造影のような画像を作成することができ，特にここで示すようなCTアンギオグラフィや肺野結節を探すのに有用である（**Video 3-1**の肺野血管のMIPを参照）．

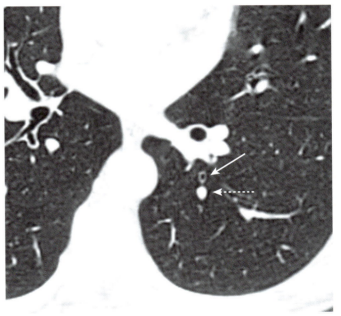

図3-13 気管支と肺動脈の関係 気管支（白矢印）と伴走する肺動脈（点線白矢印）は，正常では気管支よりも肺動脈のほうが太い．気管支拡張症ではこの関係が逆転し，気管支が肺動脈よりも太くなる（signet ring sign）（**図12-29**参照）．

- 骨条件は3番目に頻用される表示条件であり，骨構造を表示するのに適している．
- これらの異なるウィンドウは**既存のCT画像データを操作することで表示することが可能であり，患者にさらなるCTスキャンを行う必要はないこと**を知っておく必要がある．

肺CTの正常解剖

■ 胸部単純X線でみえるすべての解剖学的構造は，胸部CTでみることができ，しかもずっと詳細に評価できる．細かいスライスで撮像されたCT画像を再構成することで，肺を任意の断面に表示することができる．代表的な3種類の表示断面としては，**横断像**（trans-axial plane），**矢状断像**（sagittal plane），**冠状断像**（coronal plane）がある（**図3-11**）．

■ 血管は，肺門部から胸膜面まで，ほぼ全長が確認できる．肺動脈と肺静脈を見分けることも可能である（**図3-12**）．

■ 気管支，細気管支もみえる．原則として，正常では並走する肺動脈よりも気管支のほうが細い（**図3-13**）．

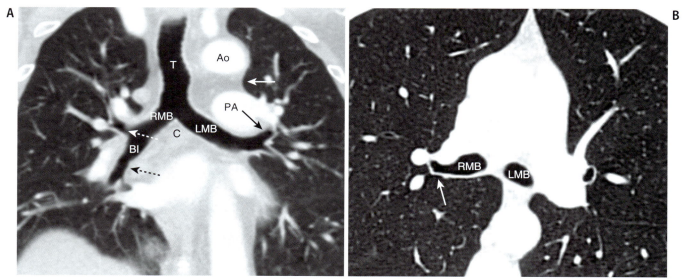

図3-14 気管分岐部の冠状断像と横断像
A：気管（T）は気管分岐部（C）で右主気管支（RMB）と左主気管支（LMB）に分かれる．右肺上葉気管支（点線白矢印）が分岐した後に中間気管支幹（BI）となり，右肺下葉気管支（点線黒矢印）と中葉気管支（図では非表示）に分岐する．左肺上葉気管支は黒矢印で示してある．大動脈・肺動脈窓（AP window）（白矢印）は大動脈（Ao）と肺動脈（PA）の間に存在している．
B：気管分岐部からわずかに尾側のレベルで，右主気管支（RMB）から右肺上葉気管支が分岐する（白矢印）．左主気管支（LMB）もこのレベルで認められる．

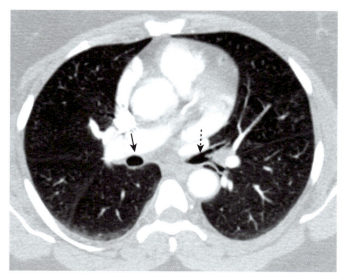

図3-15 中間気管支幹 右肺上葉気管支が分岐した後は，中間気管支幹とよばれる短い気管支になる（黒矢印）．中間気管支幹は，これより尾側のレベルで中葉と下葉の気管支に分かれる．中間気管支幹の背側には，肺実質以外には何もない．左主気管支は点線黒矢印で示してある．

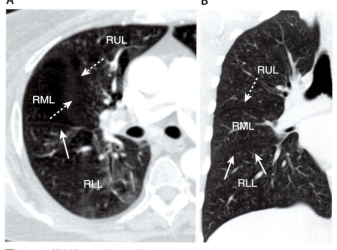

図3-16 横断像と冠状断再構成画像の葉間裂
A：右肺の横断像で，大葉間裂は細い白いラインとして認められる（白矢印）．横断像で斜めに走る小葉間裂は，無血管帯として認められる（点線白矢印）．
B：右肺の冠状断再構成画像では，葉間の見え方が逆になる．小葉間裂（点線白矢印）は接線方向に認められ，大葉間裂（白矢印）は斜めに走る．
RLL：右肺下葉，RML：右肺中葉，RUL：右肺上葉

- **気管**は，通常は楕円形であり，太さは2 cm程度である．
- ほとんどの例では，大動脈弓の直下，肺動脈の直上には間隙があり，**大動脈-肺動脈窓（aortopulmonary window：AP window）**とよばれる．大動脈・肺動脈窓は**リンパ節腫大がみられる**ことの多い部位であるため，重要な解剖学的部位である．これと同じ，もしくはわずかに尾側のレベルには**気管分岐部**があり，**左右の主気管支**に分岐する（図3-14）．
- さらに尾側には**左右の主気管支と中間気管支幹**がある．右主気管支は円形の含気を有する構造であり，**右肺上葉の気管支**がみえるレベルでは管状となる．中間気管支幹の背側には，肺実質以外には何も存在しない（図3-15）．
- **左主気管支**は，左側に含気を有する円形の構造として認められる．

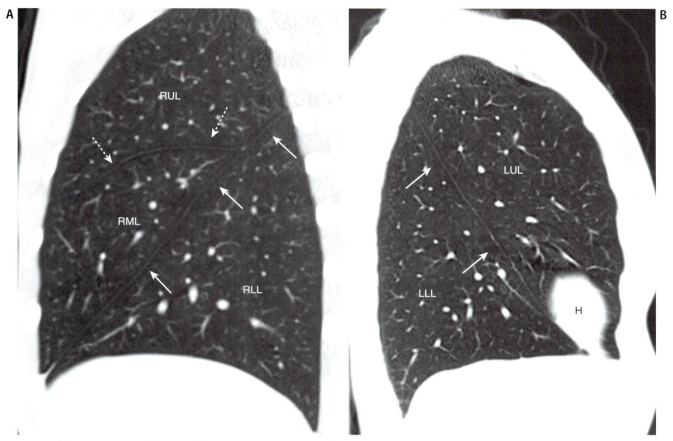

図 3-17　肺葉と葉間裂　右肺（**A**）と左肺（**B**）の矢状断像．**A** では大葉間裂（白矢印）は右肺下葉（RLL）と右肺上葉（RUL）および右肺中葉（RML）を境している．右肺では，小葉間裂（点線白矢印）は上葉と中葉（前方で上葉と下葉の間に存在している）を境している．左肺（**B**）では，左肺上葉の舌区が中葉に相当する．左側では心臓（H）も描出されている．LLL：左葉下葉，LUL：左葉上葉，白矢印：左肺の大葉間裂

葉間裂（fissure）

- スライス厚にもよるが，**葉間胸膜**は肺を斜めに走る**細い白いライン**，もしくは約 2 cm の**血管を欠く領域**として認められる（図 3-16）．
- **小葉間裂（minor fissure）**は CT の横断像では断面と平行に走るため，通常は矢状断像もしくは冠状断像でなければみえない．ただし，大葉間裂（major fissure）のように，上葉と中葉の間の**血管を欠く領域**として，その位置を推測することができる（図 3-16A）．
- 大葉間裂は上葉と下葉を分けている．右側では，小葉間裂は上葉と中葉を分けている．左側では，上葉舌区は中葉に相当する（図 3-17）．

TAKE-HOME POINT：肺の正常解剖を学ぼう

- 注意深い読影をするための最善の方法は，正常解剖についてのしっかりした知識に基づき，正常との違いをみつけることである．

- 肺野陰影は，肺の血管により構成されている．ほとんどの気管支壁は，壁が薄いため単純 X 線ではみえない．

- 正常の肺の血管は，中枢側から末梢側に向かって，次第に細くなっていく．立位で撮影された胸部単純 X 線では，通常は肺尖部よりも肺底部のほうが血管は太くみえる．

- 胸部単純 X 線側面像からは計り知れないほど貴重な情報が提供されるため，可能ならば撮影すべきである．

- 胸部側面像で確認すべき 5 つの部位は，胸骨後部の透亮帯，肺門部，葉間胸膜 (major fissure, minor fissure)，胸椎，横隔膜である（後部肋骨横隔膜角を含む）．

- 側面像では，正常の胸骨後部には"何もない領域"ができ，悪性リンパ腫など縦隔腫瘍が存在する場合にはこの領域が腫瘍で占められる．

- 側面像において肺動脈は肺門部にみえるが，境界明瞭な腫瘤が肺門部に認められた場合には，腫瘍や腫大リンパ節の可能性があるため注意が必要である．

- 小葉間裂（大葉間裂ではない）は，胸部単純 X 線の正面像でみえることが多い．側面像では，大葉間裂と小葉間裂の両者が正常例でみえる．みえた場合でも，1〜2 mm 程度の非常に細いスムーズな線として認められる．

- 胸椎は，上位椎体において軟部組織との重なりが多いことから，上位胸椎から下位胸椎に移行するに従い，より黒く描出される．肺底部領域が肺炎などにより濃度が高くなっている場合には，このパターンが逆転し，脊椎サイン (spine sign) とよばれる．

- 胸部側面像では左横隔膜の前方部分は心臓の存在により不明瞭となる（シルエットサイン）．右横隔膜はふつう左よりも高位にあり，前方から後方まで全長がみられる．

- 肋骨横隔膜角は，正常では急峻な角度と明瞭な輪郭を有する．胸水貯留により，肋骨横隔膜角が鈍化する．

- 胸部 CT では，胸部単純 X 線よりもはるかに詳細な胸部の評価が可能である．そして非常に薄いスライスの画像が高速で撮像可能なため，元データを用いて任意の断面で表示することができる．

- 本章で，気管と主気管支の正常解剖について概説してある．

- 大葉間裂と小葉間裂は，いずれも CT で細い白い線もしくは血管を欠く領域として認められ，表示断面と葉間の相対的位置関係による見え方が異なる．

CHAPTER 4
正常の心臓解剖を学ぼう

重要なのは単純X線であり，まずは心陰影のサイズ評価法，次に正面像における心陰影の輪郭の正常・異常を確認しよう．そして最後にCTとMRIでみられる心臓の正常解剖について述べる．

胸部単純X線における心臓の評価

正常の心臓の大きさを理解する

➡ 胸部単純X線では，心胸郭比（cardiothoracic ratio：CTR）を用いることで心陰影のサイズを評価することができる．心胸郭比は，**心陰影の最大横径を胸郭の最大横径**（横隔膜レベルにおける左右の肋骨内側縁の距離）と比較することで算出できる（図4-1）．

- 十分な吸気位の正常成人では，ほとんどの場合で心胸郭比は **50％未満** である．つまり，心臓のサイズは胸郭内径の半分以下ということである．

正常の心陰影の輪郭

- 正常の心陰影の輪郭は，胸部単純X線正面像では瘤状の膨らんだ部分と切れ込んだ凹みの連続で成り立っている．これらについては，図4-2に示してある．

➡ **心臓の輪郭についてのポイント**

- 上行大動脈（ascending aorta）は，正常では心右縁（つまりは右心房）を超えて突出しない．
- 正常の大動脈弓部（aortic knob）は35 mm未満（含気のある気管から計測）であり，通常は気管をわずかに右方へ押している．
- 肺動脈幹（main pulmonary artery）は，通常は陥凹もしくは平坦である．若年女性では，外方に突出していても正常である．
- 正常な左心房（left atrium）は，回旋のない正確な正面像の場合，心陰影の輪郭を構成しない．
- 拡大した左心房（left atrium）は，肺動脈のすぐ下の陥凹部分を占め，直線化させる．時に，心臓の右側に陰影が認められることもある．

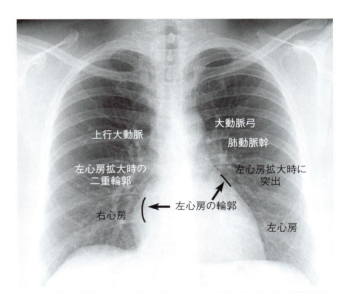

図4-2 **胸部単純X線正面像で認められる心臓の輪郭** 胸部単純写真正面像で認識できる心臓の輪郭は，7つある．心臓の右側では，最初の輪郭は，気管のすぐ外側に低吸収で，ほぼ直線の辺縁として認められ，上行大動脈（ascending aorta）のサイズを反映する．上行大動脈の輪郭が右心房の輪郭と合わさる部位では，通常は軽度の陥凹があり，この部分は左心房が拡大した時に左心房の陰影が突出することがある（double-density signとよばれる）．心陰影の右縁は右心房（right atrium）により形成される．左側では，最初の輪郭は大動脈弓（aortic knob）であり，前後に短縮した大動脈弓が下行大動脈の近位部に重なって形成される陰影である．その次の輪郭は左右の肺動脈に分岐する前の肺動脈幹（main pulmonary artery）である．肺動脈幹のすぐ直下には，正常では軽度の陥凹（indentation）があり，この部分は左心房が拡大すると突出する．心臓左側の最後の輪郭は左心室（left ventricle）である．下行大動脈は椎体の陰影によってほとんどみえない．〔**訳注**〕一般的な内科診断学の左右の弓とは若干の相違があることに注意されたい〕

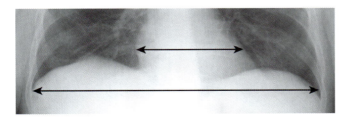

図4-1 **心胸郭比** 心胸郭比を計測するには，心臓の最大横径（上の両矢印）と胸郭内側の最大横径（左右の肋骨の内側から内側までの距離）（下の両矢印）の比をとる．胸郭内側の最大横径は，通常は横隔膜のレベルで計測する．十分な吸気位（9本の後部肋骨がみえる程度）で撮影されたほとんどの正常成人のPA撮影胸部単純X線では，心胸郭比は50％以下である．

- 心陰影左側のラインは**左心室**（left ventricle）により構成される．左心室は，実際には左心房の後方に位置し，右心室は前方に位置する心室であることを憶えておこう．
- 正常では，**下行大動脈**（descending aorta）は椎体と並行に走行し，胸部単純X線ではかろうじてみえる程度である．**蛇行**したり**伸張**している場合には，胸椎から左側へ大きく離れる（図4-3）．

一般的な原則

- 心臓の異常について読影する場合には，いずれの画像診断法であっても，以下に挙げる原則は保たれることを心に留めておこう．
- 心室の流出路が**狭窄**した場合，心室は拡張する前に，まず**肥大**が生じる．そのため，**大動脈弁狭窄**や**大動脈縮窄症**，**肺動脈弁狭窄**，全身性の高血圧の場合，最初は心陰影の拡大は認められない．心室壁が肥厚し，内腔が小さくなって心筋の機能低下や心不全の状態になったとき，初めて心陰影が拡大してくる．
- 胸部単純X線で認められる**心拡大**は，おもに心室の拡大によるものであり，心房の拡大のみでは心陰影は拡大しない．そのため，初期の**僧帽弁狭窄**では，左房が拡大していても，多くの場合において心陰影のサイズは正常である．
- 一般的に，**心内腔の著明な拡大**は，圧負荷よりも容量負荷によって生じるため，顕著な心内腔の拡大は弁狭窄よりも**弁閉鎖不全**（逆流）が原因となる．そのため，多くの場合において大動脈弁狭窄よりも大動脈弁閉鎖不全のほうが心臓は大きくなり，僧帽弁狭窄よりも僧帽弁閉鎖不全のほうが左心房は拡張する（図4-4）．〔**【訳注】**弁疾患でregurgitationは「逆流」を意味するが，「閉鎖不全」が一般的であり，こちらを用いる〕

CTによる心臓の評価

- **心臓のCT検査**には，高速の多列CTスキャナが用いられ，通常は動きによるアーチファクトを減らすために心電図同期をかけた状態で，ヨード造影剤を投与して撮像される．
- 心臓CTと心臓MRIのいずれも心電図同期を利用することで，複数回の心収縮サイクルに合わせた画像データを前向きもしくは後向きに収集し，巧緻なコンピュータ・アルゴリズムを用いて画像を解析することができる．
- 心臓CTでは冠動脈と弁の評価，心臓腫瘍の検出を行うことができる．複数の心収縮サイクルの時相（phase）を再構成することで，壁運動と心駆出率，心筋の血液灌流について解析することも可能である．
- 心臓CT画像を表示する際のおもな断面は，横断断（横断

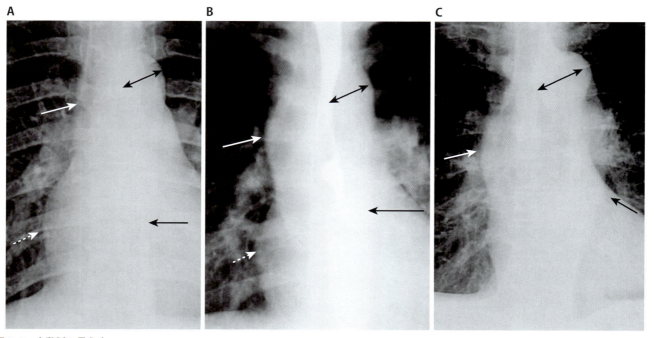

図4-3　大動脈の見え方
A：正常像．上行大動脈は低吸収で，ほぼ直線状の辺縁（白矢印）をつくり，心右縁（点線白矢印）を越えて突出しない．大動脈弓部（aortic knob）は拡大しておらず（両黒矢印），下行大動脈（黒矢印）は胸椎の陰影によりほとんどみえない．
B：大動脈弁狭窄．上行大動脈は外方に突出し，ほぼ心右縁（点線白矢印）のラインまで達しており，異常である．これは狭窄後拡張（poststenotic dilatation）のためである．大動脈弓（aortic knob）（両黒矢印）と下行大動脈（黒矢印）は正常である．
C：高血圧．上行大動脈（白矢印）と下行大動脈（黒矢印）は左右に大きく張り出している．大動脈弓部（両黒矢印）は拡張している．

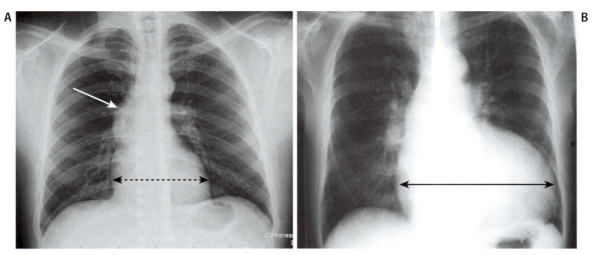

図4-4　弁狭窄症と弁閉鎖不全症における心臓の大きさ
A：大動脈弁狭窄が原因の乱流により，上行大動脈（白矢印）に狭窄後拡張が認められる．左心室の心筋肥大があるにも関わらず，心臓の陰影が拡大していない点に注目（点線両矢印）．
B：大動脈閉鎖不全症の症例．左心室陰影が著明に拡大している点に注目（両矢印）．圧負荷よりも容量負荷により，より顕著な心腔の拡大が生じる．

面），矢状断（側面），冠状断（正面）である．図4-5〜図4-10に，心臓と大血管のおもな正常CT解剖を示してある．

心臓CTの正常解剖

- ここでは，心臓CTで認められるいくつかの主要な解剖学的指標についてのみ述べる．すべてのCT画像は**造影剤**を用いて撮像されている．つまり，血管内腔を描出するために，被検者に造影剤を経静脈的に投与している．
- この教科書は，関連画像をみながら読むのが最もよい．文中の"右"や"左"は，対象の左右を示し，読者諸氏の左右とは異なる点に注意しよう．
- まずは胸部の上から下にむけて，**6つの主要レベル**で認められるおもな構造について注目する．これは胸部CTを系統的に学ぶよい方法である．

5本の血管レベル（図4-5）

- このレベルでは，**肺，気管，食道**がみえる．**気管（trachea）**は内腔に空気を含んでいるために黒く描出され，通常は卵円形で，約2 cm大の構造である．**食道（esophagus）**は，気管の右側または左側の後方に位置している．食道はたいていは虚脱しているが，嚥下した空気が内腔に認められることもある．
- 画像のレベルにもよるが，複数の大血管を観察することができる．**静脈構造は動脈よりも前側**に位置していることが多い．
- **腕頭静脈**は胸骨のすぐ背側に位置している．患者の**右側か**

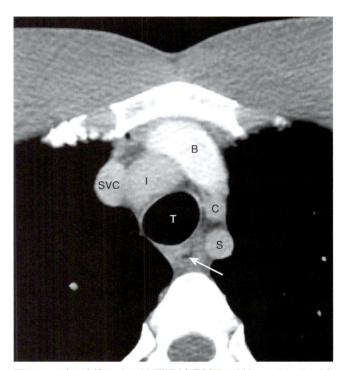

図4-5　5本の血管レベル〔上縦隔（大動脈弓の上）〕 このレベル（高さ）では，肺，気管（T），食道（白矢印）が観察できる．画像のレベル（高さ）によっては，いくつかの大血管も観察できる．静脈は動脈よりも腹側に位置することが多い．上大静脈（SVC）は気管の右側に位置する大きな血管である．左腕頭静脈（B）は胸骨のすぐ背側に位置している．動脈は，患者の右側から左側に順に，腕頭動脈（I），左総頚動脈（C），左鎖骨下動脈（S）である．

ら左側に順に，**腕頭動脈，左総頚動脈，左鎖骨下動脈**が認められる．

大動脈弓部レベル（図4-6）

- このレベルでは，大動脈弓部，上大静脈，奇静脈がみえる．
- **大動脈弓部**（aortic arc）は逆U字型をした管状構造である．大動脈弓の上部をかすめるようにスキャンすると，前方と後方の径がほぼ同じくらいのコンマ型の管状構造として認められる．
- **奇静脈**（azygos vein）が流入する**上大静脈**（superior vena cava）は，気管の右側に位置している．

大動脈-肺動脈窓（AP window）レベル（図4-7）

- このレベルでは，上行大動脈，下行大動脈，上大静脈がみえ，場合によっては左肺動脈（left pulmonary artery）の上部もみえることがある．

→ 下方に向けてスキャンしていくと，逆U字型の大動脈弓がみえ始め，そこから連続して**前方に上行大動脈**が円形の構造物として認められ，逆U字のもう一方は**後方に下行大動脈**が円形の構造物として椎体の**左側**に認められる．**上行大動脈**の径は通常**2.5〜3.5 cm**であり，**下行大動脈**はそれよりもやや細く**2〜3 cm**である．

- ほとんどの症例において，大動脈弓部の下，そして肺動脈の直上に**大動脈-肺動脈窓**（aortopulmonary window：AP window）とよばれるスペースが存在する．大動脈-肺動脈窓はリンパ節の腫大がみられる部分であるため，非常に大事な解剖学的指標となる．
- AP windowレベルと同じかわずかに下のレベルでは，気管が**気管分岐部**で左右に分かれ，**左右の主気管支**が同定できるようになる．

肺動脈幹レベル（図4-8）

- 肺動脈幹レベルでは（すべての構造物を観察するには1つのスライスでは足りないのではあるが），**肺動脈幹，右・左肺動脈，左右の主気管支，中間気管支幹**が同定できる．
- **左肺動脈**（left pulmonary artery）は右肺動脈よりも高位に位置し，あたかも肺動脈幹の連続構造のようにみえる．**右肺動脈**は肺動脈幹から90°の角度で分岐し，右側へ横切るように走行している．
- **右主気管支**（right main bronchus）は円形の含気を有する構造として認められ，右肺上葉気管支が描出されてくるレベルでは管状構造として認められる．中間気管支幹の背側には，肺以外には何もない．

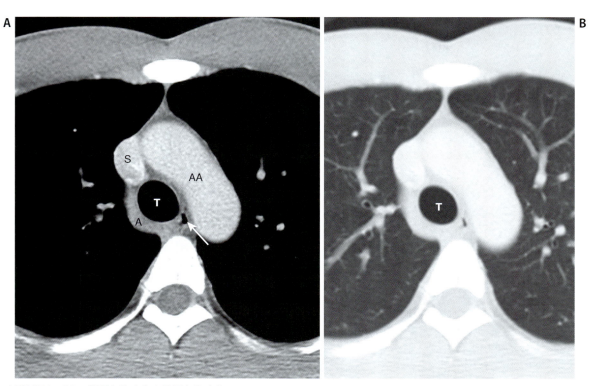

図4-6 大動脈弓レベルの縦隔条件（A）と肺野条件（B）
A：このレベルでは，大動脈弓（AA）と上大静脈（S），奇静脈（A）が同定できる．大動脈弓は逆U字型をしている．大動脈弓の上部をかすめるようにスキャンされた場合には，ここで提示した画像のように，大動脈弓は前方と後方の径がほぼ同じくらいのコンマ型の管状構造として認められる．白矢印は食道内のガスを示している．T：気管．
B：Aと同じレベルの画像であるが，肺の解剖が最もよく観察される肺野条件の表示である．肺野条件では肺実質の異常が最もよく観察でき，気管解剖の正常と異常の区別をつけることもできる．

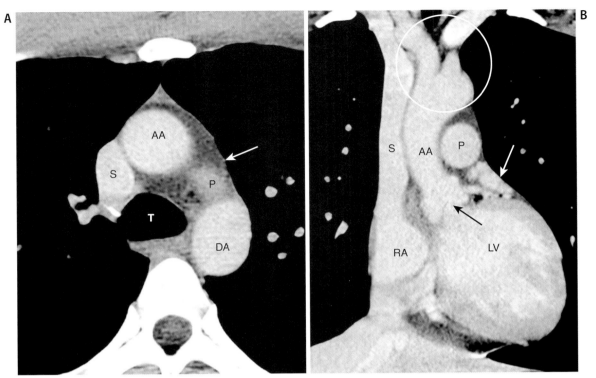

図4-7 大動脈-肺動脈窓（AP window）レベル（A）と冠状断像（B） Aのレベルでは，気管（T），上行大動脈（AA），下行大動脈（DA），上大静脈（S），そしておそらくは左肺動脈の最上部（P）も同定できるはずである．ほとんどの症例で，大動脈-肺動脈窓（AP window）とよばれる空間が，大動脈弓の下・肺動脈の上の間に認められる（白矢印）．Bは，右心房（RA），上大静脈（S），左心室（LV），大動脈弁（黒矢印），上行大動脈（AA），肺動脈幹（P），左心耳（白矢印），大血管の起始部（白円）も確認できる冠状断の再構成CT画像である．

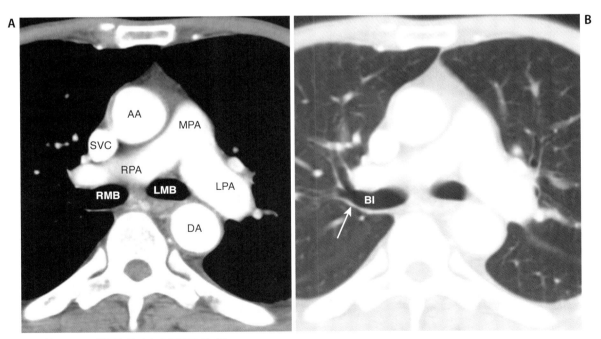

図4-8 肺動脈幹レベルの縦隔条件（A）と肺野条件（B）
A：このレベルでは，肺動脈幹（MPA：main pulmonary artery），右・左肺動脈（RPA：right pulmonary artery, LPA：left pulmonary artery），右・左主気管支（RMB：right main bronchus, LMB：left main bronchus），上大静脈（SVC：superior vena cava）が同定できるようになる必要がある．左肺動脈は下行大動脈（DA：descending aorta）の腹側を走行する．右肺動脈は上行大動脈（AA：ascending aorta）の背側を右方へ走行する．
B：右肺上葉の気管支が分岐した後の末梢は，中間気管支幹（BI：bronchus intermedius）である．右肺上葉気管支壁の後壁は厚さ2～3 mmであり（白矢印），その背側には肺組織のみが存在している．

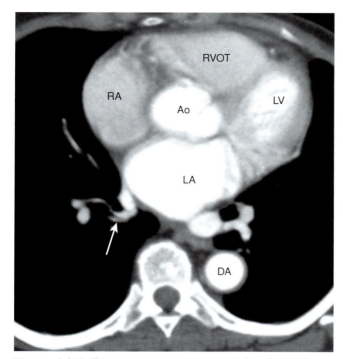
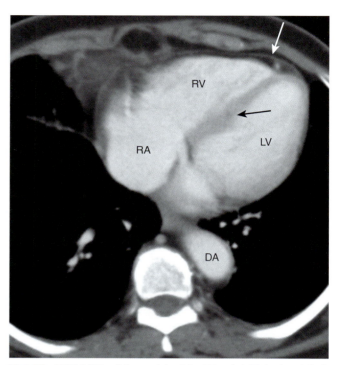

図4-9 上部心臓レベル このレベルでは，左心房（LA），右心房（RA），大動脈基部（Ao），右室流出路（RVOT）を同定できなければならない．左心房は心臓の後部中央を占めている．1本もしくはそれ以上の肺静脈（白矢印）が左心房に流入しているのが観察される．右心房は心右縁を形成し，心臓の中では前方に位置しており，左心房のすぐ右側にある．右室流出路は大動脈基部の前外側・上方に認められる．DA：descending thoracic aorta（下行大動脈），LV：left ventricle（左心室）

図4-10 下部心臓レベル このレベルでは，右心房（RA），右心室（RV），左心室（LV），心外膜（白矢印），心室中隔（黒矢印）が同定できるようになる必要がある．右心房は心右縁を形成する．右心室は前方に位置し，胸骨のすぐ背側に認められる．左心室はさらに背側に位置し，心左縁を形成する．右心室と左心室の間には心室中隔（黒矢印）が認められる．正常の心外膜は約2mmの厚さであり，通常は縦隔内脂肪（心外膜の外側）と心臓周囲脂肪（心外膜の内側）によって囲まれている．DA：descending thoracic aorta（下行大動脈）

- **左主気管支**（left main bronchus）は左側に含気を有する円形構造として認められる．

高位心臓レベル（図4-9）

- このレベルでは，左心房，右心房，大動脈基部，右室流出部がみえる．
- **左心房**（left atrium）は心臓の後部中央を占めている．左心房に流入する1本もしくはそれ以上の**肺静脈**（pulmonary vein）がみえる．
- **右心房**（right atrium）は心臓の右縁を形成し，左心房のすぐ右側に位置している．

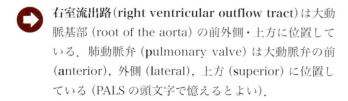 **右室流出路**（right ventricular outflow tract）は大動脈基部（root of the aorta）の前外側・上方に位置している．**肺動脈弁**（pulmonary valve）は大動脈弁の前（anterior），外側（lateral），上方（superior）に位置している（PALSの頭文字で憶えるとよい）．

低位心臓レベル（図4-10）

- このレベルでは，**右心房，右心室，左心室，心外膜，心室中隔**がみえる．
- **右心房**は心右縁に連続している．**右心室**（right ventricle）は前方に位置し，胸骨のすぐ背側に認められ，平滑な壁を有する左心室と比して肉柱が目立つ．**左心室**（left ventricle）は心左縁を形成し，正常では右心室よりも厚い壁を有している．
- 経静脈的に造影剤を投与すると，右心室と左心室の間に**心室中隔**（interventricular septum）がみえる．
- 正常の**心外膜**（pericardium）は約2mmの厚さであり，縦隔内脂肪（心外膜の外側）と**心臓周囲脂肪**（epicardial fat，心外膜の内側）によって囲まれている．

心臓CTの利用

- 心臓CTは心臓腫瘍の存在，大動脈の異常（大動脈解離を含む），心外膜の疾患を評価するために利用される．
- 心臓CTは**冠動脈**の描出と3次元再構成も可能であり，冠動脈の石灰化の量を測定することもできる．経静脈的に造影剤を投与することで，血管の疎通性を血管内腔の血栓や血管壁のプラークとともに評価することが可能である．
- **カルシウム・スコア**は，冠動脈のカルシウム量が動脈硬化と相関するという根拠に基づいており，カルシウムの定量

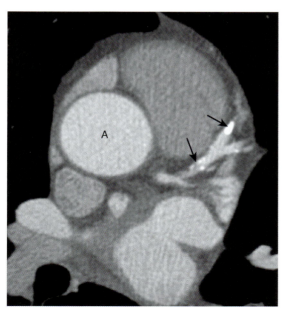

図4-11 冠動脈の石灰化 大動脈（A）から起始する左冠動脈前下行枝に，高度の石灰化が認められる（黒矢印）．経静脈的に造影剤を投与してCTを撮像すると，冠動脈を描出し，冠動脈の石灰化の量の計測，血管の疎通性の評価，血管内腔の血栓や血管壁のプラークを検出することができる．

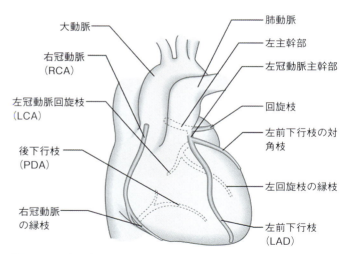

図4-12 2本の主要な冠動脈は，左冠動脈と右冠動脈である．左冠動脈は，回旋枝と前下行枝（LAD）にほぼ同時に分岐する．LADは，順番に対角枝と中隔枝（図には非提示）を分岐する．回旋枝は縁枝を分岐する．右冠動脈は右心房と右心室の境界を走行し，中隔の下部に至る．右冠動脈からは大きな鋭角枝が分岐し，多くの症例において後下行枝（posterior descending artery：PDA）を分岐する．PDAは左心室の下壁と心室中隔の下部を栄養する．（Camm AJ, Bunce NH：Cardiovascular disease. In：Kumar P, Clark M, eds：*Clinical Medicine*, 8th ed. Oxford：Elsevier, 2013：673より）

的評価を行うことで将来的な冠動脈疾患の発症予測にも役立つ．カルシウム・スコアは，描出された冠動脈に存在するカルシウム量を測定することで点数化される（図4-11）．冠動脈に石灰化が**なければ**，冠動脈の有意狭窄の存在は高い確率で否定される．

■ カルシウム・スコアはおもに症状がない症例で用いられるのに対し，**冠動脈CTアンギオグラフィ（coronary CT angiography：CCTA）**はおもに**急性もしくは慢性の胸痛**を有する症例で用いられる．カルシウム・スコアのように，**CCTAで病変が認められなければ，冠動脈疾患の存在が高い確率で否定される**．つまり，CCTAは冠動脈疾患の除外に有用といえる．

■ 心臓CTの潜在的な欠点の1つとして，患者への**放射線被曝**が挙げられる．かつての心臓CTにおける被曝量は比較的多かった．現在では被曝を低減するための多くの方法が使われ，これにより年間のバックグラウンドの放射線被曝量よりもはるかに低い線量で検査が施行可能である．

冠動脈CTアンギオグラフィ（CCTA）：正常解剖

■ CCTAは，従来のカテーテルを用いた侵襲的な冠動脈造影（現在でも冠動脈の標準的な検査とされている）と比較しても遜色ない正診率を有している（Video 4-1）．

■ 正常な冠動脈の解剖には，多くの変異型がある．ここでは，最も標準的な冠動脈の分岐形態についてのみ述べる（図4-12）．

■ 2本の主要な冠動脈は，**左冠動脈**（左冠動脈主幹部ともいわれる）と**右冠動脈**である．

■ **左冠動脈**（left coronary artery：LCA）は大動脈弁の左冠尖から起始する．左冠動脈はほぼ同時に**回旋枝**（circumflex artery）と**左前下行枝**（left anterior descending artery：LAD）に分岐する．LADは，順番に**対角枝**（diagonal branch），**中隔枝**（septal branch）を分岐する．回旋枝は**縁枝**（marginal branch）を分岐する（図4-13）．

■ LADは**前室間溝**（anterior interventricular groove）を走行し，心尖部へと続く．LADは左心室のほぼ全体と房室束（atrioventricular bundle：AV束），**中隔枝**により心室中隔の前方部分，**対角枝**で左心室の前壁を栄養する（図4-14）．

■ 回旋枝は左心房と左心室の間を走行し，左心室の外側壁を栄養する**鈍角枝**（obtuse marginal branch）へ血液を供給する（図4-12参照）．

■ 右大動脈洞からは**右冠動脈**（right coronary artery：RCA）が起始し，右心房と右心室の間を走行し心室中隔の下部に至る（図4-15）．

■ ほとんどの症例では，RCAの第一分枝は右室流出路を栄養する**円錐枝**（conus branch）である．そして多くの場合，**洞結節枝**（sinus node artery）はRCAの第2枝として分岐する．その次の枝は右心室の前壁を栄養する**対角枝**である．

■ **鋭角枝**（acute marginal branch：AM）は右心室の外側壁を栄養し，右心室の辺縁に沿って走行し横隔膜に至る．

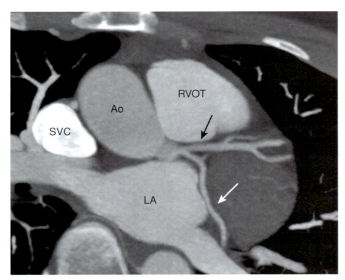

図 4-13 冠動脈 CT アンギオグラフィ，左冠動脈 左冠動脈は大動脈弁の左冠尖から起始する．左冠動脈は回旋枝（白矢印）と左前下行枝（LAD，黒矢印）にほぼ同時に分岐する．Ao：大動脈，LA：左心房，RVOT：右心室流出路，SVC：上大動脈

RCA は前室間溝の後方に至り，房室結節（AV node）へ分枝を出す（図 4-12 参照）．

- 多くの場合，**後下行枝（posterior descending artery：PDA）**は RCA の分枝である．PDA は左心室の下壁と心室中隔の下部を栄養する（図 4-15）．
- **冠動脈の優位性**
  - PDA を栄養する動脈が，**優位な冠動脈**である．
  - PDA が RCA により供血される場合，冠動脈血流は**右優位**である．
  - PDA が左冠動脈の分枝である**回旋枝**により供血される場合，冠動脈血流は**左優位**とされる．
  - PDA が**右冠動脈と回旋枝の双方により栄養される場合**には，冠動脈血流は**共優位（co-dominant）**といわれる．

> 大多数において**右優位**であるが，約 10 % は左優位，そして残りは共優位である．左優位の冠動脈は非致死性の心筋梗塞のリスクが増加し，全死亡率が増加する．

- 救急外来で超高速 CT 撮像が可能であり，これにより**急性胸痛**を訴える症例において**冠動脈疾患，大動脈解離，肺動脈血栓塞栓症**の評価（いわゆる triple scan もしくは triple rule-out）が可能となる．このような撮像法により，迅速な治療方針決定が可能となり，退院までの期間も短縮される．

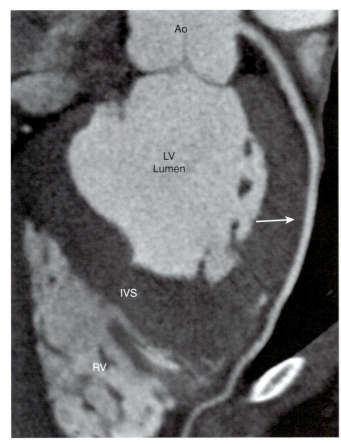

図 4-14 冠動脈 CT アンギオグラフィ，左冠動脈の前下行枝（LAD） 前下行枝は前室間溝を走行し，心尖部に至る．前下行枝は房室束（AV 束）とともに，左心室のほとんどの領域を栄養する．Ao：大動脈，IVS：心室中隔，LV lumen：左心室内腔，RV：右心室

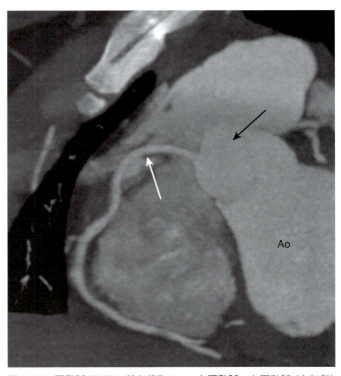

図 4-15 冠動脈 CT アンギオグラフィ，右冠動脈 右冠動脈（白矢印）は右大動脈洞（right aortic sinus，黒矢印）から起始し，右心房と右心室の間を中隔下部に向かって走行する．多くの場合，ここで示されているように右冠動脈は後下行枝につながる．Ao：大動脈

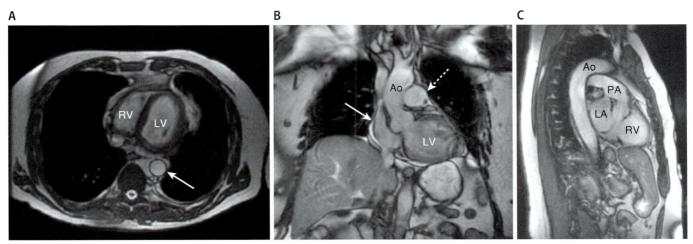

図 4-16　心臓 MRI，横断像，冠状断像，矢状断像　これらの3種類の断面は，CTと同様である（図 3-11 参照）．
A：このレベルの横断像では，右心室（RV）と左心室（LV），下行大動脈（白矢印）が確認できる．
B：冠状断像では，右心房（白矢印），左心室（LV），大動脈（Ao），肺動脈幹（点線白矢印）が確認できる．
C：矢状断像では，右心室（RV），肺動脈（PA），左心房（LA），大動脈（Ao）が確認できる．これらすべての画像で，血液は"明るく"（白く）描出されている．

心臓 MRI

- MRI は，心電図同期を併用し高速撮像法を用いることで，心臓の**解剖学的**な画像と**機能的**な画像を得ることができる．画質の乱れの原因にもなる呼吸性変動は，撮影中に被検者に短い息止めをしてもらうことで軽減することができる（Video 4-2）．
- 心臓 MRI は心筋梗塞後の瘢痕化，心筋の血液灌流，解剖学的異常，腫瘤を描出することが可能であり，弁と心腔の機能を評価することもできる．
- 心臓 MRI では造影剤を用いても，用いなくても検査を施行することが可能である（ガドリニウムについては22章を参照）．心臓 MRI は，特に先天性心疾患を有する小児において，他の検査（心臓超音波検査など）では不十分もしくは結果が整合しない場合に有用である．

心臓 MRI の正常解剖

- MRI の長所の1つは，任意の断面で画像を表示することができる点にある．横断像，矢状断像，冠状断像以外にも，心臓 MRI では心臓を描出するためのいくつかの典型的な断面がある．これらは**水平長軸断像（horizontal long axis）（四腔像 four chamber view** ともよばれる），**垂直長軸断像（vertical long axis）**，**短軸像（short axis）**，**三腔像（three-chamber view）**がある．
- **横断像，矢状断像，冠状断像**における心臓の解剖は，CT と同様である（図 4-16）．
- **水平長軸断像（四腔像）**は，横断像に似ており，左心室の中隔，側壁，心尖部，右心室自由壁の壁評価，そして心腔のサイズを評価するために最適な断面である．僧帽弁と三尖

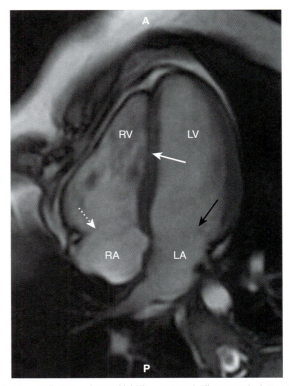

図 4-17　心臓 MRI　水平長軸断像　これは心臓 MRI でよく用いられる別の表示断面であり，水平長軸断像もしくは四腔像とよばれる．右心室（RV）と左心室（LV）は心室中隔（白矢印）で隔てられている．これらの背側には右心房（RA）と左心房（LA）があり，それぞれ三尖弁（点線白矢印）と僧帽弁（黒矢印）によって分かれている．この表示断面は左心室の中隔と側壁，心尖部，右心室の自由壁，心内腔のサイズを評価するのに適している．A：前側，P：後側

弁は特にこの断面でよく描出される（図 4-17）．
- **垂直長軸断像**は矢状断像に似ており，前壁，後壁，左室の心尖部を評価するために最適な断面である（図 4-18）．

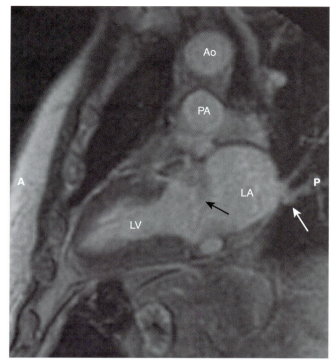

図4-18 心臓MRI 垂直長軸断像 垂直長軸断像もしくは二腔像では，左心室（LV）とその後方に僧帽弁（黒矢印）で隔てられた左心房（LA）が描出される．肺静脈は左心房へ流入し（白矢印）する．大動脈（Ao）は肺動脈（PA）の最上部に騎乗している．この表示断面は左心室の前壁，下壁，心尖部を評価するのに最も適している．A：前側，P：後側

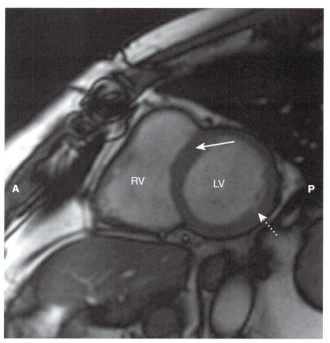

図4-19 心臓MRI 短軸像 これは，短軸像とよばれる心臓MRIでよく用いられる表示断面である．右心室（RV）は左心室（LV）の腹側に位置しており，心室中隔（白矢印）により隔てられている．正常では，右心室壁よりも左心室壁（点線白矢印）のほうがより厚いことに注目．この表示断面は，左心室と右心室の容積計測に適しており，これにより1回拍出量（stroke volume）と駆出率（ejection fraction）を算出できる．A：前側，P：後側

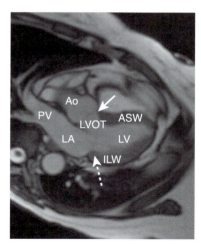

図4-20 心臓MRI 三腔像 三腔像は冠状断像に似ており，大動脈（Ao），左室流出路（LVOT），大動脈弁（白矢印），左心室（LV），僧帽弁（点線白矢印），左心房（LA），肺静脈（PV），左心室の前中隔壁（ASW）と下側壁（ILW）（本症例では異常な肥厚が認められる）が描出される．

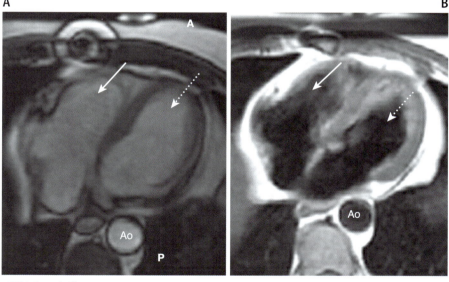

図4-21 心臓MRI bright blood画像とblack blood画像 異なる撮像法を用いることで，MRIでは同じ組織を違う信号強度（明るさ）で描出することができる．AとBはいずれも心臓の横断像であり，右心室（白矢印）と左心室（点線白矢印），大動脈（Ao）が描出されている．Aのbright blood法〔訳注〕血液が白く描出される撮像法〕は，心機能の評価に用いられ，Bのblack blood法〔訳注〕血液が黒く描出される撮像法〕では心臓の形態を評価するのにより適している．A：前側，P：後側

- **短軸像**は左心室と右心室の容積測定に有用である（図4-19）.
  - 心臓のMRIでは，撮像により収縮終期と拡張終期の容積データがすでに取得されているため，コンピュータにより心室心筋重量，拡張終期容積，収縮終期容積の測定が可能であり，これらから1回拍出量，駆出率も非侵襲的に測定可能である．
- **三腔像**は冠状断像に似ており，大動脈基部と大動脈弁，左室流出路，僧帽弁，左室の前壁中隔，下側壁が描出できる（図4-20）.
- 撮像に用いられるMRIのパルス・シークエンスにより，血液は**黒色**（通常はスピン・エコー法とよばれる撮像法）に描出され，これは**解剖学的な評価**に最もよく用いられる．グラディエント・エコー法とよばれる撮像法では血液が**明るく**（つまり**白色に**）描出され，これは**機能評価**に最もよく用いられる（図4-21）.

🏠 TAKE-HOME POINT：正常の心臓解剖を学ぶ

- ☑ 成人では，心臓のサイズを迅速に評価するために心胸郭比が用いられる．これは，心臓の最大横径と胸郭内側縁の最大横径を比較する方法である．健常な成人では，心胸郭比は通常50％未満である．

- ☑ 正常な心陰影の形態を知ろう．

- ☑ 流出路が閉塞した心室は，心室内腔の拡張よりも先に心筋の肥大が生じる．単純X線では，心陰影の拡大はおもに心室拡張によって生じる．心内腔の著明な拡張は，圧負荷よりも容量負荷により生じる．

- ☑ 胸部の6つの高さにおける主要臓器の正常解剖について述べてある．頭側から順に，5本の血管レベル，大動脈弓部，大動脈-肺動脈窓，肺動脈幹，高位心臓レベル，低位心臓レベルである．

- ☑ 心臓CTの撮像には，高速の多列CTスキャナが使用され，通常は経静脈的な造影剤の投与と，動きによるアーチファクトを軽減するために心電図同期が併用される．

- ☑ 心臓CTは冠動脈，心臓腫瘍，大動脈疾患（大動脈解離を含む），心外膜疾患の評価に用いられる．

- ☑ 正常の冠動脈解剖について述べた．後下行枝（posterior descending artery：PDA）が左右の冠動脈の優位性を決定する．圧倒的大多数の症例において，右側優位である．

- ☑ 急性胸痛を呈する症例に対して，救急外来で超高速CT撮像を行うことで，冠動脈疾患，大動脈解離，肺動脈血栓塞栓症を同時に評価することができる（triple rule-out scan）.

- ☑ MRIで，心臓の解剖学的，機能的な画像評価を行うことができる．心筋梗塞後の瘢痕化，心筋の灌流像，解剖学的な異常や腫瘤の描出，そして弁と心腔の機能評価が可能である．

- ☑ 心臓MRIでは心臓を描出するためのいくつかの典型的な断面について述べた．これらは長軸水平断像（horizontal long axis）（四腔断面 four chamber viewともよばれる），垂直長軸断像（vertical long axis），短軸像（short axis），三腔断面（three-chamber view）とよばれる．

- ☑ 心機能は，血液が高信号に描出される"bright blood"とよばれるMRI撮像シークエンスを用いて評価される．

- ☑ 心形態は，"black blood"（血液が黒色に描出される）MRI撮像シークエンスを用いて評価される．これらの画像は，血液の高信号に邪魔されることなく，心臓の解剖学的構造を評価することができる．

CHAPTER 5
肺胞性肺病変と間質性肺病変を見分けよう

前の2章では，心臓と肺の正常解剖について学んだ．必要に応じてブラッシュアップしてほしい．**正常解剖**と異常の違いを学ぶことは，正確な診断に到達するために非常に重要である．本章では，肺実質の病変の主要なパターンを調べてみよう．

肺実質の病変を分類する

- 肺を侵す疾患は病理学的検査，および胸部画像検査で認められる典型的なパターンによって，おもに以下の2つのカテゴリーに分類される．
  - 肺胞性（気腔性）病変（airspace [alveolar] disease）
  - 間質性（浸潤性）病変（interstitial [infiltrative] disease）
- なぜ2つのパターンの違いを学ぶのか？
  - 肺胞性と間質性の両方のパターンを有する疾患も多数存在するが，これらのパターンを認識することで鑑別診断を絞ることが可能となる（BOX 5-1）．

肺胞性病変の特徴

➡ 肺胞性病変は，ぼんやりした（fluffy），雲がかかったような（cloudlike），霞んだ（hazy）などと表現される特徴的な濃度上昇を生じる

- これらの淡い濃度上昇は**癒合傾向**を示し，そのため互いに混在して境界が不明瞭になる．
- **肺胞性病変の境界は不明瞭**であり，病変と隣接した正常肺野との境界をはっきりと認識することが困難な例がしばしばみられる．
- 肺胞性病変は，肺水腫（図5-1）のように**肺野全体に及ぶ**こともあれば，区域性もしくは大葉性肺炎のように局在することもある（図5-2）．
- 肺胞性病変では**気管支透亮像（air bronchogram）**を認める．
  - 周囲の肺胞性病変に囲まれた気管支内の空気がみえる状

BOX 5-1 肺病変の分類

肺胞性病変（airspace [alveolar] disease）

- 急性（acute）
  - 肺炎（pneumonia）
  - 肺胞性肺水腫（pulmonary alveolar edema）
  - 出血（hemorrhage）
  - 誤嚥（aspiration）
  - 溺水（near-drowning）
- 慢性（chronic）
  - 肺胞上皮癌（bronchoalveolar cell carcinoma）
  - 肺胞蛋白症（alveolar cell proteinosis）
  - サルコイドーシス（sarcoidosis）
  - リンパ腫（lymphoma）

間質性病変（interstitial [infiltrative] disease）

- 網状（reticular）
  - 間質性肺水腫（pulmonary interstitial edema）
  - 間質性肺炎（interstitial pneumonia）
  - 強皮症（scleroderma）
  - サルコイドーシス（sarcoidosis）
- 結節性（nodular）
  - 肺癌（bronchogenic carcinoma）
  - 転移（metastasis）
  - 珪肺症（silicosis）
  - 粟粒結核（miliary tuberculosis）
  - サルコイドーシス（sarcoidosis）

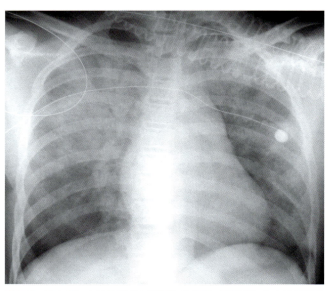

図5-1　肺水腫におけるびまん性肺胞性病変　両肺野にわたり濃度上昇域が認められ，上肺野優位に分布している．これらは，ぼんやりした（fluffy），霞んだ（hazy），もしくは雲のような（cloudlike）と表現され，癒合傾向を示す．辺縁は境界不明瞭であり，いずれも肺胞性病変の特徴である．本例は典型的な肺水腫の例である（この症例はヘロインの過剰投与により発症した）．

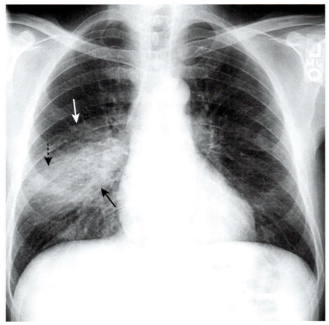

図5-2　右肺下葉の肺炎　右中肺野に濃度上昇域を認める（黒矢印）．境界は不明瞭であり（白矢印），肺胞性病変の特徴である．minor fissure（点線黒矢印）が病変を横切って走行しており，肺炎の局在が右肺下葉のS⁶（superior segment）であることがわかる．心右縁と右横隔膜陰影は確認できる．これは，病変が解剖学的にこれらと接していないためである．

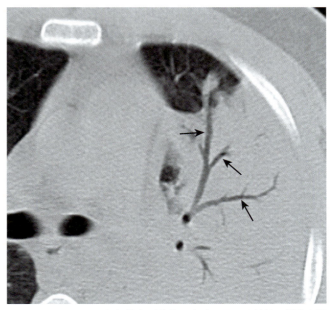

図5-3　CTでみられた気管支透亮像　多くの黒い分枝状の構造を認め（黒矢印），気管支の内腔に存在する空気が描出されている．これは，肺癌による閉塞性肺炎のために，気管支周囲の肺実質に炎症性滲出液が充満しているためである．正常では，気管支内腔の空気は単純X線でみることはできない．これは，気管支壁は非常に薄く，周囲の肺実質にも空気が存在しているためである．

態は，**気管支透亮像（air bronchogram）**とよばれる．
- **気管支透亮像は肺胞性病変のサインである．**
  - 気管支は壁が薄く，空気を含み，かつ気管支自体が空気に囲まれているため，正常ではみえない．気管支周囲の正常な空気に代わって**液体や軟部組織**が存在すると，気管支内の空気が，**連続性した黒い，枝分かれした管状構造**として認められる．これが**気管支透亮像**である（図5-3）．
- 何が空気に代わって肺実質を満たすのか？
  - **液体**，肺水腫の場合のように
  - **血液**，肺出血の場合に
  - **胃液**，誤嚥で起こる
  - **炎症性滲出物**，肺炎で
  - **水**，溺水の場合に
- ➡ **肺胞性病変では，シルエットサイン（silhouette sign）も認められる（図5-4）**
- ■シルエットサインは，単純X線において**水と軟部組織**のように，X線上の**同じ濃度**の**2つの物体**が**互い**に接し，接している辺縁や境界面が消失することで生じる．この場合，どちらの物体がどこからどこまでなのか，判別ができなくなる．シルエットサインは，胸部だけでなく全身の画像検査を読影するうえで役に立つ．
- ■肺胞性病変の特徴を，BOX 5-2にまとめた．

肺胞性病変の原因

■肺胞性病変の原因は多岐にわたるが，ここでは3つの原因について注目する．それぞれについては，本書で後でより詳細に述べる．

■**肺炎 pneumonia**（→9章参照）
- 現在では約90%の大葉性肺炎，もしくは区域性の市中肺炎は，肺炎球菌（*Streptococcus pneumoniae*，以前の名称は肺炎双球菌 *Diplococcus pneumonia*）に起因する（図5-5）．肺炎は通常，斑状，区域性，もしくは肺葉性の分布を示す．気管支透亮像が認められることもある．ふつう10日以内に陰影はほぼ消失する（肺炎球菌性肺炎の場合は48時間以内に消失することもある）．

■**肺胞性肺水腫 pulmonary alveolar edema**（→13章参照）
- 急性の肺胞性肺水腫は，古典的には両側性であり，肺門領域の肺実質病変であり，**コウモリの翼状（bat-wing）**もしくは**天使の羽状（angel-wing）**構造といわれる（図5-6）．
- 肺水腫像は**非対称性**であっても，通常，**片側性ではない**．心原性肺水腫の場合，高頻度で胸水を伴い，**大葉間裂，小葉間裂の肥厚**が認められる．
- 液体は肺胞のみならず気管支内にも貯留するため，肺胞性肺水腫の場合，ふつうには気管支透亮像は認められな

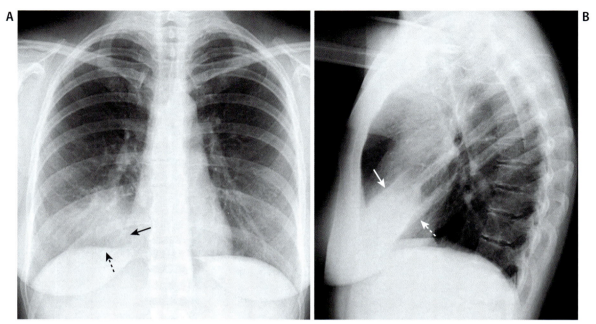

図5-4　シルエットサイン，右肺中葉の肺炎　ぼんやりした（fluffy），不明瞭な辺縁の肺胞性病変（**A**）が心陰影右側に認められる．心右縁（黒矢印）は不明瞭化しているが，右横隔膜陰影（点線黒矢印）は保たれている．これはシルエットサインとよばれ，1）病変が心臓右側に接している（胸腔内の前方に存在），2）病変が心臓と放射線学上で同じ濃度を呈する（液体もしくは軟部組織）ことで生じる．肺炎では肺胞が液体濃度の炎症性滲出物で満たされている．浸潤（consolidation）の領域（**B**）は実際に前方の中葉に相当する部位に存在する．これは下方が大葉間裂（点線白矢印）により，上方が小葉間裂（白矢印）により境界されていることから理解できる．

> **BOX 5-2　肺胞性病変の特徴**
> - ぼんやりした（fluffy），雲のような（cloudlike），霞んだ（hazy）と表現される肺野濃度上昇域となる．
> - 癒合性の，他と溶け込む形態の濃度上昇．
> - 肺実質病変の辺縁は毛羽立ち状（fuzzy）で不明瞭．
> - 気管支透亮像もしくはシルエットサインが認められる．

い．古典的には，治療により**肺水腫は急速**（48時間以内）**に改善する**．

■**誤嚥 aspiration**（→9章参照）

- 患者が誤嚥したときには，肺で最も下に存在する領域が侵されやすい．また，その症状は誤嚥した物質によって異なる．寝たきりの患者のほとんどで，**下葉**もしくは**上葉の背側領域**が誤嚥により侵される．
- 右主気管支の方向と径の特徴により，誤嚥は左肺下葉よりも**右肺下葉に起こる頻度が高い**（図5-7）．
- 誤嚥した物質の種類と感染の有無により，誤嚥による画像所見と，それが改善されるまでに要する期間は異なる．無刺激の（中和された）胃液や水を誤嚥した場合には，ふつう24〜48時間以内に速やかに画像所見は改善する．一方，感染が合併した場合には，改善するのに数週間を要する．

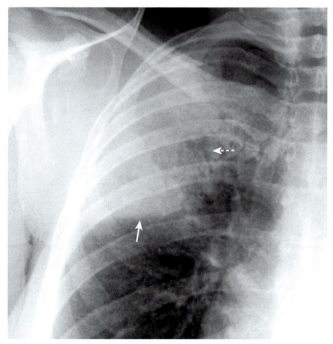

図5-5　右肺上葉の肺炎球菌性肺炎　右肺上葉の拡大像において，複数の気管支透亮像を伴った癒合性の肺実質病変を認める（点線白矢印）．肺炎の下縁はより明瞭に境界されており，これは小葉間裂に接しているためである（白矢印）．この症例では喀痰から肺炎球菌が培養された．

間質性肺病変の特徴

- 肺の間質は，**結合組織**，**リンパ組織**，**血管**，**気管支**から構成される．これらは肺胞を取り囲み支持する構造である．
- 間質性病変はときに**浸潤性（infiltrative）病変**ともいわれ，以下のような特徴がある．

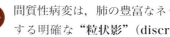
- 間質性病変は，肺の豊富なネットワークを介して進展する明確な "**粒状影**"（discrete particle）を呈する（図5-8）．
  - この粒状病変はさらに3通りの所見に分類される．
    - 線状のネットワークを有する**網状**（reticular）**病変**（図5-8A）

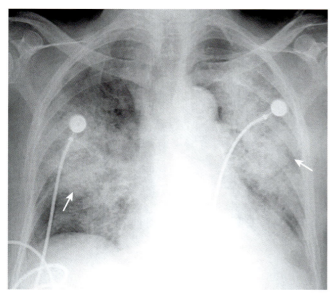

図5-6 急性肺胞性肺水腫 両側性にぼんやりした（fluffy），肺門周囲の肺実質病変を認め（白矢印），その境界は不明瞭である．これは時にコウモリの翼状（bat-wing），もしくは天使の羽状（angel-wing）の形状とよばれる．気管支透亮像は認めない．心臓は拡大している．うっ血性心不全に伴う二次性肺胞性肺水腫である．

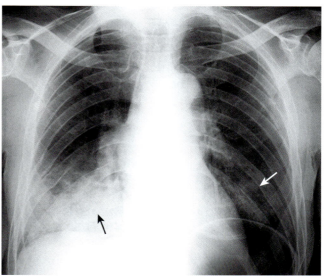

図5-7 両側肺下葉の誤嚥性肺炎 右肺下葉の濃度上昇域はぼんやりした（fluffy）癒合性の陰影で，辺縁は境界不明瞭であり，肺胞性病変の特徴を有している（黒矢印）．はるかに小さいが，左肺下葉にも類似した濃度上昇域を認める（白矢印）．この所見の両側肺底領域の分布は，病因として誤嚥性肺炎を疑うべきである．これは最近，脳梗塞を発症した例であり，嚥下画像検査で誤嚥が証明された．

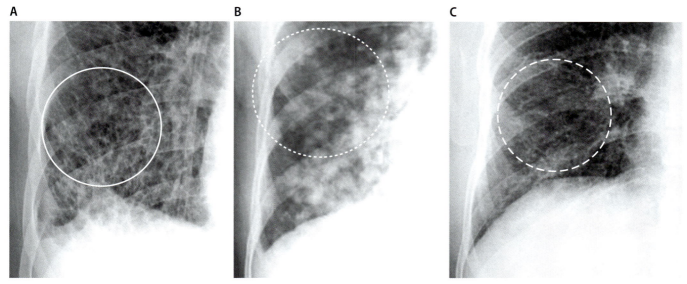

図5-8 間質性肺病変のパターン
A：病変は交錯する線状影により構成される網状影が主体である（白円）．本症例は進行したサルコイドーシスの症例である．
B：病変は粒状影が主体である（点線白円）．本症例は甲状腺癌に罹患しており，これらの小結節は無数の多発肺転移を示す．
C：網状粒状影を呈する間質性肺病変である．間質性病変のほとんどは，本症例のように網状（線状）と粒状（点状）パターンが混在している．この画像は，Aとは別なサルコイドーシス症例の右下肺野拡大像である．この病変（破線白円）は，線状陰影と小粒状陰影の両方が交錯してレース状のネットワークを形成して成り立っている．

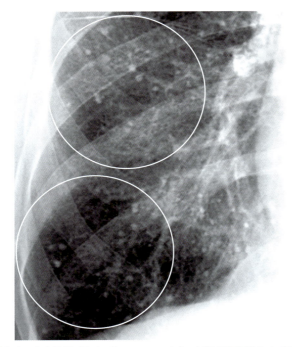

図 5-9　水痘肺炎（Varicella pneumonia）　無数の石灰化した肉芽腫が肺の間質に形成され，この画像では小さな境界明瞭な小結節が右肺に認められる（白円）．この症例は，数年前に水痘肺炎の罹患歴があった．水痘肺炎は複数の小さな石灰化肉芽腫を残して治癒する．

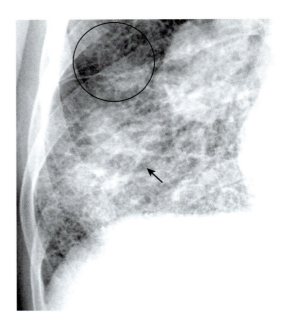

図 5-10　病変の辺縁　この病変の一部が，肺胞性病変のように癒合性の陰影であることに注目せよ（黒矢印）．異常所見が集簇している場合には，それがどのような病変なのか（肺胞性病変なのか，間質性病変なのか？）を見極めるためには，常に肺病変の末梢辺縁に注目する．この病変の辺縁（黒円）をみれば，網状の間質性病変であることがよりわかりやすい．

- 点の集まりとなった**結節状（nodular）病変**（図 5-8B）
- 線と点の混じりあった**網状結節状（reticulonodular）病変**（図 5-8C）．

■この粒状病変ないし小病変（packets）からなる病変は**不均一**であり，おのおのの病変が癒合傾向のない，境界明瞭な小病変として，正常肺野によって分かれているようにみえる．

■境界が不鮮明になりがちな肺胞性陰影よりも，粒状影の境界は明瞭である．

■間質性病変は**限局性**の場合（肺野の孤立性結節のように）も，**びまん性**の場合もある（図 5-9）．

■間質性病変ではふつう肺胞性病変で認められる**気管支透亮像はみられない**．

　ピットフォール：間質性病変が著明な場合，粒状影が重なり合って胸部単純 X 線では肺胞性病変と紛らわしい場合がある．単純 X 線は 3 次元の物体（人体）を 2 次元で表現しているため，すべての肺の陰影は互いに重なっていることを念頭に置く必要がある．このため，間質性病変でみられる小陰影は，融合したり，肺胞性病変のようにみえたりする．

- **解決法**：肺の融合影の**末梢部分**を観察すると，本当に肺胞性病変なのか，著明な網状影や結節影の重なりなの

> **BOX 5-3　間質性病変の特徴**
> - 間質性病変は，個々に網状，結節，網状結節状のパターンを呈する．
> - 小領域病変（packets）の陰影は正常肺野により分離されている．
> - 間質性肺病変の小領域（packets）は通常，辺縁が境界明瞭であり，癒合傾向はない．
> - 病変は肺において限局性もしくはびまん性に分布する．
> - 通常，気管支透亮像は認めない．

か，鑑別が可能となる（図 5-10）．

- 胸部 CT を撮像することで，病変の特徴をとらえやすくなる．

■間質性肺病変の特徴を BOX 5-3 にまとめた．

間質性肺病変の原因

■肺胞病変のように，間質性病変パターンを示す疾患は多い．いくつかの疾患を取り上げる．病変のパターンは**網状影**が優位か，**結節影**が優位かで区別する．

　多くの間質性疾患は，**網状影と結節影の混在した画像（網状結節状病変）**を呈することを心に留めておかねばならない．

網状影が優位な間質性肺疾患

■**間質性肺水腫 pulmonary interstitial edema**
- 間質性肺水腫は，毛細血管内圧の上昇（うっ血性心不全），毛細血管の透過性亢進（アレルギー反応），液体吸収量の減少（転移性病変によるリンパ管閉塞）などにより起こる．
- 間質性肺水腫は，肺胞性肺水腫の前駆病変と考えられ，古典的には以下の4つのX線所見を示す．**葉間胸水**（major fissure, minor fissure），**peribronchial cuffing**（細気管支壁内の水分量増加による壁肥厚），**胸水貯留**，**Kerley B 線**である（図5-11）．
- 古典的には，胸部単純X線で間質性肺水腫の所見が認められても患者は陽性の理学所見（ラ音など）をほとんど示さない．これは，水分のほとんどが肺の間質内に存在し，肺胞内には存在しないためである．
- 適切な治療により，間質性肺水腫は速やかに改善する（通常48時間以内）．

■**間質性肺炎 interstitial pneumonia**
- 間質性肺炎には多くのタイプがある．**通常型間質性肺炎**（usual interstitial pneumonia：UIP）（最も多いタイプである），**剥離性間質性肺炎**（desquamative interstitial pneumonia：DIP），**リンパ球性間質性肺炎**（lymphocytic interstitial pneumonia：LIP）などである．その他のタイプとして，**非特異性間質性肺炎**（nonspecific interstitial pneumonia：NSIP）と称される分類があり，前述の分類に容易に当てはめることができない間質性肺炎がこれに相当する．
- UIPは，時に特発性肺線維症（idiopathic interstitial fibrosis）のことを示す時に用いられることもある．UIPは**高齢男性**に多く，**喫煙と胃食道逆流**との関連が知られている．
- UIPでは，胸部単純X線は正常なことがある．単純X線における最も初期の所見としては，**細い網状影が肺底部優位**に認められる．病期が進行するにつれ，網状影は次第に粗大になり，最終的には**蜂窩肺**（honeycomb lung）になる（他の疾患でも蜂窩肺を呈することがある）．**進行性の肺容積減少**を伴うこともある．
- 診断はCTによってなされ，**蜂窩肺，牽引性気管支拡張，すりガラス状濃度上昇が肺底部に認められる**（図5-12）．
- 特発性肺線維症は，これら一連の間質性肺炎の終末像とも考えられる．

結節影が優位な間質性肺疾患

■**肺癌 bronchogenic carcinoma**（→12章参照）
- 肺癌には，以下の4つの主要な組織型がある：**腺癌，扁平上皮癌，小細胞癌，大細胞癌**である．

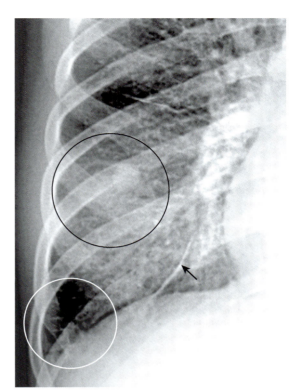

図5-11　うっ血性心不全に続発した間質性肺水腫　右肺の拡大像は，間質影の増強が認められる（黒円）．複数のKerley B 線（白円）が多発してみられ，肥厚した肺小葉間隔壁内に液体がある．副葉間裂には胸水が認められる（黒矢印）．

- 特に腺癌は，**肺野末梢の孤立性結節**として認められる．
- 原則として，単純X線では結節や腫瘤は周囲の正常肺組織との間に正常な含気領域を有するため，肺胞性病変よりも**辺縁が明瞭**である．
- CTでは，単純X線では指摘できないような**放射像**（spiculation）や辺縁不整像が描出される（図5-13）．

■**転移性肺病変**
- 転移性肺病変は，その転移経路により次の3種類に分類される．
- **血行性転移**は血流にのって腫瘍細胞が肺に到達し，通常は2個以上の肺結節を形成する．病変のサイズが大きくなると，時に"cannon-ball" metastasisとよばれる．結節状の肺転移を生じる原発巣としては，**乳腺，結腸，腎臓，膀胱，精巣，頭頸部由来の癌，軟部組織肉腫，悪性黒色腫**がある（図5-14A）．
- 第2の進展形式は，**リンパ管浸潤**である．リンパ管浸潤の病因には議論の余地があるが，血行性転移が近傍のリンパ管に浸潤すると考えられている．リンパ管浸潤が生じることにより，肺門に存在する中枢のリンパ管閉塞が起こり，リンパ管を通じて逆行性転移が生じる．
- 肺へのリンパ管浸潤の像は，その進展形式にかかわらず，病変が区域性もしくは片側性に分布していることを

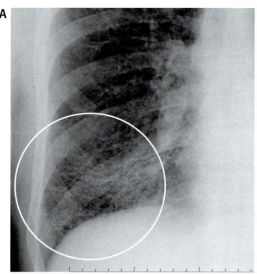
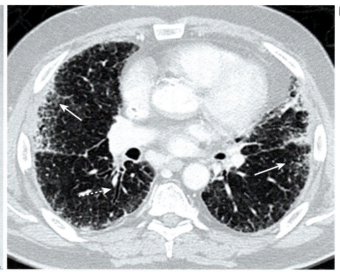

図 5-12　通常型間質性肺炎（UIP）
A：ここで示す右肺底部の拡大像では，粗い網状の間質影が認められ，線維化を表している（白円）．UIP で認められるこの所見は，肺底部優位である．
B：胸部 CT の横断像で，肺底部の胸膜下領域に異常が認められ，UIP の典型的な病変分布である．気管支拡張とともに複数の小さな嚢胞状のスペース（蜂巣状とよばれる）（白矢印）が認められ，気管支壁の肥厚も明らかである（点線白矢印）．

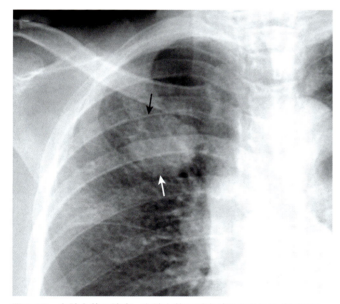

図 5-13　右肺上葉の腺癌　右肺上葉に腫瘤が認められる（白矢印）．上外側の境界がやや不明瞭である（黒矢印）．胸部 CT で肺腫瘤の存在と傍気管リンパ節腫大，右肺門リンパ節腫大が確認された．腫瘤の生検が行われ，肺原発の腺癌であった．肺腺癌の多くは末梢の結節として認められる．

除けば，うっ血性心不全による間質性肺水腫に類似している．
- 画像所見として，Kerley 線，葉間胸水，胸水貯留がある（図 5-14B）
- リンパ管浸潤による進展形式をとる典型的な原発巣としては，乳癌，肺癌，胃癌，膵癌，そして頻度は低いが前立腺癌が挙げられる．
- 胸膜は悪性腫瘍の直接浸潤に対し，驚くほど強力なバリアの機能をもつため，直接浸潤は肺への転移形式としては最も頻度が低い．直接進展した病変は，限局的な胸膜下腫瘍の形態をとることが多く，近傍の肋骨破壊を高頻度に伴う（図 5-14C）．

網状影と結節影が混在した間質性病変（reticulonodular disease）

■ **サルコイドーシス sarcoidosis**
- 両側性の**肺門部リンパ節腫大**，および**右傍気管リンパ節腫大**がサルコイドーシスの特徴であるが，それに加え約半数の胸部サルコイドーシス症例で**間質性病変**を呈する．間質性病変は網状影と結節影の混在型であることが多い．
- サルコイドーシスでは，初期はリンパ節腫大に始まり（stage I），間質性肺病変とリンパ節腫大が合併した病期（stage II）を経て，間質性病変が残存した状態でリンパ節が消退していく病期（stage III）へと移行する．
- 肺実質病変が存在する症例のほとんどで，病気は完全に寛解する（図 5-15）．

肺胞性病変と間質性病変の混在

■ 残念ながらすべての疾患が肺胞性病変もしくは間質性病変のルールに従って陰影を形成するわけではない．いくつか

5章 肺胞性肺病変と間質性肺病変を見分けよう | 43

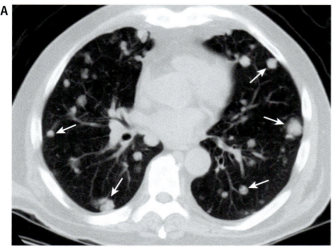

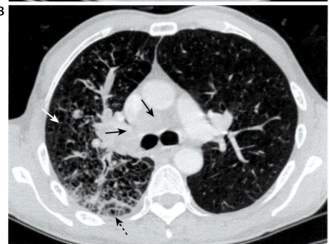

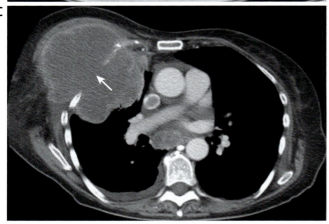

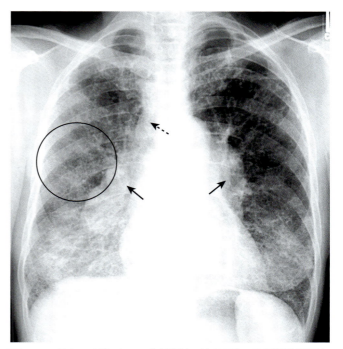

図5-15 サルコイドーシス 胸部単純X線正面像で両側肺門部（黒矢印），右傍気管領域のリンパ節腫大（点線黒矢印）を認める．サルコイドーシスにおける古典的なリンパ節腫大の分布である．それに加え，本症例ではびまん性，両側性に網状結節性の間質性病変（黒円）が存在する．このステージの症例では，間質性病変が残存していてもリンパ節腫大は消退することがある．ほとんどのサルコイドーシス症例は完全に寛解する．

図5-14 肺転移のCT画像
A：血行性転移．孤立性の大小さまざまな結節が，両側肺に多発性に認められる（白矢印）．両側肺に多発結節を認めた場合には，常に転移性病変を鑑別診断に挙げる必要がある．この症例は，大腸癌の肺転移であった．
B：リンパ管浸潤．右肺の間質陰影が増強し（白矢印），小葉間隔壁の肥厚（点線黒矢印）とリンパ節腫大（黒矢印）が認められる．肺癌のリンパ行性進展が原因である．
C：直接進展．この症例では，肺癌が胸壁を乗り越えて発育し（白矢印），胸壁へ直接浸潤している．通常は，胸膜は腫瘍の直接進展を妨げる強力なバリアの役割を果たす．

の疾患では，これら両者が同時に混在するか，肺胞性病変の後に間質性病変が出現する．**結核**はそのような疾患の1つである．

結　核

■世界の人口の約1/3が*Mycobacterium tuberculosis*（TB）に感染したことがあるとされている．米国では結核の発症は減少しつつあるが，発展途上国では増加している．ほとんどの感染において症状はなく，約10人に1人が活動性結核に進展する．

初感染結核（primary pulmonary tuberculosis）
■肺結核患者で臨床症状を呈する患者は，比較的少ない．下葉よりも，**上葉**が侵されることがやや多い．古典的には**大葉性肺炎**を呈し（図5-16），特に片側性の肺門部や縦隔の**リンパ節腫大**を伴う（小児で多い）．また，大量の**胸水貯留**をみる（典型的には無症候性であり，成人で多い）（図5-17）．**空洞形成**はまれである．

二次感染結核（postprimary TB）（結核の再燃）
■成人における結核のほとんどは，小児期の初感染巣が再燃して生じる．感染巣は，おもに上葉のS^1（apical segment）

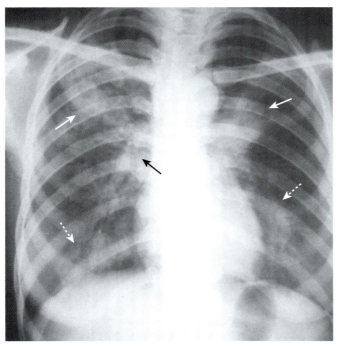

図 5-16 初感染結核 肺門部リンパ節腫大による右肺門部の突出を認める（黒矢印）．片側性の肺門部リンパ節腫大は，特に小児においては結核菌の初期感染におけるほとんど唯一の画像所見である．肺炎像としての所見は，初感染結核では下葉（点線白矢印）よりもわずかに上葉（白矢印）に多く認められる．

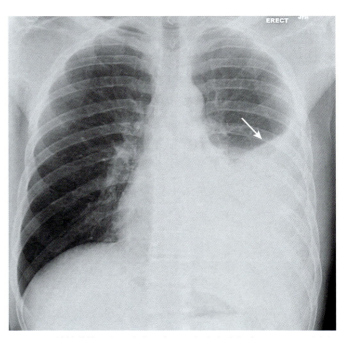

図 5-17 結核感染による胸水 大量の左胸水貯留が認められる（白矢印）．結核感染による胸水は初感染でも二次感染でも出現することがあるが，初感染で認められる方が多い．通常は片側性であり，局在化する傾向がある（→8章参照）．本例のように大量の胸水が貯留することがあるが，比較的症状には乏しい．

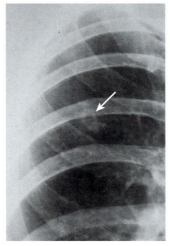

図 5-18 結核に伴う空洞性病変 壁の薄い空洞性病変が上葉に認められ，液面形成を伴わない（白矢印）．特徴からは結核として矛盾しない．空洞性病変が認められた場合，臨床的には結核感染の活動性を確認する必要がある．この症例は活動性結核の臨床症状がみられた．

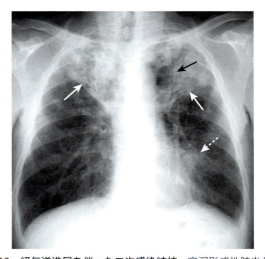

図 5-19 経気道進展を伴った二次感染結核 空洞形成性肺炎が右肺上葉に認められる（白矢印）．多くの透亮像（空洞）が両側上葉の肺全体に観察される（左側の黒矢印）．右肺上葉の空洞形成性肺炎は，そのままでは結核感染と考えられる．それに加えて，結核を示唆する別な所見として舌区にも病変が認められる（点線白矢印）．経気道的に対側肺の下葉やその他の肺葉へ結核が進展したことを示唆する．

と S^2（posterior segment），下葉の S^6（superior segment）に限局される．**乾酪壊死**と**結核結節**（単核マクロファージ，リンパ球に囲まれた Langerhans 巨細胞，線維芽細胞の集合体）が二次結核の病理学的な特徴である．
- 治癒過程では，**線維化**と**収縮**が生じる．

二次感染結核の進展形式
- 両側の上葉の**空洞性病変**を形成することが多い．空洞は，通常は薄壁性で内縁は平滑であり，内部に液面形成〔【訳注】液体と空気が同一の腔内に存在することで生じる，水平面のこと〕が認められる（図5-18）．
- 肺炎を生じることもある．
- 経気道的に，上葉から対側の下葉，もしくは他の葉へ病変が進展することがある（**transbronchial spread**）（図5-19）．

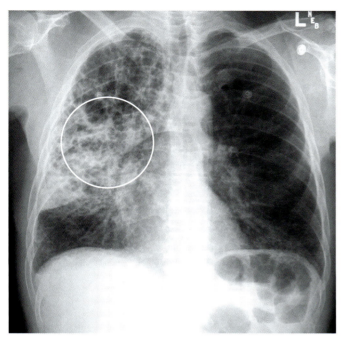

図 5-20　**結核による気管支拡張**　結核に伴う二次性の気管支拡張は，初感染結核と二次感染結核のいずれにおいても比較的よくみられる．気道内感染もしくは近傍の線維化（牽引性気管支拡張）が原因で生じると考えられる．上葉の S^1 と S^2 が好発部位である．多発性の小さな囊胞状構造により，蜂窩肺に似た所見を呈する（白円）．

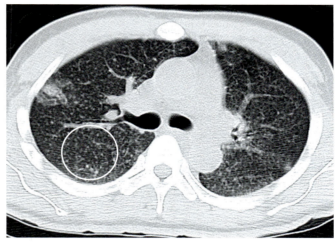

図 5-21　**粟粒結核**　無数の小さな円形結節が，粟粒結核患者の胸部 CT で認められる（白円）．病初期にはこれらの結節は小さく，単純 X 線では指摘することが困難な程度の大きさである．1 mm 程度もしくはそれ以上の大きさに達すると指摘可能となる．粟粒結核は結核菌の血行性播種が生じていることの所見である．

- ■ **気管支拡張症**（通常は無症状）（図 5-20）．
- ■ **気管支狭窄**は，線維化により生じる．線維化により，感染から数年後に気管支の偏位と無気肺が生じることがある．**中葉症候群**がその一例である．
- ■ 孤立性の肺結節（**結核腫**）は，初感染でも二次感染でも生じることがある．結核腫は円形もしくは楕円形であり，高頻度にそのすぐ近傍に小さく境界明瞭な**サテライト病変**を伴う．
- ■ 二次感染結核における胸水貯留は，感染の胸腔への直接波及により生じ，**膿胸**と認識すべきである．初感染時に認められる胸水貯留よりも，臨床経過は不良である．

粟粒結核（miliary tuberculosis）

- ■ 初発症状は非特異的で，**発熱**，**悪寒**，**盗汗**が主症状である．菌の播種から画像所見が出現するまでに数週間を要する．初感染から数年経つと粟粒結核は生じないが，粟粒結核は初感染結核もしくは二次感染結核の徴候の 1 つと考えられている．
- ■ 初期には 1 mm 以下の小さな結節であり，未治療の場合には 2〜3 mm に増大する．粟粒結核は治療を開始すると，ふつう急速に改善する．粟粒結核では，治癒後の石灰化はめったにみられない（図 5-21）．

TAKE-HOME POINT

肺胞性病変と肺間質性病変について知っておくべき事項

- ☑ 肺実質性病変のパターンは，肺胞性（気腔性）と間質性（浸潤性）に分類される．
- ☑ 疾患のパターンをみつけることにより，正確な診断が得られる．
- ☑ 肺胞性病変の特徴は，境界不明瞭な，ぼんやりした（fluffy）癒合性の濃度上昇域であり，時に気管支透亮像を伴う．
- ☑ 気管支透亮像（air bronchogram）は典型的な肺胞性病変のサインであり，気管支周囲に空気以外の物質（炎症性滲出液や血液など）が存在することにより，気管支内腔の空気が可視化されることに起因する．
- ☑ 放射線学的に同じ濃度の物体が互いに接している場合，それらの間に存在する正常な辺縁の陰影は消失する．この 2 つの物体間の辺縁陰影が消失する現象をシルエットサインとよび，放射線診断のどの領域でも異常病変の局在を同定する場合に役立つ．
- ☑ 肺胞性病変には肺胞性肺水腫，肺炎，誤嚥などがある．
- ☑ 間質性病変の特徴は，線状（網状），点状（結節状），もしくは多くの場合両者の混合形態（網状結節状）であり，これらが境界明瞭な，癒合傾向のない小領域の陰影として存在する．
- ☑ 間質性病変には，間質性肺水腫，肺線維症，肺転移，肺癌，サルコイドーシス，間質性肺炎がある．
- ☑ 結核は，肺胞性パターンと間質性パターンの両方を呈することがある疾患の例である．

CHAPTER 6
片肺の透過性低下の原因を知ろう

■ Smith 氏，31 歳が急激な息切れで救急外来を受診した．彼の胸部単純 X 線正面像を図 6-1 に示す．

■ 一見してみえる通り，Smith 氏の左肺ほぼ全体に透過性の低下が認められる．

- 無気肺なのか（緊急気管支鏡検査が必要），大量の**胸水貯留**なのか（緊急胸腔穿刺が必要），**肺炎**なのか（抗菌薬の投与が必要）によって，Smith 氏の治療は大きく変わる．
- 正しく彼を治療するためには，肺野の透過性低下がどの原因によるものなのかを知る必要がある．この問題への正しいアプローチのしかたを知っていれば，その答えは単純 X 線に隠されている．

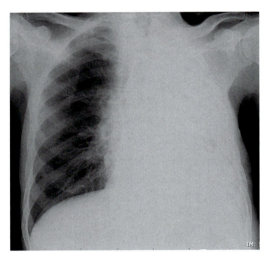

図 6-1 Smith 氏，31 歳男性．急に生じた息切れを主訴に救急外来を受診した．彼の胸部単純 X 線を示す．諸君なら緊急気管支鏡検査，大量の胸水貯留に対する胸腔穿刺，広範囲の肺炎に対する抗菌薬投与のどれを推奨するか？ その答えはこの写真に（そしてこの章にも）ある．

■ **片側肺の透過性低下**には大きく分けて 3 つの原因がある（もう 1 つあるが，頻度は低い）
- **肺全体の無気肺**（atelectasis）
- **大量の胸水貯留**（pleural effusion）
- **肺全体の肺炎**（pneumonia）
- そして 4 つ目の原因：**肺切除後**（片側肺全摘後）

肺全体の無気肺

■ 肺野全体に及ぶ**無気肺**は，ふつう左右どちらかの**主気管支の完全閉塞**により起こる．気管支閉塞では肺にまったく空気が入らなくなる．肺内に残存した空気は毛細血管を通して血液中に吸収される．これにより罹患肺の**容量減少**を生じる．

■ 高齢者では，肺癌などの**気管を閉塞させる腫瘍性病変**が原因となることもある．若年者では，**喘息**による粘液栓や異物の誤嚥により気管支が閉塞する（小児では，ピーナッツが原因となることが多い）．全身状態の不良な患者でも，**粘液栓**が原因となって無気肺を生じる．

■ **閉塞性無気肺**の場合，肺容量の減少があるにもかかわらず**臓側胸膜**（visceral pleura）と**壁側胸膜**（parietal pleura）は互いに決して離れない．これは無気肺に関して重要な事実であり，これを知らない初心者は，時に無気肺と**気胸**（pneumothorax）の見え方がまったく違う理由を理解できずに混乱する（どちらも肺は虚脱している）（表 6-1 と図 6-2）．

- 無気肺では臓側胸膜と壁側胸膜は**離れない**ため，胸腔内の可動性のある構造物は無気肺の存在する方向に引っ張られる．その結果，これらの可動性のある構造物は**濃度上昇域**の方向へ偏位する．

表 6-1 気胸と閉塞性無気肺を見分けるには

特徴	気胸	閉塞性無気肺
胸膜腔	胸膜腔内の空気により，壁側胸膜が臓側胸膜から離れる．	臓側胸膜と壁側胸膜は互いに離れない．
濃度	気胸そのものは"黒い"（空気濃度）．片側肺野の透過性が正常よりも上昇する．	無気肺では肺の含気が消失する．片側肺野はより濃度が高い（白い）．
偏位	気胸側へは心臓や気管は絶対に偏位しない．	ほとんどで心臓と気管は無気肺側へ偏位する．

表 6-2 無気肺あるいは肺切除後の"偏位"を見分ける

構　造	正常時の位置	右側の無気肺あるいは肺切除後	左側の無気肺あるいは肺切除後
心臓	正中	心臓は右方へ偏位：心陰影左縁は椎体左縁に近接	心臓は左方へ偏位：心陰影右縁は椎体に重なる．
気管	正中	右方へ偏位	左方へ偏位
横隔膜	右側がやや左側よりも高位	右横隔膜は上方へ偏位し，時に消失する（シルエットサイン）．	左横隔膜は上方へ偏位し，時に消失する（シルエットサイン）．

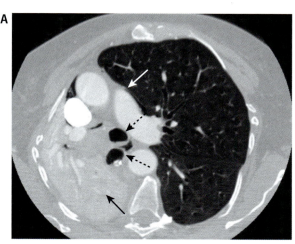 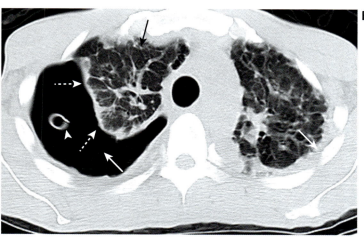

図 6-2　閉塞性無気肺 vs 気胸　肺の虚脱をきたす2つの異なる原因と画像所見の相違を示す．
A：気管内閉塞病変による右肺全体の無気肺（黒矢印）がある．臓側胸膜および壁側胸膜は互いに接している．気管や右主気管支（点線黒矢印）のような可動性のある縦隔内構造は無気肺側に偏位している．左肺は過膨張となり，正中を越えている（白矢印）．
B：この症例では右側に大きな気胸がある．空気（白矢印）が臓側胸膜（点線白矢印）と壁側胸膜の間に存在し，肺は受動性無気肺になっている（黒矢印）．右胸腔には胸腔ドレーン（白矢頭）が挿入されており，気胸を吸引している．

- 最も見やすい胸腔内の可動性のある構造物は**心臓，気管，横隔膜**である．閉塞性無気肺では，1つもしくはすべての構造物が**濃度上昇の方向（容量が減少した方向）へ偏位する**（図 6-3）．
- 表 6-2 に無気肺の患者で胸腔内で偏位する構造物の動きについてまとめた．

大量の胸水貯留

■胸腔を満たす液体貯留は，それが血液であっても滲出液や漏出液であっても，**片側の胸腔をほとんど完全に満たしている状態**ならば，肺を圧排する腫瘍のような働きをする．

⮕　大量の胸水貯留では，胸水が可動性のある構造物を押す（圧排する）ことにより，**濃度上昇側とは反対方向に心臓や気管を偏位させる**（図 6-4）．

■**肺癌**や，その他の**腫瘍の胸膜転移**など，悪性腫瘍が大量の胸水貯留の原因であることもしばしばある．外傷では**血胸**となり，**結核**は無症状の大量の胸水貯留の原因として知られている（図 5-17 参照）．うっ血性心不全が原因となった胸

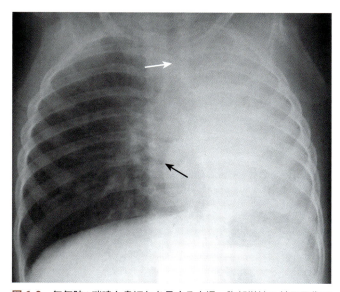

図 6-3　無気肺：喘鳴と息切れを呈する小児　胸部単純 X 線正面像で左肺野全体の濃度上昇を認める．心臓は左側へ偏位し，このため心右縁は椎体の右側にはみられない．心臓は椎体を越えて左側へ偏位している（黒矢印）．気管（白矢印）は正中から，無気肺が存在する左側へ偏位している．これらの所見は肺全体の無気肺に特徴的である．この小児は気管支喘息に罹患していた．気管支鏡が施行され，左主気管支を閉塞させていた大きな粘液栓が除去された．

水貯留は臨床的に頻度が高く，ほとんどの場合で**両側性**（しかし，**左右非対称**）となるが，片側の胸腔全体を占拠する大量の胸水貯留をきたすことはまれである．

 時に，悪性腫瘍が原因となった胸水貯留による容量増加と，既存の閉塞性無気肺による容量減少で容量のバランスが取れることもある．

■成人における片側の肺野透過性低下では，気管支透亮像がなく胸腔内構造の偏位が軽度もしくは認められない場合には，肺癌による閉塞性無気肺と胸膜播種の合併を疑うことは重要である．胸部CTを撮像することで，異常を明らかにすることができる（図6-5）．

■表6-3に大量の胸水貯留による胸腔内の可動性構造の偏位をまとめた．

肺野全体の肺炎

■炎症性滲出液は肺胞腔に充満し，肺の浸潤像と透過性低下をきたす．

➡ 片側肺は含気がほぼ消失するため透過性が低下するが，肺容量減少による患側への**縦隔構造の偏位**や，胸水貯留時のように患側から対側方向へ縦隔構造が圧迫されることはない．**心臓や気管の偏位は生じない**．
- 気管支透亮像（air bronchogram）を認めることがある（図6-6）．

■表6-4に片側全体の肺炎での胸腔内の可動性構造の偏位をまとめた．

肺切除術後

■肺切除術（pneumonectomy）とは，肺全体を摘出することを示す．

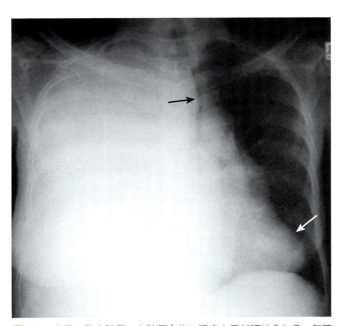

図6-4 大量の胸水貯留 右肺野全体に濃度上昇が認められる．気管は左方へ偏位し（黒矢印），心尖部も左方へ偏位し胸側壁に近接している（白矢印）．これらの所見は，容積効果を有する大量の胸水貯留に特徴的である．胸腔穿刺が施行され，約2Lの漿液性の液体が吸引された．胸水には原発性肺癌に由来する悪性腫瘍細胞が含まれていた．

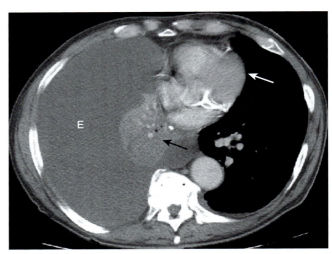

図6-5 バランスの取れた無気肺と胸水貯留 大量の胸水貯留（E）と右肺の無気肺（黒矢印）の均衡が取れているため，可動性を有する正中構造の大きな偏位が認められない．心臓はほぼ正常な位置にとどまっている（白矢印）．この所見の組み合わせは，悪性胸水貯留と肺門部肺癌を強く疑わせる．

表6-3 胸水貯留による"偏位"を見分けるには

構造	正常時の位置	右側胸水貯留	左側胸水貯留
心臓	正中	心臓は左側へ偏位し，心尖部は胸壁に近接する．	心臓は右側へ偏位し，心臓は椎体右縁よりもさらに突出する
気管	正中	左側へ偏位	右側へ偏位
横隔膜	右側が左側よりも高位	胸部単純X線で右横隔膜は消失（シルエットサイン）	胸部単純X線で左横隔膜は消失（シルエットサイン）

表6-4 肺炎における"偏位"を見分けるには

構造	正常時の位置	右側の肺炎	左側の肺炎
心臓	正中	通常は心臓の偏位は認めない.	通常は心臓の偏位は認めない.
気管	正中	正中	正中
横隔膜	右側が左側よりも高位	胸部単純X線で右横隔膜は消失（シルエットサイン）	胸部単純X線で左横隔膜は消失（シルエットサイン）

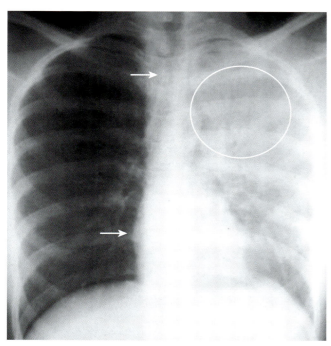

図6-6 左肺上葉の肺炎 左肺野ほぼ全体に透過性が低下し，心臓の偏位はないが，気管はやや左側へ偏位している（白矢印）．左上肺野の透過性低下領域に気管支透亮像が示唆される（白円）．これらの所見は，無気肺や胸水貯留よりも肺炎を示唆する．この症例は喀痰から肺炎球菌が検出され，抗菌薬投与により速やかに改善した．

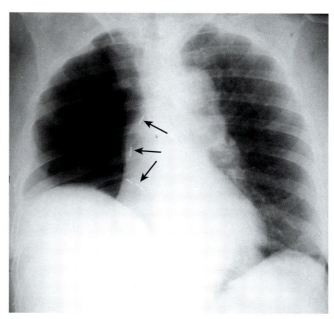

図6-7 右肺切除後1日目 肺切除術とは肺全体を摘出することである．この術後単純X線は，肺癌に対して右肺全摘出術が施行された患者で，術後24時間以内に撮影された．右肺門部には外科クリップが認められ（黒矢印），右第5肋骨は肺切除術を行うために外科的に切除されている．数週間後には右胸腔内に液体が貯留し，徐々に心臓と縦隔が肺切除側に偏位することになる（**図6-8**参照）．

 この手術を行うために，手術側の**第5肋骨**あるいは**第6肋骨**はほぼ**全例で切除**される．多くの症例では，術側の肺門部に術後の**金属製クリップ**が認められる．

- 術後約24時間では，肺が摘出された胸腔内には空気のみが存在する（**図6-7**）．
- 術後約2週間は，胸腔内に徐々に**液体が貯留**してくる．
- 術後約4か月で，肺切除後の胸腔は，**全体的に透過性が低下**する．
- 最終的には，肺切除後の胸腔内には線維組織が形成され，ほとんどの症例で**全体的に透過性が低下**する．心臓と気管は透過性が低下した側に偏位する．
  - 胸部の画像所見は片側肺全体の無気肺に類似する．無気肺と肺切除後状態とを鑑別するには，第5肋骨もしくは第6肋骨が切除されていないか，肺門部に外科クリップがないか，肺切除後の証拠をよく探してみることである（図6-8）．
- さて，Smith氏の胸部単純X線正面像に話を戻そう．胸部単純X線では片側肺野の透過性が低下しており，彼は読者がこの章を読んでいる間，救急外来で辛抱強く待っている．
  - さて，彼の異常をどのように評価しようか？
    - 読者諸氏は心臓と気管が透過性低下領域に向かって**偏位**していることに気付いただろう（図6-9）．これは，**肺全体の無気肺の特徴**である．31歳という彼の年齢と，既往歴に気管支喘息がある（既往歴を聴取した結果）ことから，無気肺は粘液栓による気管支閉塞が最も考えやすい．
    - Smith氏はCT検査を受け，左主気管支が粘液栓で閉塞していることが明らかとなり，気管支鏡で粘液栓が除去された．

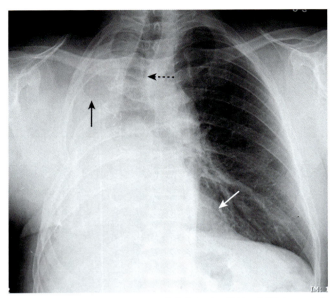

図6-8 右肺切除後1年 右肺の全体的な透過性低下を認める。右第5肋骨は肺切除術のため切除されている（黒矢印）。心臓（白矢印）と気管（点線黒矢印）は透過性低下領域の方向へ偏位している。これらのサインは容積低下に特徴的である。肺癌に対して外科手術が1年前に施行されている。肺切除後直後から右胸腔内に徐々に液体が貯留し，おそらく線維化も生じることで，肺切除側への永続的な偏位が生じる。

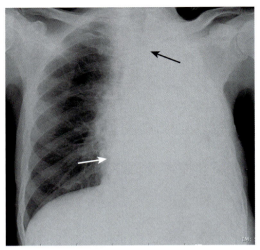

図6-9 Smith氏の胸部単純X線正面像 左肺野ほぼ全体にX線透過の低下を認める。気管の左側への偏位も認める（黒矢印）。心臓も左側へ偏位している（白矢印）。これら可動性のある構造物は透過性低下側に向かって偏位している。これらのサインは左肺全体の無気肺に特徴的な所見であり，31歳で気管支喘息の既往があるSmith氏のような患者では粘液栓が最も原因として考えられる。粘液栓は気管支鏡で除去された。

🏠 TAKE-HOME POINT：片側性の肺野透過性低下の原因

- ☑ 片側の透過性低下をきたす病態の鑑別疾患には，片側肺全体の無気肺，大量の胸水貯留，肺野全体の肺炎，肺切除後がある。

- ☑ 気管，心臓，横隔膜は可動性のある胸腔内構造物であり，圧迫したり牽引したりする原因病変が存在したときには偏位する。

- ☑ 無気肺では肺容積が減少するため，透過性が低下した側へ胸腔内構造は偏位する。

- ☑ 大量の胸水貯留では，貯留した胸水自体が腫瘍性病変のような働きをするため，胸腔内構造は透過性低下病変とは反対側へ偏位する。

- ☑ 片側肺野全体の肺炎ではふつう胸腔内構造の偏位はきたさないが，気管支透亮像（air bronchogram）が認められる。

- ☑ 時に，悪性腫瘍が原因となった胸水貯留による容積増加と，肺癌が原因となった閉塞性無気肺による容積減少のバランスによって，片側肺野の濃度が全体的に上昇しているにも関わらず，胸腔内構造の偏位がまったく認められないことがある。

- ☑ 肺切除後には，肺が摘出されることにより結果的に手術側の容量減少が生じる。術後かどうかを見分けるには，患側の第5肋骨もしくは第6肋骨が外科的に切除されているか，肺門部に金属製クリップが存在するかが手がかりとなる。

CHAPTER 7
無気肺をみつけよう

無気肺（atelectasis）とは何か？

- すべての無気肺に共通することは，**肺の一部もしくはすべての容量が減少**し，ふつうは罹患した肺野の濃度が上昇するということである．
  - 肺は正常では空気を含んでいるため胸部単純X線で"**黒く**"描出される．しかし，空気が液体や軟部組織濃度に入れ替わったり，肺の空気が吸収されたりしてしまうと（無気肺ではこれが起こる），その部分の肺野は白く（**濃度上昇**，あるいは**透過性低下**）となる．
- 特に断らないかぎり，本症では"無気肺"といった場合には，**閉塞性無気肺（obstructive atelectasis）**を示す．本章は，大きな気胸と肺野全体の無気肺との所見の違いに注目した6章の表6-1を復習するよい機会となる（図6-2参照）．

➡ 無気肺のサイン

- 無気肺のある方向への**葉間胸膜〔大葉間裂（major fissure），小葉間裂（minor fissure）〕の移動（偏位）**．
- **罹患肺野の濃度上昇**（図7-1）．
- **可動性のある胸腔内構造物の偏位**．可動性のある構造物とは，肺容量の変化により位置が移動する胸腔内臓器のことを指す．
  - 気　管
    - 正常では正中に位置し，斜位のかかっていない胸部単純X線正面像において，脊椎の棘突起（ほぼ正中に位置する構造）の正中に位置する．**大動脈弓が左側にある場合，気管はわずかに右側へ偏位する．**
    - 無気肺（特に上葉）では，**肺容量の減少した方向へ気管が偏位する**（図7-2）．
  - 心　臓
    - 斜位のかかっていない胸部単純X線正面像において，**心右縁は椎体右縁から少なくとも1cmは右側へ突出**する．
    - 無気肺（特に下葉）では，心臓はどちらかへ偏位する．心臓が**左側**へ偏位した場合には，心右縁は椎体に重なる（図7-3）．心臓が**右側**へ偏位した場合には，心左縁は正中へ近づく（図7-4）．

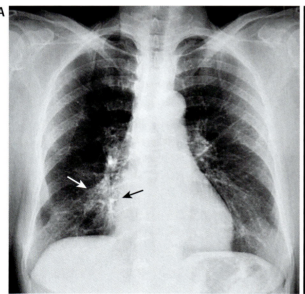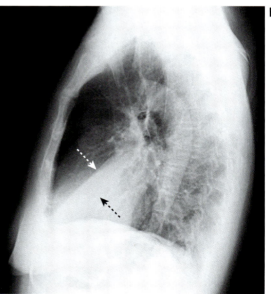

図7-1　右肺中葉の無気肺　胸部単純X線正面像（**A**）では，正常な心右縁の輪郭（黒矢印）を消失させる濃度上昇域（白矢印）がみられ，病変が右中葉の前方に存在することを示している．側面像（**B**）では，小葉間裂が下方に偏位し（点線白矢印），大葉間裂はわずかに上方へ偏位している（点線黒矢印）．大葉間裂と小葉間裂の間に存在する中葉が前方に位置していることに着目すべきである．

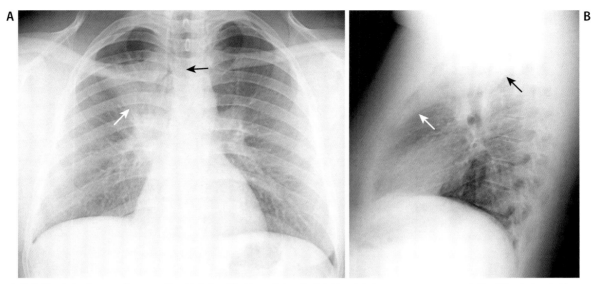

図7-2 右肺上葉の無気肺 正面像では扇状の濃度上昇域があり（**A**），右肺上葉の含気低下を示している．小葉間裂は上方へ偏位している（白矢印）．気管は右方へ偏位している（黒矢印）．側面像（**B**）では，類似した楔状の濃度上昇域が肺尖部領域にある．小葉間裂（白矢印）は上方へ偏位し，大葉間裂は前方へ移動している（黒矢印）．本例は気管支喘息の小児であり，粘液栓により右肺上葉の気管支が閉塞していた．

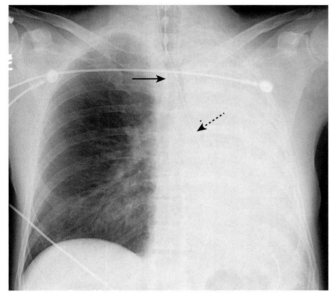

図7-3 左肺の無気肺 左肺野の透過性が全体的に低下し，気管の左方への偏位を伴っている（黒矢印）．食道（経鼻胃管が挿入されているため同定可能）（点線黒矢印）も患側（無気肺）方向へ偏位している．椎体右縁から右側に1 cm程度突出しているはずの心右縁は左側へ偏位し描出されていない．心臓の陰影は含気のある肺と接していないため，視認できない．本例は左主気管支の内腔を閉塞する肺癌であった．

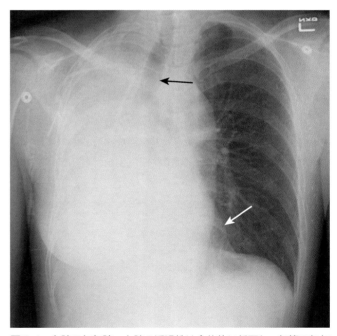

図7-4 右肺の無気肺 右肺の透過性は全体的に低下し，気管の無気肺側（右方）への偏位を伴っている（黒矢印）．心左縁ははるか右方に移動し，ほぼ椎体に重なっている（白矢印）．本例は左乳癌の右主気管支内転移であった．左乳房が切除後であることに気づいただろうか？

- **横隔膜（hemidiaphragm）**
  〔【訳注】横隔膜は1つであるが，X線撮影においては左右別々にみえるので右横隔膜 right hemidiaphragm・左横隔膜 left hemidiaphragm という表現を用いる〕
  - ふつう**右横隔膜は左横隔膜よりも高位に位置している**（その近傍の肋間距離の約半分程度）．約10％の健常人において，左横隔膜が右に比べ高位に位置する．
  - 無気肺が存在すると（特に下葉），**病変側の横隔膜は挙上する**（図7-5）．
- **■同側の健常肺と対側肺の過膨張（overinflation）**
  - 無気肺の容量減少が大きいほど，そして慢性的であるほど，対側肺もしくは同側の健常肺は**容量減少を代償する**

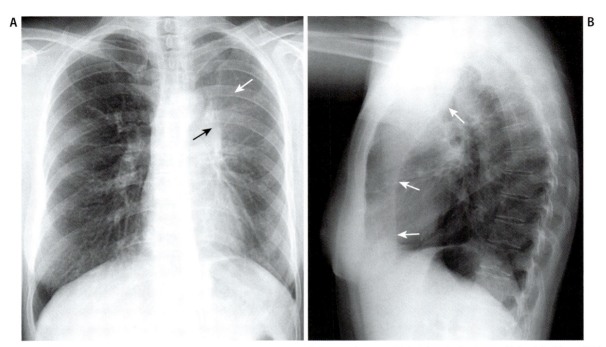

図7-5　**左肺上葉の無気肺**　正面像（**A**）では，左肺門部周囲に不明瞭な濃度上昇がみられ（白矢印），左肺門部には軟部腫瘤がある（黒矢印）．左横隔膜が挙上し，右側と同じ高さになっていることに注目．側面像（**B**）では，濃度の高い帯状陰影を認め（白矢印），大葉間裂により明瞭な境界を有し，前方に偏位した上葉の無気肺を表している．本症例では左肺上葉の気管支に発生した扁平上皮癌により気管支が完全閉塞していた．

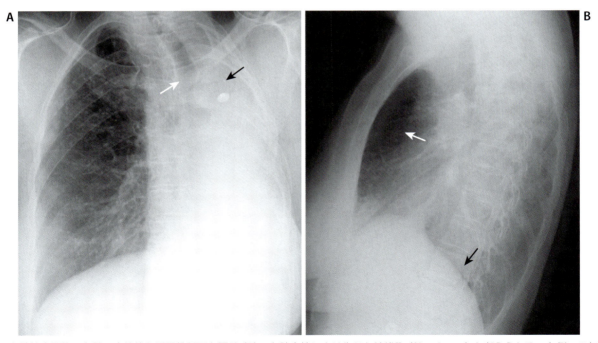

図7-6　**左肺摘出術後**　左肺の全体的な透過性低下を認め（**A**），左肺全摘により生じた線維胸（fibrothorax）と考えられる．左側への気管の偏位（白矢印）を伴う著明な容量減少がみられる．左第5肋骨は肺切除術のため切除されている（黒矢印）．**B**：胸骨後部の透亮像の拡大していることから（白矢印），右肺は左胸腔内の容積減少を代償しようと正中線を越えて左胸腔内に脱出していることがわかる．右横隔膜だけが含気のある右肺に接しているので，右横隔膜だけが側面像でみえていることに注意する（黒矢印）．左横隔膜は含気のない左胸腔に接しているのでシルエットサインで消失している．

ため過膨張になる傾向が強くなる．過膨張の所見は側面像でとらえやすく，**胸骨後部の透亮像が拡大**する．正面像では過膨張した肺が**正中線を越えて対側へ進展**する（図7-6）．

■BOX 7-1に無気肺で認められる徴候をまとめた．

無気肺の種類

■ 亜区域性無気肺(板状無気肺：discoid atelectasis, plate-like atelectasis ともいわれる)(図 7-7)

BOX 7-1　無気肺の徴候

- 大葉間裂もしくは小葉間裂の偏位*
- 無気肺部分の肺野濃度上昇
- 胸腔内の可動性構造物(心臓，気管，横隔膜)の偏位
- 健常肺(区域，葉，もしくは肺全体)の代償性過膨張

*無気肺側への偏位

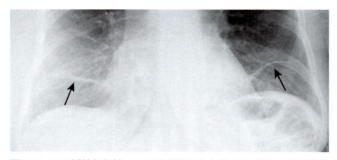

図 7-7　亜区域性無気肺　この肺底部の拡大像では，複数の線状陰影が下葉の全域にわたってみられ，横隔膜に平行に走行している(黒矢印)．これは亜区域性無気肺に特徴的な所見であり，板状無気肺ともいわれる．本症例は腹部外科手術後であり，深呼吸ができなかった．無気肺は術後数日で消失した．

- さまざまな厚さの**線状濃度上昇域**を呈し，ふつうは**横隔膜に平行に陰影**が認められる．**肺底部領域**に最もよく認められ，胸腔内の可動性構造の偏位をきたすような著明な容量減少はきたさない．
- 亜区域性無気肺(板状無気肺)は，**術後や胸膜由来の胸痛**などが存在する患者のように，**動けない(深呼吸ができない)患者**によく起こる．
  ・亜区域性無気肺は気管支閉塞によって生じるのではない．サーファクタントの不活化により，区域もしくは肺葉の分布を示さずに肺実質が虚脱(collapse)することに起因する．
- 以前の画像と比較しなくても 1 回の検査のみで，亜区域性の**慢性的な線状瘢痕**は明瞭に認められる．典型的には亜区域性無気肺はふつうに深呼吸をすることにより日単位で消失するが，**瘢痕影は残存**する．

■ 圧迫性無気肺(compressive atelectasis)

- 肺の受動的な圧迫による容積の減少は，以下のような原因で引き起こされる．
  ・肺底部の受動性無気肺(passive atelectasis)が存在することによる吸気不良(図 7-8A 参照)
  ・大量の**胸水貯留**，大きな**気胸**，もしくは**占拠性病変**(大きな肺腫瘤など)の存在(図 7-8B 参照)

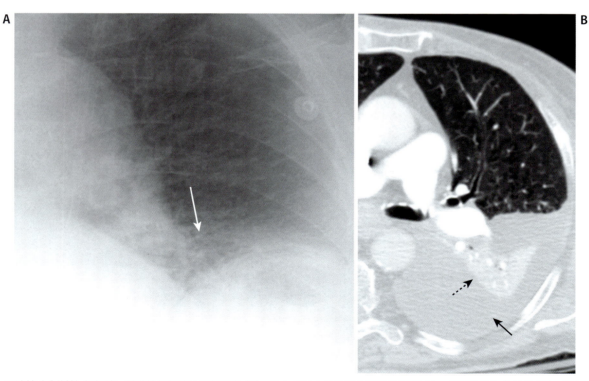

図 7-8　圧迫性(受動性)無気肺　受動性無気肺は吸気不良(A)，もしくは大量の胸水貯留や気胸によって二次性に生じる(B)．吸気不良(A)では肺底部領域の濃度上昇が明らかである(白矢印)．別の症例の胸部 CT(左肺野のみ)(B)では，大量の胸水貯留がみられる(黒矢印)．左肺下葉(点線黒矢印)は周囲の胸水に圧迫され無気肺に陥っている．

- 吸気不良の場合，肺底部領域では受動性無気肺は肺実質病変と紛らわしい像を呈する．

 ピットフォール：横隔膜が第8肋骨まで達しない程度の吸気状態ならば，圧迫性無気肺が疑われる．
- **解決法**：側面像を観察し，肺底部に肺実質病変があるかどうかを確認すること．
- 大量の胸水貯留や気胸が原因の場合，圧迫性無気肺によって生じた容量減少は，液体（胸水）もしくは空気（気胸）によって補われ，バランスがとられる．成人で片側の肺野透過性が低下し，気管支透亮像も認められず，胸郭の可動性構造物の偏位もわずかしかない場合，**閉塞性肺癌とその胸膜転移**を疑うことが重要である（図7-9）．

■**円形無気肺**（round atelectasis）
- この形態の圧迫性無気肺は通常，**肺底部末梢**に認められ，先行する**胸膜病変**（アスベスト曝露や結核など）と**胸水貯留によるその近傍の受動性無気肺の組み合わせ**により認められる．
- 胸水貯留が消退すると，存在する**胸膜病変が無気肺領域と癒着する**．これが腫瘤状の病変を生じ，腫瘍と混同される．
  - 胸部CTでは，円形無気肺から肺野血管構造が肺門部へと続く特徴的な所見を呈し，"comet-tail appearance（彗星の尾）"とよばれている（図7-10）．

■**閉塞性無気肺**（obstructive atelectasis, 図7-3 参照）
- 閉塞性無気肺は，閉塞部より末梢の気管支領域の肺胞から，**空気が肺毛細血管床を通して吸収される**ことにより生じる．
  - 空気が吸収され肺が虚脱する速さは，閉塞したときに閉じ込められた気体の組成に依存する．大気中で呼吸をしていた場合，肺全体が虚脱するには**18～24時間**を要するが，100％近い濃度の酸素呼吸下では**1時間**とかからない．
- 罹患した**区域，葉，肺**は虚脱し，空気を含まなくなるため透過性が低下する（白くなる）．肺が虚脱することにより，罹患した**区域，葉，肺**の容量は減少する．臓側胸膜と壁側胸膜はいつでも互いが接しているので，肺の容積が減少すると胸郭の可動性構造が無気肺側へ引っ張られることになる．

■無気肺の種類については表7-1にまとめた．

肺葉無気肺における肺虚脱のパターン

■閉塞性無気肺は，無気肺に陥った区域や肺葉の部位と，肺葉と閉塞性肺炎との間の側副換気路により，無気肺の程度に応じた一定の**肺虚脱のパターン**を示す．

■一般的に，肺葉が無気肺に陥った場合，**底部が胸膜に接し，先端が肺門部に位置する扇状の形態**を呈する．

■その一方で，健常肺は代償性に過膨張となり胸腔内を満たそうとする．そして，この過膨張によって胸腔内の可動性

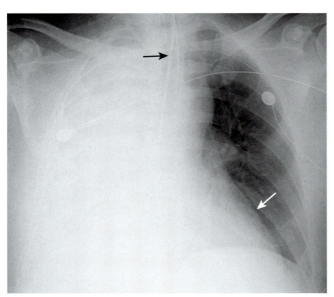

図7-9　無気肺と胸水の均衡（不吉な所見の組み合わせ）　右肺全体に透過性低下がみられる．肺炎を示す気管支透亮像や気管（黒矢印），心臓（白矢印）の偏位もみられない．縦隔の偏位を認めないということは，無気肺と胸水が容量としてバランスがとれている可能性を示し，この組み合わせは肺門部付近の肺癌（閉塞性無気肺の原因）と転移（大量の胸水貯留の原因）を疑わせる．

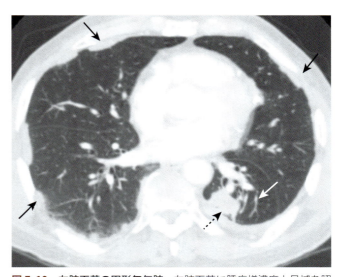

図7-10　左肺下葉の円形無気肺　左肺下葉に腫瘤様濃度上昇域を認める（点線黒矢印）．本症例ではアスベスト曝露による胸膜プラークが存在している（黒矢印）．comet-tail（彗星の尾）の形態をした気管支血管構造が"腫瘤"から広がっており，肺門部へと続いている（白矢印）．この所見の組み合わせは円形無気肺に特徴的であり，腫瘍と混同してはならない．

表 7-1 無気肺の種類

種類	原因	所見
亜区域性無気肺	特に術後や胸膜性の胸痛がある患者で呼吸運動に制限がある場合	おそらくはサーファクタントの失活が関連しており，通常，容量減少は生じない．数日で消失する．
圧迫性無気肺	吸気不良や気胸，胸水貯留などの外的な要因により，受動性に肺が圧迫されていることにより生じる．	受動性無気肺による容量減少は貯留した胸水や気胸により代償され，縦隔の偏位はきたさない；円形無気肺は圧迫性無気肺の一形態である．
閉塞性無気肺	悪性腫瘍や粘液栓により気管が閉塞することで生じる．	臓側胸膜と壁側胸膜は接した状態を維持するため，胸郭内の可動性構造物は無気肺側へ偏位する．

構造物の偏位がある程度制限されることになる．

 ピットフォール：肺葉もしくは区域の**含気低下の程度が大きいと**（つまり容量がより減少すると），胸部単純X線では**病変が認識しにくくなる**．これにより，実際には無気肺が増悪しているにもかかわらず，あたかも改善しているかのように誤って評価してしまうことになる．

- **解決法**：葉間胸膜や横隔膜の偏位の程度を注意深く評価すること，さらには胸部CTを確認することで解決できる．

■**右肺上葉無気肺**（図7-2 参照）
- 胸部単純X線正面像では：
  - 小葉間裂の上方への偏位を認める．
  - 気管の右方への偏位を認める．
- 胸部単純X線側面像では：
  - 小葉間裂の上方への偏位と大葉間裂の前方への偏位を認める．
- もし右肺門部に腫瘤が存在し，これによって右上葉の無気肺が生じている場合，**肺門部腫瘤と小葉間裂の上方偏位**によって，胸部単純X線正面像で"GoldenのS sign"とよばれる特徴的な所見を呈する（図7-11）．

■**左肺上葉無気肺**（図7-5 参照）
- 胸部単純X線正面像では：
  - 左肺門部周囲に辺縁不明瞭な濃度上昇域を認める．
  - 気管の左方への偏位を認める．
  - 左横隔膜の先端の**尖った挙上**（"tenting"）を認めることもある．
  - 下葉の代償性過膨張により，下葉の上区は同側肺野の肺尖領域へ進展する．
- 胸部単純X線側面像では：
  - 大葉間裂の前方偏位と，上葉の透過性低下により，胸骨とおおよそ平行に走行する索状の濃度上昇域を認める．

■**下葉無気肺**（図7-12Aと図7-12B）
- 胸部単純X線正面像では：

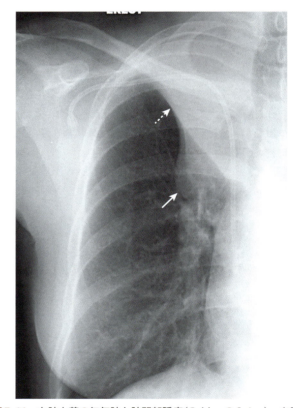

図7-11 右肺上葉の無気肺と肺門部腫瘤（GoldenのS sign）　右肺門部に軟部腫瘤を認め（白矢印），これが原因となった右肺上葉の無気肺による透過性低下がある．小葉間裂は濃度上昇域へ向け上方へ偏位しており（点線白矢印），右肺上葉の容量低下を示す．腫瘤と上昇した小葉間裂により形成される弯曲した辺縁のラインはGoldenのS signとよばれる．本症例では右肺上葉の気管支を閉塞させる大きな扁平上皮癌がみられた．

- 左右どちらであっても，虚脱した肺によって形成される三角形の濃度上昇域を認め，その尖部は肺門部へ，その底部は同側横隔膜の中央部分へと連続する．
- 罹患側の横隔膜は挙上する．
- 心臓は，肺容量の減少した方向へ偏位する．
- 小葉間裂の下方偏位を認める（図7-12C 参照）．

- 胸部単純X線側面像では：
  - 完全に虚脱した下葉が後部肋骨横隔膜角（costo-

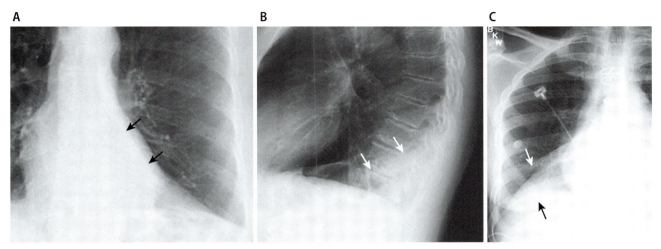

図7-12 左肺下葉と右肺下葉の無気肺　Aでは心臓の背側に扇状の濃度上昇域を認め，偏位した大葉間裂により形成された明瞭な境界がみられる（黒矢印）．左肺下葉無気肺の特徴的な所見を呈している．側面像（B）では，大葉間裂（白矢印）は後方へ偏位している．後部肋骨横隔膜角に認められる小さな三角形の濃度上昇域は，側面像で認められる左肺下葉無気肺に特徴的な位置である．別な症例（C）では，上方が大葉間裂により境界される扇状の濃度上昇域を右肺下葉に認める（白矢印）．含気の消失した下葉が右横隔膜の輪郭を消失させている（黒矢印）．

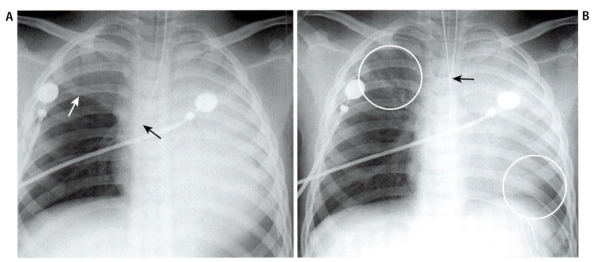

図7-13 気管内チューブが原因の右肺上葉と左肺の無気肺　Aでは気管内チューブの先端は気管分岐部を越えて，右肺の中葉と下葉のみを換気する中間気管支幹内に位置している（黒矢印）．右肺上葉と左肺全体は無気肺に陥り，透過性が低下している．小葉間裂は上方へ偏位している（白矢印）．1時間後（B），気管内チューブは気管分岐部の上方まで引き抜かれ（黒矢印），右肺上葉と左肺下葉の一部は含気が回復している（白円）．

phrenic angle）に小さな三角形の濃度上昇域を形成するまで，大葉間裂は下方および後方へ偏位していく（図7-12B参照）．

> 非常に状態の悪い患者では，無気肺は左肺下葉に最も頻発する．
> ・左横隔膜が心臓を通して全長にわたって描出されているかをいつも確認する必要がある．左肺下葉の無気肺は，左横隔膜のすべて，もしくは一部の輪郭を消失させる（silhouetting）ことで所見としてとらえられる（図7-12A参照）．

■右中葉無気肺（図7-1参照）
  ● 胸部単純X線正面像では：
    ・底部が心右縁の輪郭を消失させ，尖部が肺門部に向かう三角形の濃度上昇域を認める．
    ・小葉間裂は下方へ偏位する．
  ● 胸部単純X線側面像では：
    ・底部が正面に向き，先端が肺門部に向いた三角形の濃度上昇域を認める．
    ・小葉間裂は下方へ，大葉間裂は上方へ偏位する．
■気管内チューブ（挿管チューブ）の過挿入（図7-13）
  ● 気管内チューブの先端が右肺下葉気管支内に位置してい

る場合，右肺下葉のみに送気され，持続的に膨張した状態になってしまう．そして短時間で左肺全体と右肺上葉・中葉の無気肺が進行する．
- 気管内チューブの先端が気管分岐部の上方まで引き抜かれれば，通常，無気肺は速やかに改善する．

■ 肺全体の無気肺（図7-3，図7-4参照）
- 胸部単純X線正面像では：
  - 含気が消失するため，**無気肺の透過性低下**が起こる．
  - 無気肺と同側の**横隔膜の輪郭**が，その直上に存在する含気のない肺によって**消失（silhouetting）**する．
  - 胸郭内の**可動性構造物**のすべてが，**無気肺側へ偏位**する．
- 胸部単純X線側面像では：
  - 無気肺側の**横隔膜の輪郭**は，その上部に存在する含気の消失した肺によって**消失する**．側面像を近くでよく観察すると，左右2つあるはずの**横隔膜陰影が1つ**だけであることに気づくことになる．

無気肺はどのように改善するか？

■ ある程度は，無気肺に陥った区域，葉，肺が含気を回復す

表7-2　閉塞性無気肺のおもな原因

原因	所見
腫瘍	肺癌（特に扁平上皮癌），気管支内転移，カルチノイドを含む
粘液栓	特に寝たきり，術後状態，気管支喘息，囊胞性線維症の患者
異物誤嚥	特にピーナッツの誤嚥や，乱暴な気管内挿管後など
炎症	結核による瘢痕

る速さ次第であり，閉塞が解除されてから無気肺が改善するまでの期間には，**数時間から数日の幅がある**．

■ 肺葉もしくは肺全体がゆっくりと含気を回復しているケースでは，無気肺が完全に改善するまでの間は，含気が増加した領域に囲まれた斑状の肺実質病変が描出される．

■ 頻度の高い閉塞性無気肺の原因について，**表7-2**にまとめた．

🏠 TAKE-HOME POINT：無気肺をみつけるにはどうすべきか

- ☑ すべての無気肺に共通して容量減少が生じるが，画像所見はそれぞれの無気肺のタイプによって異なる．

- ☑ 3種類の代表的な無気肺のタイプとして，亜区域性無気肺（円板状もしくは板状無気肺として知られている），圧迫性（受動性）無気肺，閉塞性無気肺がある．

- ☑ 亜区域性無気肺は深吸気ができない患者に生じ，肺底部領域に線状の濃度上昇域が認められる．

- ☑ 圧迫性無気肺は，吸気不良の場合（肺底部に生じる）や，大量の胸水貯留，気胸が存在した場合に肺が虚脱して生じる．これらの原因が消失すれば，通常は無気肺も改善する．

- ☑ 円形無気肺は受動性無気肺の亜型であり，通常は先行する胸膜病変により，胸水消失後も肺の含気が回復しない状態である．円形無気肺は胸部単純X線で腫瘤状病変を形成し，腫瘍と紛らわしいことがある．

- ☑ 閉塞性無気肺は，気管支が閉塞し，その末梢肺野の空気が肺毛細血管床を介して吸収されることで生じる．

- ☑ 閉塞性無気肺は，臓側胸膜と壁側胸膜がいつでも互いに接しており，すべての肺葉は肺門部（もしくはその近傍）に固定しているという仮定を前提とすると，ある一定のパターンを示す．

- ☑ 閉塞性無気肺の徴候として，葉間胸膜陰影の偏位，無気肺領域の濃度上昇，胸郭内可動性構造物の無気肺方向への偏位，同側の健常肺もしくは対側肺の代償性過膨張が挙げられる．

- ☑ 無気肺は急性に発症したものならば急速に改善しうるが，慢性に経過したものではその改善にも時間を要する．

CHAPTER 8
胸水をみつけよう

胸膜腔の正常解剖と生理学

正常解剖
■ 壁側胸膜 (parietal pleura) は胸郭の内面を覆っており，また臓側胸膜 (visceral pleura) は肺の表面を縦隔や横隔膜に接する部分も含めて覆っている (→3章参照)．肺門部で折り返した臓側胸膜は葉間胸膜，つまり右側では斜めの大葉間裂 (major fissure)，水平の小葉間裂 (minor fissure) を，左側では斜めの大葉間裂 (major fissure) を形成している．臓側胸膜と壁側胸膜の間隙，つまり胸膜腔は潜在的な空間となっており，この空間には約2〜5 mLの胸水が含まれている．

正常生理
■ 正常では，1日あたり数百mLの胸水が産生され，そして吸収されている．胸水はまず肺毛細血管床を介して壁側胸膜から産生され，臓側胸膜へ，もしくは壁側胸膜を介してリンパ系へ吸収される．

胸水を検出する画像検査法
■ 胸水を検出するためには，ふつうは単純X線がまず選択される．他の検査機器としては，CTと超音波検査がある．これらは，どちらも少量の胸水を検出することが可能である．CTは，胸水を合併する疾患や胸水による片側全体の濃度低下の評価に最も適している．超音波検査は胸水をドレナージする際の画像ガイドに特に有用である．胸水貯留の基本的な見え方は，どの検査機器でも似通っている．

胸水貯留の原因
■ 胸腔内の液体は，吸収する速度よりも産生する速度が上回ったときに貯留することになる．
- 胸水産生の速度は，以下のような場合に上昇する．
  ・左心不全のように静水圧が上昇した場合
  ・低タンパク血症のように膠質浸透圧が低下した場合
  ・肺炎や過敏性反応の場合など，毛細血管膜が侵され毛細血管の透過性が亢進した場合

表8-1 胸水の原因

原因	例
胸水産生量の過剰	心不全，低タンパク血症，肺炎に付随した胸水，過敏反応
胸水吸収量の減少	腫瘍によるリンパ管閉塞，中心静脈圧の上昇，胸膜内圧の減少
腹腔からの液体移動	腹水

- 胸水の吸収速度は，以下のような場合に低下する．
  ・腫瘍によるリンパ管閉塞や，胸管を介した胸水の輸送効率を低下させる静脈圧上昇などにより，リンパ管からの吸収が減少した場合
  ・気管支閉塞による無気肺などにより，胸膜腔 (pleural space) 内圧が低下した場合
■ 腹水が腹腔内から横隔膜を通り抜けて，もしくはリンパ管を介して横隔膜下から胸膜腔へ輸送された場合にも，胸水は貯留する (表8-1)．

胸水の種類
■ 胸水は，そのタンパク質含有量とLDH (lactate dehydrogenase：乳酸デヒドロゲナーゼ) 濃度によって，滲出性胸水 (exudate) と漏出性胸水 (transudate) とに分類される．
■ 漏出性胸水は，下記のような原因で毛細血管の静水圧が上昇したり，膠質浸透圧が減少したりした場合に生じる．
- うっ血性心不全 (おもに左心不全)：漏出性胸水貯留の最も多い原因となっている．
- 低タンパク血症
- 肝硬変
- ネフローゼ症候群
■ 滲出性胸水は，炎症が原因であることが多い．
- 悪性腫瘍は滲出性胸水貯留の最も多い原因である．
- 膿胸では膿を含んだ滲出液を認める．
- 血胸では胸水のヘマトクリット値は血液のヘマトクリット値の50％以上である．
- 乳び胸ではトリグリセリドやコレステロールを多く含む

胸水貯留の左右特異性

■特定の疾患では，胸水は左右のどちらか，もしくは両側に貯留する．

■両側性に胸水貯留をきたすことが多い疾患：
- うっ血性心不全では，両側性にそれぞれ同じ程度の量の胸水が貯留する．両者の貯留量が明らかに異なる場合には，量が多い側の肺炎に随伴する胸水や**悪性腫瘍**に伴う胸水貯留を疑う．
- 全身性エリテマトーデス（SLE）では両側性の胸水貯留が認められるが，片側性である場合には左側に貯留することが多い．

■ふつうは片側性だが，**左右どちらにも胸水が貯留すること**がある疾患：
- 結核とその他の感染（ウイルスを含む）が原因となった滲出性胸水
- 肺動脈血栓塞栓症
- 外傷

■左側に胸水が貯留することの多い疾患：
- 膵炎

BOX 8-1　Dressler 症候群
- 心囊切開術後/心筋梗塞後症候群としても知られている．
- 典型的には貫壁性心筋梗塞後の2～3週間後に発症し，左胸水貯留，心囊液貯留，左肺底領域の斑状肺実質性病変を生じる．
- 胸痛と発熱を認め，通常は高用量アスピリンもしくはステロイドに反応する．

- 胸管遠位部の閉塞
- Dressler 症候群（BOX 8-1, 図 8-1）

■**右側に胸水が貯留する**ことの多い疾患：
- 肝臓もしくは卵巣に関連した腹部疾患（一部の卵巣腫瘍は右胸水貯留と腹水貯留の原因になる［Meigs 症候群］）
- 関節リウマチでは数年単位で胸水は変化しない
- 胸管近位部の閉塞

胸水貯留のさまざまな画像所見を見分けよう

■胸部単純X線の胸水貯留の画像所見は，患者の体位，重力の方向，貯留している胸水の量，肺の弾性力に影響される．

■今後は特に断らない限り，患者が立位であると仮定して話を進める．

肺下部胸水 subpulmonic effusion

■ほとんどの胸水は，最初に肺の下のスペース，つまりは横隔膜を裏打ちしている**壁側胸膜**と肺下葉の**臓側胸膜**との間に貯留すると考えられる．

■もし胸水がすべて肺下部分に存在していれば，横隔膜陰影のように認められる陰影（これは実際には肺下部胸水と肺下面の境界面である）以外の所見を単純X線で指摘することは困難である．

■肺下部胸水の画像所見については，表 8-2（図 8-2, 図 8-3）にまとめてある．

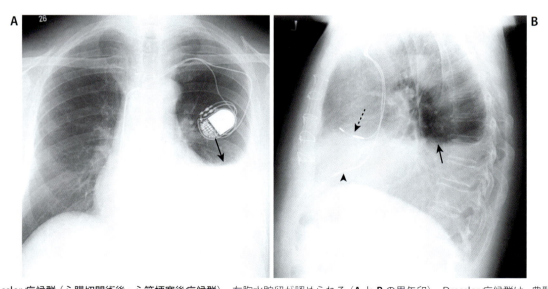

図 8-1　Dressler 症候群（心膜切開術後・心筋梗塞後症候群）　左胸水貯留が認められる（A と B の黒矢印）．Dressler 症候群は，典型的には貫壁性の心筋梗塞発症から2～3週間後に生じる．この症例のように，冠動脈バイパス術後などの心膜切開術後などにも発症する．胸痛と発熱，左胸水貯留（黒矢印），左肺下葉の斑状の肺実質性病変や心囊液貯留が，心筋梗塞後もしくは開心術の数週間後に生じたら Dressler 症候群を疑う．通常は高用量アスピリンもしくはステロイドが治療に有効である．本症例は導線2本のペースメーカが挿入され，側面像（B）ではそのリードの先端は右房内（点線黒矢印）および右室内（黒矢頭）に位置している．

表8-2 肺下部胸水を見分けるには

右側胸水の所見（図8-2）		左側胸水の所見（図8-3）	
正面像	側面像	正面像	側面像
みかけ（偽）の横隔膜*陰影の最高位点が，正常の横隔膜でみられる最高位点よりも外側に偏位する．水と同じ濃度の肝臓が肺下部胸水の直下に存在するため，左側よりも認識が困難である．	後方では偽の横隔膜は弯曲した弧を描くが，大葉間裂の陰影と接合し，前方では平坦な辺縁の陰影となり，胸壁に弧を描かずに到達する．	胃泡と偽の左横隔膜陰影との距離が開大する（正常では胃泡と含気の存在する左肺下葉との距離は1cm程度）．偽の横隔膜*陰影の最高位点が正常の横隔膜でみられる最高位点よりも外側に偏位する	後方では偽の横隔膜は弧を描くが，大葉間裂の陰影と接合し，前方では平坦な辺縁の陰影となり，胸壁に弧を描かずに到達する

＊みかけの横隔膜（apparent hemidiaphragm）：実際には肺に接した肺下部胸水の陰影であるため，みかけとよばれる．本当の横隔膜は描出されず，腹部の軟部陰影と胸水によって輪郭は消失している．

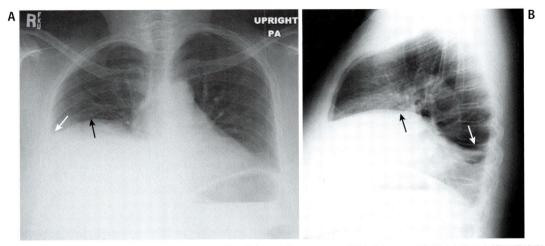

図8-2 右側の肺下部胸水　胸部単純X線正面像（A）で，右横隔膜陰影が挙上している（黒矢印）．この陰影は実際の右横隔膜陰影（その上に貯留した胸水により画像ではみえなくなっている）ではなく，胸水と胸底部下面の境界を表している．"偽の横隔膜（apparent hemidiaphragm）"とよばれるのはそのためである．右肋骨横隔膜角（costophrenic angle）の鈍化も認められる（白矢印）．側面像（B）では，後部肋骨横隔膜角の鈍化（白矢印）が認められる．偽の横隔膜陰影は後方で丸みを帯びるが，前方に向かって胸水と大葉間裂との局面に移行している（黒矢印）．

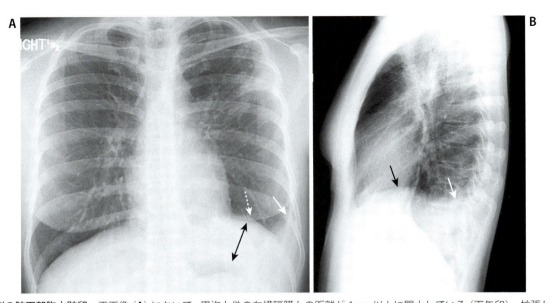

図8-3 左側の肺下部胸水貯留　正面像（A）において，胃泡と偽の左横隔膜との距離が1cm以上に開大している（両矢印）．拡張した肺野と点線白矢印との間の辺縁は本当の横隔膜陰影ではない．横隔膜の直上に貯留した胸水により横隔膜は描出されなくなっており，その代わりに胸水と肺底部との境界面が描出されている．正面像と側面像の両方で左肋骨横隔膜角は鈍化している（白矢印）．側面像（B）では，横隔膜陰影は後方で弧を描くが，前方に移動するとその輪郭は大葉間裂内の胸水に移行する（黒矢印）．

"肺下部 (subpulmonic)" 胸水は "被包化 (loculated)" 胸水と同義ではない．

- ほとんどの肺下部胸水は患者が体位を変えれば自由に動く．

肋骨横隔膜角の鈍化

■肺下部胸水が増加すると，まず後部肋骨横隔膜溝が胸水で満たされ，胸部単純X線側面像で後部肋骨横隔膜角が鈍化する．約75 mLの胸水が貯留すると，この所見が現れる（図8-4）．

■貯留胸水が約300 mLに達すると，外側の**肋骨横隔膜角が鈍化**して，正面像も所見をとらえることが可能となる（図8-5）．

ピットフォール：線維化による胸膜の肥厚も肋骨横隔膜角を鈍化させるので注意を要する．

- **解決法**：瘢痕陰影による肋骨横隔膜角の鈍化は，時に特徴的な"スキー・スロープ (ski-slope) 所見"を伴う．この所見は胸水貯留による半月状の陰影と異なるので鑑別に役立つ（図8-6）．
- また，胸膜肥厚の場合には胸水と異なり，患者の**体位を変えても位置は変化しない**．

メニスカス・サイン meniscus sign

■肺の自然な弾性張力により，正面像において**胸水は胸郭の内側よりも外側縁に沿って上行する**．このため，立位で撮影された正面像では，胸水は外側で高く内側で低い，特徴

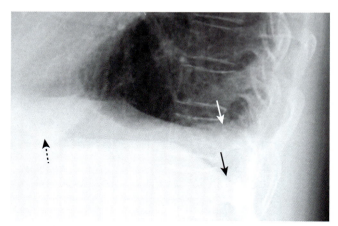

図8-4 側面像における右後部肋骨横隔膜角の鈍化 約75 mLの液体が胸膜腔に貯留すると，液体は典型的には胸腔内を上行し，まず後部肋骨横隔膜角を鈍化させる（白矢印）．これは側面像でのみ観察が可能である．対側の正常の鋭角な後部肋骨横隔膜角が観察できる（黒矢印）．正常の左横隔膜陰影は前方で心臓によりシルエットとして消失していることから（点線黒矢印），これが左横隔膜であることがわかる．そのため胸水は右側に貯留していると判断できる．

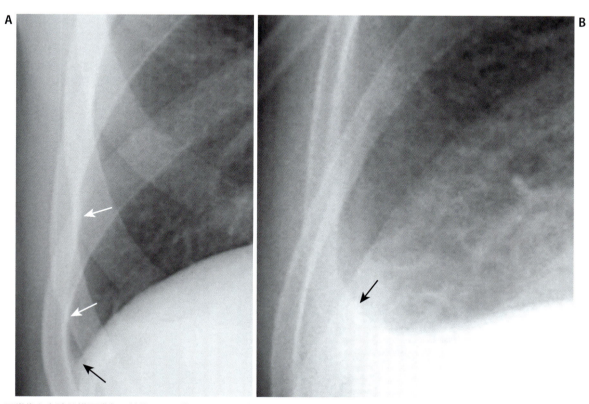

図8-5 正常像と右肋骨横隔膜角の鈍化 正面像において，横隔膜陰影は胸壁の陰影と合流する際に通常は鋭角で急峻な角度をなし，外側肋骨横隔膜角を形成する（黒矢印）．正常に拡張した肺野が肋骨の内側縁にまで広がっていることに注目（白矢印）．貯留胸水が300 mLに達すると（**B**），外側肋骨横隔膜角は急峻な角度がなくなり鈍化する（黒矢印）．

的な半月状（meniscus）の形態となる．
■側面像では，液体はU字型に前方と後方で同じ程度の高さに位置する（図8-7）．肺野に半月状の異常陰影を認めた場合，胸水貯留が強く示唆される．

■胸水の所見に対して**患者の体位**が及ぼす影響：
- **立位**では，胸水は重力によって胸腔内の底部に集まる．**背臥位**では，移動性のある胸水は背側の胸膜腔に沿って集まり，正面像では均一でぼんやりとした片側肺野全体の濃度上昇となる（図8-8）．
- 患者が**半座位**の場合，胸水は肺底部から肺尖部にかけて濃度勾配を有する陰影となる．胸水貯留の濃度上昇が肺野のどの高さまで達するかは，患者の体位（体幹の勾配の程度）と胸水量に依存する．

⚠ <u>ピットフォール</u>：患者の体位勾配の程度により，立位の患者の胸水が胸郭の底部に貯留している場合には上肺野は透過性が高く，つまり黒く描出される．患者がより背臥位の状態に近くなり胸水が背側領域に移動すると，上肺野の濃度はより高く，つまり白くなる．この変化は，同じ胸水の量でも患者の体位によって胸水が移動することで認められる．

- **解決法**：最もよい方法は，ポータブル撮影の際に，患者に毎回同じ体位をとらせることである．

■**胸部単純X線の側臥位正面像（ラテラル・デクビタス lateral decubitus）**

〔【訳注】lateral decubitus は左右に重力の方向を変えた正面像であるが，ここでは側臥位正面像とする〕

- 胸水が貯留している側を下にした状態でX線を水平方向に照射し胸部単純X線を撮影すると，体位による胸水の画像所見の変化を診断に有効に活用することができる．患者が右側臥位の正面像は**右側臥位像**（right lateral

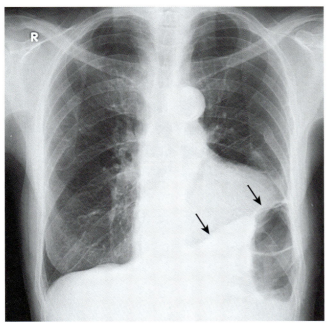

図 8-6　瘢痕による左肋骨横隔膜角の鈍化　感染の既往や手術，胸腔内の出血などにより瘢痕が生じ，時に特徴的なスキー・スロープ（ski-slope）所見を伴う肋骨横隔膜角の鈍化が生じる（黒矢印）．これは胸水貯留に伴う半月状の陰影と異なる．線維化の場合には，自由に移動する胸水とは異なり，患者の体位による陰影の形状変化や位置の移動は生じない．

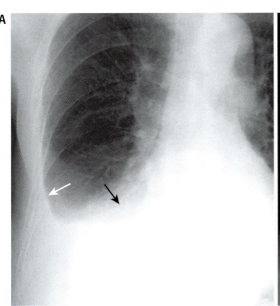 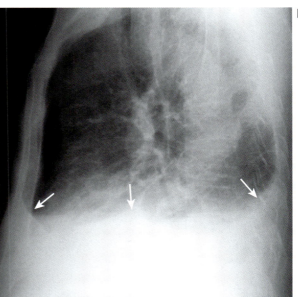

図 8-7　右胸水貯留の半月様所見（meniscus sign）　立位正面像（**A**）において，貯留した胸水は内側（黒矢印）よりも外側（白矢印）でより高位に位置している．これは，肺の自然な弾性張力のためである．側面像（**B**）では，胸水は前方と後方でほぼ同じ高さに位置しており，U字型を呈し半月様所見とよばれる（白矢印）．

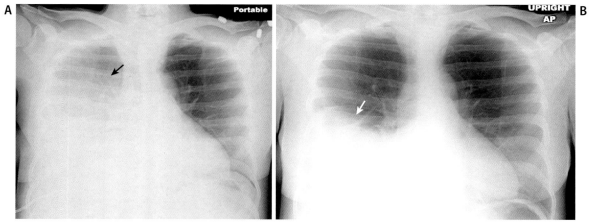

図8-8 患者の体位が胸水貯留の画像所見に及ぼす影響 背臥位（**A**）において，右側の貯留胸水は背側の胸膜に沿って貯留し，肺野全体の境界不明瞭な濃度上昇をきたしている．濃度は肺底領域で最も高く，肺尖部に向かうに従い低下する（黒矢印）．数分後に撮影した立位に近い体位の画像（**B**）では，胸水は重力に従って胸腔内の底部領域に移動している（白矢印）．体位によるこの明瞭な変化は，実際には胸水量には変化がないにもかかわらず，胸水貯留が改善したかのように錯覚させる（前回の検査が立位で撮影されたならば増悪したかのように錯覚させる）．できるかぎり検査ごとに患者に同じ体位をとらせるべきである．

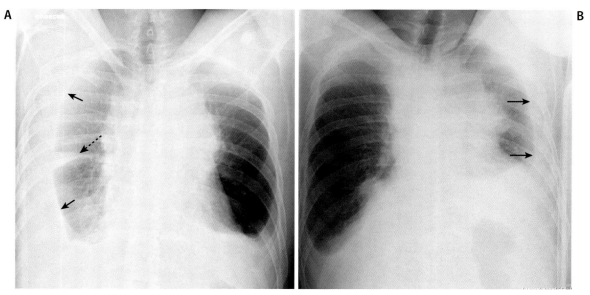

図8-9 側臥位正面像　A：右側臥位正面（右側ラテラル・デクビタス）像．**A**の単純X線は，患者が撮影台の上で右側臥位をとり，水平方向のX線を後前方向に照射して得られた画像である（PA像）．患者の右側が下に位置しているため，移動可能な胸水は右側に沿って貯留し（黒矢印），索状の陰影を形成している．胸水が小葉間裂に入り込んでいることに注目（点線黒矢印）．**B**：左側臥位正面（左側ラテラル・デクビタス）像．同じ患者が左側を下にすると，胸水は胸壁の左側に沿って貯留する（黒矢印）．**A**と**B**は同一患者であり，リンパ腫に伴う胸水が両側に貯留している．

decubitus）とよばれ，患者が左側臥位の正面像は**左側臥位像**（left lateral decubitus）とよばれる．
- デクビタス像は以下の場合に有効である．
  - **胸水の存在を確認**する場合
  - 胸水が胸腔内で**移動性**か，つまり**被包化されていないかどうかを評価**する場合．これは，胸水をドレナージする前に知っておくべき重要な情報である．
  - 胸水によって隠された**肺実質の存在を確認**する場合
- 胸水が胸腔内を**自由に移動可能**ならば，胸水は罹患側の胸郭内面に沿った特徴的な**帯状の濃度上昇域**を呈することになる．

➡ **右側臥位正面像**では，患者の右側が下となるので，右側の貯留胸水が重力に従って**右胸郭の右側内面に沿って層状に描出される**．**左側臥位正面像**では，患者の左側が下となるので，胸水は**左胸郭の左側内面に沿って層状に描出される**（図8-9）．

- 胸水が癒着性で胸水の移動が妨げられている場合には，胸水は描出されるものの胸膜腔内を**自由には流れない**（"被包化胸水"を参照）．

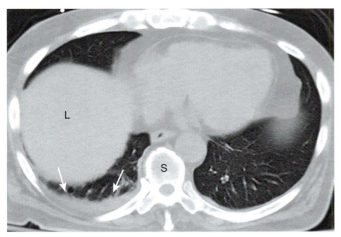

図8-10 少量の胸水貯留のCT所見　少量の右胸水が認められる（白矢印）．患者はCT撮像時には背臥位であるため，胸水は重力に従い背側に認められる．この胸水は，胸部単純X線正面像では肝臓（L）により，側面像では椎体（S）により描出することはできないと考えられる．

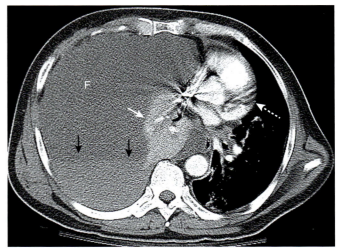

図8-12 大量血胸のCT所見　右側に大量の液体貯留が認められ（F），右肺の完全な無気肺をきたしている（白矢印）．心臓は液体貯留と反対側へ偏位している（点線白矢印）．よくみると，貯留している液体は前胸壁側と比べて背側で濃度が高く（つまり白く）（黒矢印），血胸で血液成分が分離した状態を疑わせる液面形成と考えられる．この症例は肋間動脈損傷による大量出血があった．

動することはなく，患者が立位の場合と異なり，側臥位正面像で肺が描出されるようになることはない．もし片側肺野の透過性が低下した患者で肺を検査しようとするなら，CTがより適している．

片側肺野の濃度上昇 opacified hemithorax

- 成人で約2Lの胸水が貯留すると，肺野全体の透過性が低下する（図8-11）．
- 液体が胸膜腔を満たしていくにつれて，肺はだんだんと受動的に虚脱していく（つまり，無気肺となる）（→7章参照）．
- 大量の胸水が貯留すると，**肺野の濃度が高度に上昇する**ため，胸部単純X線では肺に病変が存在したとしても胸水に囲まれて隠れてしまい，描出されなくなる．**胸水によって描出されなくなった肺を画像化するには，CTが利用されることになる**（図8-12）．
- 大量の胸水貯留は腫瘤と同じような振る舞いをし，**心臓と気管を透過性が低下した側から遠ざけるように偏位させる**．
- 片側肺野の濃度上昇については，6章がよい参考となる．

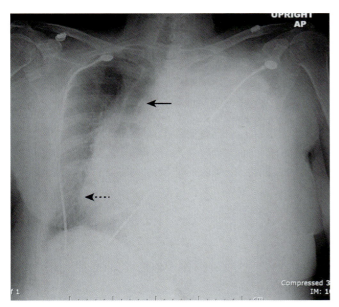

図8-11 大量の左胸水貯留　左肺野の透過性はほぼ全体で低下しており，気管（黒矢印）や心臓（点線黒矢印）などの固定されていない縦隔構造は透過性低下域とは反対側へ偏位している．これは大量胸水貯留の特徴的な所見であり，腫瘤性病変の場合と同じような振る舞いをする．ほとんどの成人において，約2Lの液体が胸膜腔内に存在しなければ，このように片側肺野全体の透過性低下は生じない．

- 側臥位像では，**約15～20mL程度の胸水貯留でも検出することが可能**であるが，**胸部CTは非常に少量の胸水も検出可能**であるため，単純X線側臥位像に取って代わっている（図8-10）．

 ピットフォール：片側肺野全体の透過性が低下していた場合，側臥位正面像は撮影しなくともよい．なぜならば，片側肺野全体の透過性が低下するほど大量の胸水が貯留した場合には，体位によって胸水の位置が移

被包化胸水 loculated effusion

- 陳旧性炎症や血胸により胸膜腔に癒着が存在すると，胸水の正常な可動性が制限されるため，患者がどのような体位をとっても胸水は同じ場所に留まることになる．
- 被包化胸水の画像所見
  - 被包化胸水は，**胸水貯留の形状や位置が通常とは異なる場合に疑われる**．たとえば，立位で撮影された胸部単純X線や臥位で撮像されたCTであるにもかかわらず，胸

水が重力に逆らって肺尖部に留まっている場合に被包化胸水が考えられる（図 8-13）．

- 被包化胸水の治療では以下のことに注意しなければならない．被包化胸水は複数の癒着性病変を越えて貯留している傾向があり，交通していない複数のスペースにおのおのの液体が貯留している．このため，通常の移動性胸水とは違い 1 本のドレーンチューブを挿入しても，すべての被包化胸水を排液したことにはならないのである．

葉間胸水 fissural pseudotumor

■ "vanishing tumor" ともよばれる**偽腫瘍**は，境界が明瞭な胸水貯留であり，肺の葉間，もしくは葉間直下の胸膜下に貯留した胸水のことである．これらはほとんどの場合，**うっ血性心不全（congestive heart failure：CHF）の症例で漏出性に出現**する．

■ 偽腫瘍の画像所見は以下に列挙するような特徴があり，本物の腫瘍と間違えないようにしなければならない．これが偽腫瘍という名称の由来である．

- 偽腫瘍は**レンズ状の形態**を呈し，多くは**小葉間裂に生じる**（75％）．そして葉間に入り込んでいるため，**両側端が尖って**描出され，ちょうどレモンのような形状になる．葉間胸水の場合には，**患者の体位によって病変が移動することはない**．

■ 葉間胸水貯留の原因となる病態，たいていの場合はうっ血**性心不全が改善すると，葉間胸水も消失**する．しかし，再度症状が悪化し葉間胸水が貯留すると，前回と同じ部位に貯留する傾向がある（図 8-14）．

層状胸水 laminar effusion

■ 層状胸水は外側の胸壁に沿って貯留する，**薄い索状の濃度上昇域**として認められる胸水貯留であり，特に**肋骨横隔膜**

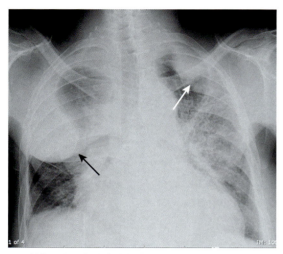

図 8-13 被包化された胸水貯留（loculated pleural effusion） 両側に液体貯留が認められ（白矢印と黒矢印），重力に逆った非典型的な貯留形態を呈している．これは，胸膜腔に捕捉され，胸水が限局的に貯留しているためである．ふつうは癒着が原因である．被包化胸水は，胸水が半月様の形態ではない場合や，肺底部以外の領域に貯留している場合に疑われる（例えば，患者が立位であるにも関わらず胸水が肺尖部領域にとどまっている場合など）．

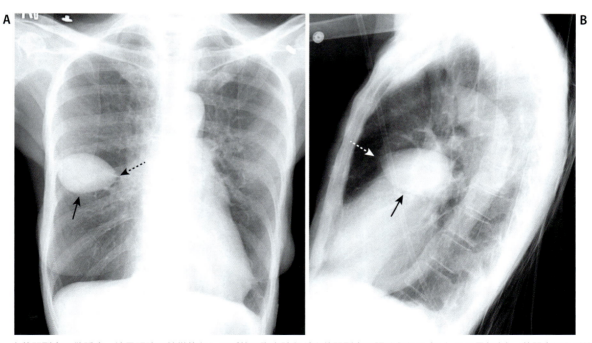

図 8-14 小葉間裂内の偽腫瘍 境界明瞭で特徴的なレンズ状の胸水貯留が小葉間裂内に認められる（A と B の黒矢印）．葉間内に入り込んだ状態で貯留しているため，単純 X 線の正面像（A），側面像（B）で認められるように両側端がやや尖った，ちょうどレモンのような形をしていることが多い（A の点線黒矢印と B の点線白矢印）．偽腫瘍は葉間胸膜（大・小葉間裂）の走行に沿って生じる．この点が真の肺腫瘍との鑑別点である．

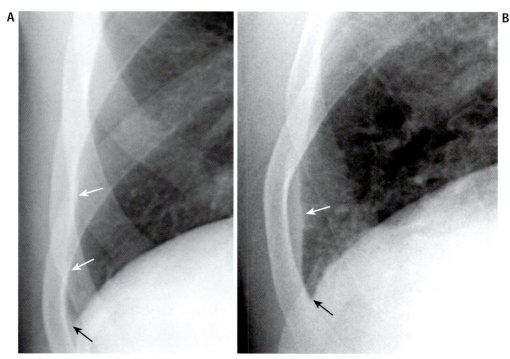

図 8-15 正常像と層状胸水貯留 A では拡張した肺野がそれぞれの肋骨内面に接している（白矢印）．肋骨横隔膜角は鋭角である（黒矢印）．B では肺底部領域から頭側に伸びる索状の濃度上昇域が認められるが（白矢印），肋骨横隔膜角は鈍化していない（黒矢印）．これは層状胸水で認められる所見であり，心不全の症例や，肺の悪性腫瘍がリンパ管に進展することで二次性に出現する．ちなみに写真はうっ血性心不全の例である．

角の近傍に認められる．層状胸水が貯留している場合には，通常の胸水が貯留した場合とは異なり，外側肋骨横隔膜角は鋭角を保っていることが多い．
- 層状胸水はほとんどの場合，**左房圧の上昇に伴って出現**し，たとえばうっ血性心不全や，悪性腫瘍のリンパ管進展に伴い二次性に認められることがある．**層状胸水は通常，移動性はない．**
- 胸部単純X線正面像では，肺底領域において，空気で満たされた肺とそれに近接する肋骨との間の索状濃度上昇域として認められる．正常では，拡張した肺野は近接するそれぞれの肋骨の内面に接している（図 8-15）．

水気胸 hydropneumothorax
- 胸腔内に**空気（気胸）**と異常な量の**液体（胸水）**の両者が存在する状態を**水気胸**という．
- 水気胸のおもな原因としては，**外傷や手術，最近の胸腔穿刺**（胸水を抜くためなどに行う）により空気が胸腔内に迷入した場合などがある．
  - **気管支胸腔瘻（bronchopleural fistula）**は，気管支と胸膜腔との異常な交通であり，頻度は比較的低いが，腫瘍や手術，感染などによって生じ，やはり胸腔内に空気と液体の両方が認められる．
- 胸水が単独で貯留した場合には，肺の自然な弾性張力によって三日月状の陰影形態となる．しかし，水気胸におい

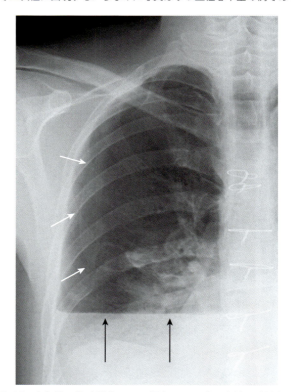

図 8-16 水気胸 胸水貯留のみの場合には，肺の自然な弾性力により三日月状となるが，水気胸（液体と気体が胸腔内に貯留した状態）の場合には，X線を水平方向に照射して撮影すると，片側肺野に液体とその上方の気体との境界が，直線状の境界明瞭な液面として認められる（黒矢印）．この症例は右胸部を刺され，臓側胸膜が白い線状陰影として認められ（白矢印），中等度の気胸と診断できる．本例は実際には血気胸の状態であるが，図 8-12 で提示した CT とは異なり，単純 X 線では血液とその他の液体とを鑑別することは不可能である．

ては，水平方向にX線を照射して単純X線を撮影すると，液体とその上方の空気との境界面によって形成される，直線状の境界明瞭な辺縁を有した**液面形成**（air-fluid level：空気と液体の境界面）が片側性に認められる（図8-16）．

■水気胸と**肺膿瘍**（lung abscess）は，単純X線では鑑別が困難なため，診断のためにCTがしばしば必要となる．

🏠 TAKE-HOME POINT：胸水をみつけよう

- ☑ 胸水は臓側胸膜と壁側胸膜の間の潜在的なスペースに貯留し，そのタンパク質濃度とLDH濃度によって漏出性胸水もしくは滲出性胸水に分類される．

- ☑ 正常では数mLの液体が胸膜腔に存在し，約75 mLの胸水が貯留すると側面像において後部肋骨横隔膜角が鈍化し，約200～300 mLの胸水が貯留すると正面像において外側肋骨横隔膜角が鈍化する．そして，成人では約2Lの胸水が貯留すると片側肺野全体の透過性が低下する．

- ☑ 胸水貯留が片側性であるか両側性であるか，右側優位であるか左側優位であるかが，胸水貯留の原因を探る重要な手掛かりとなる．

- ☑ ほとんどの胸水は横隔膜と肺底部との間のスペースに貯留し，これらは**肺下部胸水**といわれる．

- ☑ 胸水量が増加すると，胸部単純X線立位正面像では，肺に備わった自然な弾性張力によって三日月状の形態となる．

- ☑ 大量の胸水貯留は腫瘤と同じような振る舞いを呈し，可動性のある縦隔構造（たとえば心臓）を胸水貯留側とは反対側に偏位させる．

- ☑ 胸膜癒着がないならば，患者の体位によって胸水は自由に流れ移動する．胸膜癒着が存在すると（ふつうは陳旧性の炎症や血胸などが原因となる），胸水は通常と異なる画像所見を呈し，非典型的な部位に貯留する．これらは**被包化胸水**といわれる．

- ☑ **偽腫瘍**は，肺の葉間（多くは小葉間裂）に貯留した被包化胸水の1つのタイプであり，ほとんどがうっ血性心不全で生じる．そして，心不全が改善すると葉間胸水も消失する．

- ☑ **層状胸水**は，正面像において肋骨横隔膜角直上の肺底領域に最も高頻度に認められ，その原因としてはうっ血性心不全もしくは悪性腫瘍のリンパ管浸潤の頻度が高い．

- ☑ **水気胸**は，胸膜腔に空気と異常な量の液体が貯留した状態であり，立位の胸部単純X線においては胸水貯留単独で認められる典型的な三日月状の辺縁とは異なり，直線状の液面形成が認められる．

CHAPTER 9
肺炎をみつけよう

肺炎についての一般的事項

- 肺炎（pneumonia）は通常，感染源となる病原因子が原因となった**炎症性滲出液**（inflammatory exudate）により生じた，**肺の浸潤**（consolidation）と定義されている．
- ほとんどの肺炎は**肺胞性（実質性）病変**（airspace disease）であり，**小葉性**もしくは**区域性**の病変分布となる．その他に**間質性病変**（interstitial disease）を示す肺炎や，肺胞性病変と間質性病変の双方を示す肺炎もある．
- 肺炎の原因となるほとんどの微生物は，**経気道的**に，吸気とともにまたは**誤嚥**により肺へと侵入する．
- その他，血流に乗って肺へ到達する場合や，まれではあるが直接的に肺へ進展することもある．
- 肺炎では**多種多様の微生物が似通った肺病変の画像所見を呈するため，画像所見のみで原因菌を正確に同定することは困難**である．しかしながら，いくつかの病原微生物は非常に特徴的な画像所見を呈する（表9-1）．
- アミロイドから肺線維症まで多くの疾患が肺に陰影を生じさせるにもかかわらず，"**陰影**"（infiltrate）という用語が"**肺炎**"と同義語として混同使用されることがある．

肺炎所見の一般的特徴

- 肺炎では侵された肺実質もしくは間質が液体・炎症性滲出液によって満たされるため，周囲の正常含気肺よりも**濃く（白く）描出**される．
- 肺炎では，気管支内腔が炎症性滲出液や液体によって満たされていないならば，**気管支透亮像**（air bronchogram）が認められる（図5-3参照）．
  - 気管支透亮像は，**肺門に近い中心領域が侵された場合によく観察される**．肺の末梢に近くなると，気管支が細くなるため気管支透亮像は存在してもみえなくなってしまう（図9-1）．
  - 液体であっても軟部組織濃度であっても，肺実質スペースの空気に代わって内腔を満たした場合には，この気管支透亮像が認められるということを憶えておこう．つまり，**気管支透亮像は肺炎に特異的な所見ではない**ということである（→5章参照）．

表9-1 原因微生物を示唆する画像所見パターン

疾患のパターン	予想される原因微生物
上葉の空洞を伴う肺炎（対側肺の下葉への進展も伴う）	結核菌（*Mycobacterium tuberculosis*）
葉間へ突出する上葉の肺炎	肺炎桿菌（*Klebsiella pneumoniae*）
下葉の空洞を伴う肺炎	緑膿菌（*Pseudomonas aeruginosa*）または嫌気性菌（バクテロイデス属）
肺門周囲の間質性病変もしくは肺門周囲の実質性病変	ニューモシスチス（*Pneumocystis jirovecii*）
壁の薄い上葉の空洞性病変	コクシジオイデス属（コクシジオイデス真菌症），結核菌
胸水を伴う肺胞性病変	レンサ球菌属，ブドウ球菌属
びまん性の結節性病変	ヒストプラズマ，コクシジオイデス属，結核菌（ヒストプラズマ症，コクシジオイデス真菌症，結核菌感染症）
上葉の軟部陰影, finger-like shadow	アスペルギルス（アレルギー性気管支肺アスペルギルス症）
孤立性肺結節	クリプトコッカス
上葉の壁の薄い空洞性病変内の球状軟部陰影	アスペルギルス（アスペルギローマ）

- 肺胞を侵す肺炎は，もやもやした（fluffy）境界のはっきりしない病変として描出される．
  - しかし，肺炎の病変が葉間胸膜や胸壁など**胸膜面に接した場合には，その境界は明瞭に描出**される．
- 一方，**間質性肺炎**では罹患肺領域の間質性陰影が増強したり，近傍の気道に病変が及んだりと肺胞性病変に類似した画像所見となる．
- 気管支透亮像の存在を除くと，**肺胞を侵す肺炎は通常は均一な濃度を呈する**（図9-2）．
- 肺炎のいくつかのタイプでは（例：気管支肺炎），気管内腔は肺胞と同様に炎症性滲出液で満たされる．これにより肺

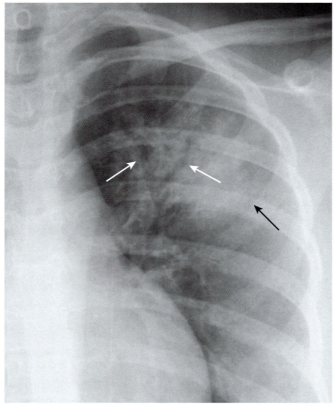

図9-1　左肺上葉の肺炎　肺胞性病変で認められる典型的な気管支透亮像を表す黒い分枝状の構造が，左肺上葉の肺炎病変にいくつか認められる（白矢印）．これは肺炎球菌性肺炎の患者である．病変は，気管支透亮像を除いては均一な濃度を呈している．肺胞性病変であるため，病変の外縁は不明瞭であり，もやもやとしている（黒矢印）．

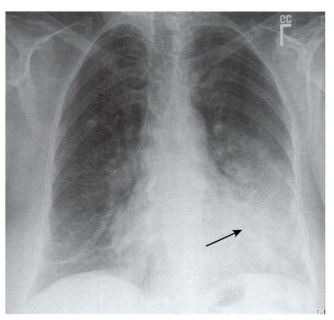

図9-2　舌区の肺炎　左肺上葉の舌区に肺胞性病変が認められる．病変は均一な濃度を呈している．病変が心左縁に接している部分では，左肺上葉の水濃度を呈する肺炎病変が軟部濃度を呈する心臓と接していることにより，心左縁が不明瞭化している（黒矢印）．肺炎病変と心臓は単純X線で同じ濃度を呈するため，両者の境界は消失する．

BOX 9-1　肺炎をみつけよう：そのキーポイントとなる所見

- 肺炎はその周囲の正常肺よりも透過性が低い．
- 肺胞性病変では辺縁は不明瞭であるが，葉間など胸膜に接した部分では辺縁は明瞭となる．
- 間質性肺炎では罹患領域の間質影が明瞭化する．時に病変が肺胞へ及び，肺胞性病変に類似することもある．
- 肺炎は多くの場合，均一な濃度となる．
- 大葉性肺炎の場合には気管支透亮像を認めることがある．
- 肺炎では罹患領域の無気肺を生じることがある．

炎による**無気肺（atelectasis）へと発展していくことになる．

■BOX 9-1に肺炎を理解するためのキーポイントをまとめた．

肺炎の画像所見パターン

■肺炎は病変の分布によりいくつかのパターンに分類され，**大葉性，区域性，間質性，円形，空洞性**などがある（表9-2）．

■これらの用語は単に肺内における病変の分布を表現しているだけであり，肺炎の診断名ではないことに留意しなければならない．多種多様な疾患が同じパターンの肺内病変分布を呈するためである．

大葉性肺炎 lobar pneumonia

■大葉性肺炎の**典型例**として，*Streptococcus pneumoniae*が原因菌となる**肺炎球菌性肺炎（Pneumococcal pneumonia）**がある（図9-3）．

■一般には大葉性肺炎とよび慣わされているが，葉全体が侵される前の症例も存在する．大部分の典型的な症例において，肺葉のほとんどの領域もしくは全体を侵す．

■肺葉は葉間胸膜に境されているので，大葉性肺炎においては**1つもしくはそれ以上の明瞭な辺縁をもつ境界を有している**．

■葉間に境されていない病変では，**不明瞭（indistinct）で不整（irregular）な境界**を有している．

■大葉性肺炎ではほとんどの症例で"**シルエットサイン（silhouette sign）**"を呈し，心臓や大動脈，横隔膜などと接する部分に認められる．肺の中枢領域（肺門側の領域）が侵されている場合には，**気管支透亮像**もほとんどの症例で認められる．

表9-2 肺炎の画像所見パターン

パターン	特徴
大葉性	罹患した肺葉の，気管支透亮像を伴った均一な濃度の浸潤
区域性（気管支肺炎）	しばしば複数の小葉を同時に侵す斑状の肺胞性病変；気管支透亮像は認めない；無気肺を合併することがある．
間質性	病初期には肺全体に及ぶ，網状の間質性病変；しばしば肺胞にも病変が及ぶ．
円形	通常は小児の下葉に認められる球形の肺炎；腫瘍と類似した所見を示す．
空洞性	多くの微生物が原因となりうるが，そのなかでもおもな病原微生物は結核菌である．

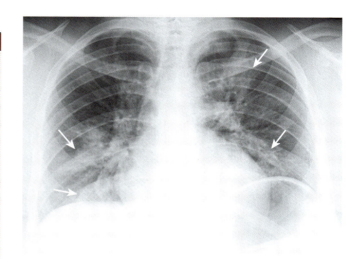

図9-4 ブドウ球菌性気管支肺炎 (Staphylococcal bronchopneumonia) 辺縁不整な斑状の肺胞性病変が両側肺に多発性に認められる（白矢印）．これは気管支肺炎に特徴的な分布と所見である．病変は気管気管支を介して同時性に末梢に向かって多数の病巣が広がるため，しばしば肺の複数の区域が侵される．肺区域は葉間胸膜で境されていないため，区域性肺炎のすべての辺縁は不明瞭となる．気管支の内腔にも周囲の肺実質と同様に炎症性滲出液で満たされているため，気管支透亮像は認められない．

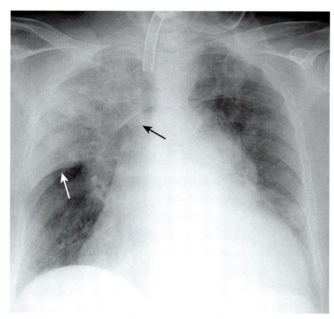

図9-3 右肺上葉の肺炎球菌性肺炎 右肺上葉全体に及ぶ肺胞性病変を認める．肺葉は葉間胸膜で境されているため〔この症例では小葉間裂（白矢印）〕，肺炎像の下縁は境界が明瞭である．下行大動脈（黒矢印）に接する部分では，大動脈の辺縁は肺炎病変の液体濃度によって不明瞭となっている．

される．

- 肺区域は葉間に境されていないので，**区域性肺炎のすべての辺縁は不明瞭**となる（図9-4）．
- 大葉性肺炎とは異なり，区域性の気管支肺炎では気管支内にも**滲出液が満たされる**．このため，通常，気管支透亮像は認められない．そして，気管支肺炎に関連してしばしば**肺容量減少（無気肺）**が出現する．

間質性肺炎 interstitial pneumonia

- 典型的な間質性肺炎は，**ウイルス性肺炎，マイコプラズマ肺炎**，そしてAIDS患者では**ニューモシスチス肺炎**で生じる．
- 間質性肺炎では気道壁と肺胞隔壁が侵されやすく，特に**初期像では細かい網状の陰影**を呈する．
- ほとんどの間質性肺炎は，最終的に近傍の肺胞へ進展し，**斑状もしくは融合性の肺胞性病変**を生じるため，純粋な間質性肺炎の病変そのものは画像では観察できなくなってしまう．

区域性肺炎 segmental pneumonia（気管支肺炎 bronchopneumonia）

- 典型的な気管支肺炎は，**黄色ブドウ球菌**（*Staphylococcus aureus*）が原因菌となっている．緑膿菌（*Pseudomonas aeruginosa*）などの多くのグラム陰性菌も同様の画像所見を呈する．
- 病変は気管気管支を介して遠心性に広がり，**多くの病巣が同時に多発**する．そのため，しばしば肺の複数の区域が侵

ニューモシスチス（*Pneumocystis jirovecii*〔*carinii*〕）肺炎[†]

- ニューモシスチス肺炎（PCP）はAIDS患者において，臨床的に最も高頻度に認められる感染症である．
- 古典的には肺門周囲の網状間質性肺炎，もしくは肺野中

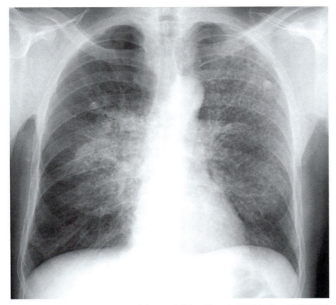

図9-5　ニューモシスチス肺炎　両側性に肺門部領域優位の間質性肺病変が認められ，自然経過では網状影から始まる．この症例がAIDS患者であるという臨床情報がなければ，間質性肺水腫，もしくはサルコイドーシスなどの慢性線維化病変と間違えてしまうかもしれない．胸水貯留がない点が間質性肺水腫との鑑別に役立ち，肺門部リンパ節腫大がない点がサルコイドーシスとの鑑別に役立つ．

- **心領域の肺胞性病変**を呈し，そのため**肺水腫**と紛らわしい場合もある（図9-5）．
- 片側性の肺胞性病変や広範囲な斑状肺胞性病変を呈する場合もあるが，その頻度は高くない．
- 通常は胸水貯留や肺門部リンパ節腫大も認めない．
- 日和見感染は，通常，CD4 細胞が $200/mm^3$ 以下の場合に発症する．

†【訳注】ニューモシスチス肺炎の病原体は，ニューモシスチス・イロベチ（*Pneumocystis jirovecii*）である．これは以前は，ニューモシスチス・カリニ（*Pneumocystis carinii*）とよばれていたが，現在は用いられない．

円形肺炎 round pneumonia

■一部の肺炎は胸部単純X線で**球形**を呈し，ほとんどが小児で認められる．
■円形肺炎は**肺の後方領域**，おもに**下葉**に生じる．
■原因菌としてはインフルエンザ菌（*Haemophilus influenzae*），レンサ球菌（*Streptococcus*）属，肺炎球菌（*Pneumococcus*）がある．
■円形肺炎は腫瘤性病変と間違われることがあるが，肺の画像所見にあわせて感染症状が存在すること，小児では肺腫瘍は少ないことが鑑別点となる（図9-6）．

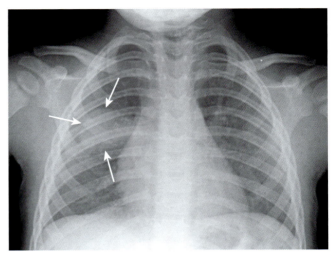

図9-6　円形肺炎　右中肺野に軟部組織濃度を認め，円形を呈する（白矢印）．本症例は10か月の小児であり，咳嗽と発熱を認めていた．円形肺炎として特徴的な所見であり，特に小児で認められる．原因菌としてはインフルエンザ菌，レンサ球菌属，肺炎球菌がある．

空洞形成性肺炎 cavitary pneumonia

■空洞形成性肺炎の原因となる典型的な原因菌として結核菌（*Mycobacterium tuberculosis*）が挙げられる．結核については5章で説明されている．

➡ 空洞形成は**二次結核**（再発結核）で多く認められるが，**初感染結核**ではまれである．空洞は多くの場合，上葉に形成され，両側性で**壁は薄く，内縁はスムーズで液体は含まない**（図9-7）．経気道進展（一方の上葉から対側下葉へ，もしくはその他の葉へ，など）が認められた場合には，**結核感染**を考えさせる．

■その他の空洞形成を生じる原因菌：
- ブドウ球菌性肺炎では，"**気瘤**（pneumatocele）"とよばれる壁の薄い空洞を形成する．
- 空洞形成を示すその他の原因菌として，**レンサ球菌性肺炎，クレブシエラ**（*Klebsiella*）**肺炎，コクシジオイデス真菌症**が挙げられる．

誤嚥性肺炎 aspiration pneumonia

■異物の誤嚥の原因は数多く存在し，神経疾患（脳血管障害や外傷による脳損傷），意識状態の変化（麻酔や薬物の過剰投与），胃食道逆流，頭部や頸部の術後状態などがある．
■誤嚥性肺炎は重力に従い，**肺の中で最も低位の部分に生じる**．
- 患者が立位・坐位の場合には，ほとんど**下葉**が最も低位となる．**右側**のほうが左側よりも**誤嚥性肺炎**の病巣とな

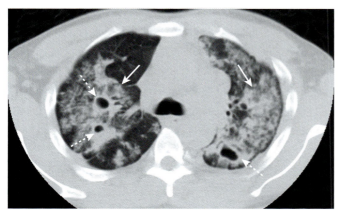

図 9-7 空洞形成性肺炎 上葉レベルの単純 CT では，両側性に肺胞性病変が認められ（白矢印），複数の空洞を示す透亮像を内部に含んでいる（点線白矢印）．空洞性病変に液面形成は認めない．上葉の空洞形成性肺炎は，他の疾患とわかっていないならば結核を強く疑う．本症例は二次結核（再感染結核）であった．

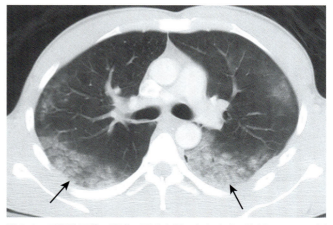

図 9-8 両側肺下葉の誤嚥 誤嚥を起こした患者の胸部 CT で，両側肺下葉の肺胞性病変が認められる（黒矢印）．誤嚥ではふつう重力方向に対し最低位に相当する肺野が侵される．立位（もしくは坐位）では下葉が侵され，背臥位では下葉の上区もしくは上葉の背側部分が最も侵されやすい．水もしくは中和された胃酸の誤嚥は通常 24〜48 時間で改善するが，誤嚥した量にも依存する．

りやすく，これは右主気管支が左側よりも直線的で径が太いためである．
- 患者が**臥位**の場合には，誤嚥性肺炎は**下葉の上区，上葉の背側部分**に生じる．
- **急性の誤嚥**の場合には，単純 X 線では**肺胞性病変の所見**となる．
  - 病変部位に加え急に出現すること，患者が誤嚥しやすい状態であることなどが誤嚥性肺炎を診断する手がかりとなる（図 9-8）．

 各種の誤嚥のタイプを理解しよう（表 9-3）

■ 何を誤嚥したか，それによって臨床的そして放射線学的に誤嚥は 3 種類に分けられる．
- 無刺激の（中和された）**胃液**もしくは**水**
  - 感染性の物質が含まれていないことから，厳密にはこれは肺炎ではない．肺水腫と同じように 1 日か 2 日で**吸収されて改善**する．
- 肺炎の原因菌となる**微生物の誤嚥**
  - われわれは口腔咽頭内の**正常細菌叢に存在する夥しい数の微生物を常に誤嚥している**．そのため免疫不全患者や高齢者，衰弱した患者，肺に何らかの基礎疾患が存在している患者では，肺炎に発展する．
  - 通常はバクテロイデス（*Bacteroides*）などの嫌気性菌が原因菌となる．**下葉に肺胞性病変を生じ，高頻度に空洞化する．改善するには数か月を要する．**
- 中和されていない**胃酸**の誤嚥（Mendelson 症候群）
  - 大量の中和されていない胃酸を誤嚥した場合，**化学性肺炎**を起こし，罹患肺は肺胞性病変や**肺水腫**を呈する．数時間以内に発症し，改善するのに数日からそれ以上を要する．また，化学性肺炎では**二次性の感染**を合併しやすい．

表 9-3 誤嚥急性期の 3 種類のパターン

誤嚥のパターン	特徴
無刺激性の胃酸もしくは水	急に出現し，迅速に改善する．重力方向で最低位の肺野領域を冒す肺胞性病変；肺炎とは異なる
感染性誤嚥物（誤嚥性肺炎）	通常は下葉に生じ，高頻度に空洞形成を伴い，改善に数か月を要する
中和されていない胃酸（化学性肺炎）	重力方向で最低位の肺野領域に急速に出現し，高頻度に二次感染を起こす

限局性肺炎 localizing pneumonia

■ どの肺葉が肺炎に罹患しているか否かにかかわらず，抗菌薬は肺のすべての肺葉に分布することは事実だが，肺炎の部位は原因菌（たとえば上葉であれば結核菌を考慮することになる）と関連している病態（下葉であれば繰り返す誤嚥を考える）の推定に役立つ．

■ 病変部位の同定には，**正面像と側面像のように互いに 90°方向ずらした 2 方向（直角方向）の単純 X 線を撮影する方法**が最も適している．CT を撮像することで，より詳細な病変の局在と特徴をとらえることが可能となり，胸水や単純 X 線ではみえないような小さな空洞などの付随所見が描出できる．

■ 重篤な患者や高度に衰弱した患者では，ベッドサイドでのポータブル撮影を余儀なくされることがあり，そのような

時には正面像だけしか撮影できないことがある．とはいっても，肺構造のどの辺縁が不明瞭化しているかを観察することで，**正面像のみでも肺炎像の病変部位は多くの場合に診断可能**である（シルエットサインなど）（表9-4）．

■ **シルエットサイン**（5章の肺胞性病変の特徴を参照）
- たとえば放射線学的に同じ**濃度の2つの物質が互いに接していたならば，その辺縁は消失してしまう**ことになる（図9-2参照）．シルエットサインは，胸部だけでなく身体全体において病変部位の同定と組織の性質を特定するのに役立つ．

🔜 脊椎サイン（spine sign）（図9-9）

- 正常の胸部単純X線側面像で，**胸椎の濃度を肩から横隔膜へと観察**していくと，次第に暗く（黒く）なっていく．

表9-4 胸部単純X線正面像でシルエットサインを利用する

みえなくなっている構造	病変の部位
上行大動脈	右肺上葉
心右縁	右肺中葉
右横隔膜	右肺下葉
下行大動脈	左肺上葉もしくは下葉
心左縁	左肺上葉舌区
左横隔膜	左肺下葉

- これは，正常では肩周囲でX線がより多くの組織（より多くの骨，筋肉）を透過しなければならないためである．横隔膜直上では心臓と含気肺のみしかないのである．
- 下葉の背側領域に軟部組織濃度や水濃度を呈する病変が存在していると，X線はその新たに追加された病変に吸収されるため，**椎体は後部肋骨横隔膜角直上で"白く"なる（濃度が上昇する）**．
  - これは"**脊椎サイン**"とよばれ，肺内病変の位置を同定するための1つの方法となる．
■ 下葉の病変は，**患側の横隔膜の最高点よりも下のレベルに存在する場合，正面像では同定することは困難**である．そのため**脊椎サインは下葉の肺炎など，正面像ではみえない肺下葉の病変の存在を指摘することに有用**である．
■ 図9-10は，胸部単純X線正面像における大葉性肺炎の特徴的な画像所見である．

肺炎はどのように治癒するか

■ 原因菌が感受性を有する抗菌薬が投与された場合，特に肺炎球菌性肺炎では2〜3日で肺炎は治癒する．
■ ほとんどの肺炎は典型的には**内部**から，数日〜数週間かけて徐々に斑状になり消失（空胞化 vacuolize）していく（図9-11）．
■ もし肺炎が数週間経過しても**改善しない場合**には，何らかの**気道を閉塞する病変**（たとえば腫瘍など）の存在を考慮す

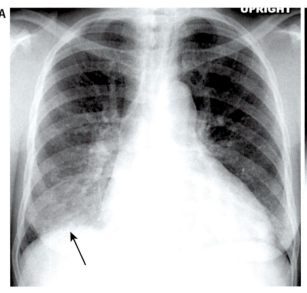
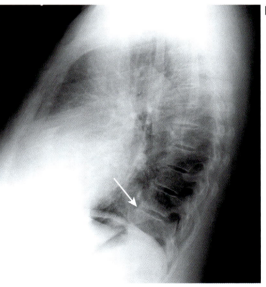

図9-9 脊椎サイン 胸部単純X線正面像と側面像．側面像（**B**）で右肺下葉（白矢印）に肺胞性病変を認めるが，正面像ではすぐに指摘することは困難である．よくみれば正面像（**A**）で右肺下葉の肺炎像に気づくことができる（黒矢印）．正常では側面像を頸部から横隔膜に向かって順に観察していくと，胸椎は次第に"黒く"なっていく．これは，X線が通過する組織の量が，肩周囲よりも横隔膜直上でより少ないためである（図3-3参照）．この症例では，右肺下葉の肺炎像が側面像において下位胸椎と重なり（白矢印），横隔膜直上で胸椎をより"白く"（濃く）させている．これが脊椎サインである．

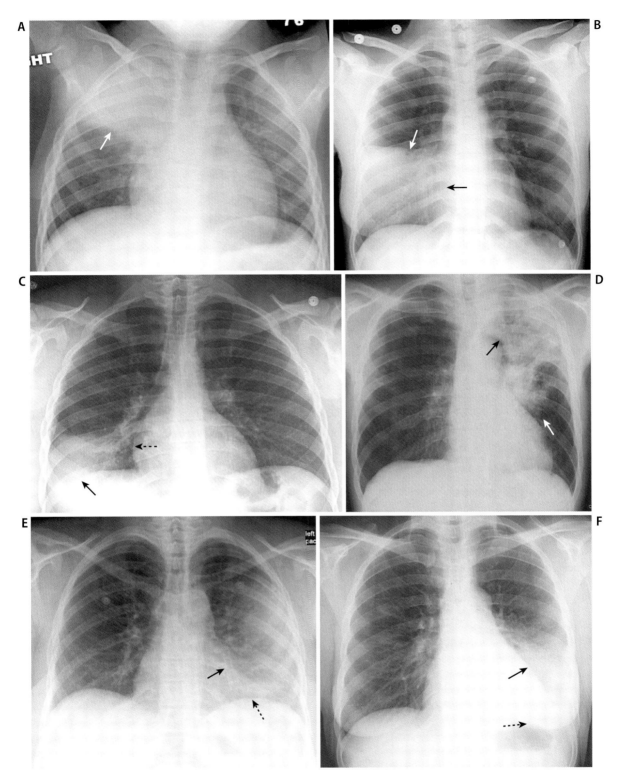

図 9-10　大葉性肺炎の画像
A：右肺上葉の大葉性肺炎．病変により上行大動脈のラインが不明瞭化している（シルエットサイン）．小葉間裂に接している部分では，境界が明瞭となっている（白矢印）．
B：右肺中葉の大葉性肺炎．病変により心右縁が不明瞭化している（黒矢印）．小葉間裂に接している部分では，境界が明瞭となっている（白矢印）．
C：右肺下葉の大葉性肺炎．病変により右横隔膜陰影が不明瞭化している（黒矢印）．心右縁は保たれている（点線黒矢印）．
D：左肺上葉の大葉性肺炎．病変の辺縁は不明瞭であり（白矢印），大動脈弓部の輪郭が不明瞭化している（黒矢印）．
E：舌区の大葉性肺炎．病変により心左縁が不明瞭化している（黒矢印）が，左横隔膜は保たれている（点線黒矢印）．
F：左肺下葉の大葉性肺炎．病変により左横隔膜が不明瞭化している（点線黒矢印）が，心左縁は保たれている（黒矢印）．

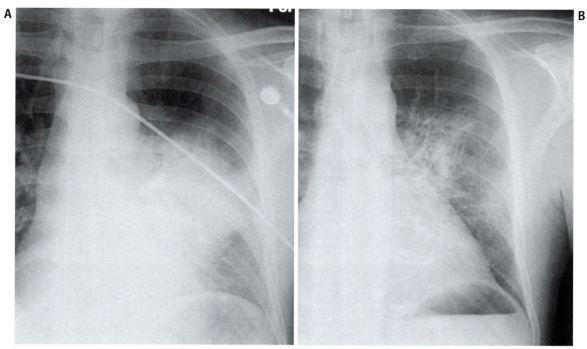

図 9-11　肺炎の治癒過程　肺炎球菌性肺炎のような肺炎では，投与された抗菌薬に原因菌が感受性を有する場合，2～3 日で治癒する．ほとんどの肺炎では，この 4 日間の間隔をあけて撮影された 2 枚の単純 X 線（**A, B**）にみられる左肺上葉のように，典型的には内部から空気が入り込み，数日～数週間かけて徐々に斑状陰影に変化しつつ消失していく．もし肺炎が数週間経過しても改善しない場合には，何らかの気道を閉塞させる病変（たとえば腫瘍など）の存在を考慮すべきであり，その病変によって肺からの適切なドレナージが阻害されている可能性がある．

べきであり，その病変によって肺からの適切な排気・排液が阻害されているのではないかと疑うべきである．胸部 CT は，閉塞性病変の評価に役立つ．

🏠 TAKE-HOME POINT：肺炎をみつけよう

- ☑ 正常肺に囲まれた肺炎像は周囲よりも濃度が高く，その辺縁は胸膜に接する部分を除いては不明瞭である：濃度は均一であることが多い：気管支透亮像を伴う：無気肺を合併することもある．

- ☑ 異なる原因菌が同じような肺炎像を呈するものの，いくつかの所見は特定の原因菌を強く疑わせる．

- ☑ **大葉性肺炎**（典型例：肺炎球菌性肺炎）では，均一な濃度で，肺葉のほとんどもしくは全体を侵し，中枢側（肺門側）には気管支透亮像を伴い，シルエットサインを認める．

- ☑ **区域性肺炎**（典型例：ブドウ球菌性肺炎）は，複数の病巣を形成し，気管支透亮像を伴わず，容量減少を伴う．これは気管支内も炎症性滲出液で満たされているためである．

- ☑ **間質性肺炎**（典型例：ウイルス性肺炎・ニューモシスチス肺炎）は，気道壁と肺胞隔壁を侵し，特に病初期では肺野の細かい網状陰影を呈する．後期には肺胞性病変を呈する．

- ☑ **円形肺炎**（典型例：ヘモフィルス属）は通常，小児の下葉背側に認められ，腫瘤と類似した所見を呈するが，小児では肺腫瘍はまれであることが円形肺炎の診断の手がかりとなる．

- ☑ **空洞形成性肺炎**（典型例：結核）では，その特徴として肺の壊死に伴い空洞が形成される：二次結核では通常，上葉が侵される：経気道的に散布され，対側肺の下葉や同側肺の他の肺葉へと病変が進展する．

- ☑ **誤嚥**では，誤嚥したときの重力方向に従い最低位の肺領域を侵し，通常では下葉や上葉の背側領域が侵される：誤嚥物が刺激の少ない物質であれば速やかに改善するが，感染を合併したり，誤嚥物質の排泄に数か月を要したりすることもあり，化学性肺炎が生じた場合には治癒に数週間を要する．

- ☑ 肺炎像は，シルエットサインと脊椎サインが病変位置の同定の一助となる．

- ☑ 肺炎像は，もともと存在した浸潤像内部に新たな含気腔が出現し（空胞化），斑状影となり"消失"していくことが多い．

CHAPTER 10

気胸，気縦隔，心囊気腫，皮下気腫をみつけよう

気胸をみつけよう

- 気胸（pneumothorax）は，胸膜腔に空気が侵入した場合に生じる．
  - 正常では，胸膜腔は陰圧であるが，胸膜腔内圧が上昇し，肺胞内圧よりも高くなると肺はつぶれてくる．
  - 壁側胸膜は胸壁内面から離れず，臓側胸膜はつぶれた肺とともに肺門方向へと移動する．
    - 臓側胸膜は肺内の空気と胸膜腔内の空気との間に，薄い，白い線として認められ，肺の外側縁をつくり，気胸の存在を表している．みえるようになった臓側胸膜は**臓側胸膜白線**（visceral pleural white line），もしくは単に**臓側胸膜線**（visceral pleural line）とよばれる．

➡ **気胸を診断するには，臓側胸膜線（図 10-1）を同定することが重要である**

- 肺がつぶれても，肺の本来の形態は比較的保たれ，臓側胸膜線の曲線は胸壁の曲線と平行になる．つまり，臓側胸膜線は胸壁に向かって凸になる（図 10-2）．
  - 気胸に類似する他のほとんどの病態では，胸壁との空間的にこのような位置関係になることはない．
- 必ずではないが，ふつうは臓側胸膜の外側（末梢）には肺野構造は認められない．

⚠ **ピットフォール**：気胸が存在する場合でも，臓側胸膜は，全体にわたることはないものの部分的には壁側胸膜に癒着していることがある．この場合，肺野は胸壁まで続いているため，単純X線で臓側胸膜の腹側もしくは背側に気胸腔を通して肺野構造がみえることがあり，気胸を見逃してしまうことがある（図 10-3）．
  - 肺野が認められないだけでは気胸の診断には十分とはいえない．また，肺野が臓側胸膜よりも末梢に認められる

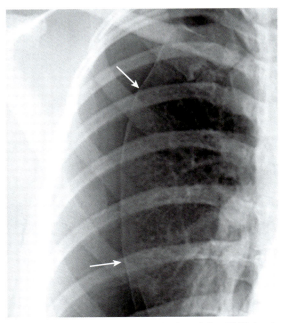

図 10-1 気胸における臓側胸膜線 気胸を確実に診断するためには，臓側胸膜線を同定しなければならない（白矢印）．臓側胸膜および壁側胸膜は近接する胸壁に密着しているために，正常では確認できない．胸膜腔に空気が入り込むと，肺がつぶれるとともに臓側胸膜は肺門方向へ移動し，胸膜の内外に存在する空気により臓側胸膜が非常に細い白線として認められるようになる．気胸に伴って描出された肺の輪郭の曲線が隣接する胸壁に平行であることに注意せよ．

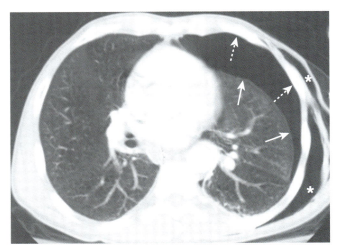

図 10-2 気胸のCT像 肺がつぶれても，肺自体の形態は保たれ，臓側胸膜の曲線（白矢印）と胸壁（点線白矢印）は平行となる．これは気胸以外の疾患で生じる紛らわしいアーチファクトとの重要な鑑別点である．無気肺に陥った肺は空気を含んでいるために透亮像として認められるが，肺の虚脱が進行するにつれて，肺のほとんどすべての容積がなくなり，画像上は濃度上昇域として指摘できる程度まで完全に虚脱していく．本症例では皮下気腫が左側胸壁に認められている（白星印）．この患者は友人に刺されて気胸を発症した．

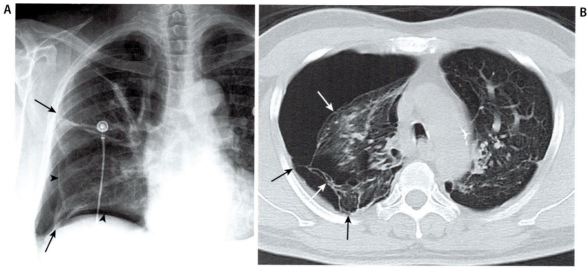

図10-3 **胸膜癒着（pleural adhesion）を伴った気胸**　胸膜癒着が存在した場合，胸部単純X線正面像で臓側胸膜線の外側に肺野構造が認められる．**A**では気胸（黒矢頭）に胸膜癒着（黒矢印）を合併しており，これにより肺が虚脱しないでいる．CT像（**B**）では，部分的に虚脱した肺（白矢印）が壁側胸膜に癒着（黒矢印）していることがわかる．

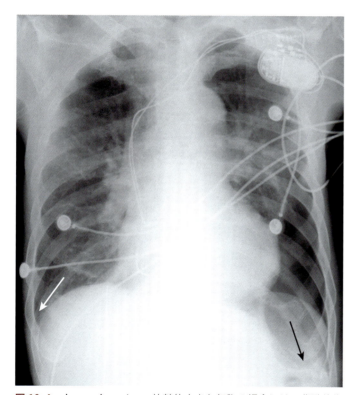

図10-4 **deep sulcus sign**　比較的大きな気胸の場合には，背臥位像で，胸腔の前方と下方に空気貯留が認められ，これによって肋骨横隔膜角が下方へと進展し，同時に肋骨横隔膜溝の透過性も亢進する（黒矢印）．これはdeep sulcus signとよばれ，背臥位の胸部単純X線で気胸を示すサインである．左側の肋骨横隔膜角が右（白矢印）に比べて低いことに注目せよ．

BOX 10-1　気胸をみつけよう：探すべき所見

- 臓側胸膜線がみえているか？──診断に不可欠な所見
- 胸壁の輪郭に平行な，臓側胸膜線に凸の曲線
- 臓側胸膜線より末梢の，肺野構造の消失（ほとんどで認められる）
- 臥位像で認められる，肋骨横隔膜角が下方へと偏位するdeep sulcus sign
- 胸膜腔に認められる液面の存在

からといって，それを気胸の可能性を否定する十分な根拠とすることもできない．

■ 胸膜腔での**液面（air-fluid interface）の存在**は，気胸が存在する証拠となる（図8-16参照）．
　● 水気胸（hydropneumothorax）をさらに理解するには，8章を参照されたい．

■ 背臥位では，比較的大量の気胸が存在した場合，胸腔内の前方にも後方にも空気が貯留し，**肋骨横隔膜溝（costophrenic sulcus）が下方まで進展する**と，肋骨横隔膜溝の濃度がさらに低下して気胸が明らかとなる．これは"**deep sulcus sign**"とよばれ，背臥位で撮影された胸部単純X線において気胸の存在を示す証拠となる（図10-4）．

■ BOX 10-1に気胸の所見をとらえるためのkey signをまとめた．

気胸と読みすぎてしまいがちなピットフォールを知ろう

■ 気胸と誤診してしまういくつかのピットフォールを以下に列挙した．

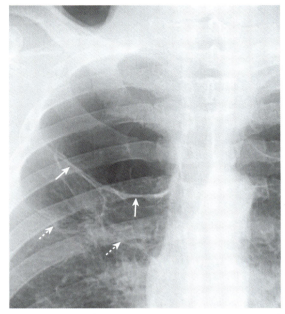

図 10-5　右肺上葉のブラ　右肺上葉の拡大像において，細く白い線状陰影（白矢印）が認められ，その末梢には肺野構造も認められない．しかし気胸で認められる臓側胸膜線とは異なり，この白線は胸壁とは反対側に凸であり，胸壁の曲線と平行でもない．これは肺気腫の患者に認められる古典的なブラの所見である．ブラに対し誤って胸腔ドレーンを挿入すると，多くの場合に難治性気胸を起こすため，気胸とブラを鑑別することはきわめて重要である．この症例では複数のブラの壁が認められる（点線白矢印）．まれではあるが，片側肺野構造全体がみえなくなるくらいブラが巨大化することがある（vanishing lung syndrome）．

⚠ ピットフォール1：
肺野構造の消失を気胸と間違える

- 単に肺野構造がみえないだけでは，気胸と診断する根拠として十分ではない．気胸以外に片側性に肺野がみえなくなる疾患が存在する．
- 以下の疾患がそれらに該当する．
  - 肺のブラ（図10-5）
  - 肺の大きな囊胞
  - 肺塞栓症（pulmonary embolism）でも肺血流の低下により，視認できる肺野血管構造の数が部分的に減少する（血流減少に伴うWestermark sign）（→14章参照）．
- 上記の疾患は通常，胸腔ドレーン挿入を含めた治療をする必要はない．特に，**ブラに胸腔ドレーンを挿入すると難治性の気胸を生じかねない**．
- 解決法：ピットフォールを回避するには，臓側胸膜線であると判断した構造の輪郭を注意深く観察することである．ブラの輪郭とは異なり，**臓側胸膜線は胸壁のほうへ突出しており，胸壁の曲線と平行になっている**（図10-6）ことに着目する．

⚠ ピットフォール2：
皮膚の皺（skin fold）を気胸と間違える

- 患者が直接にX線カセット（臥位でのポータブル撮影の場合など）に横たわると，**患者の皮膚の皺が患者の背中とカセットの間にはさみ込まれてしまう**．
- そのため，ちょうど気胸でみられるような，**胸壁と平行に走る臓側胸膜線と紛らわしい陰影ができてしまう**（図10-7）．
- 解決法：細く白い臓側胸膜線とは異なり，**皮膚の皺によってできた陰影は比較的厚く，白い帯状の陰影となる**ことに着目．

⚠ ピットフォール3：
肩甲骨の内側縁を気胸と間違える

- 通常は，患者は立位で胸部単純X線を撮影する際に，肩甲骨が胸郭肋骨縁の外側へ引っ張られるような体位を取らされる．これにより肩甲骨の内側縁が肺野に重ならなくなる．
- 背臥位で撮影された単純X線では，**肩甲骨の内側縁が上葉に重なり，気胸で認められる臓側胸膜線と紛らわしくなってしまう**（図10-8）．
- 解決法：臓側胸膜線と考えられる線状陰影を認めたときには，気胸と診断する前に同側の**肩甲骨の外縁を追って，肩甲骨の内側縁が気胸の陰影ではないことを確認する**こと．

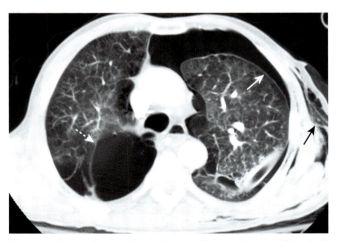

図 10-6　右側のブラと左側の気胸　この胸部CT像では，ブラと気胸の違いが確認できる．右側ではブラがあり，円形の囊胞状の透亮像が認められる（点線白矢印）．左側では気胸がみられ，胸壁の曲線に平行な凸型を呈する（白矢印）．この症例では左側に皮下気腫も認める（黒矢印）．

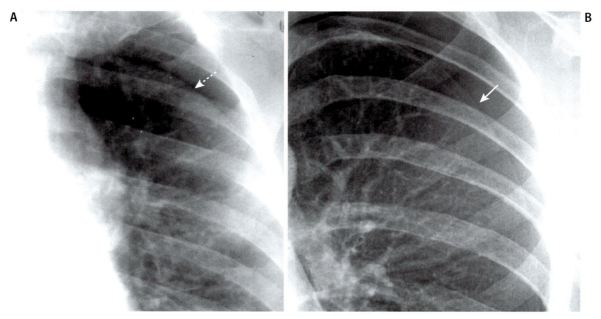

図 10-7 気胸と紛らわしい皮膚の皺と真の気胸 背臥位でポータブル撮影を施行する場合などで，患者がX線カセットの上に直接横になると，患者の皮膚が背中とカセット表面との間に空気を閉じ込めてしまうことがある．すると，気胸と同じような位置に線状影(点線白矢印)が生じ，実際に胸壁と平行に走行することもあり，ちょうど気胸に類似した所見を呈してしまう(**A**)．別な症例(**B**)での気胸でみられるような臓側胸膜線を表す細い白線(実線白矢印)とは異なり，皮膚の皺では比較的厚く白い帯状の陰影となる．皮膚の皺の場合は"縁(edge)"であり，臓側胸膜の場合は"線状(line)陰影"である．

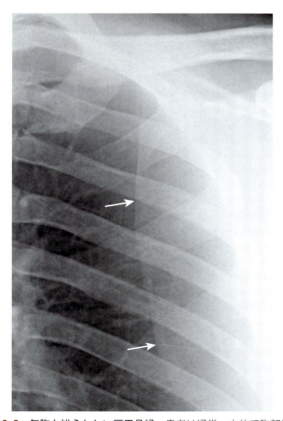

図 10-8 気胸と紛らわしい肩甲骨縁 患者は通常，立位で胸部単純X線を撮影される際には，肩甲骨の内側縁は外側へ引っ張られて胸郭肋骨縁に重ならないような体位をとらされるため，肩甲骨と肺野が重なって濃度上昇を生じる可能性は低い．しかし，背臥位で撮影された単純X線では，肩甲骨の内側縁(白矢印)は高頻度に上肺野と重なり，気胸で認められる臓側胸膜線と紛らわしい．気胸と診断する前に，まず，気胸と思っている線状陰影とは別に肩甲骨の内側縁がみえることを確かめよう．

気胸の種類

■ 気胸は，正常の肺に生じる**一次性**(たとえば**特発性**)と，病的な肺(たとえば**肺気腫**)に生じる**二次性**とに分類される．
■ また，気胸は**心臓**や**気管**など縦隔の**可動性構造**が偏位しているかどうかでも分類される．
- **単純性気胸**—ふつう縦隔構造の偏位はない(図 10-9)
- **緊張性気胸**—しばしば縦隔構造は気胸と反対側に偏位し，**心肺機能障害**をきたす(図 10-10)．
  - 胸膜腔側への一方向だけの(チェックバルブによる)空気漏出の状態になると，心臓と縦隔構造は気胸側から**離れる方向へ偏位する**．空気は壁側胸膜や臓側胸膜もしくは気管支の裂け目から胸膜腔へ入り込む．
  - 持続的な胸腔内圧の上昇は，心臓への静脈血還流を減少させ，**心肺機能障害**を引き起こす．
  - 気胸と反対側へ縦隔構造が偏位するのに伴い，**横隔膜の反転**(特に左側)が起こり，緊張性気胸側の**心陰影の輪郭も平坦**になる．
■ 緊張性気胸では縦隔構造が気胸側から反対側へ**偏位する**．単純性気胸では縦隔構造の偏位は生じない．縦隔構造や心臓が気胸側へ偏位することは絶対にない．
■ よく"気胸の大きさはどのくらいか？"という質問が繰り返されているが，臨床上の問題は"その患者の気胸には胸腔ドレーンチューブ挿入が必要か？"ということである．その答えはBOX 10-2にまとめてある．

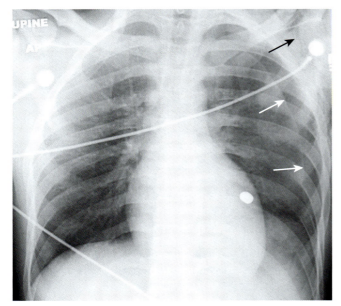

図10-9　偏位を伴わない単純性気胸　心臓や気管の右方偏位を伴わない，大きな左側の気胸を認める（白矢印）．皮下気腫が左肩周囲にみられる（黒矢印）．諸君はなぜこのような所見があるか理由はみつけただろうか．そう，心臓に重なる銃弾がその理由である（CTでは心臓の背側の左下葉にある）．

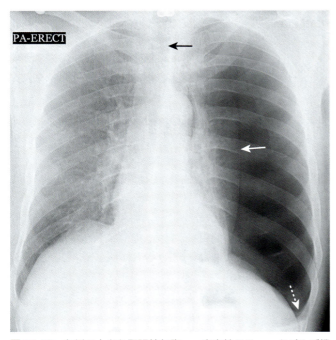

図10-10　左側の大きな緊張性気胸　一方向性のチェックバルブ機構により，胸膜腔へ空気が進行性に漏出し，これによって心臓と縦隔構造が気胸と反対方向へ偏位してくる．そして，心臓への静脈還流が減少するために心肺機能障害が生じる．自然気胸である本症例では，左肺はほぼ全体がつぶれ（白矢印），気管（黒矢印）と心臓が右側へ偏位している．左横隔膜は左胸腔内圧の上昇に伴い下方に偏位している（点線白矢印）．

BOX 10-2　気胸の大きさはどのくらいか？

- 気胸の実際の大きさは，単純X線で計測することは難しく，CTのほうが有用である．
- 気胸の大きさと臨床的な重症度は相関に乏しい．
- 2 cmの法則：肺尖部で肺の辺縁と胸壁との距離が2 cm以下であれば，胸腔ドレーン挿入は通常は必要ない．距離が2 cm以上であれば，通常は胸腔ドレーン挿入が必要である．
- 胸腔ドレーン挿入が必要かどうかを判断するためには，患者の状態を評価することが最も重要である．

気胸の原因

■特発性（spontaneous）
- 特発性気胸は気胸の原因として多く，しばしば肺尖部の胸膜下ブレブ（bleb）もしくはブラ（bulla）が破裂することで発症する．20～40歳台の背の高いやせ型の男性に起こるのが特徴的である．

■外傷性（traumatic）
- 気胸も原因として最も多く，偶然に，もしくは医原性に起こる．
  - 刺傷などの胸壁を貫通する創傷が原因で発症する．
  - 自動車事故などによる気管支破裂でも生じる．
  - 医原性には，経気管支的生検の後などに生じる．

■肺のコンプライアンスを減少させる疾患
- 慢性線維性疾患（例：好酸球性肉芽腫）

■肺を硬化させる疾患（例：小児の肺硝子膜症）

■肺胞や細気管支の破裂（例：気管支喘息）

気胸を診断する他の方法

■胸部CT
- 今日では，臨床的に気胸を強く疑うけれども，単純X線で気胸が描出されない症例に対しては，胸部単純X線の呼気位撮影や側臥位像に代わって胸部CTが撮像される．**CTでは胸膜腔内の非常に少量の空気も検出することが可能である**（図10-11）．

■胸部単純X線の呼気時撮影（expiratory chest X-ray）
- 正常では，呼気時に肺容積は減少するが，気胸では小さくはならない．最大呼気位で撮影すると，吸気位ではみえない気胸がみえるようになる．現状では，気胸を検出するために呼気時撮影の施行はもはや推奨されていない．

■胸部単純X線の側臥位像（decubitus chest X-ray）
- 空気は高位へと移動するため，患側を上にして，X線を水平方向（床に水平に）に照射して撮影された胸部単純X線の側臥位像により，背臥位では指摘できない小さな気胸も指摘することができる．この方法は小児で気胸を検出する際にも有用である．

■胸部の穿通外傷では，初回の単純X線では気胸が認められ

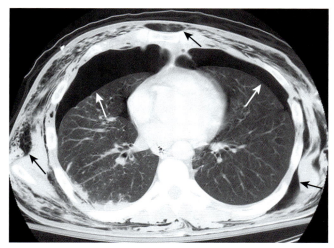

図10-11 両側の気胸 単純X線が気胸を診断する際に第一選択となる検査法であるが，小さな気胸は胸部CTでしか検出できないこともある．この症例は両側に気胸を認める（白矢印）．空気は高い部位へと上昇する（患者はCT装置の中で背臥位になっているため）．広範囲な皮下気腫も同時に認められており（黒矢印），これはすでに挿入されている胸腔ドレーンから"空気が漏れて"いるためである．

なかった患者に対し，6時間後に単純X線が撮影される（delayed film）．これは，時間をあけることによって外傷性気胸が描出されることがあるからである．

間質性肺気腫 pulmonary interstitial emphysema（PIE）

- 肺胞内圧もしくは肺胞容積が十分に上昇した場合，**肺胞が破裂し肺胞外へ空気が漏出する**．
- 肺胞外へ漏出した空気は2つの経路のどちらかを通る．
  - もし肺胞が胸膜面に近ければ，**空気は胸膜腔へ漏出し気胸を起こす**．
  - もう1つの経路として，空気が肺の気管支血管束から逆行して縦隔に沿って広がると，頸部へ，そして胸腹部の皮下組織へと広がる．空気は最終的に腹部へ，そして後腹膜腔へと進展する．
  - 空気は，胸膜腔への経路と，気管支血管鞘から逆行性に**肺門領域へ進展する経路の双方を同時にとることもある**．
- 肺門部へ逆行性に進展する空気は，肺の血管周囲の結合組織に沿って進展する．これらは気管支血管鞘に入り込むように逆行性に肺門部領域へ向かって進展する，肺胞外の小さな気腔の集合体を形成する．肺間質のネットワークに限局して進展する場合には，**間質性肺気腫**（pulmonary interstitial emphysema：PIE＊）もしくは**血管周囲間質性肺気腫**（perivascular interstitial emphysema：PIE）といわれる．

＊【訳注】"PIE"と略される疾患は以下のようにいくつかあり，混同しないよう注意が必要である．pulmonary inter-

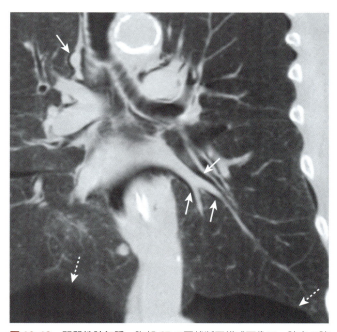

図10-12 間質性肺気腫 胸部CTの冠状断再構成画像で，肺内の肺動脈（白い分枝状構造）の周囲に空気（白矢印）が認められる．これらの空気は，気管支喘息の患者で肺胞が破裂し，肺門部へ逆行性に進展したものであり，縦隔気腫と皮下気腫も伴っている．本症例では横隔膜直上に両側性の気胸も認められる（点線白矢印）．

stitial edema（間質性肺水腫）（最も一般的な略語），pulmonary interstitial emphysema（間質性肺気腫），pulmonary infiltrates with eosinophilia（好酸球増加症に伴う肺浸潤性病変）．

- 小児や若年成人では結合組織が緩いため，**間質性肺気腫は40歳以下に好発**する．
- 人工呼吸器による機械換気補助下では，**間質性肺気腫に進展するリスクが高くなる**．間質性肺気腫の存在は，数時間から数日以内に**気胸が発症するリスクの予兆**でもある．
- 肺胞内圧の上昇と肺胞破裂を引き起こす他の原因としては，気管支喘息と気圧外傷が挙げられる．
- 空気貯留の量が少ないうえに，合併疾患によって間質に貯留した空気が不明瞭化するため，通常は**単純X線では間質性肺気腫は認識できない**．しかしながら，胸部CTではより明瞭に描出することができる（図10-12）．

気縦隔をみつけよう

- 間質性肺気腫の患者のおよそ3人に1人は気縦隔（pneumomediastinum）を発症する（さらに4人に3人以上は気胸となる）．肺胞内圧が上昇すると，空気は気管支血管束に沿って広がり縦隔まで達すると，縦隔気腫が生じる．
- **空気を内腔に含んだ縦隔臓器**（食道もしくは気管・気管支）

の穿孔でも気縦隔を発症する．
- Boerhaave症候群では，嘔吐などにより食道内圧が上昇し，**食道遠位部**（通常は左後側壁）**が破裂**する．

- 気管・気管支の破裂は外傷により二次性に発生することが最も多いが，気管内挿管による気管損傷のような**医原性損傷**，穿通性の外傷などによる**偶発性損傷**，高度の鈍的外傷などのような外傷でも発生する．

気縦隔の画像所見

- 白く，細い線状陰影を伴う線状の細い透亮像が，心左縁に平行に認められる．
- 線状の空気が大血管（大動脈，上大静脈，頸動脈）を縁取る．
- 上位胸椎に平行な線状の空気が頸部へと進展し，食道と気管を取り囲む（図10-13）．
- continuous diaphragm sign：気縦隔では，**心臓の下で横隔膜の中心部分を空気が縁取っている**ため，横隔膜上縁が左右で分かれずに，片方の胸壁からもう片方の胸壁まで連続して認められる（図10-14）．

心嚢気腫をみつけよう

■ 心嚢気腫（pneumopericardium）は通常，**心膜が直接的に穿通性の損傷を受ける**ことで発症し，医原性（心臓手術）でも事故（穿通性外傷）でも発症する．心嚢気腫は成人よりも**小児でより多く**認められ，肺硝子膜症の新生児でも認められる．

■ 手術により心膜が切開され，胸膜腔と心膜腔が外科的に開窓されていないかぎり，**胸膜腔から心膜腔へ空気が迷入することはまれ**である．

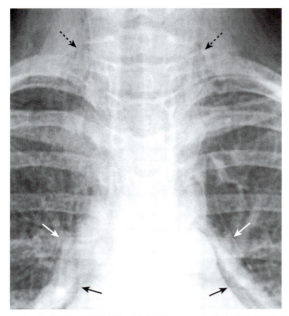

図10-13 気縦隔，心嚢気腫，皮下気腫 この気管支喘息患者では，肺胞が破裂して肺間質性気腫が形成され，特発性縦隔気腫を発症したと考えられる．空気は肺門に沿って縦隔へ進展し，頸部へと連続する線状の低濃度域としてみえる（白矢印）．頸部では，皮下気腫がみられる（点線黒矢印）．成人では，心膜に穴が開いている状態以外は，空気が心膜を通して直接心嚢内に入り込むことはふつうはない．本症例では心嚢気腫（黒矢印）もあることから，何らかの異常が存在すると考えられる．心膜腔が心膜の折り返し部位である大動脈と肺動脈のレベルより上方には進展していないが，縦隔はさらに頭側まで続いていることに注目せよ．

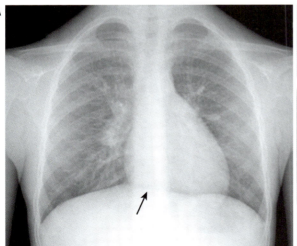 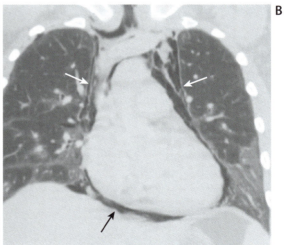

図10-14 気縦隔で認められるcontinuous diaphragm sign 気縦隔では，心臓の下で横隔膜中央部分を空気が縁取りし，単純X線で横隔膜の輪郭が途切れることはなく左右の胸壁から胸壁まで連続して認められる（**A**，黒矢印）．これはcontinuous diaphragm signとよばれている．正常では縦隔には空気がなく，しかも横隔膜の直上では心臓の軟部陰影が存在して横隔膜の中央部分の軟部陰影を消失させるため，横隔膜は中央部分でみえなくなる．別な症例の胸部CTの冠状断再構成画像（**B**）では，縦隔気腫が横隔膜の中央部分を縁取っている（黒矢印）．縦隔気腫は大血管よりも頭側へ進展していることにも注意せよ（白矢印）．

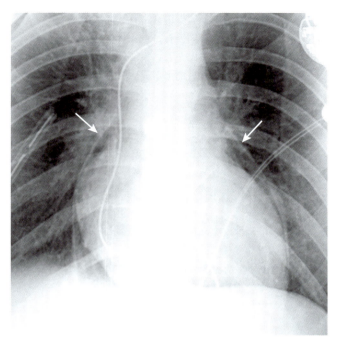
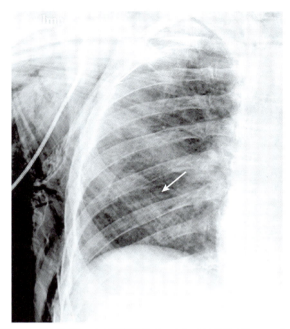

図10-15　**心囊気腫**　本症例では反復性の心囊液貯留に対して心膜開窓術が施行された．術後に心囊気腫が出現し，壁側心膜（白矢印）が心臓周囲の心囊腔に存在する空気により縁取られ，描出されている．空気が大動脈と肺動脈幹レベルの心膜翻転部よりも頭側に進展していないことに注目せよ．通常，心囊気腫は外傷による心膜への直接的な侵襲によって生じる．

図10-16　**皮下気腫**　空気は縦隔から，もしくは胸腔ドレーンチューブや胸壁の穿通性外傷を通して，頸部，胸壁，腹壁の皮下組織へと進展する．筋束を離開させるように空気が進展すると，肺野と重なる櫛の歯のような線状の特徴的な陰影となる（白矢印）．画像所見は派手だが，通常の場合，皮下気腫はそれだけで臨床的に重大な症状をきたすことはない．

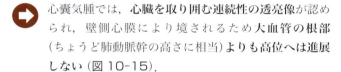　心囊気腫では，**心臓を取り囲む連続性の透亮像**が認められ，壁側心膜により境されるため**大血管の根部**（ちょうど肺動脈幹の高さに相当）**よりも高位へは進展しない**（図10-15）．

- それとは対照的に気縦隔では，大血管の根部よりも高位へと空気が進展する．

■ 通常，**心囊気腫の診断にはCTが必要となる**．

皮下気腫をみつけよう

■ 空気は，縦隔から，もしくは胸腔ドレーンチューブや胸壁の穿通性外傷などにより皮下組織に沿って，**頸部や胸壁，腹壁の皮下へと進展する**．

■ **空気が筋線維束を離開させるように進展していくと，櫛の歯のような線状の特徴的な形態**を示し，肺と重なると，単純X線で肺野を評価することが困難となる（図10-16）．

■ 画像的には派手な所見を呈するものの，**皮下気腫（subcutaneous emphysema）自体は通常，臨床的に重大な問題となることはない**．

■ 皮下に存在する空気の量により，空気が吸収されるまでに**数日から1週間程度かかる**．

TAKE-HOME POINT：気胸，気縦隔，心嚢気腫，皮下気腫をみつけよう

- ☑ 正常では，胸膜腔内に空気は存在しない．胸膜腔内に空気が存在する状態を**気胸**という．
- ☑ 気胸と診断するには，臓側胸膜の白い線状陰影を同定する必要がある．
- ☑ 気胸と間違えやすいピットフォールに注意しなければならない．ブラ，皮膚の皺，肩甲骨の内側縁である．
- ☑ 単純性気胸では心臓や縦隔の偏位を伴わない．多くの気胸は単純性気胸である．
- ☑ 緊張性気胸（通常は心肺機能障害を伴う）では，チェックバルブ機構によって胸膜腔内へ空気が入るが出ていけなくなるため，心臓と縦隔が気胸と反対側に偏位する．
- ☑ ほとんどの気胸は，偶発性でも特発性であっても，外傷が原因である．
- ☑ 胸部単純X線は気胸の大きさを判定するには向かない．CTのほうが適している．しかし，最も評価するべき事項は，患者の臨床症状である．
- ☑ 通常の立位胸部単純X線以外に気胸を診断する方法としては，呼気時撮影，側臥位撮影，時間をあけた後の撮影がある．CTは小さな気胸を検出する最も感度の高い画像診断法である．
- ☑ 自然気胸は，小さな肺尖部の胸膜直下ブラの破綻によって起こることが多い．若年男性に最も多い．
- ☑ **間質性肺気腫**は，肺胞内圧の上昇の結果として肺胞が破綻し，気管支血管束に沿って空気が肺門方向へ進展することで発症する．間質性肺気腫を単純X線で描出することは困難な場合が多い．
- ☑ **気縦隔**は，破綻した肺胞から縦隔へ空気が広がって発症する場合や，食道や気管などの内腔に空気が存在する臓器の穿孔により発症する場合がある．胸部単純X線正面像では，continuous diaphragm signを認める．
- ☑ **心嚢気腫**は通常，気縦隔が心膜腔内へ空気が進展するよりも，心膜の直接的な穿通性損傷が原因で発症することが多い．気縦隔との鑑別には困難が伴うが，心嚢気腫では大血管の根部を超えて頭側へは進展しないものの，縦隔気腫ではより頭側へ空気が進展する．
- ☑ 頸部および胸壁へ空気が広がると**皮下気腫**が生じる．単純X線では皮下気腫が肺野と重なるため，肺野の評価が困難となる．皮下気腫そのものは臨床的に重大ではなく，量にもよるが通常は数日で消失する．

CHAPTER 11

カテーテルとチューブの適正な位置と，起こりうる合併症を知ろう

- 重篤な患者や集中治療室（intensive care unit：ICU）に入室している患者は，頻回の胸部単純X線ポータブル撮影によって，多くの補助デバイス（assistive device）の位置や心肺機能の状態が評価される．
- 非常に状態の悪い患者でよく認められる疾患については他章でも紹介している（表11-1）．
- 本章では，ICU患者に挿入されている，多くのチューブ類やカテーテル，その他の補助デバイスが正しく（もしくは不正に）挿入（留置）されているか，そして，その挿入部位はどこかを評価するための実際的な方法を学習する．
- 多くの場合，胸部単純X線はこれらのデバイスを挿入した直後，もしくは挿入を試みた際に，挿入部位と予期せぬ合併症の有無を確認するために撮影される．
- そのため，それぞれのチューブやデバイスについて，以下のことを学ぶ必要がある．

表11-1 状態の悪い患者でよく認められる疾患

疾患	参照すべき章
急性呼吸窮迫症候群（ARDS）	13章
誤嚥	9章
無気肺	7章
うっ血性心不全（肺水腫）	13章
胸水	8章
気縦隔	10章
肺炎	9章
気胸	10章
肺塞栓症	12章

BOX 11-1 気管内チューブ

- チューブの先端は気管分岐部から約3〜5cm手前が望ましい．
- カフは気管内腔を押し広げて拡張させていない．
- これらのチューブは，しばしば右主気管支内もしくは右肺下葉気管支内に迷入しやすい．
- チューブの先端が頸部に位置していると，声帯損傷が生じる．

- なぜ，これらのデバイスが使用されるのか？
- デバイスやチューブの適正な位置はどこか？
- 留置位置が不良ではないか，デバイスの挿入によりどのような合併症が起こりうるか？

気管内チューブと気管カニューレ

気管内チューブ endotracheal tube

- 気管内チューブはどのような目的で使用されるのか？
  - 呼吸補助のため
  - 気道を確保して気道管理を行うため
  - 胃拡張の予防のため
  - 気管内吸引の直接的ルート確保のため
  - 投薬のため
- 気管内チューブの適正な位置（BOX 11-1）
  - 気管内チューブは通常，X線陽性のマーカーとなる線条（stripe）が入った，側孔の付いていない広径（約1cm）のものを使用する．多くのチューブで，その先端は斜めにカットされている．
  - 患者の頭部が適正な位置にあるならば〔つまりは下顎の下端が第5〜6頸椎レベル（C5〜C6）に位置しているのであれば〕，気管内チューブの先端は気管分岐部から3〜5cm手前にあるはずである．これは，概ね両側の鎖骨内側端と気管分岐部の中間くらいの位置となる（図11-1）．
- 理想的には，気管内チューブの太さは気管径の半分もしくは2/3程度が望ましい．カフ（バルーン）があるならば，気管内にぴったり接しているが，気管を拡張させるほどではないくらいが適正である（図11-2）．

> 気管分岐部を胸部単純X線正面像でどうやってみつけるか？

- 右側もしくは左側の主気管支を中枢側にたどり，反対側の主気管支と合流した部位が気管分岐部である．気管分岐部は，約95%で第5〜第7胸椎（T5〜T7）の椎体に重なる．
- 頸部の屈曲と伸展により気管内チューブの先端は移動する．
  - 頸部を屈曲させると，チューブの先端は約2cm下降す

11章　カテーテルとチューブの適正な位置と，起こりうる合併症を知ろう

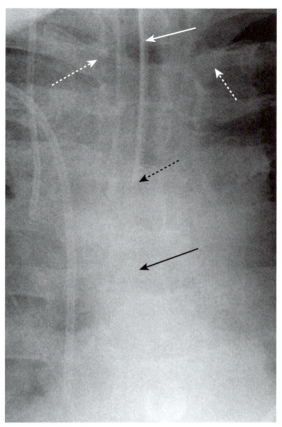

図 11-1　気管内チューブの良好な位置　気管内チューブは通常，X線不透過性のマーカーとなる線条（白矢印）が入った，側孔の付いていない1cm程度の広径のものを使用する．その先端の多くは，斜めに角度がついている（点線黒矢印）．患者の頭部が中間位であれば，先端の位置は気管分岐部（黒矢印）から3〜5cm手前が適正である．これは，おおよそ両側鎖骨の内側端（点線白矢印）と気管分岐部の中間に相当する．

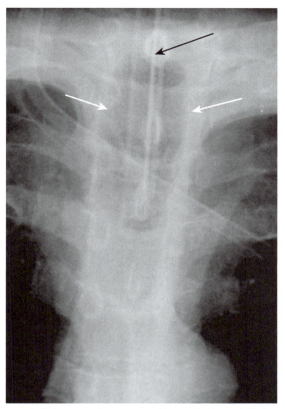

図 11-2　気管内チューブのカフの過膨張　理想的には気管内チューブ（黒矢印）の径は気管径の1/2〜2/3が望ましい．カフ（バルーン）があるならば気管内に密着するように膨らませるべきであるが，気管を拡張させるほど膨らませてはならない．本例では，バルーン（白矢印）の径が気管径よりも大きく，その後にバルーンを収縮させた．カフの過膨張により気管壁の圧迫が長期にわたると，気管壁の壊死を生じ，気管狭窄の原因となる．

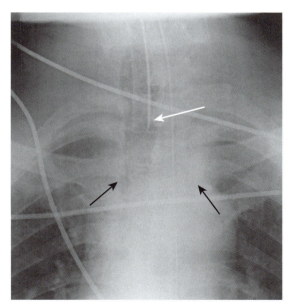

図 11-3　高位に位置しすぎている気管内チューブ　チューブの先端（白矢印）は喉頭もしくは咽頭のレベルに存在してはならない．先端は，声帯損傷や誤嚥が起きないように，声帯から少なくとも3cm以上は遠位に位置していなければならない．鎖骨の内側端を黒矢印で示している．

る．このため，チューブの先端は気管分岐部より3〜5cm頭側であるべきである．
- 逆に頸部を**伸展**させると，中間位から約2cm先端が上昇する．

■気管内チューブの位置異常と合併症
- 最も多い位置異常：右主気管支や中間気管支幹は左主気管支よりも角度が浅く径が太いために，気管内チューブの**先端は左側よりも右側の気管支に入り込みやすい**．
  ・この誤挿入により**無気肺**が引き起こされる（特に含気がなくなる右上葉と左肺）（図7-13参照）．
  ・右主気管支内へ気管内チューブが挿入されると，**右側の緊張性気胸**となることもある．
- 不注意な挿管手技によりチューブを**食道へ誤挿管**してしまうと，著明な胃の拡張が生じる．
- チューブの先端は，喉頭や咽頭のレベルに留置するべきではなく，先端は少なくとも声帯から3cm以上は遠位に挿入されていなければならない（図11-3）．そうしな

いと，チューブにより声帯損傷や誤嚥が引き起こされることになる．

気管カニューレ tracheostomy tube

■ **どのような場合に気管切開が施行されるのか？**
- 喉頭もしくはそれより上位における気道閉塞が存在する場合．
- 長期にわたる気管内挿管が必要な呼吸不全(21日以上)．
- 睡眠時無呼吸による気道閉塞．
- 嚥下や呼吸にかかわる筋が麻痺している場合．

■ **気管カニューレの適正な挿入位置**
- **先端は気管カニューレが挿入されている孔**(喉頭の気管切開部)と**気管分岐部の中間**が望ましい．これは，通常は**第3胸椎(T3)レベル**に相当する(図11-4)．
- 気管内チューブとは異なり，気管カニューレの先端の位置は，頭部の屈曲・伸展に影響を受けない．

- 気管カニューレの径は**気管径の約2/3**が適正である．

■ **気管カニューレの位置異常と合併症**(BOX 11-2)
- 挿入した直後は，誤って気管を貫通していないか，その徴候となる以下の3つのサイン，すなわち，気縦隔，気胸，皮下気腫，を探さねばならない．
- 気管カニューレにカフが付いているならば，一般的には**正常な気管の輪郭を広げないように，かつ気管内腔径に密着する程度までカフを膨らませるのが望ましい．**
- 気管切開の**長期的な合併症**：
  ・**気管狭窄**は気管カニューレの最も多い晩期合併症である．カニューレ挿入口，カフがあたる部分，チューブの先端の部分に生じ，**カニューレ挿入孔に最も多く生じる．**

血管内カテーテル

中心静脈カテーテル
central venous (pressure) catheter (CVC)

■ **なぜ中心静脈カテーテルを使用するのか？**
- 末梢静脈からの投与では不適切な，化学療法の薬剤や高浸透圧の薬剤を点滴するため
- 中心静脈圧を測定するため
- 血管内循環血液量を保ち，モニターするため

■ **中心静脈カテーテルの適正な挿入位置**(BOX 11-3)
- 中心静脈カテーテルは**細く**(3 mm)，**均一な濃度**であり，**線条マーカーはない．**

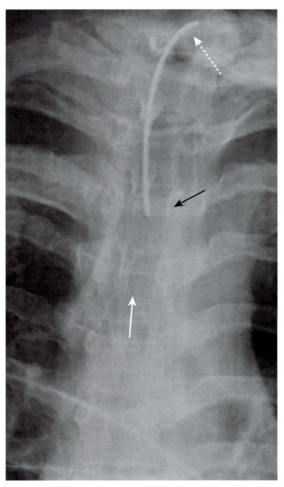

図11-4 適正な位置にある気管カニューレ 先端(黒矢印)は，気管カニューレが挿入されている気管孔(点線白矢印)と気管分岐部(白矢印)のおおよそ中間が望ましい．これは，だいたい第3胸椎レベルに相当する．気管内チューブの先端とは異なり，気管カニューレの先端位置は頸部の屈曲・伸展の影響を受けない．

BOX 11-2 気管カニューレ

- 先端は，挿入孔と気管分岐部との中間が望ましい．
- カフが付いているならば，気管内腔径よりも大きくならないように膨らませる．
- 早期合併症としては，気管穿孔がある．
- 晩期合併症には気管狭窄があり，通常は挿入孔に生じる．

BOX 11-3 中心静脈カテーテル

- 先端は上大静脈内が望ましい．
- カテーテルの曲がり方はスムーズな曲線を描くべきであり，鋭く曲がっていてはならない．
- 最も多い位置異常は，右房内と内頸静脈内である(鎖骨下静脈から挿入されたカテーテルの場合)．
- 挿入を試みたならば，挿入に成功しても失敗しても気胸がないかどうか，いつも確認しなければならない．

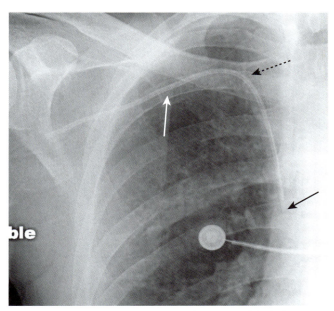

図11-5　適正な位置の鎖骨下静脈から挿入された中心静脈カテーテル　中心静脈カテーテルは細く（3mm），線条マーカーのない，均一な濃度を呈する（白矢印）．鎖骨下静脈は，鎖骨内側端の背側で腕頭静脈に合流する．中心静脈カテーテルは下行する前に鎖骨内側端（点線黒矢印）に達していなければならない．カテーテルは胸椎の右側を下行し，その先端は上大静脈内に位置するべきである（黒矢印）．

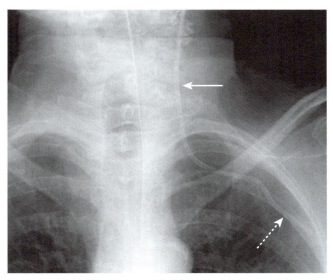

図11-6　内頸静脈に迷入した中心静脈カテーテル　中心静脈カテーテルは，特に鎖骨下静脈から挿入された場合に（点線白矢印），位置異常を起こすことがよくある．先端が右房内，もしくは内頸静脈内（白矢印）に迷入する位置異常が最も多い．中心静脈カテーテルの位置異常があると，正確な中心静脈圧が計測できなくなる．

- 中心静脈カテーテルは，**鎖骨下静脈**もしくは**内頸静脈**から**挿入**される．内頸静脈は鎖骨下静脈と合流し，腕頭静脈（無名静脈）となり，上大静脈に流入する．鎖骨下静脈と腕頭静脈の境界は，多くの場合，鎖骨内側端の**背側**である．
- 中心静脈カテーテルは，**下行する前に鎖骨の内側端まで到達しているべき**であり，その先端は第1肋骨前部端よりも内側に位置しているべきである．
- カテーテルは椎体の右外側を下行し，先端は上大静脈内に位置しているべきである（図11-5）．大静脈と右房の合流部を示す陥凹を画像上で指摘できるようになっておく必要がある（図3-1参照）．
- カテーテルのカーブは**緩やかな曲線**となるべきで，鋭角に屈曲してはならない．

■中心静脈カテーテルの位置不良と合併症
- 中心静脈カテーテルは，特に鎖骨下静脈から挿入された場合，位置不良となることがよくある．
- 最も高頻度の位置異常は，**先端が右房内，もしくは内頸静脈内に迷入する**ケースである（鎖骨下静脈から挿入された場合）（図11-6）．右房内に先端が位置すると，**不整脈を誘発**することになる．また，中心静脈カテーテルの位置異常が生じると，**中心静脈圧が正確に測れなくな**る．
- 中心静脈カテーテル挿入では**気胸**の発生頻度が5％にも及び，これは特に鎖骨下静脈から挿入した場合に認められる．
- また，中心静脈カテーテルが静脈を貫いて血管外に逸脱してしまうこともある．血管穿孔を疑わせる，鋭角なカテーテルの屈曲に注意する．
- 時々，中心静脈カテーテルが鎖骨下静脈ではなく，誤って**鎖骨下動脈に留置**されてしまうことがある．もし逆流した**血液が拍動性**であったり，カテーテルの経路が**大動脈弓に平行**，もしくは椎体の右側を下行していなかったりしたら，動脈内に誤留置している可能性を考慮すべきである（図11-7）．

▶ **中心静脈カテーテルの挿入を2回以上試みた場合**
- 中心静脈カテーテル挿入後には胸部単純X線正面像が撮影される．
- 初回の挿入に**失敗**したら，両側に**気胸**を発生させてしまうことを**防ぐため**にも，対側からの挿入を試みる前に胸部単純X線を撮影したほうが**安全**である．

末梢から挿入された中心静脈カテーテル peripherally inserted central catheter（PICC lines）

■PICCカテーテルは何のために使用するのか？
- 以下の処置をするため，長期間（数か月）にわたって静脈を確保する必要がある場合
  - 化学療法や抗菌薬を投与する．
  - 頻回に採血を施行する（径が小さいため，カテーテル

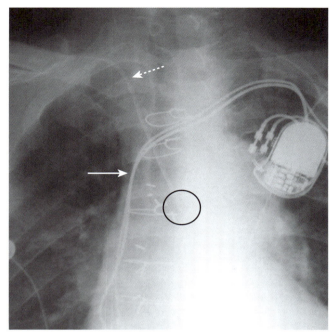

図 11-7　中心静脈カテーテルの動脈内への誤留置　時に中心静脈カテーテルが鎖骨下静脈内ではなく，誤って鎖骨下動脈内に留置されてしまうことがある．写真のカテーテルは下方に向きを変える前に鎖骨内側端（点線白矢印）に達していない．その先端（黒円）は椎体を越えて位置しており，上大静脈の陰影（白矢印）から離れている．逆流した血液が拍動性ならば，動脈内への誤留置を疑わねばならない．

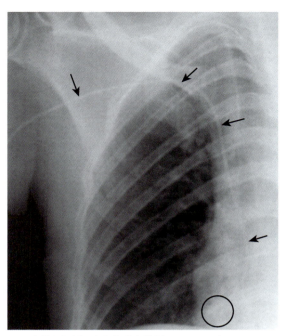

図 11-8　末梢から挿入された中心静脈カテーテル（PICC カテーテル）の右房内への迷入　PICC カテーテル（黒矢印）は長期間にわたり使用することができる．カテーテルが細いため，画像で確認することが難しい．先端は上大静脈内に位置しているべきであるが，腋窩静脈でもかまわない．本例では，先端が奥に入りすぎてしまい，右房内に位置している（黒円）．

BOX 11-4　PICC カテーテル

- 先端は上大静脈内もしくは腋窩静脈内に留置する．
- カテーテルの径が細いため，画像ではみえにくい．
- 長期間の留置ではカテーテル内腔が血栓閉塞を起こす．

は肘屈側の静脈に挿入される）．

- PICC カテーテルの**適正な留置位置**（BOX 11-4）
  - **先端は上大静脈内に留置**させるべきであるが，腋窩静脈内でもかまわない．カテーテルの径が細いので，画像で確認することは難しいこともある（図 11-8）．
- PICC カテーテルの**位置異常と合併症**
  - 長期間の留置では先端が位置異常となることがある．
  - 内腔が細いので，カテーテル内で血栓閉塞を起こすことがある．

Swan-Ganz カテーテル〔PCWP（pulmonary capillary wedge pressure：肺毛細血管楔入圧）カテーテル〕

- Swan-Ganz カテーテルは**何のために使用するのか？**
  - 状態の非常に悪い患者の血行動態をモニターするため．
  - 心原性肺水腫と非心原性肺水腫を鑑別するため．
- Swan-Ganz カテーテルの**適正な留置位置**〔Swan-Ganz カ

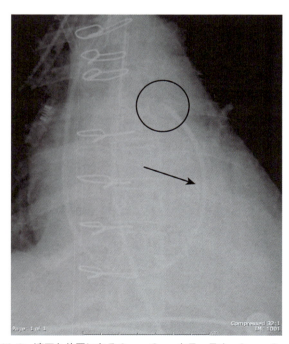

図 11-9　適正な位置にある Swan-Ganz カテーテル　Swan-Ganz カテーテルは中心静脈カテーテルに似たようなみえ方をするが，それよりもさらに長い（黒矢印）．鎖骨下静脈もしくは内頸静脈から挿入され，その先端（黒円）は右もしくは左肺動脈近位部に位置する．先端は肺門部陰影から 2 cm 以上離れていてはならない．

BOX 11-5　肺毛細血管楔入圧カテーテル（Swan-Ganzカテーテル）

- 先端は左右どちらかの肺動脈内に位置し，肺門部から 2 cm 以内に留置する．
- バルーンは圧測定を行うときにのみ膨らませる．
- カテーテルの先端は肺動脈末梢まで挿入してはならない．

BOX 11-6　複数の内腔を有するカテーテル

- 先端は上大静脈内もしくは右房内に位置させるべきである．一方の先端が上大静脈に，もう一方の先端が右房に位置するように設計されたカテーテルもある．
- 血栓形成が最も少ないため，右内頸静脈からの挿入が望ましい．
- 合併症としては気胸，血栓症，感染がある．

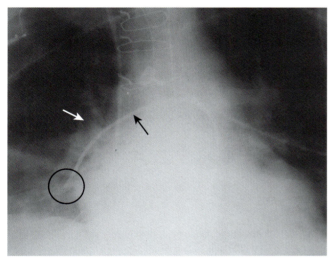

図 11-10　Swan-Ganz カテーテルの肺動脈末梢への過挿入　この Swan-Ganz カテーテルは右肺動脈の方向を向いている（黒矢印）．Swan-Ganz カテーテルの先端は肺門部陰影（白矢印）から 2 cm 以内に位置しているべきである．写真のカテーテルの先端（黒円）は右肺動脈下行枝の末梢に挿入されている．この状態だと肺梗塞や仮性動脈瘤など合併症のリスクが高くなる．

テーテルは**肺毛細血管楔入圧（PCWP）カテーテル**としても知られている]
- Swan-Ganz カテーテルは中心静脈カテーテルと同じようにみえるが，それよりも**さらに長い**．
- 鎖骨下静脈もしくは内頸静脈から挿入され，その**先端は左もしくは右の肺動脈近位部付近に位置している．先端は肺門部から 2 cm 以内に位置していなければならない**（図 11-9）．
- バルーンは圧を測定するときにのみ，一時的に膨らませ，圧測定が終了したらしぼませる．

■Swan-Ganz カテーテルの**位置異常と合併症**（BOX 11-5）
- 重篤な合併症は**まれ**である．
- 最も多い重大な合併症は**肺梗塞**であり，カテーテルによる肺動脈の閉塞や，カテーテルに起因する塞栓症が起こりうる．
- カテーテルの先端が肺動脈の末梢に存在すると，限局的な肺動脈の穿孔や，**仮性動脈瘤**が生じる．重症の患者を Swan-Ganz カテーテルで管理中に喀血を認め，カテーテルの先端周囲に浸潤陰影や腫瘤状構造が認められた場

合には，これらを疑う．
- カテーテルの先端が肺動脈の末梢に位置している場合には，合併症のリスクが高くなるため注意が必要である（図 11-10）．

2 つ以上の内腔を有するカテーテル（Quinton catheter）；透析用カテーテル（マルチ・ルーメン・カテーテル）

■なぜ複数の内腔を有するカテーテルを使用するのか？（BOX 11-6）
- 透析のため
- 薬剤投与と採血を同時に行うため

■透析用のカテーテルの**適切な留置位置**
- このカテーテルは**径が太く**，多くの製品で**中央に線条マーカー**が付いている．
- 異なる製品でいろいろなデザインがあるが，すべての製品について共通していることは，1 本のカテーテルの中に少なくとも 2 つの内腔（lumen）が存在しており，2 つの内腔の開口部は，互いにできるだけ内容物が混ざり合わないように工夫されている．
- 具体的には，患者から血液が採取（脱血）される"**動脈**"側の開口部は，患者に**血液が戻る"静脈"側の開口部**よりも**近位部に位置**しており，患者に戻った血液がすぐにまた脱血されないように工夫が施されている．いくつかの製品では，2 本に別れたシングル・ルーメン・カテーテルの構造となっており，1 つのカテーテルの先端は上大静脈内に，そしてもう 1 つのカテーテルの先端は右房内に位置するようにデザインされている（図 11-11）．
- **挿入経路は，右内頸静脈から**が最も多い．
- 一時的（2～3 週間）に使用される場合には，その先端は上大静脈に留置されるが，さらに長期間にわたり使用する場合には右房内に先端を留置する．

■ダブル・ルーメン・カテーテルないしチューブの位置異常と合併症
- 急性期の合併症としては，**気胸，位置異常，カテーテル先端の血管穿孔**がある．
- 長期間の挿入に伴う合併症としては，**感染**，挿入してい

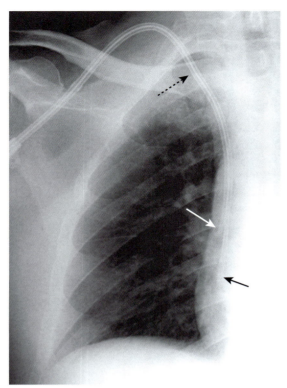

図 11-11　正しい位置に挿入されたダブル・ルーメン・カテーテル　径の太いこのカテーテルは，多くの製品で中央に線条マーカーが付いている（点線黒矢印）．1本のカテーテル内に少なくとも2つの内腔（lumen）を有し，患者に送血した血液をすぐに再び脱血してしまうことを最小限に抑えるため，脱血用の開孔部（白矢印）は，送血用の開孔部（黒矢印）よりも近位に位置している．この製品のように，2つの別々なシングル・ルーメン・カテーテルの構造を有し，一方の先端は上大静脈に，もう一方の先端は右房内に位置するように設計された製品もある．

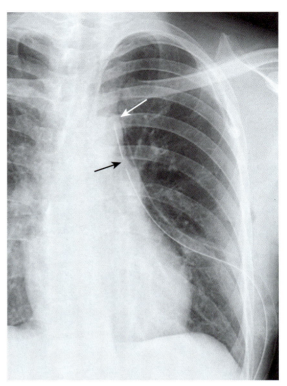

図 11-12　正常な位置に挿入された胸腔ドレーンチューブ　胸腔ドレーンチューブはX線非透過性の線条マーカーが付いた径の太いチューブである．線条マーカーは側孔の部分では途切れている（黒矢印）．理想的な留置位置としては，写真の患者のように気胸をドレナージする場合には胸腔内の前上方（白矢印），胸水をドレナージする場合には後下方である．胸腔ドレーンは，どの位置にあっても概ね問題なく機能する．

る静脈の血栓症，カテーテル自体の閉塞がある．

胸腔ドレーンチューブ pleural drainage tube (chest tube, thoracotomy tube)

■**胸腔ドレーンチューブは何に使用されるか？**
- 胸膜腔内に貯留した異常な空気や液体を排出するため

■**胸腔ドレーンチューブの適切な留置位置（BOX 11-7）**
- 胸腔ドレーンチューブは**X線非透過性の線条マーカーの付いた，径の太いチューブ**である．線条マーカーは，側孔が開いている位置で途切れている．
- 理想的な留置位置としては，気胸ドレナージの場合には**胸腔内の前上方**，胸水ドレナージの場合には**胸腔内の後下方**であるが，どのような位置にあっても胸腔ドレーンチューブは概ね良好に機能する（図 11-12）．
- 胸腔ドレーンチューブの**側孔は，胸腔外に位置していてはいけない**（図 11-13）．
- 胸腔ドレーンチューブの位置異常と合併症
  - 位置不良では，ほとんどの場合，重大な合併症という

BOX 11-7　胸腔ドレーンチューブ（チェスト・チューブ）

- 一般的には，胸腔ドレーンはどこに留置してもよく機能するが，位置不良ではドレナージ効率が低下する．
- 胸水貯留では，先端を胸腔内の後下方に留置すると最もよく機能する．
- 気胸では，先端を胸腔内の前上方に留置すると最もよく機能する．
- 大量の胸水や気胸を急速にドレナージすると，膨張した肺に再膨張性肺水腫が生じる．

よりはドレナージ不良が生じる．位置不良には，チューブが大葉間裂（major fissure）に位置している場合もある（図 11-14）．
- もし**チューブの側孔が胸腔外に位置してしまうと，空気が漏れてドレナージ不良と皮下気腫の原因となる．**
- 重大な合併症が生じることはまれだが，**合併症**には以下のようなものがある．
  - **肋間動脈損傷による出血**
  - 挿入に伴う**肝損傷，脾損傷**

- 大量気胸や胸水をドレナージすることで，虚脱した肺が急速に再膨張して片側肺に再膨張性肺水腫が生じる（図13-12参照）．

心臓の各種デバイス：ペースメーカ，自動除細動器（AICD），大動脈内バルーン・パンピング（IABP）

ペースメーカ pacemaker（BOX 11-8）

■ペースメーカはどのような患者で使用されるか？
- 心伝導障害
- 内科的治療に抵抗性のある種の状態（例：うっ血性心不全）

BOX 11-8　ペースメーカの適正な位置

- ペースメーカは，通常は左前胸壁に埋め込まれる：少なくとも1本の電極は右室内の心尖部に挿入される．
- 右室は，正面像で椎体の左側に突出し，側面像で前方を向いていることを憶えておこう．
- 合併症の頻度は低いが，電極の断線と気胸が起こることがある．
- 電極の位置が不良だと，ペースメーカが適正に機能しなくなる．

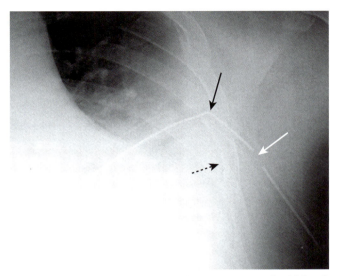

図11-13　胸腔外に位置している胸腔ドレーンチューブの側孔　典型的な胸腔ドレーンチューブは1か所以上の側孔を有しており，線条マーカーの途絶により側孔の位置を知ることができる．この症例のように，側孔（白矢印）が胸壁外（点線黒矢印）に位置していてはならない．空気が漏れて，胸水のドレナージ効果も不良となる．このチューブは胸腔に挿入されている部分で屈曲（黒矢印）してしまい，ドレナージ効率も低下している．

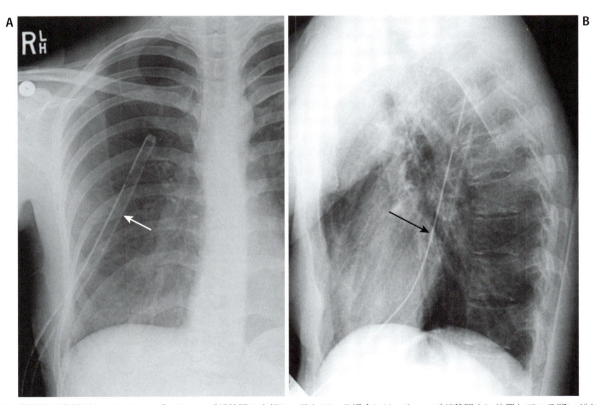

図11-14　葉間内の胸腔ドレーンチューブ　チューブが葉間の走行に一致している場合には，チューブが葉間内に位置している疑いがある．この症例ではチューブが右の大葉間裂に位置している（正面像 **A** の白矢印と側面像 **B** の黒矢印）．このような位置異常では，重大な合併症というよりもドレナージ不良を引き起こす．

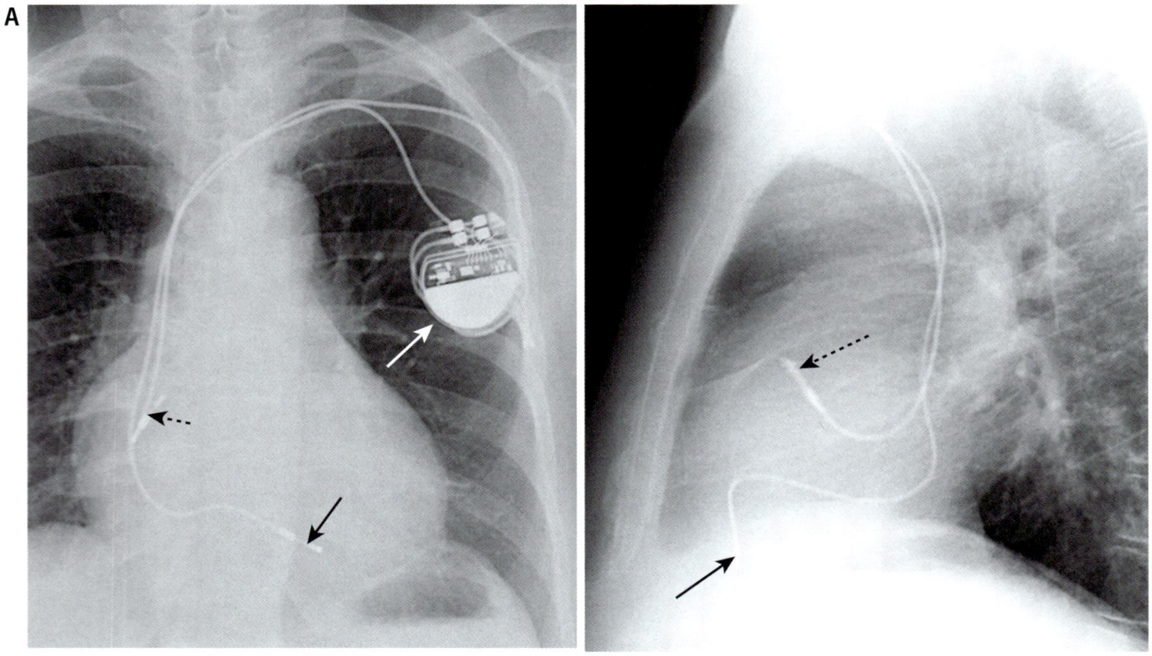

図11-15 適正な位置の2本の導線を有するペースメーカ パルス発生器により構成されるペースメーカ（実線白矢印）は通常，左前胸壁に埋め込まれ，1本以上の導線が通常は鎖骨下静脈から挿入される．この症例では2本の導線を有するペースメーカが挿入されている．導線の1本は右室の心尖部へ（AとBの黒矢印），そしてもう1本は右房（AとBの点線黒矢印）へ挿入されている．右室内の導線（黒矢印）が，正面像では正中より左側へ（A），側面像では前方へ（B）突出しており，右房内の導線は典型的には上方へ曲っている（AとB）．

■ **ペースメーカの適正な埋込み位置**
- パルス発生器が内蔵されているすべてのペースメーカは，通常は左前胸部の皮下に埋め込まれ，多くの場合少なくとも1本の導線が鎖骨下静脈から経皮的に挿入されている．

→ **導線の先端は，ほとんどの場合において右室の心尖部に位置している．** 胸部単純X線正面像では，**右室の心尖部は胸椎の左側に位置し，側面像では右室の心尖部は腹側に位置している**ことを思い起そう（図11-15）．

- 2本の導線（通常その先端は右房内と右室内である）を有していたり，3本の導線（通常それらの先端は，右房内，右室内，冠状静脈洞内である）を有していたりする製品もある．
- すべての導線のカーブは，**緩やかな曲線を描くようにしなければならない．** 導線が鋭角に屈曲することはよくない．

■ **心臓ペースメーカの位置不良と合併症**
- ペースメーカ挿入でも自動除細動器（AICD）挿入でも，**気胸**の合併は多くない．
- **導線の断線**は，ペースメーカ本体部分，導線の先端，静脈内に挿入されている部分の3か所でよく起こる．電極の断線は，**導線自体が不連続であることで指摘する**ことができる（図11-16）．
- また，**導線が心臓を貫いて心タンポナーデになることがある．** 導線が血管を貫いて**鋭角に屈曲していないか**を探るべきである．
- **導線は心室壁に接触することで後退することがある．** これは患者が皮下でペースメーカのパルス発生器を回転させてしまい，知らず知らずのうちに導線がペースメーカ本体の周りでとぐろを巻いてしまったために先端が後退するためである（**腕回旋症候群** twiddler's syndrome）（図11-17）．
- 導線は肝静脈などに迷入することもある．

自動除細動器 automatic implantable cardiac defibrillator（AICD）

■ **AICDは何のために使用されるか？**
- 通常は，心室細動や心室頻拍などの頻拍性不整脈による突然死を防ぐためである．

■ **AICDの適正な留置位置（BOX 11-9）**
- AICDはペースメーカよりも，少なくとも1本の導線に**太く濃度の高い部分**があるので見分けることができる（図11-18）．通常，1本の導線は上大静脈や腕頭静脈内に留置される．もし，もう1本導線があれば，その先端は右室の心尖部に留置される．
- すべての導線のカーブは**緩やかな曲線**を描くべきであり，鋭角に屈曲していてはならない．

11章 カテーテルとチューブの適正な位置と，起こりうる合併症を知ろう

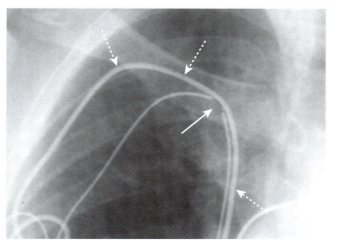

図11-16 ペースメーカの導線断線 ペースメーカもしくは自動除細動器（AICD）の導線は，ペースメーカ本体部分，導線の先端，静脈内に挿入されている部分の3か所いずれかで断裂することがある．導線の断裂は，導線自体の不連続性（白矢印）として気づかれ，写真の症例では鎖骨下静脈に挿入されている部分で断裂が生じている．この症例では導線の断裂は以前にも発見されており，新たに断線していない導線が挿入された（点線白矢印）．

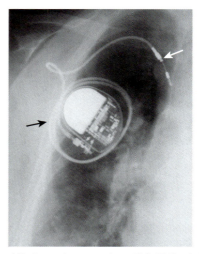

図11-17 twiddler's syndrome パルス発生器がふとした拍子に皮下で"回転"してしまい，皮下組織の状態によってはパルス発生器が軸方向に何回転もすることで，導線がペースメーカ本体の周りでとぐろを巻いてしまう（黒矢印）．これにより導線の先端が右室壁から後退し，ペースメーカとして機能しなくなってしまう．この症例では，導線が鎖骨下静脈まで後退している（白矢印）．

> **BOX 11-9　自動除細動器（AICD）の適正な位置**
> - AICDはペースメーカに比べて，導線の少なくとも1本が太いことで見分けることができる．
> - AICDは1本（右室内），2本（右房内と右室内），もしくは3本（右房内，右室内，冠状静脈洞内）の導線を有する．
> - 導線のカーブは緩やかであるべきで，鋭角に屈曲していてはならない．
> - みて確認できる合併症は，導線の断裂と移動である．

■AICDの位置不良と合併症
- 導線が移動し，違う部分に迷入することがある．
- 導線が断線することもある．

大動脈内バルーン・パンピング intra-aortic counterpulsation balloon pump（IACBまたはIABP）

■IABP（IACB）は何のために使用されるか？
- 術後や心原性ショック，難治性の心室不全患者において，心拍出量と冠動脈灌流量を改善させるために用いられる．**胸部下行大動脈の近位部に留置され，バルーンは拡張期に膨らませ，心臓の後負荷を減少させるため収縮期にしぼませる．**

■IABP（IACB）の適正な挿入位置（BOX 11-10）
- 先端には小さな**線条の金属マーカー**が付いている（図11-19）．
  - 先端は左鎖骨下動脈を閉塞させないために，**左鎖骨下**

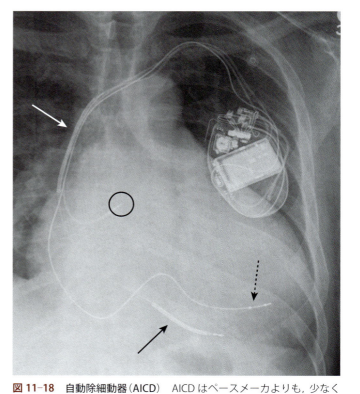

図11-18 自動除細動器（AICD） AICDはペースメーカよりも，少なくとも1本の導線の一部に，太く濃度の高い部分があるので見分けることができる（白矢印と黒矢印）．1本の導線は通常，上大静脈（白矢印）もしくは腕頭静脈に留置され，その先端は右房に位置する（黒円）．もう1本の導線は右室の心尖部（黒矢印）に留置される．このAICDは3本目の導線を有し，冠状静脈洞と冠静脈に位置している（点線黒矢印）．

BOX 11-10 大動脈内バルーン・パンピング（IACBまたはIABP）の適正な位置

- 先端にある金属マーカーは左鎖骨下動脈基始部よりも末梢に位置するべきである．
- バルーンが膨らむと，下行大動脈内に空気を含んだ"ソーセージ"のようにみえる．
- カテーテルが中枢側に挿入されすぎていると，主要血管を閉塞させることがある．
- カテーテルがあまり末梢側に位置していると，IABPの効果が減弱してしまう．

BOX 11-11 経鼻胃管（Levin tube）の適正な位置

- 経鼻胃管の先端は，食道胃移行部から胃の中にさらに約10 cm 挿入すべきである．
- すべてのチューブ位置不良のなかで，経鼻胃管の位置不良が最多である：使用する前には必ず単純X線でその位置を確認する．
- 食道内で丸まっていることが位置異常として最も多い．
- 気管内に挿入されると，経鼻胃管は気管支内に迷入し肺末梢へ入っていく．右側に迷入することが多い．

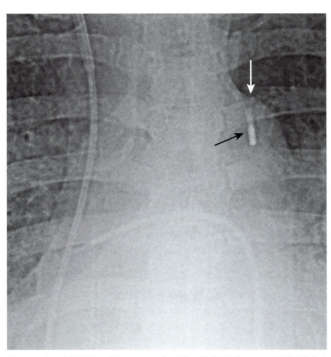

図11-19　大動脈内バルーン・パンピング（IABP） この補助デバイスの先端は，下行大動脈内の小さな線条の金属マーカーで確認できる（黒矢印）．先端は左鎖骨下動脈を閉塞させないように，左鎖骨下動脈の起始部よりも遠位に位置しているべきである．通常，先端は大動脈弓の頂部（白矢印）から約2 cm遠位に位置する．

- 頻度は低いが，大動脈解離や動脈穿孔が生じることもある．

胃腸のチューブ，カテーテル：経鼻胃管と栄養管

経鼻胃管 nasogastric tube（NG tube, NGT）

■経鼻胃管は何のために使用されるか？
- 短期間の栄養補給のため
- 胃内容物のチェックおよび吸引して減圧するため
- 薬剤投与のため

■経鼻胃管の適正な挿入位置（BOX 11-11）
- 経鼻胃管は径が太く（約1 cm），X線不透過性の線条マーカーが付いていて，側孔の部分ではマーカーが途切れている．通常，側孔は先端から約10 cmの位置に付いている．
- チューブとすべての側孔は，食道内に注入された栄養食の誤嚥を避けるため，**食道胃移行部**（esophagogastric[EG] junction）より約10 cmは胃の中に挿入されているべきである（図11-20）．もし経鼻胃管が吸引にのみ使用される場合には，側孔の位置はさほど重要ではない．

➡ 画像上で食道胃移行部をどうやって同定するか？
- 胃食道移行部は通常，左横隔膜と胸椎左側の接合点に位置している（左心横隔膜角とよばれる）．

■経鼻胃管の位置不良と合併症
- 経鼻胃管の**位置不良**は，すべてのチューブやカテーテル類の位置異常のなかで，最も高頻度に生じる．
  - 最も頻度が高いのは，**経鼻胃管が食道内で丸まってしまうこと**（coiling）である．
  - チューブが誤って気管・気管支に挿入されてしまうこともある（図11-21）．
  - 経鼻胃管による**穿孔**はまれであるが，穿孔が生じるとすると頸部食道レベルである．

動脈の起始部よりも遠位に位置しているべきである．
- 金属マーカーは大動脈弓領域で，やや**右側方向を向いて**いる．
- バルーンが膨らむと，下行大動脈内のバルーンが空気を含んだソーセージ型の構造としてみえるようになる．

■IABPの位置不良と合併症
- カテーテルが近位に位置しすぎていると，バルーンが**主要血管を閉塞**させ，脳卒中を引き起こす．
- しかし，バルーンが遠位に位置しすぎていると，IABPの効果が減少してしまう．

11章 カテーテルとチューブの適正な位置と，起こりうる合併症を知ろう | 97

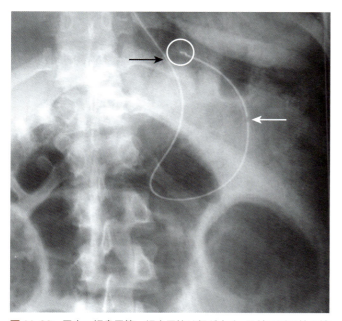

図11-20 胃内の経鼻胃管 経鼻胃管は径が太く，X線不透過性の線条マーカーが付いていて，通常は先端から約10 cmの位置にある側孔の部分ではマーカーが途切れている（白矢印）．チューブとすべての側孔は，食道内に注入された栄養食の誤嚥を避けるため，食道胃移行部より約10 cmは胃の中に挿入されていなければならない．写真のチューブは屈曲して上を向いており，先端（白円）は食道胃移行部（黒矢印）に近すぎる．

- 経鼻胃管の長期間にわたる留置で**胃食道逆流**が引き起こされる．その結果，**食道炎**と**食道狭窄**が生じる．
- 経鼻胃管から患者に栄養食や薬剤を投与する前には，必ず確認の単純X線を撮影することを心掛けよう．

栄養管 feeding tube（Dobbhoff tube：DHT）

■栄養管は何のために使用されるのか？
- 栄養補給のためである．

■栄養管の適正な留置位置（BOX 11-12）
- 栄養管の先端は，栄養食を投与した後の誤嚥のリスクを**減少させるため，幽門を超えて，十二指腸もしくは空腸に留置するべきである**（図11-22）．実際には，胃内に留置されることが最も多い．
- DHTの先端は重い金属で作成されているので，画像で確認できる．
  - Dobbhoff tubeはDobbhoffさんにちなんで命名されたのではないことを知っているだろうか？　Dobbhoff tubeはDr. DobbieとDr. Hoffmeisterという2人の内科医にちなんで命名された．

■栄養管の位置不良と合併症
- 食道ではなく**気管内に留置されてしまうと，先端は肺内に迷入してしまう**おそれがある．患者に栄養を経管的に投与する前には，いつでも確認の単純X線を撮影するこ

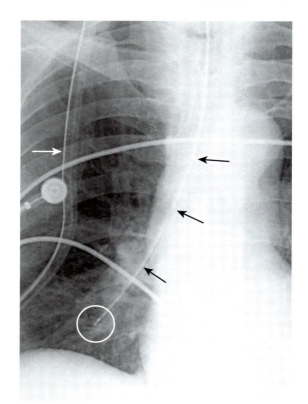

図11-21 右下葉気管支内に誤挿入された経鼻胃管 あらゆるチューブ・ラインの位置異常のなかでも，経鼻胃管の位置異常が最多である．そのなかでも，経鼻胃管が食道内で丸まってしまうこと（coiling）が最も多い．この症例では，経鼻胃管（黒矢印）が食道内ではなく気管内に挿入され，その先端は右下葉気管支内（白円）に位置している．経鼻胃管を栄養補給などに使用する前には，確認の単純X線を撮影することが重要である．患者の身体から外に出ている経鼻胃管（白矢印）が，何本かの心電図モニタの電極とともに胸部と重なって写っている．

> **BOX 11-12　栄養管（Dobbhoff tube）の適正な位置**
> - 理想的には，先端は胃よりも十二指腸に位置するべきであるが，胃内に留置されることが多い．
> - 先端は金属マーカーで確認できる．
> - 気管内に誤って挿入されると，先端は肺へ入っていくことがある．
> - 栄養管を使用する前には，必ず単純X線でその位置を確認する．

とを心掛ける（図11-23）．
- **ガイドワイヤーによる食道穿孔はまれな合併症**といえる．
  - ひとたびガイドワイヤーを引き抜いたら，再挿入してはいけない．

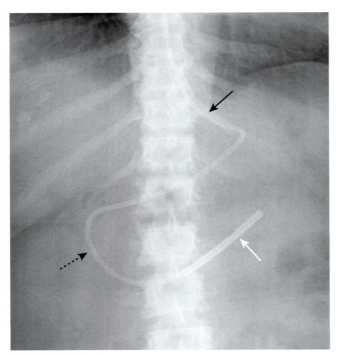 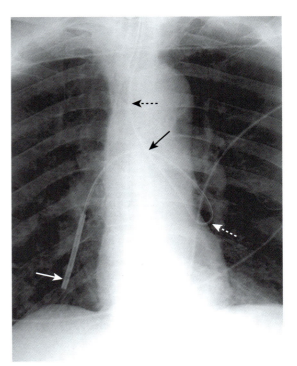

図11-22 十二指腸内の栄養管（Dobbhoff tube） 適正に挿入する場合，栄養食投与後の誤嚥のリスクを減少させるために，栄養管の先端は十二指腸内に留置されるべきである．先端は重い金属で作成されているため（白矢印），画像で確認できる．写真の栄養管は胃内に挿入されており（黒矢印），十二指腸に沿って進んでいる（点線黒矢印）．その先端は十二指腸の第四部と空腸の間（白矢印）に位置している．胃よりも十二指腸内に留置するほうが一般的である．通常，胃食道接合部は左横隔膜と椎体左側の境界（左心横隔膜角）に位置している（黒矢印）．

図11-23 左右の下葉気管支内に誤挿入された栄養管 この症例では，栄養管が誤って気管内（点線黒矢印）に挿入され，左下葉気管支内に迷入し（点線白矢印），さらに反転したあと（黒矢印），正中を越えて右下葉気管支内に先端が迷入している（白矢印）．栄養管を使用する前には単純X線を撮影し，チューブの位置を確認することが重要である．

TAKE-HOME POINT：カテーテルとチューブの適正な位置と，起こりうる合併症を知ろう

ラインもしくはチューブ	望ましい位置
気管内チューブ（ETT）	先端が気管分岐部から3～5cm手前，通常は鎖骨内側端と気管分岐部の中間
気管カニューレの先端	挿入孔と気管分岐部の中間
中心静脈カテーテル（CVC）	先端が上大静脈内
PICCカテーテル	先端が上大静脈内
Swan-Ganzカテーテル	先端が右もしくは左の肺動脈近位部，肺門部から2cm以内
ダブル・ルーメン・カテーテル：透析用（Quintonカテーテル）	先端は上大静脈内もしくは右房（もしくは両方）：カテーテルの種類による
胸腔ドレーンチューブ	気胸では前上方：胸水では後下方
ペースメーカ	先端が右室の心尖部：その他の電極は右房内もしくは冠状静脈洞内
自動除細動器（AICD）	1本の電極は上大静脈，他の電極は右室内および/もしくは冠状静脈洞内
大動脈内バルーン・パンピング（IABP）	下行大動脈内で大動脈弓の上縁からおよそ2cm
経鼻胃管（NGT）	先端は食道胃移行部から10cmさらに胃の中
栄養管（Dobbhoff tube：DHT）	先端は十二指腸内が理想的だが，胃内に留置されることが多い

CHAPTER 12
胸部の病変をみつけよう

本章では，縦隔腫瘍，良性・悪性の肺腫瘍，肺動脈血栓塞栓症，いくつかの気道病変をみつける方法について学ぶ．
- いくつかの胸部の異常については他章で触れている（表12-1）．
- 胸部の画像診断で認められるすべての異常について完璧な解説をすることは，本書の目的から逸脱する．まずは縦隔腫瘍から始めて，その後で縦隔の外側にある肺について話を進める．

縦隔腫瘍 mediastinal mass

- 縦隔（mediastinum）は，両側肺の内側面により境界され，その前縁は胸骨と前胸壁，後縁は椎体であり，通常は脊柱傍溝（paravertebral gutter）を含む．
- 縦隔はとりあえず前縦隔，中縦隔，後縦隔の3つの領域に分けられる．そして，領域ごとに好発する疾患がある．上縦隔はだいたい大動脈弓レベルの平面より上方であり，今日では前・中・後縦隔の3つの領域に分割して含まれる（図12-1）．

〔【訳注】上縦隔を含めることが一般的だが，前・中・縦隔の境界には2つの記述がある．胸部単純X線側面像に基づく標準的な分類法としては，大動脈弓上縁よりも上方を**上縦隔**とし，**前縦隔**と**中縦隔**の境界を心陰影の前縁の線ないし心陰影の後縁の線のどちらか（2つの方式が存在する），**中縦隔**と**後縦隔**の境界を胸椎椎体の前縁にする方法が一般的である．各領域の疾患は本章の内容に大きな相違はない〕

表12-1　本書の他章で述べられている胸部CTで認められる疾患

疾患	記載されている章
無気肺	7章
胸水	8章
肺炎	9章
気胸，気縦隔，心嚢気腫	10章
心疾患，胸部大動脈疾患	13章
胸部外傷	19章

ピットフォール：3つの領域には明確な解剖学的境界がないので，どこかの領域に発生した病変は他の領域へ進展することがある．縦隔病変の浸潤傾向が強かったり，とても大きな病変であったりする場合には，どこの領域から発生した病変なのかを同定できなくなることがよくある．

- 胸部単純X線正面像および側面像で，縦隔腫瘍と肺実質腫瘍を鑑別することは難しい．
  - 正面像と側面像で腫瘍が肺組織に囲まれていたら，その腫瘍は肺内に存在していることになる．
  - 一般的には，縦隔腫瘍は肺から発生した腫瘍よりも境界が明瞭である．
  - 縦隔腫瘍はしばしば他の縦隔構造（心臓，気管，脈管など）を偏位，圧排，閉塞させる．

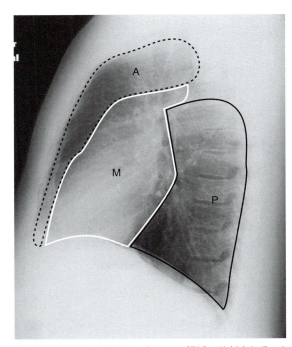

図12-1　縦隔の区分　縦隔は一応3つの領域に分割される．3つの領域とは前縦隔，中縦隔，後縦隔であり，それぞれの領域には好発する疾患がある．前縦隔は胸骨背面から心臓と大血管の前面までの領域である（A）．中縦隔は心大血管の前面から心臓と大血管起始部の後面までの領域である（M）．後縦隔は心臓の後面から脊柱管の前面までの領域である（P）．実用的な分類となるよう脊柱傍溝も縦隔構造として含めている．（本文中の【訳注】参照）．

表 12-2　前縦隔腫瘤（3 "T" と 1 "L"）

腫瘍	鑑別する際に知っておくべき特徴
甲状腺腫 thyroid goiter	気管を偏位させる唯一の前縦隔腫瘍
リンパ腫 lymphoma（リンパ節腫大）	分葉状，多環状の腫瘤であり，しばしば非対称性．縦隔のどの領域にも発生する．
胸腺腫 thymoma	筋無力症に関連することのある，境界明瞭な腫瘍
奇形腫 teratoma	境界明瞭な腫瘍であり，特にCTで脂肪とカルシウムの含有を認める．

■結局のところ，単純X線よりも胸部CTのほうが，縦隔腫瘍の存在部位と状態をより正確に評価できる．

前縦隔腫瘍 anterior mediastinal mass

■前縦隔は，胸骨背面から心臓と大血管の前面までの領域のことである．
■前縦隔腫瘍で鑑別しなければならない頻度の高い疾患を以下に示した．
- 胸骨下甲状腺腫瘤（substernal thyroid mass）
- リンパ腫（lymphoma＝terrible lymphoma）
- 胸腺腫（thymoma）
- 奇形腫（teratoma）
- リンパ腫は "terrible lymphoma（ひどいリンパ腫）" とよぶことで，すべての鑑別疾患の頭文字は "T" で始まることになる（表12-2）．

甲状腺腫瘤 thyroid mass

■日常診療では，増大した胸骨下甲状腺腫（substernal thyroid mass）は前縦隔腫瘍としてみられることが最も多い．甲状腺腫瘍の大多数は多結節性甲状腺腫（multinodular goiter）であり，胸骨下甲状腺腫（substernal goiter）や胸骨下甲状腺（substernal thyroid）などとよばれる．
■時々，甲状腺の峡部もしくはどちらかの下極が拡大し，頸部前方ではなく胸郭内上部に突出していることがある．甲状腺腫瘍の約75％は気管の前方に進展し，残りの25％は気管の後方へ進展している（ほとんどすべてが右側病変である）．
■胸骨下甲状腺腫は，大動脈弓の上方レベルで気管を左右どちらかに偏位させるという特徴があり，他の前縦隔腫瘍にはそのような典型的な所見はみられない．古典的には，胸骨下甲状腺腫は大動脈弓の頂部より下方に進展することはない（図12-2）．

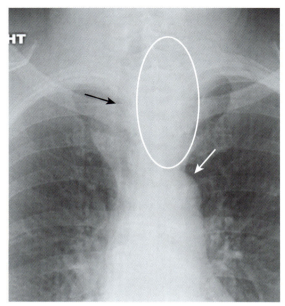

図12-2　胸骨下甲状腺腫　時に甲状腺の下極が拡大し，頸部前方ではなく胸郭内上部（白楕円）に突出することがある．教科書的には，胸骨下甲状腺腫は大動脈弓部（白矢印）よりも下方へは進展しない縦隔腫瘍として認められる．胸骨下甲状腺腫は大動脈弓の上方で気管（黒矢印）を左右どちらかに偏位させるという特徴を有し，他の前縦隔腫瘍は典型的にはこのような所見は呈さない．そのため，気管を偏位させる前縦隔腫瘤をみたら胸骨下甲状腺腫を考えるべきである．

➡ したがって，気管を押しのけるほどの前縦隔腫瘤をみたならば，鑑別疾患としては拡大した胸骨下甲状腺を思い浮かべる必要がある．

■胸骨下甲状腺の確定診断のためには甲状腺の核医学検査が第一選択となっている．これは，甲状腺の核医学検査を行うと，すべての甲状腺腫でかなりの程度まで放射性同位元素の取込みがみられ，シンチグラフィで集積が画像化されるためである．
■CTでは，胸骨下甲状腺腫は甲状腺と連続性を有しており，高頻度に石灰化している．経静脈的に投与した造影剤で強く濃染するが，濃染形態は斑状で不均一である（図12-3）．

リンパ腫 lymphoma

■悪性リンパ腫，癌のリンパ節転移，サルコイドーシス，結核などによるリンパ節腫大（lymphadenopathy）が，縦隔腫瘍の最も多い原因である．
■前縦隔リンパ節腫大は，Hodgkinリンパ腫で最もよくみられ，特に結節硬化型で認められる．Hodgkinリンパ腫はリンパ節に発生する悪性腫瘍であり，女性に多く，しばしば頸部の無痛性リンパ節腫大で発見される．〔訳注〕本邦ではHodgkinリンパ腫の発生頻度は低く，悪性リンパ腫の約10％程度である〕
■1つの異常細胞から発生し均一に外方に発育していく奇形

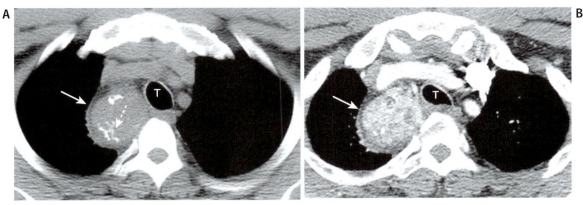

図 12-3　胸骨下甲状腺腫の単純 CT と造影 CT　呈示した 2 種類の画像は，患者の同じレベルを造影前（A）と造影後（B）にスキャンした画像である．CT では，胸骨下甲状腺腫（A，白矢印）は甲状腺に隣接し，高頻度に石灰化（A，点線白矢印）を伴う．次に経静脈的に造影剤を投与すると，まだらで不均一であるが強い濃染を示す（B，白矢印）．この腫瘤は気管（T）を左側へ軽度偏位させている．

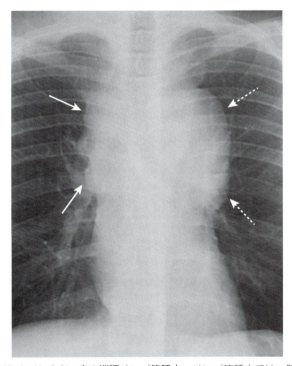

図 12-4　Hodgkin 病の縦隔リンパ節腫大　リンパ節腫大では，腫大したリンパ節が融合し腫瘤を形成するため，分葉状，もしくは多環状の辺縁を有することが多い（白矢印）．この所見は他の腫瘤とリンパ節腫大とを見分けるのに役立つ．Hodgkin 病の縦隔リンパ節腫大では，この症例のように両側性（点線白矢印）で非対称性である．

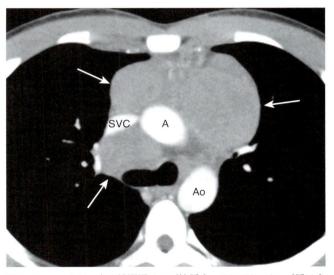

図 12-5　Hodgkin 病の前縦隔リンパ節腫大　CT では，リンパ腫は多発性の分葉化した軟部腫瘤か，リンパ節が集合した大きな軟部腫瘤（白矢印）として認められる．腫瘤は，通常はこの症例のように均一な濃度であるが，リンパ節が壊死（低吸収域，つまり黒い）や出血（高吸収域，つまり白い）が起こるくらい大きくなると不均一な濃度となる．上大静脈（SVC）はリンパ節により圧排されているが，上行大動脈（A）と下行大動脈（Ao）は通常はさほど大きな影響は受けない．

腫や胸腺腫とは異なり，リンパ腫は複数の近接した腫大リンパ節から構成されることが多い．**腫大したリンパ節は集塊状**となるので，リンパ節腫大は**分葉状 (lobulated)，多環状 (polycyclic)** の形態を呈することとなる．

➡ この**分葉状の形態は，単純 X 線においてリンパ節腫大とその他の縦隔腫瘍とを鑑別する一助となる．**

- Hodgkin 病で認められる**縦隔リンパ節腫大**は，通常は**両側性**で，かつ**非対称性**である（図 12-4）．それに加え，縦隔リンパ節腫大に伴う非対称性の肺門部リンパ節腫大は，多くの Hodgkin 病の患者で認められる．
- 一般的に，胸部 CT において**短径で 1 cm 以上**あれば，その縦隔リンパ節は腫大しているとみなされる．
- CT では，リンパ腫は**多発性の分葉状の軟部腫瘤**，もしくはリンパ節が融合した 1 つの**大きな軟部腫瘤**としてみられる．
- 通常，腫瘤は CT で均一な濃度を呈するが，大きくなって**壊死**（低吸収域，つまり黒い）や**出血**（高吸収域，つまり白い）を伴うと**不均一な濃度**を呈する（図 12-5）．

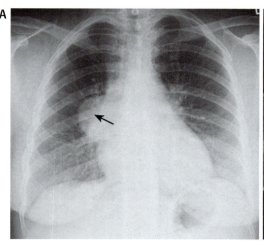
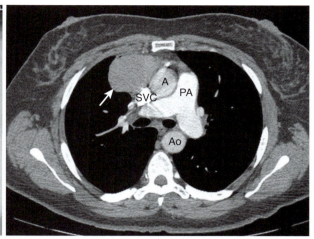

図12-6　胸腺腫の胸部単純X線（A）とCT（B）　胸腺腫は中年の成人によく認められる．胸腺上皮とリンパ球由来の腫瘍であり，一般的には奇形腫よりも発症する年齢は高い．**A**の胸部単純X線では，平滑な輪郭を有する前縦隔腫瘤（黒矢印）が認められる．**B**の胸部造影CTでは，腫瘍が前縦隔に存在していることが確認でき，内部濃度は均一である（白矢印）．これは重症筋無力症の症例であり，胸腺腫摘出後に症状が改善した．A：上行大動脈，Ao：下行大動脈，PA：肺動脈幹，SVC：上大静脈

表12-3　サルコイドーシスとリンパ腫の鑑別点

サルコイドーシス	リンパ腫
両側肺門部と右傍気管リンパ節腫大が典型的な組み合わせである．	縦隔リンパ節腫大の頻度が高く，肺門部の非対称性腫大を認める．
より末梢の気管支肺リンパ節	より中枢の肺門部リンパ節
胸水は約5%に認められる．	胸水はより頻度が高く，30%に認められる．
前縦隔リンパ節腫大はまれ	前縦隔リンパ節腫大の頻度が高い．

■サルコイドーシスもリンパ腫と同様，胸部リンパ節腫大を生じるので，紛らわしい所見がいくつかある．表12-3ににはこれら2つの疾患の鑑別ポイントを掲げた．

胸腺腫瘍 thymic mass

■正常の胸腺組織は，CTでは生涯を通じて認められるが，**20歳以上では退縮が始まる**．〔【訳注】退縮傾向は実際には幼児期に始まる〕

■胸腺腫（thymoma）は**胸腺上皮とリンパ球由来の新生物**（neoplasm）である．胸腺腫は**中年の成人によく認められ**，一般的には**奇形腫よりも高い年齢層**で認められる．ほとんどの胸腺腫は**良性**である．

⮕　胸腺腫の**約35%は重症筋無力症**（myasthenia gravis）**に関連して発生する**．また，重症筋無力症と診断された患者の**約15%に胸腺腫**が認められる．重症筋無力症患者で胸腺腫を発見することの意義は，**胸腺摘出後**

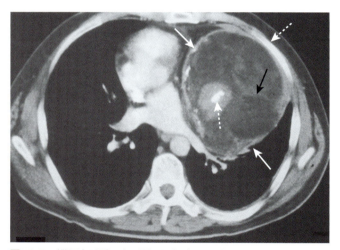

図12-7　縦隔奇形腫　奇形腫は胚細胞系の腫瘍であり，典型的には3胚葉すべてを含んでいる．奇形腫は胸腺腫の症例よりも若い年代に発見される．この症例のように嚢胞状の形態を示す（白矢印）奇形腫が最も多い．ふつうは写真に示すように大血管の近傍に発生する境界明瞭な腫瘤として認められる．CTでは，特徴として脂肪成分（黒矢印），軟骨成分，時に骨成分（点線白矢印）を含む．

では筋無力症の予後がよいという点にある．

■CTでは通常，胸腺腫は**辺縁平滑な分葉状の腫瘤**であり，**心臓と大血管の接合部レベル**に認められ，奇形腫のように**石灰化を伴う**ことがある（図12-6）．

■胸腺の拡大をきたす他の疾患としては，胸腺嚢胞，胸腺過形成，胸腺リンパ腫，胸腺癌，胸腺脂肪腫がある．

奇形腫 teratoma

■奇形腫は**胚細胞系の腫瘍**であり，典型的には3種類すべての胚葉（**外胚葉，中胚葉，内胚葉**）を含むとされる．ほとんどの奇形腫は良性であり，胸腺腫よりも若い年代に発生す

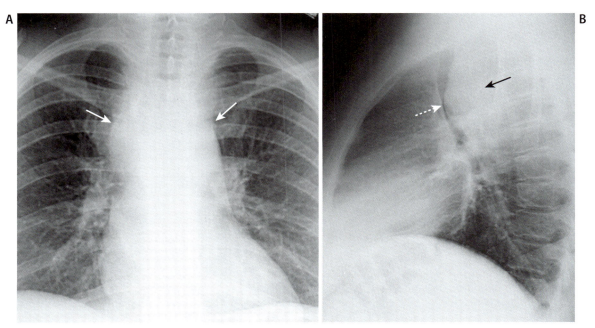

図12-8　中縦隔のリンパ節腫大　中縦隔のリンパ節腫大の原因としてはリンパ腫が最多であるが，肺小細胞癌や転移など，その他の悪性腫瘍も原因となり，いくつかの良性疾患も同様の所見を呈する．この症例は正面像（**A**，白矢印）でも側面像（**B**，黒矢印）でも縦隔腫瘍が認められる．この腫瘤は側面像で気管を前方に圧排している（**B**，点線白矢印）．リンパ節生検の結果，肺小細胞癌であることが判明した．

る．通常は無症状であり，偶然に発見される．縦隔奇形腫の**30％は悪性**であり，予後不良である．
- 囊胞状の奇形腫が最も多く認められる．**囊胞状の奇形腫**は，大血管近傍に発生する**境界明瞭な腫瘤**であり，CT所見の特徴として**脂肪成分，軟骨成分，骨成分**が認められる（図12-7）．

中縦隔腫瘍 middle mediastinal mass

- 中縦隔は，**心臓と大動脈の前面から心臓の後面までの領域**であり，心臓，大血管の起始部，気管，主気管支，これらに沿ったリンパ節を含んでいる（図12-1参照）．
- この領域に発生する腫瘍で**最も多いのはリンパ節腫大**である．縦隔リンパ節腫大の原因としてはHodgkinリンパ腫が最も多いが，他の悪性腫瘍やいくつかの良性疾患も同様の所見を呈する．
  - 他に縦隔リンパ節腫大の原因となる悪性腫瘍としては，**肺小細胞癌や乳癌などからの転移性病変**がある（図12-8）．
  - 縦隔リンパ節腫大の原因となる良性疾患としては，**伝染性単核球症，結核**などがあり，結核は通常，片側性の縦隔リンパ節腫大を呈する．

後縦隔腫瘍 posterior mediastinal mass

- 後縦隔は，**心臓の後面から脊柱管の前縁までの領域**である．しかしながら，実用性を考慮して**脊柱傍溝**（paravertebral gutter）も後縦隔に含めている（図12-1参照）．
- 後縦隔には**下行大動脈，食道，リンパ節**が含まれる．この領域に発生する腫瘤は髄外造血が代表的であり，そして最も重要な事項としては，**神経原性の腫瘍**が生じることである．

神経原性腫瘍 neurogenic tumor
- 神経原性腫瘍は後縦隔腫瘍の大多数を占めるが，後縦隔病変そのものは頻度が特に高いわけではない．神経原性腫瘍には，**神経線維腫**（neurofibroma），**神経鞘腫**（schwannoma），**神経節神経腫**（ganglioneuroma），**神経芽腫**（neuroblastoma）が含まれる．
- **神経鞘腫**（schwannoma）が最も発生頻度が高く，通常は**良性**である．20〜50歳に発生することが多く，緩徐に発育するため症状が出現するのは発生から随分時間が経過してからである．
- 神経鞘以外の神経組織から発生した**神経節神経腫**（ganglioneuroma），**神経芽腫**（neuroblastoma）などの新生物は，通常は**悪性**である．
- 神経原性腫瘍は，通常は**境界明瞭**な，**軟部組織濃度**を有した腫瘤を**脊柱傍溝**に形成する（図12-9）．良性腫瘍でも悪性腫瘍でも，**肋骨を侵食**する（図12-10A）．脊柱管内から発生して神経孔を通って縦隔内へ突出する**ダンベル型の病変**では，**神経孔を開大させる**（図12-10B）．
- 神経線維腫は，神経鞘のSchwann細胞から発生する**単発**

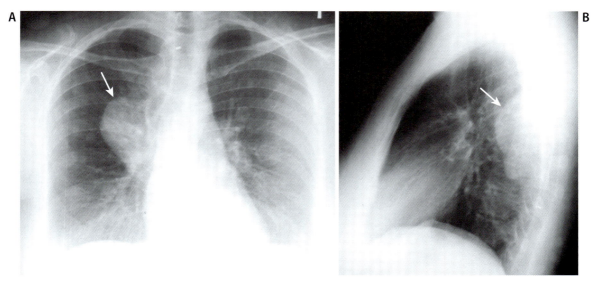

図12-9 神経線維腫症 神経線維腫は神経鞘のSchwann細胞由来の単発性腫瘍として認められる場合や，この症例のように神経線維腫症の一症状として認められる場合がある．正面像（**A**）でも側面像（**B**）でも後縦隔の右脊柱傍溝に大きな神経線維腫（白矢印）が認められる．

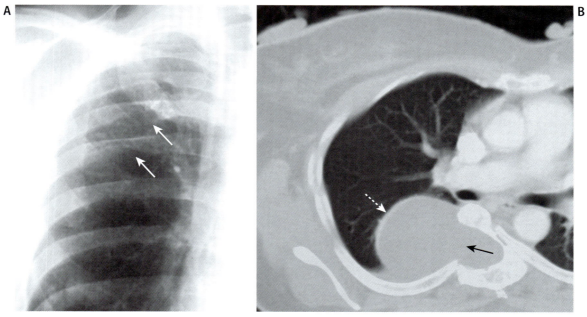

図12-10 肋骨の侵食（rib-notching）とダンベル型の神経線維腫 **A**では肋骨の下縁（肋間神経が存在する部位）に沿って蔓状神経線維腫（plexiform neurofibroma）による侵食像が認められ，凹みnotchingもしくは波状の形態を示すことから，ribbon-rib（白矢印）とよばれる．別な症例（**B**）では，脊柱管内から発生した大きな神経鞘腫が縦隔内へ神経孔を介して突出し（点線白矢印），ダンベル型を呈している．病変により神経孔が拡大し，椎体の半分（黒矢印）は腫瘍により侵食されている．

性の腫瘍であるが，神経線維腫症（neurofibromatosis）という症候群の一症状として認められることもある．後者は神経・皮膚・骨異形成の1つであり，**皮下結節，近接する肋骨の侵食（rib notching），椎体後縁の侵食（scalloping）**（図12-11），**蝶形骨翼の欠損，偽関節，胸腰椎移行部レベルでの角度の急峻な後側弯症（kyphoscoliosis）**などをきたす．

肺の単発性結節もしくは腫瘤

- 結節（nodule）と腫瘤（mass）の**大きさによる違い：3 cm未満**では通常は**結節**とよばれ，**3 cmを越える**と通常は**腫瘤**とよばれる．
- 胸部の画像診断で肺に単発性の結節（つまりは**孤立性結節**）が発見された症例における検査方法については，これまでに多くの教科書で述べられている．喫煙者の半数におい

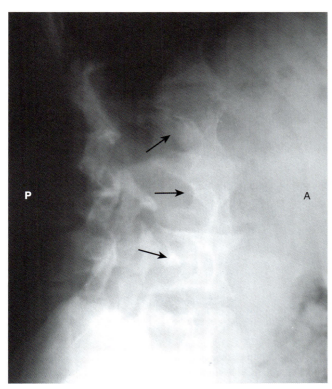

図12-11 神経線維腫症で認められる椎体のscalloping（椎体後縁の侵食） 神経線維腫症は，骨格の異形成を伴う神経皮膚疾患の1つである．この斜位像で示すように，特に胸腰椎レベルにおける椎体後縁のscalloping（黒矢印）を含む多くの骨格系異常をきたす．これは，髄膜の異形成が原因となって生じる硬膜嚢（thecal sac）の憩室であり，髄液の拍動が伝わることで近接する骨の侵食が生じる．A：腹側，P：背側

て，胸部CTで肺に結節がみつかる．しかし，2年間追跡すると，5 mm未満の結節で悪性を示唆する所見（増大や転移）を呈する病変は1%以下である．

■ 単発性肺結節を評価する際に重大なことは，その**結節が良性らしいか，悪性らしいか**，という点である．十分に良性らしい結節であれば，経過観察（場合によっては無視）することができるが，悪性のようにみえる病変であれば，ほとんどの場合において，合併症の発生や時には死に至るリスクを背負ってでも積極的な治療が選択されることになる．

■ 肺結節が良性であるか悪性であるかを見極めるためには，**過去画像と比較できるか**（これにより，**経時的に変化がないことが確認できる**）など，多くの因子が影響する．

■ 2005年にInternational Society of Chest Radiologists (Fleischner Society)がCTで偶発的に発見された非石灰化のフォローアップについて，エビデンスに基づいたガイドラインを発表した．

- **4 mm以下の結節**は，低リスク群（ほとんどもしくはまったく喫煙歴がない，もしくは他のリスクがない）では経過観察を必要としない．高リスク群（喫煙歴がある，もしくは他のリスクがある）群では12か月後にフォローが必要である．不変であれば，それ以上の経過観察は不要である．
- **5～6 mmの結節**は，低リスク群では12か月後のフォローが必要であり，不変であればそれ以上のフォローは不要である．高リスク群では，6～12か月後のフォローのCT撮影が必要であり，不変であれば18～24か月後にもCTを撮像する．
- **7～8 mmの結節**は，低リスク群では6～12か月後のフォローのCT撮像が必要であり，不変であれば18～24か月後にもCTを撮像する．高リスク群では，3～6か月後のフォローのCT撮像が必要であり，不変であれば9～12か月後，24か月後にもCTを撮像する．
- **9 mm以上の結節**では，低・高リスク群ともに，3，9，24か月後にCTを撮像し，その際にはダイナミック造影CT，PET (positron emission tomography)，そして/もしくは生検も考慮する．

〔**【訳注】** 2017年の改訂版では基準が緩和された．充実性の単発性結節では**6 mm以下の結節は低リスク群では経過観察不要，高リスク群では12か月後にCTを行うことが選択できる．6～8 mmの結節は低リスク群・高リスク群ともに6～12か月後にCT，その結果により18～24か月後にCT．8 mmを越える結節は，低リスク・高リスク群ともに3か月後にCT，PET/CT，ないし生検を行う**（Radiology 2017；284：228-242）．〕

単発性肺結節における良性と悪性のサイン

■ **病変の大きさ**：4 mmより小さければ悪性を示唆することはまれである．**5 cm以上であれば，95%の確率で悪性である**（図12-12）．

■ **石灰化**：通常はCTで判断される．**中心性，層状，びまん性の石灰化が認められる場合には，まず良性である．**

■ **辺縁**：分葉状，毛羽立ち状，棘状（spiculation）の辺縁を有する場合は，いずれも悪性を示唆する（図12-13）．

■ **経時的な大きさの変化**：サイズの経時的変化を評価するためにフォローの検査を施行する際には，比較の基準となる以前の画像検査もしくは十分に信頼できる検査結果が必要となる．**悪性の場合には大きさが増大する傾向があり**，その速度は，**炎症性病変**（数週間以内に大きさが変化する）ほど短期間ではなく，**良性病変**（数年間にわたり大きさが変化しない）ほど長期間ではない．

- 組織型が**大細胞癌の場合には成長速度は最も速い．**
- **扁平上皮癌と小細胞癌では，成長速度が速い傾向にある．**
- **腺癌は最も緩徐に増大する．**

→ 臨床徴候や症状がある場合には，悪性の可能性が高くなる．**50歳以上で，臨床徴候や症状，画像所見から悪

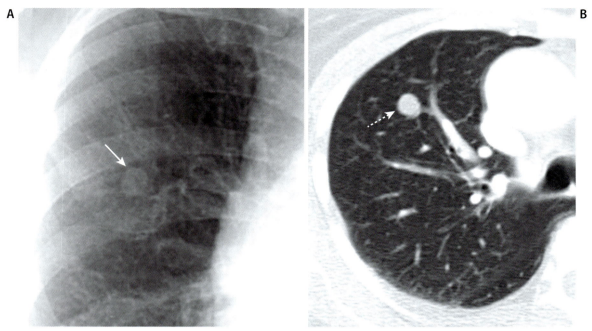

図 12-12　孤立性肺結節の胸部単純 X 線（A）と CT（B）　喀血の病歴があるこの 53 歳の男性には，1.8 cm 大の結節が右上葉（**A**，白矢印，**B**，点線白矢印）に認められる．すべての単発性肺結節を評価する際に重大な問題は，その病変が良性か悪性かという点にある．その問題に答えるには，結節のサイズや結節の経時的変化を比較検討するための以前の画像が参照できるか，など多くの要因がかかわってくる．この病変のサイズであれば PET が良悪性の鑑別に有用である．本症例は生検がなされ，肺腺癌であることが明らかになった．

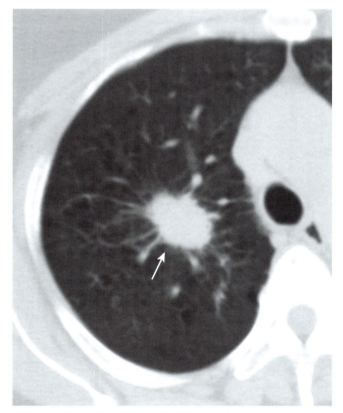

図 12-13　右肺上葉の肺癌　右肺上葉に spiculation（スピキュラ・小棘）を伴う 3.2 cm の腫瘤（白矢印）が認められる．比較的サイズが大きいことと辺縁が不整であることから，悪性が示唆される．生検の結果，肺腺癌であることが明らかになった．

性が疑われ，外科的に切除された単発性肺結節においては，その約 50％ が悪性である．

良性の単発性肺結節の原因となる疾患

- **肉芽腫**：結核（tuberculosis）とヒストプラズマ症（histoplasmosis）では，通常は 1 cm 以下の石灰化を伴う結節が認められるが，時に結核腫（tuberculoma）とヒストプラズマ腫（histoplasmoma）†は 4 cm にも達することがある．
  - **石灰化していれば，その結節は明らかに良性**である．結核性肉芽腫（tuberculous granuloma）は，通常は均一な石灰化を呈する．ヒストプラズマ腫は中心性の，もしくは "target" 状の石灰化となり，層状の石灰化を呈することもあり，診断に有用である（図 12-14）．
  - PET（positron emission tomography：陽電子放出断層撮像）も結節の良悪性を判定するために役立ち，転移性病変を検出することができる．グルコースのアナログである FDG（fluorodeoxyglucose）を用い，肺癌においては糖代謝が盛んなため，核種の取り込みが認められる．通常は，1 cm より大きい結節で信頼性のある評価が可能となる．
- **過誤腫**（hamartoma）は，**不規則に配列する肺組織**からなる肺野末梢の腫瘍性病変であり，**脂肪と石灰化が** CT で認められることが特徴的である．過誤腫の石灰化は，教科書的には**ポップコーン状の石灰化**と表現される（図 12-15）．

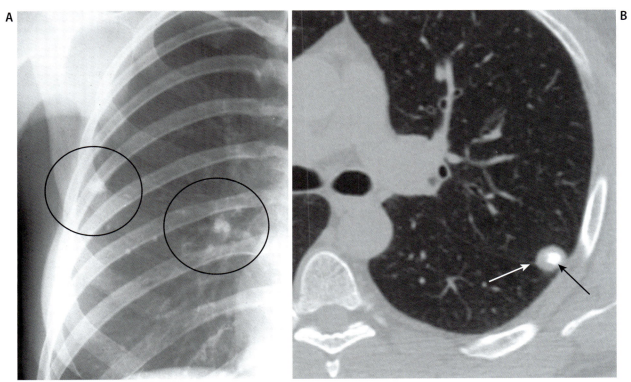

図 12-14 石灰化した結核性肉芽腫とヒストプラズマ腫 単発性肺結節が顕著に石灰化している場合，ほとんどが良性である．結核性肉芽腫は，結核の既感染（多くは症状を示さない）でよく認められ，均一な石灰化を呈する（**A**，黒円）．ヒストプラズマ腫（**B**，白矢印）では中心性，もしくは"target"状の石灰化（**B**，黒矢印）や層状の石灰化を呈し，いずれも診断に有用である．CT は問題としている肺結節が石灰化しているか否かを判断するために役に立ち，単純 X 線よりも感度が高い．

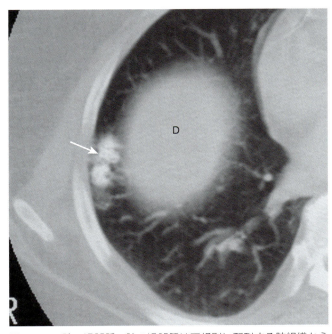

図 12-15 肺の過誤腫 肺の過誤腫は不規則に配列する肺組織からなる末梢性の腫瘍であり，典型的な CT 所見として脂肪と石灰化を含んでいる．過誤腫の特徴的な石灰化はポップコーン状の石灰化と表現される（白矢印）．右肺の中央に認められる小さな軟部組織領域（**D**）は，右横隔膜の最頂部である．

- その他のあまり頻度の高くない単発性肺結節としては，リウマチ結節，ノカルジア症などの真菌感染症，動静脈奇形，多発性血管炎（Wegener 肉芽腫）などがある．
- 円形無気肺が単発性肺結節と紛らわしいことがあり，鑑別については 7 章で述べてある．

†【訳注】ヒストプラズマは北米ではミシシッピ川流域で好発する疾患であり，日本国内ではほとんどみられない．

肺癌 bronchogenic carcinoma

- 米国では，肺癌が**男性の悪性腫瘍のなかで死亡率 1 位**であり，**女性では 2 位**（乳癌に次ぐ）となっている．
- 肺結節の数は検査の組み立てを考えるのに役立つ．肺結節として認められる悪性腫瘍では，**原発性肺癌は単発性肺結節**として現れ，他臓器からの**転移性肺腫瘍では典型的には多発結節**として認められる．
- 表 12-4 には肺癌の組織型ごとの，発症形態と典型的な発育形式についてまとめてある．
- 肺癌をみつける
  - 結節・腫瘤として，腫瘍そのものが画像でみられる．
  - 気管支を閉塞させる病変，たとえば肺炎や無気肺が発症

表 12-4 肺癌とその組織型

組織型と臨床所見	代表的な図	組織型と臨床所見	代表的な図
扁平上皮癌 ● 肺門部に優位 ● 区域気管支もしくは葉気管支に発生 ● 常に気管支閉塞を生じ，閉塞性肺炎や無気肺となる． ● 成長速度が速い．	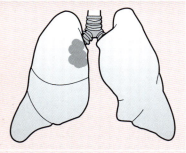	**小細胞癌（燕麦細胞癌 oat cell carcinoma を含む）** ● 肺門部に優位 ● 神経分泌顆粒を含み，Cushing 症候群や抗利尿ホルモンの分泌異常などの小細胞癌に関連した腫瘍随伴症候群が起こることがある．	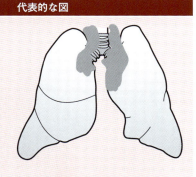
腺癌 ● 原発巣は末梢肺野 ● 通常は単発性（多発結節となる diffuse adenocarcinoma を除く） ● 最も成長が遅い．	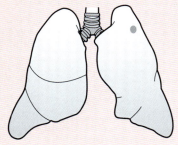	**大細胞癌** ● 非小細胞癌であり，扁平上皮癌でも腺癌でもないことから除外的に診断する． ● 大きな末梢性病変 ● 非常に成長が速い	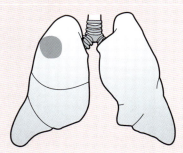

することで肺癌が疑われることもある．
● 肺自体，肋骨，その他の臓器への**直接進展**や**転移**の結果，肺癌が疑われることもある．

肺結節もしくは肺腫瘤として出現する肺癌
■ 最も多い組織型は**腺癌**（adenocarcinoma）である．
■ 結節は**不整形なスピキュラを伴う辺縁**を有する（図 12-13 参照）．
■ **空洞**（cavity）を形成することがあり，特に扁平上皮癌で認められる（腺癌でも空洞を形成することがある）．空洞は比較的**壁が厚く**，内部に**結節**や**不整な内側縁**を認める（図12-16）．

気管支閉塞を伴う肺癌
■ 気管支閉塞の最も多い原因は**扁平上皮癌**である．気管支内腔の病変はさまざまな程度の気管支閉塞をきたし，肺炎や無気肺をきたす．
  ● **閉塞性肺炎と無気肺**（図 7-11 参照）
    ・閉塞した肺には浸潤像がみられるので"**肺炎**"とよばれるが，多くは感染の合併は認めない（感染することもあるが）．
    ・気管支内腔を閉塞させる病変に伴い二次性に生じる**無気肺**では，通常は葉間の偏位や可動性縦隔構造の無気肺側への**偏位**を伴い（→7 章参照），時に閉塞の原因となる腫瘍自体も確認できる．

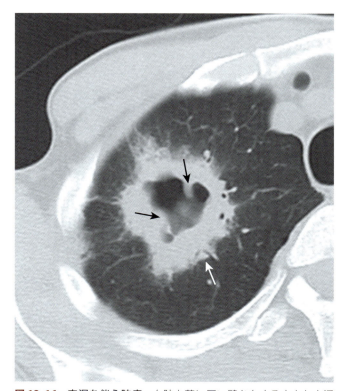

図 12-16 空洞を伴う肺癌 右肺上葉に厚い壁を有する大きな空洞性の腫瘍性病変が認められる（白矢印）．病変の外縁には spiculation を伴い，内縁は結節状である（黒矢印）．これらの特徴は空洞性の悪性腫瘍を示唆する．本症例は扁平上皮癌であった．

直接進展もしくは転移を伴う肺癌

- **直接進展に伴う肋骨破壊**：Pancoast 腫瘍とは，肺の肺尖部（superior sulcus）から発生し，同側の第1～3肋骨の1本以上の破壊を高頻度に伴う腫瘍の名称である（BOX 12-1，図 12-17）．
- **肺門部リンパ節腫大**：通常は腫瘍と同側の，片側性の肺門部リンパ節腫大を認める（図 12-18）．
- **縦隔リンパ節腫大**：肺末梢の結節が認められずに縦隔リンパ節が腫大する所見は，通常は小細胞癌だけにみられる（図 12-8 参照）．
- **その他の肺結節**：diffuse adenocarcinoma で認められる所見の1つとして両側肺にびまん性に分布する多発結節があり，これは転移性肺腫瘍と紛らわしいことがある．
- **胸水**：胸水を認めた場合には，高頻度に腫瘍のリンパ行性進展が認められる．
- **骨転移**：溶骨性病変や硬化性病変が混在する．

BOX12-1　Pancoast 腫瘍：肺尖部肺癌

- 肺尖部の軟部腫瘤として認められる．
- 扁平上皮癌か腺癌が多い．
- 近傍の肋骨破壊を生じることが多い．
- 同側の腕神経叢への浸潤や Horner 症候群を生じることがある．
- 右側では上大静脈閉塞をきたすことがある．

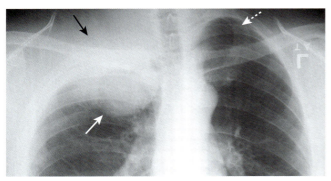

図 12-17　右肺上葉の Pancoast 腫瘍　右肺尖部に大きな軟部組織腫瘤が認められる（白矢印）．この病変は肋骨破壊を伴っている（黒矢印）．正常な左側では，肋骨は保たれている（点線白矢印）．肋骨破壊を伴う肺尖部の軟部腫瘤は，教科書的には Pancoast 腫瘍や superior sulcus tumor（肺尖部腫瘍）である．

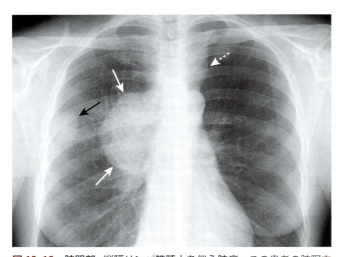

図 12-18　肺門部・縦隔リンパ節腫大を伴う肺癌　この患者の肺野末梢の腫瘤（黒矢印）は，同側の肺門部と縦隔リンパ節腫大（白矢印）を伴い，同時に対側の縦隔リンパ節腫大（点線白矢印）も伴っている．転移病変を伴う肺癌では，遠隔臓器転移や肺内転移の形態をとる．この症例は肺腺癌であった．

肺の転移性腫瘍
metastatic neoplasms in the lung

多発結節 multiple nodules

- 肺の多発結節は，離れた原発巣から血行性に転移してきた転移性肺病変で最もよくみられる（**血行性転移**）．多発転移性肺結節は，通常は**大きさが少しずつ異なり**，これは異時性に転移してきたことを反映している．
- 多くの病変において**境界は明瞭**であり，サイズは**小結節**から大きな "**cannonball（砲弾）**" 腫瘤まで多岐にわたっている（図 5-8B 参照）．
- 実際には**転移性結節の形態から原発巣を推定することは不可能**である．つまり，転移性結節はどれも似たような所見を呈するということである．

→ 気管支鏡や経皮的生検による組織のサンプリングが，転移性結節の原発臓器を特定する最も確実な方法である．

- 表 12-5 には血行性肺転移をきたしやすい主要な原発性悪性腫瘍についてまとめてある．

癌のリンパ管浸潤
lymphangitic spread of carcinoma

- 癌のリンパ管浸潤では，腫瘍は肺のリンパ管内で発育し，リンパ系を閉塞させ，画像上では，**心原性の間質性肺水腫に似た Kerley B 線や葉間の肥厚，胸水**などの所見を呈する．

表 12-5　転移性肺結節をきたしやすい原発巣（男女別）

男性	女性
大腸癌	乳癌
腎細胞癌	大腸癌
頭頸部腫瘍	腎細胞癌
精巣・膀胱癌	子宮頸癌・子宮体癌
悪性黒色腫	悪性黒色腫
肉腫	肉腫

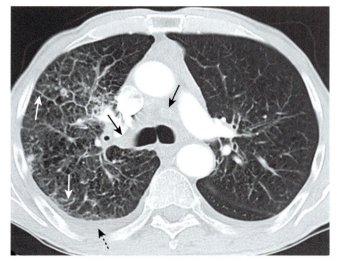

図12-19 リンパ管浸潤を伴う肺癌 癌のリンパ管浸潤では，腫瘍が肺のリンパ管内で発育してリンパ管を閉塞させる．画像上は心不全による間質性肺水腫と似た所見を呈する．この症例のように，これらの所見は片側性であり，うっ血性心不全ではなく癌のリンパ管浸潤の可能性を考えなければならない．この症例では，肺癌による肺門部と縦隔リンパ節腫大（黒矢印）を認める．左肺と比べて右肺の間質性陰影が目立ち，小葉間隔壁の肥厚（Kerley B 線，白矢印）も認められ，右側胸水も伴っている（点線黒矢印）．

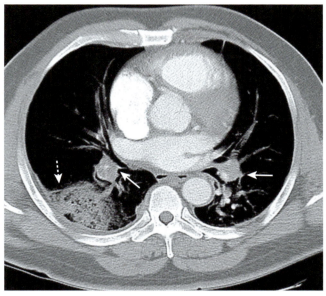

図12-20 Hampton's hump 肺野末梢に楔状の肺胞性病変が認められ（点線白矢印），左右の肺動脈内には内腔の造影欠損も認められる（白矢印）．楔状の肺梗塞病変は Hampton's hump とよばれる．肺塞栓症の所見がない場合，胸膜側に広く接した肺実質性病変では，肺炎や肺挫傷，誤嚥などが鑑別に挙げられる．

> 片側性や1つの葉だけに間質性肺水腫の所見をみたら，うっ血性心不全（通常は両側性である）よりもリンパ管浸潤の可能性を考えるべきである（図 12-19）．

■ 肺のリンパ管浸潤を最もきたしやすい原発性悪性腫瘍は，**乳癌，肺癌，膵癌**など胸部周辺から発生する腫瘍である．

肺血栓塞栓症 pulmonary thromboembolic disease

■ **90％以上の肺塞栓症**（pulmonary emboli：PE）は**下肢の深部静脈血栓**（特に膝窩静脈よりも中枢側の血栓）が原因で発症する．多くは**外科手術や長期臥床，悪性腫瘍**などの合併症として発生する．肺には**2重の血流**（肺動脈と気管支動脈）が存在するため，ほとんどの**肺塞栓症では肺梗塞に陥ることはない**．

■ 肺血栓塞栓症の患者では胸部単純X線で高頻度に異常を呈するが，**亜区域性の無気肺や少量の胸水貯留，横隔膜挙上**などの非特異的な所見である．このため，胸部単純X線は，肺血栓塞栓症の検出においては**偽陰性率（false negative）が高い**．

■ 胸部単純X線では，以下のような肺塞栓症の"古典的な"所見があるが，**認められる頻度は低い**．
- 楔状の肺実質性病変（Hampton's hump）（図 12-20）
- 局所的な血流低下（Westermark sign）
- 肺動脈中枢側の突出（knuckle sign）

> 胸部単純X線が正常であった場合，肺換気・血流スキャン（ventilation/perfusion：V/Q lung scan）が診断に役立つことがある．しかし，胸部単純X線が正常であった場合には，通常はCTが撮像される．

■ **CT肺動脈造影**（CT pulmonary angiography：CT-PA）は，ヘリカルCTによる**迅速なデータ収集**（1回の息止めで可能），**薄いスライス厚**，経静脈的なヨード造影剤の急速注入の組み合わせによって，動きのアーチファクトが少なく（もしくはまったくなく），肺動脈内の濃度が最大となる画像を得ることが可能となっている．

■ CT-PAの他の利点としては，肺動脈を観察するタイミングで撮像した後に，少し遅い相も撮像することで，骨盤や下肢の静脈も評価することが可能な点である．この方法により，仮に肺動脈造影が診断に役立たなかった場合でも，深部静脈血栓の検出も可能となる．

■ CT肺動脈造影は**90％以上の感度**を有し，多くの施設では核医学検査である肺換気・血流スキャンに取って代わっているのが現状である（特に肺換気・血流スキャンの感度が低いことが知られている**慢性閉塞性肺疾患，胸部単純X線で肺野が明るい症例**では）．

■ 急性肺塞栓症では，CT-PAにおいて**肺動脈内腔中心部分の部分的，もしくは完全な陰影欠損**として認められる（図 12-21）．

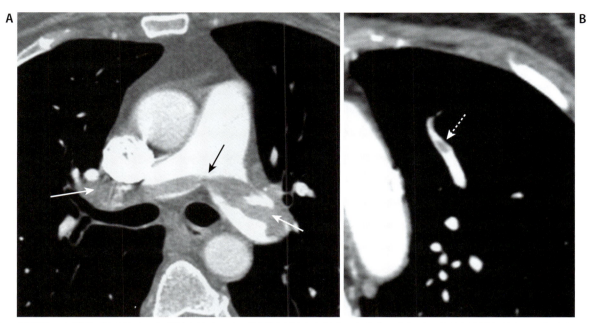

図 12-21　騎乗型，末梢型の肺塞栓症　急性肺塞栓症では，肺動脈内腔中心部分の部分的，もしくは完全な陰影欠損として認められる．**A**では，大きな肺塞栓が左右の肺動脈内腔を完全に塞いでいる（白・黒矢印）．これは騎乗型の塞栓である．**B**では，より末梢の肺動脈に，内腔中心部分の小さな陰影欠損が認められる（点線白矢印）．この肺動脈は，この画像の平面だけでは右肺動脈への連続性が確認できず，肺の中に単独で浮いているようにみえる．

- 加えてCT肺動脈造影は，**肺動脈塞栓症が否定された症例でも**，肺炎などその他の疾患を検出できるというメリットがある．CT-PAは，**triple rule-out**という画像診断の一翼を担ってもいる．これは，胸痛を訴える患者において，冠動脈疾患，大動脈解離，肺動脈血栓症の3疾患を同時に評価する診断法である．

慢性閉塞性肺疾患 chronic obstructive pulmonary disease (COPD)

- 慢性閉塞性肺疾患（COPD）は，**慢性気管支炎もしくは肺気腫によって空気の流れが閉塞した疾患**と定義されている．
- **慢性気管支炎**（chronic bronchitis）は臨床的に**咳嗽をきたす疾患**として定義されるのに対し，**肺気腫**（emphysema）は病理学的に，**終末細気管支より末梢の肺実質が永久かつ異常に拡大し，破壊された状態**として定義されている．
- 肺気腫には，病理学的に以下の3種類のパターンがある．
  - **小葉中心性**（centriacinar, centrilobular）肺気腫は，気管支と細葉の中心部分に巣状の破壊が限局しているという特徴がある．**喫煙**に関連しており，**上葉優位**に認められる（図12-22A）．
  - **汎小葉性**（panacinar）肺気腫では，細気管支より末梢の**肺胞全体**が侵される．**下肺野**に最も変化が強く，一般的にはホモ接合型の**α₁アンチトリプシン欠損症**で発症する（図12-22B）．
- **傍隔壁性**（paraseptal）肺気腫は，最も頻度が低いタイプである．末梢気道構造，肺胞管，肺胞嚢が侵される．線維性隔壁もしくは胸膜に病変が限局し，ブラが形成され，**気胸の原因**となる．気道閉塞はきたさない（図12-22C）．
- 胸部単純X線でのCOPD所見として最も信頼性が高い所見は，**肺の過膨張**である．**横隔膜の平坦化**を伴い，特に側面像で認められる（図12-23）．その他の所見としては，**胸骨後部透亮域の拡大**，**肺の透過性の亢進**（肺野血管構造の減少を伴う），**肺動脈高血圧**に伴う肺動脈の突出がある．
- COPDのCT所見としては，局在する**低吸収域**が認められ，小葉間隔壁以外の壁構造がみえない嚢胞状病変として認められる．COPDの程度を評価するためにCTは有用であり，外科的な肺容量の減少を図るためのブラ切除の術前評価としても利用される．

ブレブ，ブラ，囊胞，空洞

- ブレブとブラ，囊胞，空洞はいずれも**空気を内部に含んだ肺病変**であり，それぞれに**病変の大きさ，病変部位，壁構造が異なる**．
- どの病変も空気の代わりに，もしくは空気とともに**液体**を含んでいることがある．
- 液体は**感染，出血，融解壊死**の結果として貯留する場合がほとんどである．

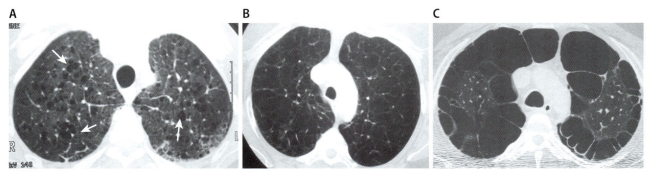

図12-22 肺気腫の種類 小葉中心性肺気腫（**A**）では，呼吸細気管支と小葉中心部分に限局した巣状の破壊が認められるという特徴を有する（白矢印）．これは喫煙に関連して起こり，上葉で最も変化が強い．汎小葉性肺気腫（**B**）は，終末細気管支より末梢の肺胞全体を侵し，下肺野領域でより変化が強く，一般的にはホモ接合型のα_1アンチトリプシン欠損症で発症する．傍隔壁性肺気腫（**C**）は最も頻度が低いタイプであり，末梢気道，肺胞管，肺胞嚢を侵す．病変は胸膜下に多く，気胸の原因となる．

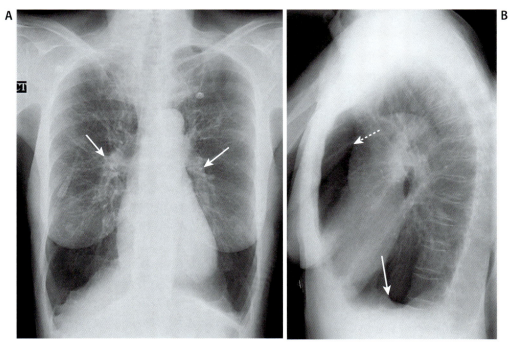

図12-23 肺気腫 胸部単純X線におけるCOPDの画像所見は，特に側面像で認められる．横隔膜の平坦化を伴う肺の過膨張（**B**，白矢印），胸骨後部透亮域の拡大（**B**，点線白矢印），正常に比べ肺野血管構造が減少する肺の透過性亢進，肺動脈高血圧に伴う二次性の肺動脈突出（**A**，白矢印）である．

■病変内部が完全に液体で満たされると，胸部単純X線とCTでは充実性腫瘤として認められるが，CTでは典型的には低いCT値を示すことより固形腫瘍と鑑別することができる．空気と液体の両方を含んでいる場合には，単純X線（X線が水平方向に照射された場合）もしくはCTで液面形成（air-fluid level）が認められる（図12-24）．

ブレブ bleb

■ブレブは臓側胸膜内に存在するとても小さな気泡状の病変であり，通常は肺尖部に認められる．壁は非常に薄く，CTでみえることもあるが，胸部単純X線では通常は小さくてみえることはない．ブレブは特発性気胸の原因になると考えられている．

ブラ bulla

■ブラは1 cm以上の病変である．通常は肺気腫に伴って発生する．ブラは肺実質に生じ，非常に薄い壁（1 mm以下）を有する．ブラの壁は，胸部単純X線ではしばしば部分的にのみ確認でき，CTではよくみえる．単純X線では限局する肺野構造の欠如により，しばしばブラの存在が推測される（図12-25）．

■片側胸郭内全体を占拠するほど大きく成長することがあ

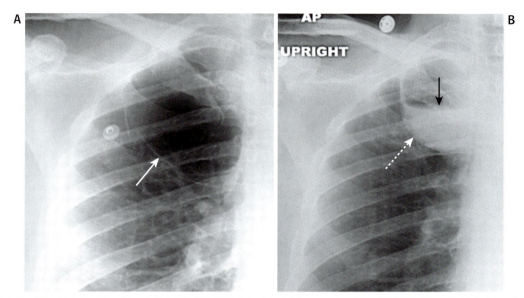

図12-24 感染したブラ 拡大像（**A**）では，右肺上葉に薄い壁を有し含気を伴ったいくつかのブラが認められる（白矢印）．数週間後に撮影された（**B**）では，ブラの１つ（点線白矢印）に液体と気体（黒矢印）が認められる．ブラは正常では空気を含んでいるが，感染や内腔への出血を伴うと，一部もしくは全体に液体を含むようになる．感染したブラの例では，画像的には肺化膿症と紛らわしいが，状態は肺化膿症ほど悪くはない．

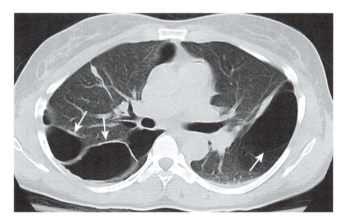

図12-25 ブラ ブラは１cm以上の大きさを有する．薄い壁（１mm以下）を有しており，単純Ｘ線では部分的に観察できる．CTではより容易に観察できる（白矢印）．内部に血管構造はないが，ブラ内部を横切る隔壁構造を認めることが特徴的である．単純Ｘ線では限局的に肺野構造が欠如していることからその存在を疑うことが多い（**図12-24A**参照）．

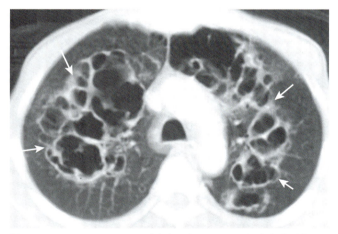

図12-26 ニューモシスチス肺炎（PCP）で認められた囊胞（気瘤） 単純Ｘ線でPCP患者の約10%に囊胞が認められ，CTではさらに頻度が高くなる（33%に達する）．囊胞は急性期もしくは感染後に生じる．上葉に多く，多発性であることが多い（白矢印）．発生病因は不明である．

り，罹患側の肺は圧迫され，肺が消失したようにみえる（vanishing lung syndrome）．

囊胞 cyst

- 囊胞には先天性のものと後天性のものがある．囊胞は**肺実質にも縦隔にも生じる**．囊胞は薄い壁を有するが，通常はブラよりも厚い（**３mm未満**）．
  - **気瘤**（pneumatocele）とは薄い壁を有した囊胞構造であり，通常はブドウ球菌（*Staphylococcus*）や*Pneumocystis*などの感染後に認められる（**図12-26**）．

空洞 cavity

- 空洞は**大きさがさまざま**であり，数mm〜数cmに及ぶ．空洞は肺の実質に発生し，通常は病変の中心部分が壊死することで形成される．
- 空洞は，４種類の病変（ブレブ，ブラ，囊胞，空洞）のなかで**最も厚い壁を有しており，壁の厚さは３mm〜数cmに及ぶ**（**図12-27**）．
- 空洞を形成することが多い代表的な３つの疾患（癌，肺化膿症，結核）の鑑別法については，**表12-6**にまとめてある．

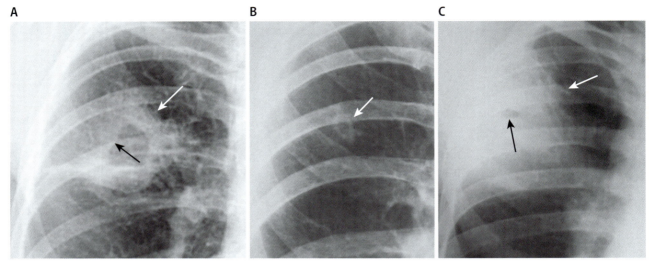

図 12-27　肺の空洞性病変　空洞の肥厚部分の凹凸と，内縁が平滑か結節状かを評価することで，おもな肺の空洞性病変をきたす疾患の鑑別がしばしば可能である．肺扁平上皮癌（**A**）では厚い壁（白矢印）と結節状の内縁（黒矢印）が認められる．結核（**B**）では比較的壁は薄く，上葉の空洞の内縁は平滑（白矢印）である．ブドウ球菌による肺化膿症（**C**）では，壁は厚く（白矢印），平滑な内縁と小さな空洞（黒矢印）を伴うのが特徴である．

表 12-6　3 種類の肺空洞性病変の鑑別

病　変	空洞壁の厚さ*	空洞の内縁
肺癌（図12-27A）	厚い	結節状
結核（図12-27B）	薄い	平滑
肺膿瘍（図12-27C）	厚い	平滑

*厚い壁：6 mm 以上，薄い壁：5 mm 以下

気管支拡張症 bronchiectasis

- 気管支拡張症は**限局的，不可逆的，気管支の部分的拡張**と定義されている．他の多くの疾患に随伴して生じるが，通常は**ブドウ球菌**（*Staphylococcus*）や *Klebsiella* などの壊死性細菌感染後に起こり，**下葉**が侵される．
- 気管支拡張症は囊胞性線維症，原発性線毛運動異常症（Kartagener 症候群），アレルギー性気管支肺アスペルギルス症，Swyer-James 症候群（片側性の肺野透過性疾患）などにも生じる．
- 臨床的には，**慢性的な咳嗽**がおもな症状であり，高頻度に**喀血**を伴う．
- 単純 X 線でも気管支拡張症を疑う所見はあるが，通常は**特異的ではない**．
  - **平行な線状陰影**（"線路状 tram-track"）は，肥厚し拡張した気管支壁を反映し，2 cm 以上の**囊胞性病変**は囊胞状の気管支拡張を，**管状の濃度上昇域**は液体が充満した気管支を表している（図 12-28）．今日では，気管支拡

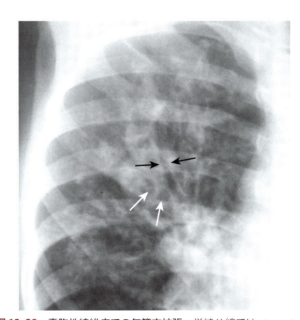

図 12-28　囊胞性線維症での気管支拡張　単純 X 線では，tram-track とよばれる平行な線状の陰影を呈する．気管支壁は肥厚し（黒矢印）囊胞性気管支拡張症による 2 cm までの囊胞性病変となる．小児における両側上葉の気管支拡張は囊胞性線維症を強く示唆する．

張症の診断には **CT が選択**される．
- 正常の場合，気管支径は肺動脈より細いが，随伴する**肺動脈よりも気管支径が太くなる** "signet ring sign" は CT で認められる決定的な所見であり，しばしば気管支壁の肥厚を伴う．また，気管支は正常のように徐々に細くはならない（図 12-29）．

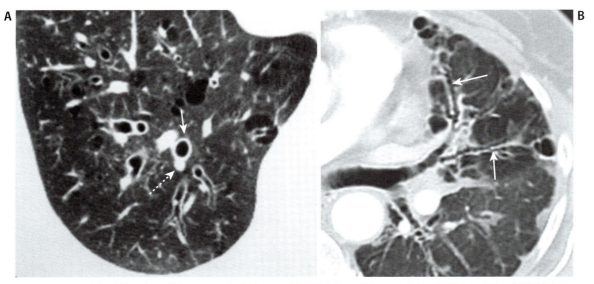

図12-29　気管支拡張症　気管支拡張症の診断にはCTが選択される．決め手となる所見はこの気管支拡張症の症例でも認められるsignet ring signであり，Aでは，壁の肥厚した気管支（白矢印）の径が随伴する肺動脈（点線白矢印）の径よりも大きく，この両者の関係は正常とは逆転している．気管支は壁が肥厚し，末梢に移行しても正常のように徐々に径が細くならない線路状tram-trackを呈する（B，白矢印）．

🏠 TAKE-HOME POINT：胸部の病変をみつけよう

- 縦隔は胸部の中心に位置し，両側の肺の間にあり，大まかに前縦隔，中縦隔，後縦隔に分けられる．

- 前縦隔腫瘍には胸骨下甲状腺腫，リンパ腫，胸腺腫，奇形腫がある．

- 中縦隔には，リンパ腫や転移性病変によるリンパ節腫大が生じる（例：肺小細胞癌）．

- 後縦隔には神経原性腫瘍が発生し，これは神経鞘から発生するもの（良性が多い），神経鞘以外から発生するもの（悪性が多い）がある．

- 偶発的に発見された4 mm（2017改訂では6 mm）より小さい孤立性肺結節が悪性であることはまれである．臨床所見や画像所見から悪性が疑われる場合，50歳以上の症例においては半数が悪性である．重大な問題は，その個々の結節が良性の可能性が高いか，悪性の可能性が高いかという点である．

- 発見時の結節の大きさ，内部の石灰化の有無，結節の辺縁，経時的な結節サイズの変化などから，良性の可能性が高いかどうかを評価することができる．

- 肺癌には3種類の発現形態がある．1) 腫瘍自体が認められる場合，2) 気管支閉塞によって肺炎や無気肺が生じることで発見される場合，3) 腫瘍の直接進展や，肺もしくはその他の遠隔臓器への転移の結果として発見される場合である．

- 肺の単発性肺結節・腫瘤として認められる肺癌は，そのほとんどが腺癌である．腺癌は，多発結節性病変を呈し転移性病変と紛らわしいことがある．

- 気管支閉塞をきたす肺癌の多くは扁平上皮癌である．扁平上皮癌が，肺癌のなかで最も空洞を形成しやすい．

- 小細胞癌は活動性が高く，中枢性の気管支周囲腫瘍である．大多数は発見時にすでに転移を伴っており，抗利尿ホルモンの分泌異常やCushing症候群などの腫瘍随伴性症候群を生じることがある．

- 多発肺結節の多くは転移性病変であり，離れた原発巣から血流に乗って肺に到達する（血行性転移）．転移の原発巣としては，大腸癌，乳癌，腎細胞癌，頭頸部癌，膀胱癌，子宮体癌・子宮頸癌，軟部組織の肉腫，黒色腫などがある．

- 癌のリンパ管浸潤では，腫瘍は肺のリンパ管内で発育しリンパ管を閉塞させ，画像上は間質性肺水腫に似た所見を呈する．この形式をとる転移性病変の原発巣としては，乳癌，肺癌，膵癌がある．

- 胸部単純X線は肺塞栓症の診断においては高い偽陰性率を示す．これはHampton's hump，Westermark's sign，knuckle signなどの"典型的な"所見が認められる頻度が低いためである．

- CT肺動脈造影（CT-PA）は，動きによるアーチファクトのほとんど，もしくはまったくない肺動脈の画像を得ることが可能であり，肺血栓塞栓症の診断に広く用いられている．

- 慢性閉塞性肺疾患（COPD）は肺気腫と慢性気管支炎からなる．これら2つの疾患のうち，慢性気管支炎は臨床的な診断名であり，肺気腫は病理学的な診断名である．この所見は単純X線でもCTでも認められる．

- ブレブ，ブラ，囊胞，空洞性病変はすべて肺の空気を含む病変であるが，これらの病変はそれぞれ大きさ，病変の局在，壁の構造が異なる．ブラ，囊胞，空洞性病変はCTで認められ，単純X線でも認められることがある．

- 気管支拡張症は単純X線でも認められるが，CTが画像検査に適している．CTではsignet ring sign，tram-track，囊胞性病変，管状濃度上昇が認められる．

CHAPTER 13
成人の心疾患をみつけよう

本章では，心臓のサイズの評価法から始め，胸部単純X線での心陰影の輪郭の正常像と異常像について述べる．最後に，頻度の高い心疾患で認められるいくつかの画像所見を紹介する．

心陰影の拡大を知ろう

- ■心陰影は，おもに3つの理由により拡大する（紹介する順序は，頻度順ではない）：
  - ●心嚢液．単純X線で心拡大と間違えやすい．
  - ●見掛けの心拡大を生じる心臓以外の原因
  - ●心肥大（ほんとうの心拡大）は最も大事な原因である．

心嚢液

- ■正常では，15〜50 mLの液体が壁側心膜と臓側心膜の間にある心腔に存在する．異常な液体貯留が生じると，心嚢腔の重力で最下部に相当する部分（立位もしくは坐位では左室の背側）（図13-1A）に液体が貯留する．心嚢液の量が増加すると，心右縁に沿う液体も貯留し，最終的には心臓の周囲に全周性に液体が貯留する（図13-1B）．
- ■CTでは少量の心嚢液貯留を描出することが可能であるが，心嚢液を評価する画像検査の第一選択は超音波検査である．単純X線では心嚢液貯留の評価は困難である．
- ■心嚢液貯留の原因について，BOX13-1にまとめてある．

見掛けの心拡大の心臓以外の原因

- 時に，本当の心臓の大きさは正常であるにも関わらず，心臓以外の原因によって胸部単純X線で心胸郭比が50％以上の見掛け上の心拡大をきたすことがある．
- ■見掛けの心拡大の原因となる心臓以外の原因について，表13-1にまとめた．X線照射による心陰影の拡大（臥位のポータブル撮影によるAP像で生じることが多い）が，見掛けの心拡大をきたすおもな原因である（図2-8参照）．

胸部単純X線AP像で心拡大をみつけよう

- ■ポータブル撮影で得られた胸部単純X線で心臓のサイズを

BOX 13-1　心嚢液貯留の原因

- ●うっ血性心不全
- ●感染（結核，ウイルス）
- ●悪性腫瘍の転移（特に肺癌，乳癌）
- ●尿毒症性心膜炎
- ●膠原病（ループス）
- ●外傷
- ●心膜切開後症候群

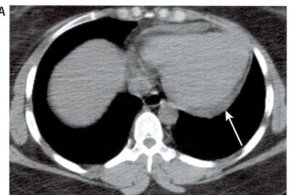 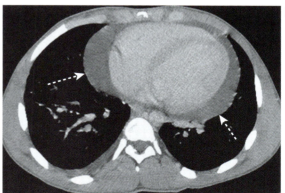

図13-1　少量の心嚢液貯留（A）と大量の心嚢液貯留（B）　Aでは，心嚢液はまず重力に従って心膜腔内に貯留し，臥位では左室の背側に認められる（白矢印）．心嚢液が増加すると（B），心臓を取り囲むように心嚢腔内を満たす（点線白矢印）．胸部単純X線では心陰影が拡大するが，その濃度からは心臓自体なのか心嚢液なのかは区別できない．

表13-1 見掛けの心拡大を生じる心臓以外の原因

原因	心臓が拡大してみえる理由
胸部単純X線のポータブル撮影AP像	X線を前後方向に照射することにより，心臓が拡大して描出される．
吸気不良	呼気位では，横隔膜は上方へ持ち上がり心臓を圧迫する．これにより心臓は深吸気位よりも大きくみえる．もし胸部単純X線の正面像で第8・9肋骨後部がみえるならば，吸気は十分と考えられる（図2-4参照）．
肥満，妊娠，腹水貯留	これらの状態では十分に吸気ができない．
漏斗胸（胸骨下部の先天的な変形）では胸骨がない方に曲がっており，心臓を圧迫する．	心臓が胸骨と椎体により圧迫されるため
斜位	特に患者が左側斜位の場合，心臓が拡大してみえる．
心嚢液貯留	他の画像診断法（超音波が多用される）もしくは心電図所見が心嚢液の存在を確かめることに役立つ

表13-2 胸部単純X線AP像で心拡大を評価しよう

AP像における心臓のみえ方	推測される心臓のサイズ
拡大が疑われる	正常
著明に拡大している	拡大
左側の胸壁に触れている，もしくは近接している．	確実に拡大

評価することは可能であろうか？　その答えは，「yes」である．大まかな方法として，良好な吸気位で撮影されたポータブル写真において心陰影が拡大していれば，おそらくは本当に心拡大があると考えられる（表13-2と図13-2）．

胸部単純X線側面像で心拡大をみつけよう

- 一般的に，心臓のサイズを評価するには，胸部単純X線の正面像が最も適している．側面像で心陰影の拡大を評価するには，**横隔膜直上レベルで心臓の背側・椎体の腹側のスペースに注目しよう**（図13-3）．正常例では，心陰影は椎体に重なるほど背側へ広がることはない（図13-3A）．
- 原因が心肥大であっても心嚢液貯留であっても，**心臓が拡大するにつれ，心臓後縁のラインは椎体のほうへ移動して，時に胸椎の前縁に重なる**．これは心陰影の拡大を確認するうえで便利な所見である（図13-3B）．

頻度の高い心疾患をみつけよう

- 本章では，いくつかの疾患について詳細に解説する．これらのほとんどは，心臓もしくは大血管のサイズと形態の異常をきたす．ここで紹介する疾患は以下の通りである．〔成人の心疾患における心臓の輪郭の異常をみつける体系的なアプローチについては，Student Consult.comのThe ABC of Heart Diseaseをみていただきたい〕
  - うっ血性心不全と肺水腫
    - 心原性と非心原性肺水腫
  - 高血圧性心血管疾患
  - 僧帽弁狭窄症

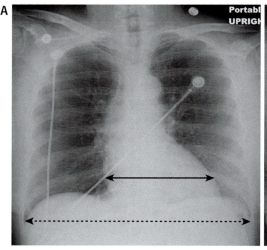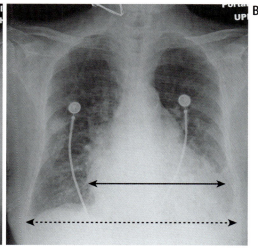

図13-2　ポータブル撮影における心拡大　ポータブルで撮影された臥位の胸部単純X線で心臓のサイズを評価することができる．**A**では心胸郭比（両矢印の長さと点線両矢印の長さの比）は約50％であり，心陰影は拡大していない．**B**のように心陰影は側胸壁に近いか達していれば，心臓は拡大していると評価できる．

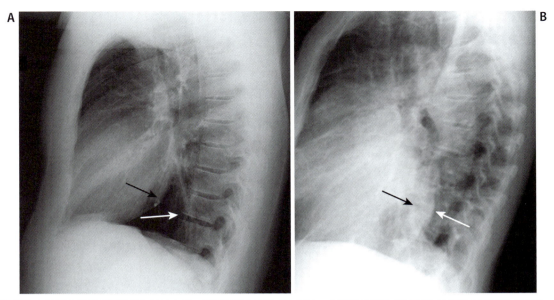

図13-3　側面像における心陰影の正常例と心拡大例　ほぼ正常な症例（A）では，心陰影の後縁（黒矢印）は胸椎（白矢印）に重なっていない．心拡大がある症例（B）では，心陰影の後縁（白矢印）が胸椎の前縁（黒矢印）と重なっている．心臓のサイズは正面像で評価するのが適切であるが，側面像でも心陰影の拡大が確認できる．

- 肺高血圧症
- 大動脈弁狭窄症
- 心筋症
- 胸部大動脈瘤と大動脈解離
- 冠動脈疾患

うっ血性心不全 congestive heart failure（CHF）

■ うっ血性心不全の罹患者数は過去20年間で急速に増加し，今日では65歳以上の入院患者では最も多い診断名とである．

■ うっ血性心不全の原因
- 米国では，最も多いうっ血性心不全の原因は，**冠動脈疾患と高血圧**である．
- その他の原因としては，以下のようなものが挙げられる．
  - **心筋症**：長期のアルコール多飲など
  - **弁膜症**：大動脈弁狭窄や僧帽弁狭窄など
  - **不整脈**
  - **甲状腺機能亢進症**
  - **高度貧血**
  - **左-右シャント**

■ 典型的には，うっ血性心不全は**間質性肺水腫**と**肺胞性肺水腫**の2通りのうち，どちらかの画像所見を呈する．だが，それぞれのパターンのすべての所見がいつも揃うわけではなく，2つの所見が重複して認められることもある．

間質性肺水腫 pulmonary interstitial edema

➡ 間質性肺水腫のカギとなる4種類の所見は以下の通りである．

■ **小葉間隔壁（interlobular septa）の肥厚**
■ **気管支壁肥厚（peribronchial cuffing）**
■ **葉間の液体貯留**
■ **胸水貯留（pleural effusion）**

小葉間隔壁の肥厚─Kerley B 線

■ 小葉間隔壁は正常の胸部単純 X 線では観察できないが，過剰な液体貯留により観察可能となり，通常は**肺動脈楔入圧（肺静脈の毛細血管）が 15 mmHg 以上**になった場合に認められる．この肥厚した隔壁は **Kerley B 線**（アイルランドの神経科医・放射線科医の Peter James Kerley にちなんで名付けられた）とよばれる．

■ みつけにくい Kerley B 線をみつける
- Kerley B 線は現実に存在する．Kerley B 線（隔壁線 septal line ともよばれる）は胸部単純 X 線で，**肺底領域の肋骨横隔膜角もしくはその近傍**に認められる．
- Kerley B 線は**非常に短く（1〜2 cm 程度），また非常に細い（約 1 mm）**．そして Kerley B 線は**水平方向に走っている**，つまり胸膜に対して垂直に位置している．〔【訳注】長さ 1 cm 以下，幅は尖った鉛筆の線程度といった記述が多い〕
- Kerley B 線は通常は**胸膜面まで達する**（図13-4）．
- 繰り返す間質性肺水腫の既往があると，**隔壁線が線維化**するため，間質性肺水腫のその他の所見が消失した後でも **Kerley B 線が残る**ことがある．これらは"慢性 Kerley B 線"とよばれ，臨床的にうっ血性心不全ではない状態の時にも認められるようになる．

■ **Kerley A 線**

13章 成人の心疾患をみつけよう | 119

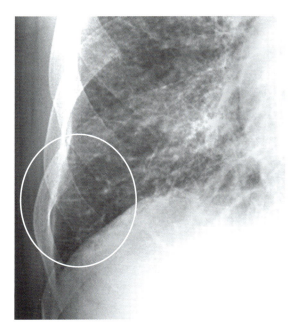

図13-4 Kerley B線 小葉間隔壁は正常の胸部単純X線ではみえないが，過剰な体液貯留状態ではみえるようになる．神経科医であり放射線科医でもあるPeter James Kerleyが最初に記載したように，Kerley B線は非常に短く（1〜2 cm程度），そして非常に細い（約1 mm），平行な線状陰影である．胸膜に対しては垂直であり，胸膜面に接する（白楕円）．

- "B"以外にも，Kerleyはうっ血性心不全で認められる線以外にもその名を遺している．
- Kerley A線は，肺の気管支血管鞘周囲の液体が進展して結合組織が引き伸ばされたときに出現する．**Kerley A線は肺門部から数cmにわたって延びるが，Kerley B線のように肺の末梢までは届かない**（図13-5）．
- A線とB線のほかに，KerleyはC線も記載しているが，これが別種のものとして存在するかは疑問がある．

気管支壁肥厚 peribronchial cuffing

■ 成人では，気管支は**肺門部で長軸に対して垂直に撮影された場合には画像で観察することができるが，末梢レベルでは薄すぎて気管支壁を画像でとらえることはできない．**

■ うっ血性心不全のように，気管支壁とその周囲の**間質組織に液体が過剰状態となると，気管支壁が厚くなり**，長軸方向に向かって撮影されると単純X線で**輪状の濃度上昇域**として認められる．

■ 長軸方向に向かって観察すると，気管支壁肥厚は**沢山の小さな輪状の陰影**であり，ちょうど小さな**ドーナッツ**のようにみえる（図13-6）．

葉間の液体

■ 大葉間裂と小葉間裂は正常でも観察することができるが，**先の尖った鉛筆で描いた線よりも厚い線には決してならな**

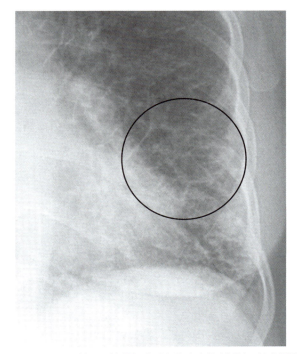

図13-5 Kerley A線 A線（黒円）は気管支血管束近傍の結合組織に液体が進展してきたときに出現する．これらは肺門部から数cm伸びて肺の中間領域へ到達するが，Kerley B線のように肺の末梢までは到達しない．Kerley線のネットワークは，"肺間質性構造の増強"が認められるうっ血性心不全患者の肺野に出現する．

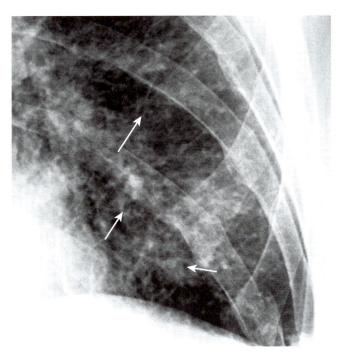

図13-6 気管支壁肥厚（peribronchial cuffing） 気管支の長軸方向に対して垂直撮影された場合，肺野の末梢では気管支は描出されない．うっ血性心不全のように，気管支壁の間質組織に液体が過剰状態となると，気管支壁が厚くなり，気管支の長軸方向に向かってみると輪状の濃度上昇域として観察できる（白矢印）．気管支壁肥厚はいつでも完全な円形を呈するわけではない．

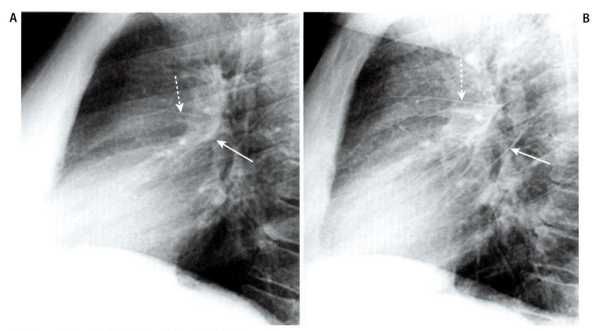

図 13-7　正常の葉間と葉間の液体貯留　大葉間裂（白矢印）と小葉間裂（点線白矢印）は正常でもかろうじて観察できることがある（A）が，先の尖った鉛筆で描いた線よりも厚い線には決してならない．うっ血性心不全では葉間に液体が貯留し，葉間を広げる．すると葉間はより厚く，輪郭が不整に，正常例よりも明瞭に観察できるようになる．B では大葉間裂（白矢印）は小葉間裂（点線白矢印）と同様に肥厚している．患者の心不全が改善すると，葉間は正常の形態に戻るが，繰り返す心不全や心不全状態が長期にわたると線維化が起こり，葉間は肥厚したままとなる．

い（図 13-7A）．
- 液体は，肺の葉間を構成する 2 枚の臓側胸膜の間，もしくは臓側胸膜と肺実質の間にある胸膜下腔に貯留する．液体は葉間を広げることにより，葉間を厚く，輪郭はより不整に，そして正常よりもより明瞭に描出されることになる（図 13-7B）．〔【訳注】液体は副葉間である奇静脈葉間裂（azygos fissure）や下副葉間裂（inferior accessory fissure）を含むなどの葉間にも貯留する〕

胸水 pleural effusion

- 胸水の産生が増加するか，胸水の吸収が減少することで，胸膜腔へは正常で認められる 2～5 mL の生理的胸水よりも多くの液体貯留が生じる．典型的には，**肺動脈楔入圧が 20 mmHg 以上**になった場合には生じる．
- うっ血性心不全に伴って出現する胸水は，通常は**両側性であるが対称性ではない**（図 13-8）．
  - **片側性の場合には，胸水は大部分は右側に貯留する．**
    - 約 15％では左側に片側性に貯留するが，もし左側の片側性胸水をみたら，うっ血性心不全を考える前に転移や結核，肺血栓塞栓症など他の疾患を優先して考えるべきである．
- 時々，胸水は**層状胸水（laminar effusion）**の形態で貯留する．この場合には**肋骨横隔膜角近傍**からはじまる**外側胸壁に沿った，細い，帯状の陰影**として認められるが，肋骨横

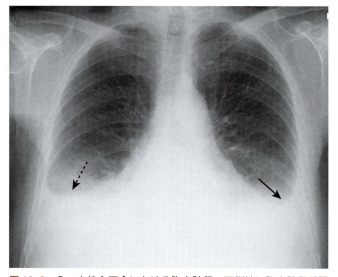

図 13-8　うっ血性心不全における胸水貯留　両側性に胸水貯留が認められる（点線黒矢印と黒矢印）．うっ血性心不全における胸水は両側性に貯留することがほとんどであるが，非対称性であったり，右側のほうがやや量が多かったりすることもある．うっ血性心不全で左側に片側性の胸水が貯留することもあるが，大量の片側性の胸水が左側に認められた場合には，転移性病変など他の原因を疑うべきである．本症例はうっ血性心不全であった．

隔膜角自体は保たれていることが多い（図 8-15 参照）．
- 胸水に関しては 8 章を参照．
- これらのすべての所見は，CT（図 13-9）でも胸部単純 X 線でも認められる．

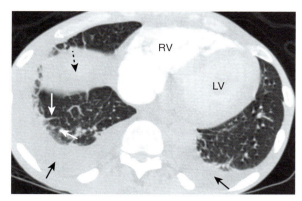

図 13-9 うっ血性心不全の CT 所見　経静脈的に造影剤を投与して撮像した胸部 CT．右心系の内腔濃度は上昇している（RV）が，まだ造影剤が肺を通過して左心系（LV）の内腔濃度を十分に上昇させていないことに注目．両側に胸水を認め，患者は背臥位で撮像されているので胸水は背側に貯留している（黒矢印）．胸水が葉間に入り込んでいる（点線黒矢印）．肥厚した小葉間隔壁（白矢印）が Kerley B 線である．LV：左室，RV：右室

BOX 13-2　間質性肺水腫のカギとなる所見

- 小葉間隔壁の肥厚（Kerley B 線）と肺中心領域の結合組織内の液体貯留（Kerley A 線）
- 気管支壁肥厚（peribronchial cuffing）：気管支壁の液体浸潤に伴う肥厚を長軸方向に向かって観察
- 葉間の胸水貯留による葉間の濃度上昇と肥厚
- 胸水貯留は，通常は両側性であるが，片側性の場合には右側に貯留する．

■ 間質性肺水腫の重要な所見は BOX 13-2 にまとめた．

肺胞性肺水腫 pulmonary alveolar edema

■ 肺静脈圧が著明に上昇すると（約 25 mmHg），**液体が間質から肺実質へと溢れていく**．この結果，**肺胞性肺水腫**（ふつうは「肺胞」を省いて肺水腫と記される）が生じる．

▶ 肺胞性肺水腫の画像所見
- **綿のような（fluffy），不明瞭な斑状の肺実質濃度上昇域**が通常は肺門側に認められる．肺野の外側 1/3 は保たれることが多く，上肺野よりも下肺野が優位に侵される．これは肺水腫の分布形態から "**bat-wing**（コウモリの翼）" や "**angel-wing**（天使の羽）"，"**butterfly**（蝶形陰影）" と表現される（図 13-10）．
- **胸水と葉間液体貯留**は，心原性の肺胞性肺水腫でよく認められる．

■ 肺胞性肺水腫のカギとなる所見を BOX 13-3 にまとめた．

■ **心拡大**（cardiomegaly）と **cephalization**（肺血流の頭側化）では何が起こっているのか？
- うっ血性心不全患者のほとんどで心拡大を呈するが，心

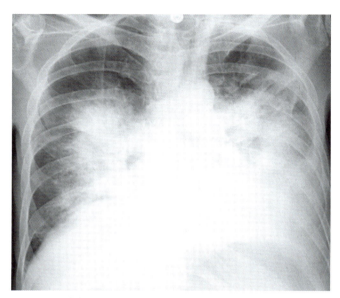

図 13-10 肺水腫におけるコウモリの翼様陰影（bat-wing pattern）　肺胞性肺水腫の画像所見は，淡い綿のような（fluffy），辺縁不明瞭な斑状の肺実質性濃度上昇がおもに肺の中枢側優位に認められ，外側 1/3 は保たれる．これは "bat-wing（コウモリの翼）" や "butterfly（蝶形）" 陰影とよばれ，肺炎などの実質性病変よりも肺水腫を示す所見である．心原性肺水腫と非心原性肺水腫の所見は重複することがあるが，胸水がないこと，葉間の液体貯留が認められないこと，心臓の大きさが正常であることから，この例では非心原性肺水腫が考えやすい．その原因は尿路感染症による敗血症性ショックであった．

BOX 13-3　肺胞性肺水腫のカギとなる所見

- 綿のような（fluffy），辺縁不明瞭な斑状の肺胞性濃度上昇病変
- コウモリの翼，もしくは蝶形陰影とよばれる形態を示し，肺野外側の 1/3 は保たれる．
- 心原性肺水腫の場合には，通常は胸水を伴う．

拡大を呈している患者のほとんどが心不全状態にあるわけではない．**心拡大それ自体は，うっ血性心不全の存在を肯定するにも否定するにも十分な感度を有する所見ではない**とする意見もある．
- 初学者にとって cephalization（血流の再分布により，上葉の肺静脈が下葉の肺静脈よりも拡張する現象と定義されている）を指摘することは難しい．そして，cephalization は患者が立位で撮影された場合にのみ，所見として意味をもつ．

■ どのように肺水腫は改善するか？
- 肺胞性肺水腫は，一般的に**急に発症し，速やかに改善する**．ほとんどの症例では数時間から 2～3 日の経過である（図 13-11）．
- 画像所見は肺野末梢から中枢側にかけて改善していく．画像所見の改善は臨床症状に遅れて認められるが，それは特に大量胸水が貯留している場合に顕著である．

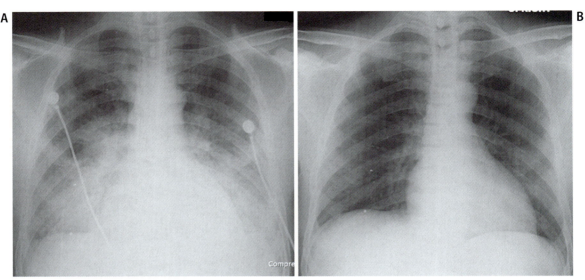

図 13-11　急速に改善した肺水腫　一般的に，肺水腫は急に発症し速やかに改善する．この症例では両側の肺門周囲に実質性陰影を認め，びまん性に間質性陰影の増強を認める．肺水腫に特徴的な所見である（**A**）．4 日後（**B**）には，肺野病変は消失している．成人の急性呼吸窮迫症候群（ARDS）の症例ではこのように速やかな改善はせず，腎不全や肝不全，先行する肺炎などの合併疾患が存在しても，速やかな改善は望めない．

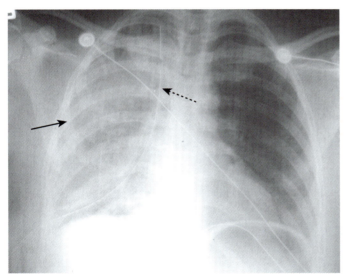

図 13-12　再膨張性肺水腫　片側性の肺胞性病変が右肺全体に及んでいる（黒矢印）．それに加えて，胸腔ドレーン（点線黒矢印）が同側にみられる．胸腔ドレーンは大きな右側の緊張性気胸のために挿入され，右肺は急速に再膨張した．再膨張性肺水腫は，典型的には気胸や大量の胸水が原因となって慢性に虚脱していた肺が，急速に再膨張することで生じる．その正確な病因は不明である．片側性の肺水腫が生じる原因としては，肺水腫が認められる側の異常（異常側を長期にわたり下にしていた場合など），あるいは対側の異常（対側の血流を遮断するような大きな肺塞栓）により発生する．

非心原性肺水腫についての一般的知識

■肺水腫の原因としてはうっ血性心不全（**心原性肺水腫** cardiogenic pulmonary edema）が最も多いが，その一方では**非心原性肺水腫**も存在する．

■非心原性肺水腫では種々の疾患がその原因となる：

- 毛細血管の透過性亢進：急性（成人）呼吸窮迫症候群（acute/adult respiratory distress syndrome：ARDS）を引き起こす以下に挙げるすべての疾患が含まれる．
  - ・敗血症
  - ・尿毒症
  - ・播種性血管内凝固症候群（disseminated intravascular coagulopathy：DIC）
  - ・煙の吸入
  - ・溺水後
- 水分量過剰
- 悪性腫瘍による肺のリンパ管浸潤
- その他の原因
  - ・高度性肺水腫
  - ・神経原性肺水腫
  - ・再膨張性肺水腫（図 13-12）
  - ・ヘロインもしくはその他の薬剤の過剰投与

非心原性肺水腫の画像所見

■成人呼吸窮迫症候群（ARDS）は，非心原性肺水腫の一形態である．

- 特徴的なこととして，ARDS 患者の**最初の 24〜36 時間は画像所見は正常である**．その後，間質性肺水腫や斑状の肺実質性陰影，典型的な両側性の**肺胞性肺水腫**などの画像所見が顕在化する．
- 臨床的には，患者は**高度の低酸素血症**，**チアノーゼ**，**頻回呼吸**，**呼吸困難**を呈する．
- 典型的には，ARDS の所見は 5〜7 日で完成し，2 週間以

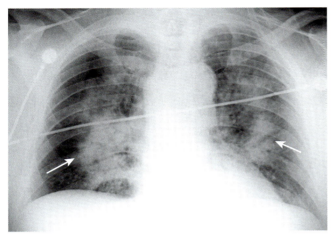

図 13-13　**非心原性肺水腫**　心原性肺水腫のように肺門部周囲に肺胞性病変が認められる (白矢印) が, 胸水貯留や葉間の液体貯留, 心拡大はない. 心原性肺水腫と比較すると, 一般的に非心原性肺水腫では, 胸水や Kerley B 線が認められることは少なく, 肺毛細血管楔入圧 (PCWP) は 12 mmHg 未満と正常であり, 心陰影のサイズは正常である. この原因はコカイン ("クラック") の使用によるものであった.

表 13-3　心原性肺水腫と非心原性肺水腫

画像所見	心原性	非心原性
胸水	高頻度	低頻度
Kerley B 線	高頻度	低頻度
心臓の大きさ	しばしば拡大	多くは正常
肺動脈楔入圧 (PCWP)	上昇	正常

内に改善傾向へ向かう. ARDS から回復した場合でも, 完全に画像所見が消失するには数か月を要する.

 ARDS の末期になると網状間質のパターンが進展するが, 救命可能な患者の大半にはほとんど肺機能不全はみられない.

心原性肺水腫と非心原性肺水腫の鑑別

- **心原性肺水腫**と**非心原性肺水腫**の所見はかなり重複するので, 患者の**現病歴**と臨床所見が肺水腫の原因を辿るカギとなる.
- 一般的に, **非心原性肺水腫**は:
  - 心原性肺水腫に比べ, **胸水や Kerley B 線の出現頻度は低い**.
  - 心原性肺水腫に比べ, **肺動脈楔入圧** (pulmonary capillary wedge pressure : PCWP) は 12 mmHg 以下と正常であることが多い.
  - 心臓の大きさは**正常**であることが多い (図 13-13).
  - 非心原性肺水腫の肺実質性病変は, 心原性肺水腫に比べるとより斑状で末梢性にある傾向があるが, 多様である.
  - 心原性肺水腫と非心原性肺水腫を鑑別するためのカギとなる所見については表 13-3 にまとめた.

高血圧症性心血管疾患 hypertensive cardiovascular disease

- 体循環の血圧が慢性的に上昇している場合, 約 20% の症例で左室の肥大が生じる. 肥満を有する例では, その倍ある. 多くの場合 (90%) は明らかな高血圧の原因は認められない**本態性高血圧**である. 心不全や冠動脈疾患, 不整脈は高血圧でよく認められる合併症である.
- 体循環の高血圧では, 左室肥大が生じる. 左室肥大では内腔に向かって生じるため, 肥大するにつれ心内腔が狭くなる. よって, **病初期では心臓のサイズは正常**もしくはわずかに拡大するにとどまる. 心筋が非代償性となる前に, 心臓のサイズが著明に大きくなる (図 13-14).
- 体循環圧が高い状態では, **大動脈は大動脈弁と横隔膜の大動脈裂孔を軸として外方へ突出し, 徐々に蛇行して上行大動脈と下行大動脈の双方が突出**するようになる (図 4-3 参照).
- 長期にわたる高血圧により, 最終的にうっ血性心不全になることがある.

僧帽弁狭窄症 mitral stenosis

- 先進国において, リウマチ熱に起因する僧帽弁狭窄症は著明に減少したが, 現在でも高齢者や発展途上国の若年者において認められる. **頻度の高い症状**は, 左心不全に起因する労作時呼吸困難, 起坐呼吸, 発作性夜間呼吸困難である.
- 僧帽弁狭窄では左房からの流出路が狭くなり, 通常は**弁口面積が正常の 1/3 以下になった場合に症状が出現**する. 左房圧が上昇すると, 左房は拡大と肺静脈圧の上昇 (**肺静脈高血圧**) が生じ, 肺循環への血液逆流が起こる (図 13-15).
- 上葉の血管が下葉の血管と同じか, さらに拡張するようになる (**cephalization**). 肺静脈高血圧は, 最終的にはうっ血性心不全を引き起こす. 肺静脈圧が高い状態が続くと, 肺血管に器質的な変化が生じ, 肺血管の抵抗が高くなり, より高い肺動脈圧が必要となる.
- 最終的には, 肺動脈高血圧と右心不全が生じる (図 13-16).

肺動脈高血圧症 pulmonary arterial hypertension

- 正常の平均肺動脈圧は約 15 mmHg である. 肺動脈高血圧は, **特発性 (一次性)** と他の疾患 (多くは肺気腫) が原因と

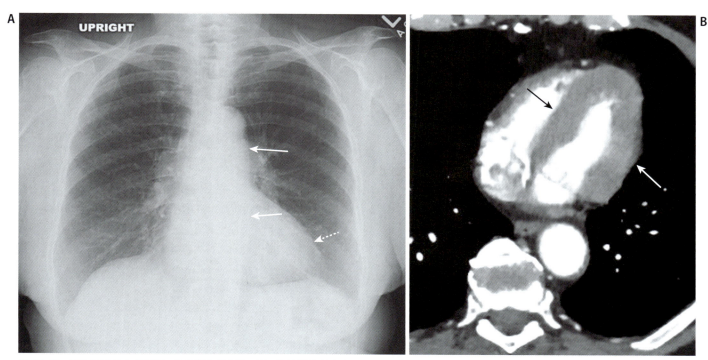

図 13-14 高血圧性心血管疾患 体循環の高血圧では，肥大型心筋症となることがある．単純 X 線（**A**）では，体循環圧の上昇による大動脈の蛇行は認められない（白矢印）．左室（点線白矢印）もわずかに拡大するのみである．しかし，心臓 CT（**B**）での観察では，左室壁に求心性肥大が認められ（白矢印と黒矢印），その分だけ心内腔（造影剤が入っている）が狭い．

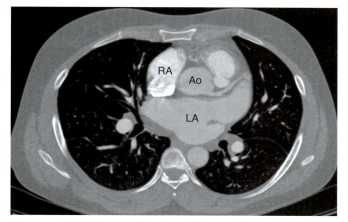

図 13-15 僧帽弁狭窄 心臓レベルの造影 CT．僧帽弁の狭窄により，左房の流出路が狭窄し，左房（LA）が著明に拡張している．その結果，圧の上昇が肺静脈から肺動脈系へ逆行性に伝わっている．Ao：大動脈，RA：右房

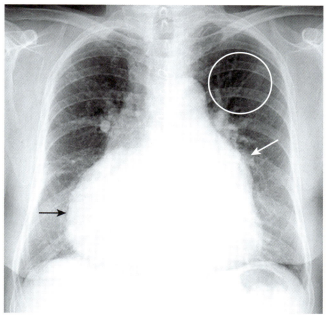

図 13-16 三尖弁逆流を伴った慢性的な僧帽弁狭窄 左房は拡大している（白矢印）．肺静脈高血圧症では肺血流の再分布が生じ，上葉の血管が下葉の血管よりも拡張する（肺血流頭側化：cephalization，白円）．肺血管抵抗の上昇とそれに続発する肺動脈高血圧症により，右心系の変化（右房拡張を伴った三尖弁逆流）が生じる（黒矢印）．

なる**二次性**に分類される．僧帽弁狭窄は肺動脈高血圧の原因の 1 つである．

■ 一次性肺高血圧による死因の最も頻度の高いものとしては，進行性の右心不全がある．二次性肺高血圧では，肺気腫，反復性の肺塞栓症，僧帽弁狭窄症，慢性心不全などの併存疾患が原因となる．

■ 肺動脈高血圧の重要な画像所見としては，**肺門部**における**肺血管のサイズ**（左右の肺動脈が拡張する）と末梢における**肺血管のサイズの乖離**がある．この肺血管のサイズの乖離は **pruning**（「余分な枝を切り払う」という意味）とよばれ

大動脈弁狭窄 aortic stenosis

- 大動脈弁狭窄の古典的な三徴は胸痛，心不全に関連した症状，失神である．
- 大動脈弁狭窄の原因としては，先天性二尖弁（三尖弁の変性による）や，現在では頻度は低いがリウマチ熱がある．
- 左室流出路に狭窄があり，これにより心室が肥大することで，初期には心臓のサイズは正常であることが多い．
- 上行大動脈は狭窄後拡張により異常に突出することがある．狭窄後拡張は，大きなサイズの動脈に高度狭窄が生じ血管内腔の圧が上昇して渦流・乱流が発生することで，狭窄部よりも数 cm 遠位部に認められる重要な所見である．大動脈弁の石灰化は CT で容易に確認でき，大動脈弁狭窄の存在を疑わせ，致死的な心血管疾患の発症を予測させる所見である（図 13-18）．
- 最終的には非代償性の心機能低下へ進行し，心臓は拡大してうっ血性心不全となる．

心筋症 cardiomyopathy

拡張型心筋症 dilated cardiomyopathy

- 拡張型心筋症は，心室の収縮期と拡張期における容積増加と心拍出量の低下（心駆出率＜40％）が生じる状態である．心筋症の中で最も多い病態である（90％）．
- 特発性（一次性）と，虚血性心疾患や糖尿病，アルコール依存など関連疾患に併存する二次性がある．
- 収縮能の低下と心室の拡張が重要な所見であることから，

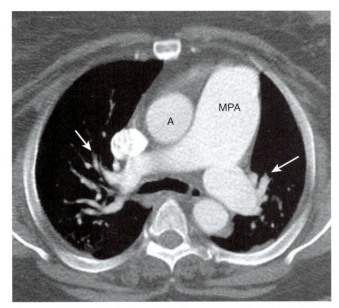

図 13-17　肺動脈高血圧症　正常では，肺動脈幹（MPA）は上行大動脈（A）とほぼ同じ径である．肺動脈高血圧症の本症例では，MPA は大動脈よりもはるかに大きい．pruning とよばれる肺動脈径の急激な変化（白矢印）も認められ，これも肺動脈高血圧症で認められる所見である．

る．
- CT では，正常では肺動脈幹のサイズは上行大動脈とほぼ同程度であるが，肺動脈高血圧では肺動脈幹のサイズは上行大動脈よりも大きくなり，3 cm を超える（図 13-17）．

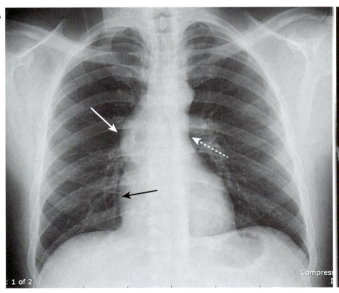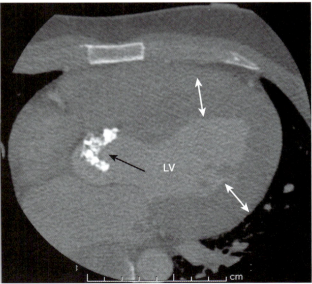

図 13-18　大動脈弁狭窄　A では上行大動脈にのみ狭窄後拡張が認められる（白矢印）．上行大動脈は，正常では心右縁（黒矢印）よりも右には突出しない．心臓は拡大しておらず，下行大動脈（点線白矢印）は正常であることに注目．心臓の単純 CT（B）では，大動脈弁（黒矢印）に高度の石灰化が認められ，左室壁（両矢印）が肥大し，著明に肥厚している．LV：左室

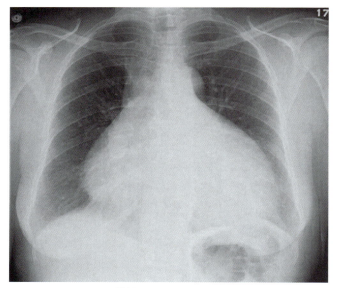

図13-19　アルコール性拡張型心筋症　心陰影は著明に拡大しており，両室の拡張によるものである．本症例は長期のアルコール多飲歴があった．拡張型心筋症は高頻度にうっ血性心不全を伴う．

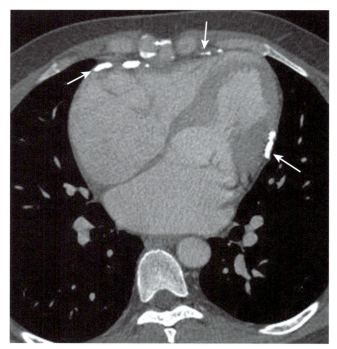

図13-20　収縮性心膜炎　広範囲な心膜の石灰化（白矢印）が認められ，本症例では炎症後の変化が最も疑われる．拘束型心筋症と収縮性心膜炎は同じような臨床症状を呈するが，心膜に石灰化が認められた場合には拘束型心筋症を否定できる．適応があれば，心膜切開術により収縮性心膜炎の治癒が期待できる．

通常は**心拡大**が認められ，しばしば**うっ血性心不全**の画像所見を伴う（図13-19）．
- 拡張型心筋症の診断は，胸部単純X線に次いで行われる心エコー検査と臨床症状を合わせてなされる．
- MRI (magnetic resonance imaging)では拡張型心筋症の正確かつ再現性のある所見が得られる．心電図同期を併用することで，動的なMRA (cine-magnetic resonance angiography)や**心駆出率**，**心臓形態**の複数断面の正確な評価が可能である．
- 核医学検査による**心室造影** (radionuclide ventriculography)（少量の放射性同位体を経静脈的に投与して検査を行う）でも**心駆出率を評価**することが可能であり，心筋症の原因が**虚血性心疾患**であるか否かの評価もできる．

肥大型心筋症 hypertrophic cardiomyopathy
- 肥大型心筋症（一次性もしくは遺伝性と二次性に分類させる）は，**非対称性**もしくは**求心性に心筋が肥大**することで生じ，時に**僧帽弁の前尖が収縮期に前方運動** (systolic anterior motion：SAM)をすることで左室流出路の狭窄をきたす（第一病型）．これにより**心原性の突然死**をきたし，一部の一流運動選手における突然死の原因として考えられている．
- 第二の病型は（病型として最多），**高血圧性心血管疾患**が原因となり，求心性・びまん性の左室肥大を生じるが，左室流出路の狭窄を伴わない（図13-14参照）．
- 第一病型は，**非対称性中隔肥大** (asymmetric septal hypertrophy)が心臓エコー検査もしくは心電図同期を併

用したMRIで認められることで診断される．

拘束型心筋症 restrictive cardiomyopathy
- **まれな心筋症**の病型であり，**心室の拡張期圧の上昇**が特徴であり，収縮能は比較的保たれる．多くは**心筋への浸潤性病変**が原因となった二次性の拘束型心筋症である．これらには，**アミロイドーシス，自己免疫疾患，放射線障害**が含まれる．おもな臨床症状は，うっ血性心不全である．
- 臨床的には**収縮性心膜炎**に類似しているが，大きな違いは**拘束型心筋症では心膜は正常**であるが，収縮性心膜炎では**心膜の肥厚**が認められる点である．これら2疾患の相違が重要なのは，拘束型心筋症とはことなり収縮性心膜炎では外科的な治癒が望めるためである．
- 通常，拘束型心筋症では，**心臓は拡大しない**．うっ血性心不全に伴う肺の変化が認められる．
- MRIでは心膜の肥厚の評価が可能である．心膜が正常（4mm未満）であれば，収縮性心膜炎を否定できる．心膜に石灰化があれば（これはCTで評価が容易である），拘束型心筋症は否定できる（図13-20）．

大動脈瘤 aortic aneurysm
- 動脈瘤は，元の径よりも**50％以上に血管径が拡大**したも

のと定義されている．胸部下行大動脈瘤では，動脈硬化が最も多い原因となっている．ほとんどの症例では高血圧も合併している．
- ほとんどの患者は**無症状で経過**しており，**動脈瘤は偶然に発見**される．胸部下行大動脈瘤が拡大すると，典型的には背部へと放散する疼痛が生じるとされるが，疼痛は全例でみられるわけではない．

- CTもしくはMRIでの計測では，**上行大動脈の径は正常では3.5 cm以下**であり，**下行大動脈の径は3 cm以下**である．
- 胸部大動脈瘤は，通常4 cm以上の拡大と定義される．
- 一般的には，**動脈瘤は5〜6 cmで破裂の危険性が生じ，外科的治療が必要**となる．**動脈瘤が増大する速度**も，外科的治療の必要性を決定するために重要である．1年間に1 cm以上の速度で増大すると，外科的治療が必要となる．

胸部大動脈瘤をみつけよう

- 胸部大動脈瘤の所見は，胸部大動脈のどの部分から瘤が発生したかによって異なる．**上行大動脈瘤は前方，右側に拡大**していく．**弓部大動脈瘤では中縦隔腫瘤として認められる．下行大動脈瘤では，後方，外側，左側方向へ突出する**（図13-21）．
- 胸部大動脈瘤の診断法としては**造影CTが最もよく用いられる**．MRIも鋭敏に動脈瘤を描出することができるが，気軽に利用できるわけでなく，造影CTより経費もかかるという制約がある．
- CTでは，動脈瘤は**紡錘状（長い）もしくは囊状（球形）**に描出される．
- 経静脈的にヨード造影剤をボーラス投与すると，**動脈瘤の形状をさらに簡単に描出する**ことが可能となるが，単純CTでも同じように観察できることもある．単純CTと造影CTの両者が撮像されることは多く，これは動脈瘤とその内部の血栓を十分に評価するためである．
- **内膜はしばしば石灰化**するが，さまざまな量の血栓により**造影される血管腔からは離れてみえる**（図13-22）．

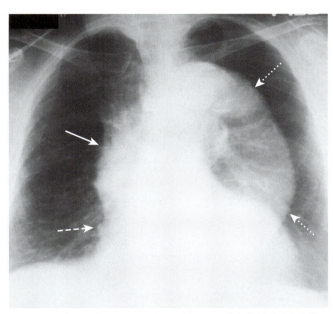

図13-21　大動脈瘤　この67歳の男性では，胸部大動脈が全体的に拡大している．斜位のかかっていない胸部単純X線正面像において，上行大動脈（白矢印）は，正常では心右縁（破線白矢印）よりも右側には突出しない．胸部下行大動脈は，正常では胸椎と平行に走行し，ほとんどの症例では胸椎に重なってみえなくなる．だが，下行大動脈が拡大すると，椎体から離れて蛇行する所見を呈する（点線白矢印）．

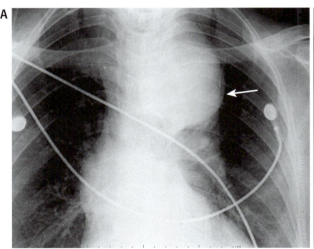
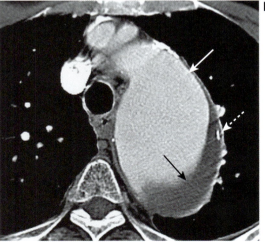

図13-22　大動脈瘤の胸部単純X線とCT　胸部単純X線拡大像（**A**）では，大きな縦隔軟部腫瘤（白矢印）を認める．この軟部組織濃度はCT（**B**）でも認められ，近位下行大動脈の大きな動脈瘤を呈している．動脈瘤の径は6.7 cmであり，破裂の危険性が高い．壁の石灰化（**B**，点線白矢印）は動脈瘤でよく認められる．造影剤が大動脈瘤内の血流に混ざっているが（白矢印），流れている血液は多量の造影効果のない壁在血栓（黒矢印）によって，内膜の石灰化（点線白矢印）と境界されている．

大動脈解離 aortic dissection

- ほとんどの大動脈解離は，上行大動脈から生じるもの（Stanford A 型），もしくは下行大動脈だけに限局するもの（Stanford B 型）の 2 種類がほとんどである．
- 通常は，血管壁の断裂部分から中膜に沿って壁内に血液が流入し，さまざまな長さにわたって壁に亀裂が生じる．
- 一般的に，大動脈解離の患者には**高血圧が存在し**，そして，嚢胞性中膜壊死，動脈硬化，Marfan 症候群，Ehlers-Danlos 症候群，外傷，梅毒感染，コカイン中毒などが解離を**発症しやすい状態にある**といえる．
- 多くの患者は発症時に**急激で張り裂けるような強烈な胸痛**を訴え，**痛みは初発時に最も強く**，これが特徴的な病歴である．
- 単純 X 線は大動脈解離の診断にあたっては**感度がよいわけではない**が，主訴と患者背景を知ったうえで読影すると，以下に列挙するいくつかの付随する画像所見から診断に辿り着くこともできる．
    - とはいっても "縦隔拡大" 所見は診断にはほとんど役に立たない．縦隔拡大は，a) ポータブル撮影の背臥位像では過大評価されることが多く，他方で，b) 解離の 1/4 の症例にしか認められない所見だからである．
    - **左胸水貯留**（大動脈からの一時的な出血で血胸になることもあるが，胸膜が刺激されることで漏出することもある）は高頻度に認められる（図 13-23）．
    - 胸水や血液による**左肺尖部胸膜肥厚**（apical pleural cap）
    - **大動脈弓**（knob）の正常陰影の消失
    - **気管と食道の右側偏位**
- 多くの画像検査の中で，MRI と造影 CT は解離の検出感度と特異度は同等である．そのため，どちらの画像診断モダ

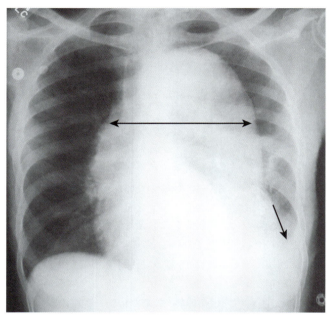

図 13-23　大動脈解離　単純 X 線は大動脈解離を診断するには十分な感度を有していないが，症状と患者情報に加え，いくつかの付随する画像所見が存在すれば，診断にたどりつくこともできる．"縦隔拡大" は頻度の高い所見ではなく，診断をするにはあまり役に立たない所見である．しかし，この症例では大動脈の拡大（両矢印）に伴い，縦隔は明らかに拡大している．また，左胸水貯留（黒矢印）も呈している．胸痛を訴えるこの症例では，縦隔拡大と左胸水貯留から大動脈解離が疑われることに気づかなければならない．

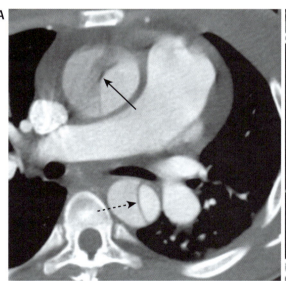 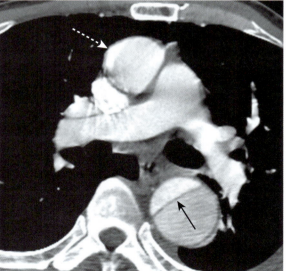

図 13-24　Stanford A 型と B 型の大動脈解離　造影 CT（**A**）では上行大動脈（黒矢印）と下行大動脈（点線黒矢印）の双方で，横断する剝離内膜（intimal flap）が認められる．Stanford A 型の大動脈解離の所見である．**B** では下行大動脈には内腔を横切る黒い線状の剝離内膜（黒矢印）が認められるが，上行大動脈（点線白矢印）は正常である．内膜剝離は大動脈解離に特徴的な病変である．通常は，小さいほうの腔が真腔（もともとの血管腔）であり，大きいほうが偽腔である．偽腔は血液が中膜を解離させることでできた血液の通路である．

リティが用いられるかは，患者の循環動態の安定性とどの画像診断機器が利用可能であるかに依存する．

⮕ MRIでもCTでも，**真腔**（本来の血管腔）と**偽腔**（解離によって生じた腔）とを分かつ **intimal flap**（中膜から解離した内膜の帯状構造）をみつけることで診断がなされる（図13-24）．

■一般的には，**A型**（上行大動脈）解離は**外科的に治療**され，**B型**（下行大動脈解離）では**内科的治療が選択**される．

冠動脈疾患 coronary artery disease

■冠動脈疾患は世界的にみても**主要な死因の1つ**である．
■冠動脈の内腔は，さまざまな量の動脈硬化性プラークにより狭小化する．カルシウムは動脈壁の筋層に沈着する．脆弱なプラークが破綻したり，血管攣縮が生じたり，塞栓症が生じたりすることがあり，これらによって**心筋虚血**や，時に**梗塞**をきたすような血管狭窄が起こる（図13-25）．
■MRI，CT，核医学検査で冠動脈疾患の評価が可能である．MRIでは**心筋梗塞後の瘢痕形成**と**心筋の収縮能**を評価することができる．**心室機能の定量的な評価も可能**である．
■心臓CTは冠動脈の画像化に用いられる．心臓CT血管撮像は**高い陰性的中率**を有し，冠動脈病変の否定に役立つ．心臓CTのおもな欠点の1つは，比較的に被曝量が多い点であるが，装置の設定と画像処理アルゴリズムにより，かなりの被曝低減が可能である．心臓CT血管撮像はヨード造影剤の経静脈的な投与が必要である（Video 13-1）．
■CTは，無症状性の症例において**カルシウム・スコアの計測**にも用いられる．これは，冠動脈に沈着したカルシウム量を評価することで，冠動脈疾患の指標とする評価法である．心臓CTで検出されたカルシウムの総量をコンピュータで計測することで，予後の評価を行うことができる．心臓CTの所見はカルシウム・スコアとして表せられ，スコアが高いほど冠動脈疾患が強く疑われ，心血管イベントに

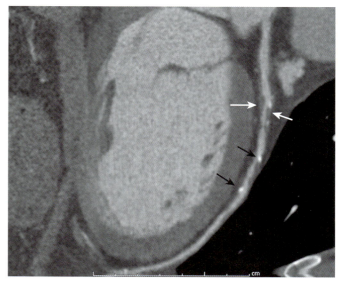

図13-25 心臓CTにおける冠動脈の狭窄と石灰化 造影剤が左冠動脈前下行枝の内腔を満たしているが，動脈硬化に伴うプラーク（白矢印）の部分は造影されておらず，血管内腔に約70％の有意狭窄が生じている．この柔らかいプラークが破綻したり，出血が生じたり，血栓が形成されるとさらに狭窄が強くなり，血管内腔が完全に閉塞することもある．石灰化プラークも認められる（黒矢印）．

よって死亡する可能性が高い．カルシウム・スコアの計測は，経静脈的な造影剤の投与を必要としない（図4-11参照）．
■CTは，心筋梗塞に伴う心室瘤や心腔内血栓などの合併症も描出できる．
■SPECT（single-photon emission computed tomography）は，放射線同位体の経静脈的投与と病変を3次元的に評価可能な回転式のガンマカメラを併用した画像検査法である．負荷時と安静時の心筋灌流画像をSPECTで撮像し，特に安静時に撮像された画像と比較することで**虚血領域**を描出することが可能である．核医学検査は，左室機能の評価にも用いられる．
■冠動脈血管造影は，現在でも冠動脈狭窄を検出する基準となる検査（gold standard）である（Video 4-1 参照）．

TAKE-HOME POINT：成人の心疾患をみつけよう

- 成人では，心臓のサイズを評価するために**心胸郭比**が用いられる．これは，心臓の最大横径の胸郭内縁の最大横径に対する比を計測する方法である．成人では，心胸郭比は通常50％未満である．

- 実際には心臓のサイズは正常であるにもかかわらず，心臓が大きく描出される原因として，心臓以外の原因がある．これにはポータブル撮影（AP像），深吸気が妨げられた場合，胸郭を形成する骨の異常，心嚢液貯留などがある．

- 心臓は，PA撮影よりもAP撮影でやや拡大して描出される．これは，PA撮影のほうがカセットに心臓が近いためである．

- 心臓が拡大したり心嚢液が貯留したりしないかぎり，側面像において心臓は椎体に重なるほど後方へ張り出すことはない．

- うっ血性心不全の2種類のおもなパターンは，間質性肺水腫と肺胞性肺水腫である．

- **間質性肺水腫**の4種類のカギとなる所見は，1）小葉間隔壁の肥厚，2）peribronchial cuffing（気管支壁肥厚），3）葉間の液体貯留，4）胸水貯留である．

- **肺胞性肺水腫**のカギとなる所見は，綿のような（fluffy）不明瞭（indistinct）な斑状（patchy）の肺胞性病変である；batwingないしbutterflyの形状で，外側1/3は正常であることが多い；胸水は特に心原性肺水腫に伴う．

- 肺水腫の原因は，心原性と非心原性の2種類に分けられる．

- 非心原性肺水腫に比し，**心原性肺水腫**では，胸水貯留，Kerley B線，心拡大，肺毛細血管楔入圧の上昇を伴うことが多い．

- **非心原性肺水腫**の原因疾患には，尿毒症，播種性血管内凝固症候群（DIC），煙の吸入，溺水後，水分量過剰，悪性腫瘍のリンパ行性転移など多様な疾患がある．

- **ARDS**（成人呼吸窮迫症候群）は非心原性肺水腫の亜型であると考えられ，その臨床症状は高度の低酸素血症，チアノーゼ，頻呼吸，呼吸困難である．

- **本態性高血圧**は，うっ血性心不全，冠動脈疾患，二次性の肥大型心筋症のおもな原因疾患である．

- **僧帽弁狭窄症**はリウマチ熱に対する抗菌薬治療が広まったことで減少しているが，肺血管抵抗の上昇に伴う慢性的な肺静脈圧と，肺動脈圧の上昇から左心不全，そして右心不全の原因となる．

- **肺動脈高血圧**には，特発性（一次性）のものと肺気腫や反復性の肺動脈血栓症に続発する二次性のものがある．肺動脈高血圧では肺野血管のpruningが生じ，CTもしくはMRIで肺動脈幹の径が3cm以上であった場合に疑われる．

- 高齢者の**大動脈弁狭窄**は，大動脈弁の変性による二次性のものが多く，狭心症，失神発作，うっ血性心不全の原因となる．**狭窄後拡張**により，上行大動脈が突出することがある．

- **心筋症**は，拡張型心筋症，肥大型心筋症，拘束型心筋症に分類される．拘束型心筋症は類似した臨床症状を呈する収縮性心膜炎と鑑別する必要がある．

- **大動脈瘤**は嚢状と紡錘状があり，解離を起こすこともある．胸部大動脈解離の多くは上行大動脈から生じ（Stanford A型），外科的に治療される．

- **冠動脈疾患**は世界的なおもな死因の1つであり，冠動脈疾患もしくはその後遺症の評価にはさまざまな画像診断法が用いられる．これらには，CT，MRI，SPECTなどがある．

CHAPTER 14
腹部単純X線の正常像を知ろう

腹部の単純X線

- 今日ではCT，超音波，MRIが腹部の画像診断に広く用いられているが，多くの患者はこれらの画像検査が施行される前に，まずは腹部の"単純X線"が撮影される．そのほかに腹部単純X線は他の検査装置でとらえられた所見の経過観察のためにも撮影されている．腹部単純X線を読影する際の原則は，そのまま他の検査装置であるCT，MRI，超音波検査の読影にもあてはまる．
- 腹部単純X線の**異常所見**を理解するためには，まず**正常像**に慣れる必要がある．

腹部単純X線を前にしたら何を探すべきか？

⇒ まず第一に，**全体的なガスのパターン**に注目することである（BOX 14-1）．
- 注目するといってもその主眼は**全体**のパターンをみることであって，すべての気泡や腸管ガスを細かく観察するために時間を使い過ぎてはならない．
- 二番目に**腸管外ガス**がないかどうかを確認すること（腸管外ガスについては17章を参照）．
- 三番目には異常な腹部領域の**石灰化**がないか探すこと．
- 四番目に，**軟部組織腫瘤**がないかどうかを探ることである．

正常の腸管ガスのパターン

- みえているすべての腸管ガスは，嚥下によって生じたガスにすぎない．一部は食物内の細菌の発酵によって産生されている．腹部では，腸管内容物を表わす際に，**ガスと空気**という用語のどちらを使用してもよい．
- 腸管ループに十分な量の空気が充満している場合には"膨満している"と表現される．膨満（distention）した小腸は**正常**である．
- 腸管ループが正常径を超えて内容物が満ちている場合，"拡張している"と表現される．拡張（dilation）している小腸は**正常ではない**．
- **胃のガスパターン**
  - 胃内には通常いつでも**空気**が認められる．しかし，以下の場合はそのかぎりではない．
    - 直前に嘔吐した場合
    - 経鼻胃管が胃内に挿入されていて吸引されている場合
- **小腸のガスパターン**
  - 正常でも2～3の拡張していない小腸ループに少量の空気が認められる（図14-1）．

BOX 14-1　正常の腹部単純X線を理解する：何を探すか？

- 腸管ガスのパターン
- 腸管外ガス
- 石灰化
- 軟部腫瘤

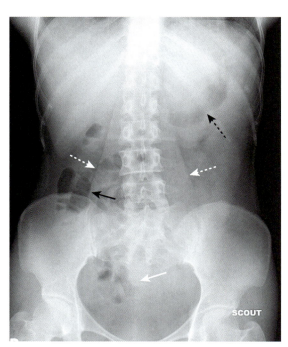

図14-1　正常の腹部単純X線背臥位像　これは腹部の造影前単純像（スカウト・ビュー）である．腸管ガスパターン，X線非透過性石灰化病変の有無，臓器腫大がないかなどの全体的な情報を得ることができる．通常は2～3の膨満していない小腸ループ内の少量のガスが認められる（黒矢印）．胃にはほとんどいつでも空気が認められ（点線黒矢印），直腸・S状結腸でも同様である（白矢印）．内臓周囲の脂肪量によっては，単純X線で内臓の輪郭が部分的に観察できる．大腰筋は脂肪によって輪郭が縁取られ（点線白矢印），この画像でも観察することができる．

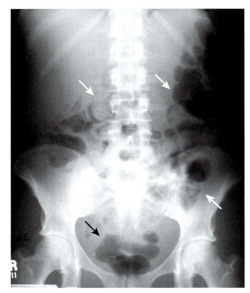

図14-2 正常の腹部単純X線腹臥位像 腹臥位の状態では，直腸・S状結腸と同様に，結腸の中で最も背側に位置する構造である上行・下行結腸は，空気で満たされやすくなる．直腸・S状結腸内にはS字型の空気が認められる（黒矢印）．空気は他の大腸内にも全体に認められる（白矢印）．

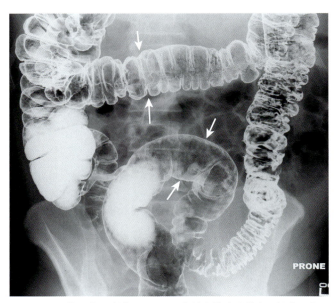

図14-3 正常の大腸膨満とは？ 下部消化管造影検査で観察できる大腸の径は，大腸が膨満する正常範囲内であり（白矢印），この径を超えると拡張しているとみなされる．この症例ではバリウムと空気の両方を造影剤として注入する二重造影検査が施行されている．バリウムと空気を組み合わせることで，大腸の粘膜表面を非常に良好に描出することができる．

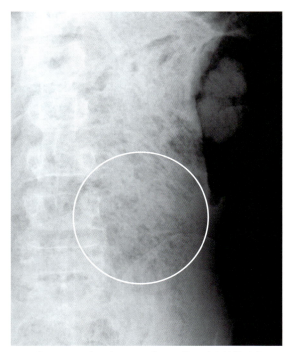

図14-4 糞便の見え方 糞便は，半固形状の腫瘤状構造内に認められる複数の小さなガス像として描出される（白円）．糞便は大腸位置を示し，単純X線でそれぞれの腸管ループを同定する際に役立つ．この例では，慢性の便秘によって著明に拡張したS状結腸が認められる．

14-2)．
- 大腸が拡張しているかどうかを判断するためには，以下の原則（ルール）に照らし合わせて判断するとよい．
  - 大腸は正常でも**下部消化管造影検査の時の大腸と同じくらいの径までは膨満する**．では，その径はどのくらいか？　図14-3の画像におおよその径を呈示した．
  - **糞便**は**多発性の小さな気泡**として認められ，半固形状のかたまりとして存在する．糞便の見え方が理解できれば，大腸の位置を同定する際に役立つ（図14-4）．

▶ **空気嚥下症**（aerophagia）のように大量の空気を嚥下している症例では，大量の多角形の空気を含んだ，拡張を伴わない腸管ループが認められるのが特徴である（図14-5）．

- 小腸の**正常径は2.5 cm以下**である．
- **大腸のガスパターン**
  - **直腸**もしくは**S状結腸内にはいつも空気**が認められる．その他の**大腸内にはさまざまな量のガス**が存在する（図

腹部の正常な液面像

■胃の液面像
- **胃の内腔**には，ほとんどいつも**液体が存在**しており，このため立位の腹部単純X線や立位の胸部単純X線，もしくは側臥位像でも，ほとんどの場合，**胃内に液面形成**（air-fluid level）が認められる．
  - 液面を観察するには，X線を床に平行に，つまり**水平方向に照射**しなければならない．

■小腸の液面像

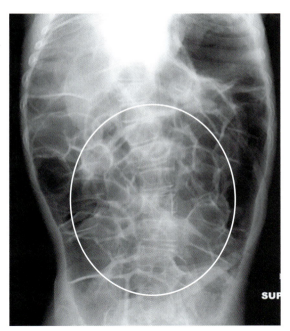

図14-5 空気嚥下症 描出されているすべての腸管ガスは，空気を嚥下することによって生じたものである．大量の空気を嚥下することで大量の腸管ガスが認められる場合，空気嚥下症とよばれ，無数の多角形の空気を含んだ腸管ループが認められる．腸管はどれも拡張はしていない（白円）．

表 14-1　腹部における腸管ガスと液体の正常分布

臓器	正常でガスが存在するか	正常で液面を認めるか
胃	する	認める
小腸	する（2〜3か所）	認める
大腸	する（特に直腸・S状結腸）	認めない

- 腹部単純X線の立位像，もしくは側臥位像では2〜3の**液面形成は正常でも認められる**．
- **大腸の液面像**
  - 大腸の機能の1つとして水分の除去がある．このため通常では，**大腸内の液面形成は認めないか，あってもごくわずかでしかない**（図14-6）．

⮕ 浣腸をして間もない時期，もしくは強力な**抗コリン薬，蠕動抑制薬の投与を受けている場合は，大腸内に液面形成が存在する**ことがある．

- 腸管ガスと腸管内液体の正常分布については，表14-1にまとめてある．

大腸と小腸を区別するには

■ **大腸を理解しよう**
- 大腸は，肝臓が占拠している右上腹部を除いては，腹腔

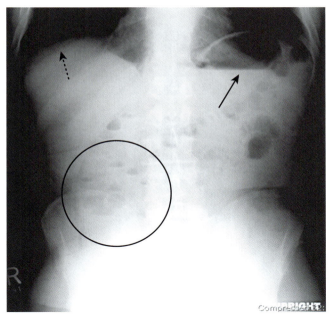

図14-6 正常の腹部単純X線立位像 腹部単純X線の立位像では，2つの観察点がある．液面形成と腹腔内遊離ガスである．正常では胃内には液面が認められる（黒矢印）．拡張していない小腸ループ内には短い2〜3の液面形成が認められてもよい（黒円）．通常は，大腸内には液面形成はないか，あってもごくわずかである．もし遊離ガスがあれば，横隔膜直下に認められ（点線黒矢印），通常は左側には胃泡が存在するため，遊離ガスは左側よりも右側でより認識しやすい．

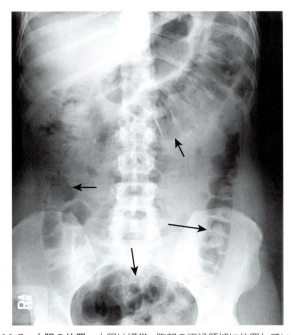

図14-7 大腸の位置 大腸は通常，腹部の辺縁領域に位置している．小腸は大腸よりも中央領域に位置する．ここでは，大腸（黒矢印）は正常量の空気を含んでいる．肝臓は右上腹部に存在し，この領域では腸管は肝臓によって他領域へ押しのけられている．

内の外周をめぐるように位置している（図14-7）．
- **ハウストラ（haustra）**は通常，**大腸内腔を壁の片側から片側へ完全に横断するようには観察されない**．もしハウ

ストラが壁から壁へ連続して認められた場合でも，大腸のハウストラでは小腸の輪状ヒダよりはヒダ同士の間隔が広く離れている（図 14-8）．

■ 小腸を理解しよう
- 小腸は，腹部の中央領域に位置している．**輪状ヒダ**（val-vula）は，典型的には壁の片側から片側へ腸管内腔を横断するように認められる．小腸の輪状ヒダは，大腸のハウストラよりも，互いの距離が非常に近い（図 14-9）．
- 小腸は拡張しても，最大径で 5 cm 程度である．大腸も元の数倍のサイズまで拡張することがある．

急性腹症の検査でなにがみえるのか

■ ほぼすべての病院の放射線科では，急性腹症の患者で施行されるルーチンの画像プロトコールがある．プロトコールに沿った一連の検査は時に"**閉塞シリーズ**（obstruction series）"もしくは"**完全腹部シリーズ**（complete abdominal series）"，"**急性腹症シリーズ**（acute abdominal series）"などとよばれている．本書では，その目的に添って"**急性腹症シリーズ**"と称することにする．

■ 急性腹症で撮影される画像の種類
- **腹部単純 X 線背臥位像**
  - ほぼすべての症例で必要となる．
- **腹臥位像もしくは直腸側面像**
  - これらの画像をルーチンの急性腹症シリーズに含めるかどうかは，それぞれの病院によって大きく異なる．
- **立位像もしくは左側臥位正面像**（left lateral decubitus view）
  - ほとんどの場合，どちらかが撮影される．
- **胸部単純 X 線立位像もしくは臥位像**
  - それぞれの病院の方針による．

■ 表 14-2 には，急性腹症シリーズではそれぞれの画像で"どのような所見を探すべきか"についてまとめた．

背臥位像（スカウト・ビュー scout radiograph）

■ スカウト・ビューにはどのような利点があるか？
- ガスパターンの全体像が観察できる．
  - 単純 X 線において，空気・液体の量とその貯留部位など，**全体的な腸管ガスパターンを観察**することは，小さな空気をいちいち同定するよりもさらに重要である．
- 石灰化の有無を確認できる．

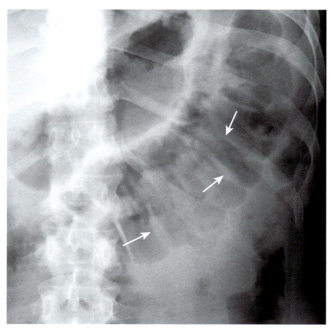

図 14-8　正常の大腸ハウストラ　大腸のほとんどのハウストラは，壁の片側からもう片側まで内腔全体を横断してみられることはない（白矢印）．これが小腸の輪状ヒダと異なる点である（小腸の輪状ヒダは内腔全体を横断するように認められる）．もしハウストラが壁から壁へつながるように認められていても，小腸の輪状ヒダに比べてハウストラ同士の間隔は広く離れている（図 14-9 参照）．

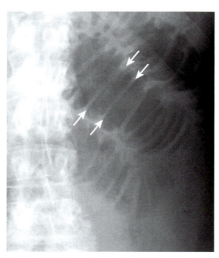

図 14-9　正常の小腸輪状ヒダ　ヒダは典型的には小腸の内腔を片側の壁からもう片側の壁まで横切って認められる．それに加え，小腸が拡張している場合でも，小腸の輪状ヒダは大腸のハウストラよりも互いが近接して並んでいる（ヒダ同士の距離が近い）．異常に拡張した小腸を拡大したこの画像では，白矢印は小腸の輪状ヒダが内腔を横切るように認められる部分を示している．

表 14-2　急性腹症での一連の単純 X 線撮影：それぞれの画像からは何を探すべきか？

画 像	探すべき所見
腹部背臥位像	全体的な腸管ガスパターン，石灰化，腫瘤
腹部腹臥位像	直腸・S 状結腸内のガス
腹部立位像	遊離ガス，腸管内の液面形成
胸部立位像	遊離ガス，肺炎，胸水

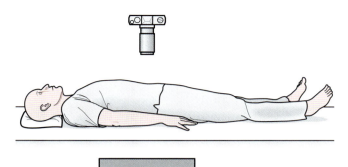

図 14-10　腹部単純 X 線背臥位の撮影体位　患者の背中を X 線テーブルもしくはストレッチャーにつけて寝かせ，X 線を垂直方向（下向き）に照射する．カメラの印は X 線管を表しており，実際には X 線テーブルの下のカセット（太線で表している）から約 1 m の距離に位置させる．

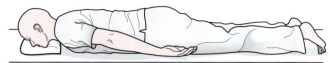

図 14-11　腹臥位像を撮影する際の体位　患者の腹部を X 線テーブルにつけて寝かせ，X 線を垂直方向（下向き）に照射する．カメラの印は X 線管を表しており，実際には X 線テーブルの下のカセット（太線で表している）から約 1 m の距離に位置させる．

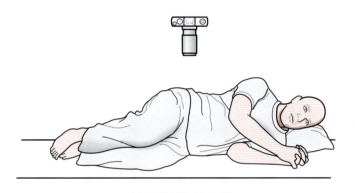

図 14-12　腹部単純 X 線の直腸側面像（lateral rectum view）を撮影する際の体位　腹臥位になれない患者では，腹臥位像の代わりに左側臥位でX 線を垂直方向に照射し，直腸の側面像を撮影する．カメラの印は X 線管を表しており，実際には X 線テーブルの下のカセット（太線で表している）から約 1 m の距離に位置させる．

- 軟部腫瘤の存在が確認できる（図 14-1 参照）．

■スカウト・ビューはどのように撮影するか？
- 患者の背中をテーブルもしくはストレッチャーにつけて寝かせ，X 線を垂直方向（下向き）に照射して撮影する（図 14-10）．

■スカウト・ビューの代わりとなりうる画像
- 腹部単純 X 線の背臥位像の代わりになる画像はない．患者の状態にはほとんど制約を受けることなく，実際上，すべての患者で撮影可能な画像である．

腹臥位像 prone view

■腹臥位像は何に適しているか？
- **直腸そして S 状結腸内のガスの同定**
  - 直腸と S 状結腸は，X 線テーブルに腹臥位で横たわった場合，大腸の中で最も高位に位置することから，直腸と S 状結腸内に空気が入り込んでくる．
  - 一方で，ルーチンの直腸検査ではほとんど直腸内に空気は認めることはない．
- **上行・下行結腸内のガスの同定**
  - 大腸のこの 2 つの部分は直腸，S 状結腸と同じようにやはり背側に位置しているため，患者が腹臥位の状態だと空気が集まることになる（図 14-2 参照）．

■腹臥位像はどのように撮影するか？
- 患者の腹部をテーブルまたはストレッチャーに密着させて寝かせ，X 線を下向き垂直方向に照射して撮影する（図 14-11）．

■腹臥位像の代わりとなる画像
- 患者の身体状態によっては，腹臥位の姿勢をとれないことがよくある（最近手術をした場合や，高度の腹痛の場合など）．
- このような患者では腹臥位像の代わりに，**左側臥位の体位**で X 線を体軸に垂直に照射して**直腸の側面像を撮影**する（図 14-12）．直腸の側面像では通常，直腸と S 状結腸内のガスの有無を描出することができる（図 14-13）．

腹部立位像 upright view

■立位像は何に適しているか？
- **腹腔内遊離ガス**（つまりは腸管外ガス）の観察
- 腸管内の**液面形成の観察**（図 14-6 を参照）

■立位像はどのように撮影されるか？
- 患者は立位か坐位の状態で，X 線を水平方向（床に平行）に照射する（図 14-14）．

■立位像の代わりとなりうる画像
- 急性腹症の症状を呈している患者は，腹部単純 X 線立位像を撮影するために，立位や坐位を保持することが困難なことが多い．
- そのような場合には，立位像を左側臥位像で代用できる．腹部単純 X 線の左側臥位像では，患者は X 線テーブルの上に左側を下にして横たわる．左側臥位像により

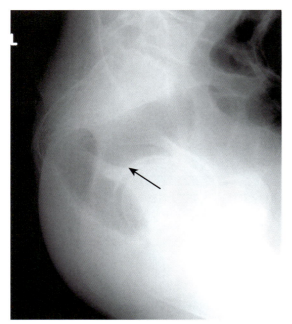

図 14-13　正常の直腸側面像　患者の身体状態によっては腹臥位の体位をとれないことがよくある（外科手術後や高度の腹痛の場合など）．これらの患者では左側臥位でX線を垂直方向に曝射し，腹臥位像の代わりに直腸側面像を撮影する．通常，直腸側面像では直腸もしくはS状結腸内の腸管ガスの有無を観察することができる（黒矢印）．

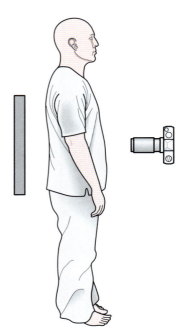

図 14-14　腹部単純X線の立位像を撮影する際の患者体位　患者は立位か坐位の状態で，X線は水平（床に対して平行）に照射する．カメラの印はX線管を表しており，実際にはカセット（患者の背側の太線で表している）から1mの距離に位置させる．

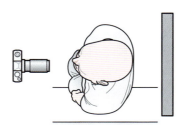

図 14-15　腹部単純X線の左側臥位像を撮影する際の患者体位　腹部単純X線立位像が撮影困難な症例には，左側臥位像で代用される．患者はX線テーブルに左側を下にして横たわり，X線管はふつう前方（カメラの印），カセット（太線）は患者の背中側に設置する．X線は水平（床に対して平行）に，患者から1m離して照射する．

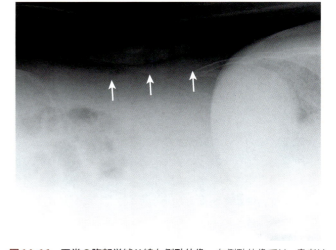

図 14-16　正常の腹部単純X線左側臥位像　左側臥位像では，患者は左側を下にしてテーブルに横たわり，X線は水平（床に対して平行）に照射される．これは"遊離ガス"が患者の腹腔内で最高部である右側に分布するようにするためである．もし遊離ガスが存在すれば，通常は消化管ガスが存在しないはずの肝臓の外側（白矢印）に黒い三日月状の陰影として容易に認められる．この写真では，患者の頭部は読者の皆さんから向かって右側，患者の足は向かって左側に位置している．

"遊離ガス（free air）"が患者の腹腔内で最も高位となる右側に集まることになる（図 14-15）．

- 遊離ガスは，通常は消化管ガスが存在しない位置である肝臓辺縁の外側に認められる（図 14-16）．
- 右側臥位正面像で撮影された場合，もし遊離ガスが存在するのならば，遊離ガスは腹腔内の左側に集まることになる．腹部の左側には正常でも胃泡や大腸脾弯曲部のガスが存在する部位であるため，遊離ガスと混同してしまうことがよくある．
- **遊離ガスを観察しようとするならば，側臥位正面像を撮影する際に，X線は水平方向（床に対して平行）に照射さ**れる必要がある．

　BOX 14-2 には，腹部の液面を観察する際に必要な構成要素についてまとめてある．

BOX 14-2　単純X線で液面形成がみえるために必要な要素
● 空気
● 液体
● 水平方向（床に対して平行）に照射されたX線
● 垂直方向にX線が照射されると，単純X線では空気と液体の境界面はみえない（例：背臥位像）

胸部立位像 upright view of the chest

■胸部立位像は何に適しているか？
- 横隔膜下の遊離ガスの観察
- 急性腹症の症状と紛らわしい肺底部の肺炎の発見
- 腹腔内に以下に列挙する病変が生じていれば，二次的に出現する胸水の発見に役立つ．
  - たとえば膵炎では，左側胸水が出現することがある．
  - 卵巣腫瘍では時に，右側もしくは両側の胸水が出現することがある．
  - 右横隔膜下の膿瘍（横隔膜下膿瘍）では右側胸水が出現することがある．
  - 左右差のある胸水貯留を引き起こしやすい腹腔内の疾患については，8章を参照すること．

■胸部立位像はどのように撮影されるか？
- 患者は立位もしくは坐位を保持し，胸部に対しX線を水平方向に照射する（図14-17）．

■立位胸部単純X線の代わりとなりうる画像
- 急性腹症を呈する患者は，しばしば立位胸部単純X線を撮影するために立位を保持することが困難である．このような場合には，患者をストレッチャーもしくはX線テーブルに乗せて，胸部単純X線背臥位像を撮影する．
- 背臥位像では，X線は下方へ垂直に照射され，遊離ガスは，特に少量だとみえなくなることがある．

石灰化 calcification

■腹部の石灰化については，18章で詳しく述べることにする．

 病的石灰化と混同すべきではない2種類の腹部石灰化がある．
- 静脈石（phlebolith）は小さな円形の石灰化であり，静脈血栓の石灰化を表しており，加齢とともに生じ，特に女性の骨盤内によく認められる．典型的には，中心部に透亮域を有することが静脈石の特徴的所見であり，静脈石と紛らわしい尿管結石との鑑別点である（図14-18）．
- 肋軟骨の石灰化は加齢に伴い生じる．真の腹部石灰化で

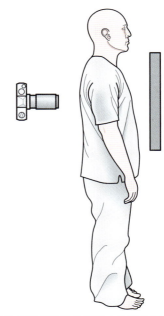

図14-17　立位胸部単純X線を撮影する際の患者体位　患者はカセットを前胸壁に近づけて，垂直に坐位を保つか立位となる．X線管を示すカメラは，実際には太線で示したカセットから約1.8m（あるいは2m）離して設置する．

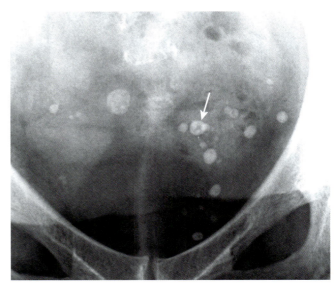

図14-18　静脈石　静脈石は小さな円形の石灰化であり，加齢により生じる石灰化した静脈血栓を表しており，女性の骨盤によく認められる．古典的には中心部に透亮域を有している（白矢印）．骨盤内の静脈では，重要性が乏しく病的な石灰化ではないとみなされているが，尿管結石と間違われることがある．

はないが，肋軟骨の石灰化が腎臓や胆嚢の存在する領域に重なって描出されると，時に腎結石や胆石と間違われることがある．軟骨の石灰化は一定の形をもたず（amorphous），点々とした陰影の（speckled）所見であり，この肋軟骨の石灰化は肋骨前部が胸骨の方向へ胸骨

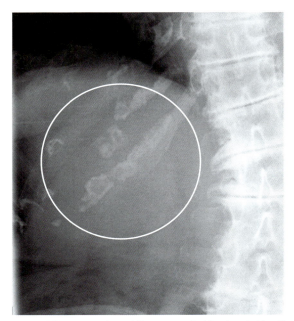

図 14-19　肋軟骨の石灰化　肋軟骨の石灰化（白円）は加齢に伴って認められ，実際の腹部の石灰化ではないものの，腎臓や胆嚢の領域と重なって描出された場合には結石と間違われることがある．軟骨の石灰化は無構造の斑状の形態となることが多い．軟骨の石灰化は，肋骨前部が胸骨の方向へ弧を描いて胸骨に向かって走行する部分に沿って生じる．

との関節に向かって弧を描いて走行する部分で生じる（図 14-19）．

臓器腫大 organomegaly

■単純 X 線で腹部の軟部組織構造（肝臓，脾臓，腎臓，胆嚢，膀胱，その他には腫瘍や膿瘍などの軟部腫瘤）を評価することには限界がある．その理由は，これらの解剖構造が同様な濃度を呈する他の軟部組織や液体によって取り囲まれているからである．単純 X 線では，ある臓器や病変とその周囲にある軟部組織構造の濃度が異なる領域でのみ，その臓器や**病変の輪郭が認められる**．

■それでも，単純 X 線は手軽に撮影できることから，腹部症状を有する患者に対する第一選択の検査の 1 つとなっている．

➡ 腹部単純 X 線では，**軟部組織腫瘤や臓器の存在・大きさを評価するために 2 つの基本的な方法がある**．

- まず 1 つ目は，その**構造物（臓器，軟部組織腫瘤）の辺縁が直接観察できる場合**であり，これは脂肪や遊離ガスなど異なる濃度を呈する物質に取り囲まれている場合でのみ可能となる．
- 2 つ目は，**腫瘤もしくは腫大した臓器**を，空気を含んだ

腸管ループの病的な偏位によって間接的にみつけるという方法である．

肝　臓

■**肝臓の正常像**
- 肝臓は，正常では右上腹部からすべての腸管ガスを押しのけるように存在している．
- 時に**右葉の舌様突出**（tongue-like projection）が腸骨稜まで伸びていることがあり，特にこれは**女性**で認められる．右葉の舌様突出は Riedel lobe（リーデル葉）とよばれ，正常である（図 14-20）．

■**肝臓の腫大**
- 単純 X 線での肝臓の腫大は，**腸骨稜よりも下，正中を越えて腸管ガスが偏位している場合**に疑われる（図 14-21）．単純 X 線は肝臓の大きさを評価するには非常に**不向き**といえる．肝臓の大きさを画像で評価するには，CT，MRI，超音波検査が最も適している．

脾　臓

■**脾臓の正常像**
- 正常の脾臓は長径が **12 cm 大**であり，通常は**第 12 肋骨後部よりも下方には突出していない**．通常，**脾臓は左腎とだいたい同じ大きさ**である．

■**胃泡**（つまりは胃底部の空気）は通常，左横隔膜下の最上部に収まっており，その位置はだいたい椎体と腹壁の真ん中あたりである．

■**脾臓の腫大**
- 脾臓が第 12 肋骨後部よりも下方に突出しているか，胃泡が正中を越えて偏位している場合には，おそらく脾臓の腫大がある（図 14-22）．

腎　臓

■**腎臓の正常像**
- 腎周囲の脂肪が非常に多いと，腎臓の輪郭の一部が単純 X 線で観察できることがある．
- 腎臓の長径はだいたい **4 椎体分の大きさ**に一致し，成人では約 10～14 cm である．
- 肝臓が右腎を圧迫しているので，**右腎は通常，左腎よりも下方に位置している**（図 14-23）．
- 左腎は脾臓とだいたい同じ長径を有している．

■**腎臓の腫大**
- 単純 X 線では通常，非常に腫大した腎臓もしくは大きな腎腫瘤のみが腸管ガスを偏位させることで指摘できる（図 14-24）．

14章　腹部単純X線の正常像を知ろう　139

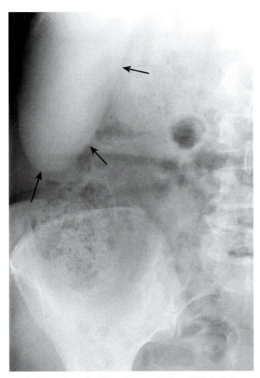

図14-20　肝臓のリーデル葉　時に，右葉の舌様突出（tongue-like projection）が腸骨稜まで伸びていることがあり，特に女性で認められる．これは Riedel lobe（リーデル葉，黒矢印）とよばれ，正常構造である．単純X線は肝臓の大きさを評価するには非常に不向きであり，CT，MRI，超音波検査のほうがより正確に肝臓の大きさを描出できる．

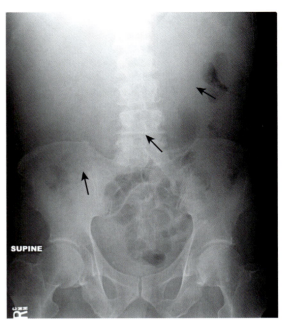

図14-21　肝腫大（hepatomegaly）　時に肝臓は単純X線でも指摘できるくらい腫大することがある．この肝硬変の症例のように，腸管ガスが右上腹部から腸骨稜よりも下方，そして正中を越えて偏位している場合には，単純X線でも肝腫大を疑うことができることがある（黒矢印）．

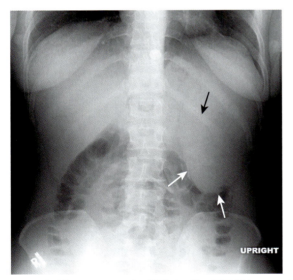

図14-22　脾腫（splenomegaly）　脾臓は正常で長径が約12 cm大であり，通常は第12肋骨後部よりも下方には突出しない．この白血病の症例のように，脾臓（白矢印）が第12肋骨後部（黒矢印）よりも下方に突出していたり，胃泡が正中を超えて偏位していたりする場合には，おそらく脾腫が存在する．

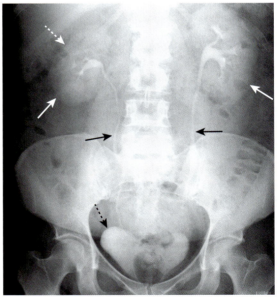

図14-23　腎臓の位置　この画像は経静脈性尿路造影（intravenous urogram, intravenous pyelogram：IVP）である．IVPでは，腎臓から排泄されるヨード造影剤が経静脈的に患者に投与される．両側の腎臓の輪郭（白矢印），尿管（黒矢印），膀胱（点線黒矢印）が認められる．腎臓の全体的な輪郭を評価するために，斜位像を含めた他の腎臓の画像がしばしば撮影される．現在では，IVPの代わりにCTとCT尿路造影が用いられる．肝臓（点線白矢印）が右腎を圧排しているため，右腎は左腎よりも低位に位置する．

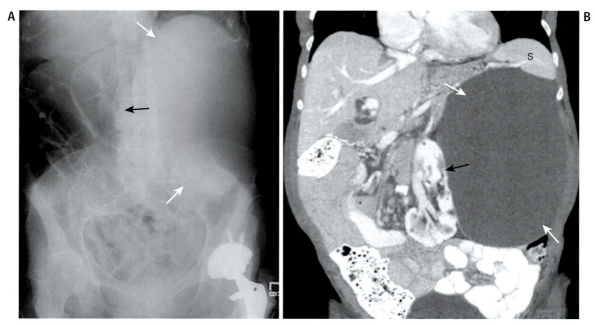

図14-24　腎臓の腫大　単純X線では，軟部腫瘤や臓器腫大は，周囲に存在する脂肪や空気によりその辺縁が明瞭化することで観察できる場合と，腸管の偏位により観察できる場合とがある．単純X線（**A**）では，腸管（黒矢印）を右方へ偏位させている軟部腫瘤が左上腹部に認められる（白矢印）．同じ症例のCTの冠状断再構成画像（**B**）では，左腎（黒矢印）から発生した巨大な囊胞（白矢印）が周囲の腸管を偏位させている様子が観察できる．脾臓（S）は囊胞により圧迫されている．

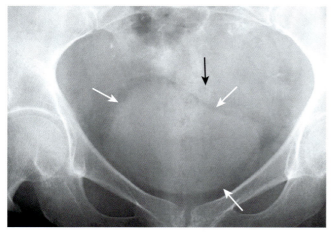

図14-25　正常の膀胱　骨盤の拡大像において，十分な量の膀胱周囲脂肪（perivesical fat）により膀胱の輪郭が確認できる（白矢印）．男性では，通常は膀胱の直上にS状結腸が存在している（黒矢印）．しかし女性では，同部に存在する軟部組織濃度は子宮かS状結腸である．

膀　胱

■**膀胱の正常像**

- 膀胱は多くの**膀胱周囲脂肪**（extravesical fat）に囲まれていることが多く，多くの症例では，長軸が股関節と平行な卵円形の構造物として，少なくとも**膀胱のドーム部分**が観察できる．また，**膀胱の底部は恥骨結合の頂部の直上に位置している**．
- 収縮した状態では膀胱はレモンと同じくらいの大きさであり，膨らんだ状態では小さなマスクメロン程度の大きさになる（図14-25）．

■**膀胱の拡大**

- 膀胱の拡大は，通常，軟部腫瘤により腸管が骨盤腔から頭側もしくは外方へ偏位していることで指摘できる．膀胱流出部の閉塞は，男性では前立腺肥大でよく認められることから，男性で骨盤内腫瘤が疑われた場合には，拡張した膀胱である可能性が高い（女性ではそのかぎりではない）（図14-26）．

子　宮

■**子宮の正常像**

- 子宮は，通常は膀胱のドームの上に乗っかるように位置している．膀胱の頂部と子宮の底部の間には，脂肪の透亮域が認められることが多い．正常な子宮の大きさは約 $8 \times 4 \times 6\,cm$ 大である．

■**子宮の腫大**

- 子宮と卵巣の大きさを評価するには**超音波検査**が最も適している．
- 時に**子宮が著明に腫大した場合**には，単純X線でも指摘できる．子宮の拡大と膀胱の膨張を鑑別するカギとなる所見は，**膀胱と子宮との間に存在する透亮域**（lucency）である．子宮が腫大している場合には，透亮域が確認でき，膀胱が拡張している場合には，透亮域を指摘することができない（図14-26）．

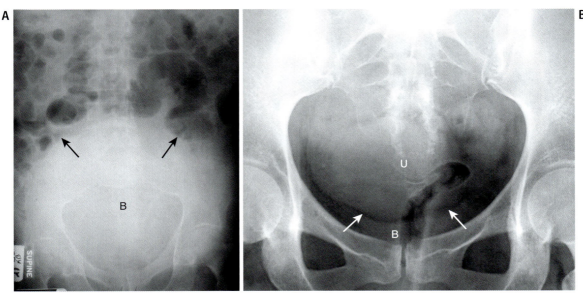

図 14-26　膨張した膀胱と腫大した子宮　写真 A において，膨張した膀胱 (B) は骨盤内から腹部へ張り出す軟部組織腫瘤として認められ，腸管を中腹部領域まで押し上げている（黒矢印）．写真 A の 72 歳の男性は，良性前立腺肥大により膀胱流出路閉塞が生じていた．写真 B において，子宮 (U) は軽度腫大している．子宮は，脂肪層（白矢印）が膀胱 (B) との間に介在していることで，膀胱と区別できる．

大腰筋

- 周囲に十分な後腹膜脂肪が存在していれば，この筋肉の片方もしくは両方が観察できる．片側もしくは両側の大腰筋が観察できない場合，後腹膜病変が存在することもしないこともある（図 14-1 参照）．

🏠 TAKE-HOME POINT：腹部単純 X 線の正常像を知ろう

- ☑ 腹部の評価は 4 つの主要な所見，1）ガスの分布，2）遊離ガス，3）軟部組織腫瘤もしくは臓器腫大，4）腹部の石灰化病変，に焦点を絞って行うべきである．

- ☑ 胃と大腸，特に直腸と S 状結腸には正常で空気が認められ，小腸にも少量の空気（2〜3 のループ）が認められるのが正常である．

- ☑ 胃には正常で液面形成が認められる．拡張していない小腸でも 2〜3 の液面形成が認められるが，通常は大腸には液面形成は認められない．

- ☑ 急性腹症で施行される一連の検査は，腹部背臥位，腹部腹臥位（もしくはその代わりの直腸側面像），腹部立位（もしくはその代わりの左側臥位像），胸部立位（もしくはその代わりの胸部背臥位）から構成される．

- ☑ 腹部背臥位像は，腸管ガスパターンを評価するための一般的な造影前単純 X 線（スカウト・ビュー）であり，石灰化病変の有無，臓器腫大や軟部組織腫瘤の評価を行うことができる．

- ☑ 腹臥位像では，直腸・S 状結腸の空気が（存在すれば）観察可能であり，腸管の機械的閉塞を評価する際に重要である．

- ☑ 腹部立位像では，腸管内の液面形成や腹腔内遊離ガスが観察できる．

- ☑ 胸部立位像では，横隔膜下の遊離ガスを指摘することが可能であり，そのほかに胸水（腹腔内病変の存在とその病態を知る手掛かりとなることがある），肺炎（急性腹症と紛らわしいことがある）を描出できる．

- ☑ CT，超音波検査，MRI が，臓器腫大と軟部組織腫瘤の評価には不可欠であり，単純 X 線にとって代わっている．

CHAPTER 15
腹部・骨盤CTの正常像を知ろう

腹部・骨盤CTの基礎知識

- 米国では年間に8,000万件のCT撮像が施行されていると考えられている．そのうちの約10％が，非外傷性の腹痛を主訴として救急外来で撮像されている．これらの患者の多くは，臨床的な所見と合致する画像上の異常を検出するため，もしくは疾患の有無をはっきりさせるために，腹部と骨盤のCTが撮像された．
- すべての画像検査と同様に，腹部・骨盤CTの原則の1つは，解剖学的な特徴を最良の条件で描出するために，組織の濃度の違いを最大化することである．そのために，CT検査では**経静脈造影剤**と**経口造影剤**が広く用いられる．

CT検査における経静脈造影剤

- CT検査では，経静脈的にヨード造影剤を投与する場合もしない場合もあるが，一般的には，**経静脈的に造影剤を投与して撮像**したほうが，診断するためのより多くの情報を得やすい．
- **経静脈的に造影剤を投与して撮像**されたCTは，**造影CT**とよばれる．一般的には，放射線科医はそれぞれの患者の臨床的な問題によって，最適なCTの撮像方法を選択する．例えば，造影剤の投与速度を変更したり，スキャンのタイミングを調整したりすることで，肝臓の血管と肝実質の造影効果が異なってくる．
- すべての患者に造影剤を投与してCTを撮像できるということは素晴らしいアイデアのように聞こえるが，**ヨード造影剤**には**有害な作用**があり，症例によっては**重大な副作用**となることを忘れてはならない（BOX 15-1）．

CT検査における経口造影剤

- 腹部・骨盤CTでは，腸管を同定するために経口的に造影剤が投与されることもある．しかし，経口造影剤の使用は，CT画像の質が向上するにつれ減少している．通常，**経口造影剤**は，食道に何らかの問題が疑われないかぎり，**胸部CTでは用いられない**．
- 経口的に投与した造影剤（早期に投与された造影剤で大腸を描出し，遅れて投与された造影剤で胃を描出するために，しばしば分割して投与される）は，多くの腹部CTで活用されるが，**外傷**の症例と**結石**を検索する症例，そして**大動脈**のような**血管**構造を評価する目的のCT検査では用いられない．
- 経口造影剤として以下の2種類のどちらかが用いられる．最も広く用いられているのは希釈した**バリウム**であり，これは上部・下部消化管造影検査でも用いられている．消化管穿孔が疑われたり，消化管外へ造影剤が漏出する可能性が考えられる場合には，水溶性のヨード造影剤（**ガストログラフィン**）が使用される．造影剤は，経口投与よりも早く大腸を描出するために経直腸的に投与されたり，膀胱を描出するために尿道カテーテルから投与されることもある．
- しかし，実際には，**放射線科医が臨床情報から最も適切な検査法を考える**ことになるので，読者諸君が，いつ，どの

BOX 15-1 造影剤の副作用と腎不全

- 今日使用できる経静脈造影剤は，高濃度ヨードを含んだ非イオン性，かつ低浸透圧性の溶液である．造影剤は血流に乗って循環し，より多くのX線を吸収することで，血流の多い組織や臓器の濃度を上昇させ（つまり画像で"白く"する），最終的には腎臓から尿へ排泄される．

- 糖尿病，脱水，多発性骨髄腫などにより腎機能に障害のある患者（血清クレアチン値>1.5 mg/dL）では，ヨード造影剤は腎毒性を有し，急性の腎障害をきたす．通常は可逆性であるが，一部の症例では既存の腎機能低下を助長し，永続的な腎機能低下を引き起こす．これは用量依存性に生じる．

- すべてのヨード造影剤で，時に熱感，悪心や嘔吐，注入部の局所的な刺激，かゆみ，蕁麻疹などの軽度の副作用が生じる．これらの副作用は，通常は治療を必要としない．時々，かゆみや蕁麻疹，喉頭のイガイガ感などの特異的なアレルギー様症状が発現することがある．

- 気管支喘息や重度のアレルギー歴，造影剤副作用歴があると，造影剤に対する副作用の発現リスクが増加する（全体としてみれば低いが）．ステロイド，抗ヒスタミン薬，シメチジンの造影前または造影後の投与が効果的な場合もある．甲殻類のアレルギー歴とヨード造影剤のアレルギーに関連性はない．

- 0.01～0.04％の患者で，造影剤に対する高度の異常な反応を引き起こし，激しい気管支痙攣，喉頭浮腫，循環不全が生じ，まれに死に至る（20万～30万例に1例）．

表15-1 CT：造影剤投与検査の適応

胸　部	
造影剤が使用される場合	通常は造影剤が使用されない場合
肺塞栓症に対するCT-PA（CT肺動脈造影）	HRCTで肺のびまん性疾患を評価する場合
縦隔もしくは肺門の腫瘤，リンパ節腫大の評価	単純X線で疑われた結節の存在を確かめる．
大動脈瘤もしくは大動脈解離の検出	気胸，縦隔気腫の検出
鈍的もしくは穿通性外傷の評価	冠動脈のカルシウム・スコア評価
胸膜病変の評価（転移，膿胸）	造影剤アレルギーもしくは腎不全
肺腫瘤のCT値測定	
冠動脈の評価	
腹部・骨盤	
造影剤が使用される場合	通常は造影剤が使用されない場合
腫瘤の存在診断（および）特徴の評価：悪性疾患のステージングもしくはフォローアップ	CTコロノグラフィ（CT大腸検査）
外傷	尿管結石の検索
腹痛（急性虫垂炎など）	
大動脈瘤もしくは大動脈解離の検出	
経口造影剤が使用される場合	
非外傷性の腹痛の多くの症例	
炎症性腸疾患	
腹部もしくは骨盤部の膿瘍	
消化管穿孔の部位の同定（瘻孔を含む）	

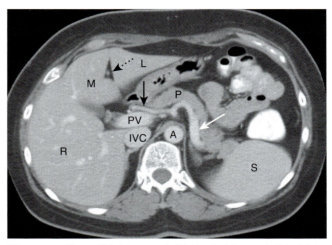

図15-1　**肝臓の正常解剖**　肝円索（点線黒矢印）は肝左葉を内側区（M）と外側区（L）に分けている．さらに大きな右葉（R）は，より後方に位置している．門脈（PV）は肝動脈（黒矢印）のすぐ背側を走行している．脾動脈（白矢印）は膵臓（P）に沿って脾臓（S）へ向かう．下大静脈（IVC）は大動脈（A）の右側に位置している．

症例に造影剤を使用すべきかどうか，その判断を迫られることはおそらくない．その代わりに，検査を申し込む際には十分な臨床情報を提供することが重要となる．
■表15-1には，どのような場合に経静脈・経口造影剤を使用すべきかについて，一般的な事項を記した．
■表15-2には，さまざまな検査に先立って一般的に推奨されている患者の**前処置**についてまとめた．前処置の方法は，施設と症例の状況によって大きく異なる．一般的には，検査前に絶飲・絶食が指示されていても，少量の水による薬の内服は許される．

腹部CTの一般的知識

■腹部の異常の画像評価には，単純X線，超音波検査，CT，MRIのいずれも用いられる．
■これら3つの検査にはそれぞれ特有の長所と短所があり，どの検査法が選択されるかは患者の臨床状態による（表15-3）．
■CTの進歩により，さらに画像検査の質が向上したが，高い被曝線量という望ましくない問題がつきまとっている．CT検査による**被曝線量**は，装置の種類，画像を撮像するために用いられるX線のエネルギー量，患者の体格など，多くの要因により規定される．現在では，最適なCT装置の設定，用いるX線量の低減，スキャン回数の制限，適切な検査紹介による**被曝リスクを上回る検査メリットの担保**など，被曝低減のための手法が用いられている．

➡ 腹部の異常を評価する際には，異常の原因を推定するだけでなく，正確な診断をするためにどの画像検査が最適であるかを決定するうえでも，**現病歴**と**理学的所見の評価**は今もって**必要不可欠**である．

肝　臓

■慣習的に，他の画像検査と同様にCTは患者の右側が向かって左側に，**患者の左側が向かって右側に表示される**．ほとんどの場合において患者は背臥位で検査を受けるが，この場合には**画像の上方が腹側，下方が背側**となる（図15-1参照）．
■肝臓は**肝動脈**と**門脈**の双方から**血流**を受けており，**肝静脈**

表 15-2 画像検査に際して行う指示

検査	検査をオーダーする前	検査を開始する前	検査終了後
CT			
頭部 CT（非造影もしくは造影）	造影剤アレルギー歴の確認	造影剤投与前に腎機能の確認が必要	なし
体幹部の非造影 CT	なし	特別な準備は不要	なし
体幹部の経口もしくは経静脈的造影 CT	造影剤アレルギー歴の確認	造影剤投与前に腎機能の確認が必要：経口造影剤は検査の直前に投与する．	なし
超音波検査			
上腹部の一般的なスクリーニング検査：大動脈，胆嚢，下大静脈，肝臓，膵臓，尿路系の狭窄，後腹膜腔，脾臓	なし	検査の数時間前は飲食をしない．	なし
腎臓，尿路系	なし	検査の1～2時間前に膀胱を拡張させるために飲水をするよう被検者に指示する：膀胱が空の状態で検査を施行しない．	なし
男性もしくは女性の骨盤・下腹部：産婦人科領域の超音波検査	なし	検査の1～2時間前に膀胱を拡張させるために飲水をするよう被検者に指示する：膀胱が空の状態で検査を施行しない．	なし
腎移植：甲状腺と血管系の検査	なし	特別な準備は不要	なし
MRI			
非造影 MRI	金属，研磨，溶接などに関わる職業歴の聴取や，眼球内に金属が混入している可能性の評価（眼窩の単純X線が必要），心臓ペースメーカ，動脈瘤のクリップ，神経刺激装置，子宮内避妊具，化粧用入れ墨，人工内耳，心臓の人工弁，妊娠，その他の金属片，閉所恐怖症の聴取	特別な準備は不要	なし
造影 MRI	金属，研磨，溶接などに関わる職業歴の聴取や，眼球内に金属が混入している可能性の評価（眼窩の単純X線が必要），心臓ペースメーカ，動脈瘤のクリップ，神経刺激装置，子宮内避妊具，化粧用入れ墨，人工内耳，心臓の人工弁，妊娠，その他の金属片，閉所恐怖症の聴取	造影剤投与前に腎機能の確認，腎不全の評価が必要	なし
バリウム造影検査			
食道造影	なし	特別な準備は不要	なし
上部消化管・小腸造影	なし	検査の数時間前は飲食をしない．	なし
下部消化管造影：仮想大腸造影	なし	検査前には下剤，坐薬，浣腸による腸管洗浄が必要	必要なら弱い下剤
マンモグラフィ			
マンモグラム	なし	検査日には，デオドラントや香水，化粧品，軟膏やその他の皮膚に使用する薬品を胸部，乳房，腋窩に使用しない．	なし
核医学検査			
骨密度測定	被検者は妊娠していないか？	48時間以内にバリウム造影検査を施行しない．食事制限はない．	なし
骨シンチグラフィ	被検者は妊娠していないか？	食事制限はない．	なし
心臓トレッドミル検査，アデノシン負荷試験	被検者は妊娠していないか？	検査の数時間前には飲食をしない．試験の数時間前にはカフェインを摂取しない．	なし

表15-3 腹部と骨盤の画像検査機器の比較

使い方	長所	短所
単純X線 腹痛のスクリーニングにまず用いる.	すぐ撮影できる/安価 撮影の際に患者の身体的負担が軽い.	感度が低い. 被曝する.
超音波検査 胆嚢・胆道系に対し第一選択 大動脈瘤のスクリーニング 血管の異常の同定と血流評価 腹水の検出 女性骨盤の画像検査の第一選択	すぐ撮像できる. 安価 被曝がない. 撮像の際に患者の身体的負担が軽い. 機器を持ち運びできる.	施行者の技量に左右される. 読影が難しい.
CT 外傷を含め,ほとんどの腹部疾患の診断法として選択される.	すぐ撮像できる. 安価(MRIに比べ) 高い空間分解能を有し,画像再構成が可能 複数の臓器を同時に評価可能	高価(単純X線,超音波に比べ) 被曝する/造影剤の副作用がある. 腎障害があるとヨード造影剤が使用できない. 患者の体重と体格がスキャンの結果に影響する.
MRI 難しい疾患の鑑別が可能 既知の疾患の周囲組織への進展程度(ステージング) 血管解剖の評価	軟部組織のコントラストを得ることが可能 被曝しない. ヨード造影剤を使用しない. 画像再構成が可能	高価 すぐには撮像できない/撮像に時間がかかる. 閉所恐怖症では撮像不可能 状態の悪い患者の場合にはモニタリングが問題となる. 患者の体重と体格がスキャンの結果に影響する. 動脈瘤のクリップや心臓ペースメーカなどの金属があると撮像できない.

から下大静脈へと血液を還流させている.正常の肝実質は,血流の80%を門脈から,20%を動脈から供血されている.そのため,門脈相で肝実質がよく造影される.
- 血管解剖は肝臓病変に外科的にアプローチする際の指標となっており,そのため**肝臓の血管分布**が実質的な肝の解剖区分となっている.
- 肝臓は,血管分布によって**右葉,左葉,尾状葉**に分けられる.
  - 右葉はさらに**前区域**と**後区域**の2つの区域に分けられ,左葉は**内側区域**と**外側区域**に分けられる.
  - 鎌状靱帯(falciform ligament)と肝円索(臍静脈の結合組織性遺残)が存在する,脂肪の豊富な裂(fissure)により,左葉は**内側区域**と**外側区域**に分けられている(図15-1).
- 正常な肝臓の表面は整である.正常な肝臓は,CTでは均一な濃度となり,**非造影CT**においては**脾臓の濃度よりも高いか同等**である.
- 通常,成人の肝臓は冠状断像で最大15 cm以下である.おもに成人女性において認められる,右葉から下方へ突出する肝臓のリーデル葉の部分で肝臓の大きさを計測しないように注意しなければならない(図14-20参照).肝臓の最大

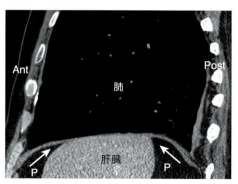

図15-2 肝臓の bare area 肝臓の bare area(白矢印)は腹膜に覆われていないが,横隔膜の下面に直接固定されている.そのため,この領域では腹腔(P)内の腹水は肝臓と肺の間に入り込むことができない.これは胸水と腹水の鑑別に重要である(→20章参照).Ant:腹側,Post:背側

横径は20~26 cmである.
- 横隔膜に接する部分の肝臓の表面は,横隔膜下面の三角部に結合組織によって接しており,**bare area**とよばれる.これは,後述する腹水と胸水の鑑別のために重要な解剖である(→20章参照)(図15-2).
- 肝臓の容積はCTを用いて計測することができる(超音波やMRIでも計測可能である).**肝臓の容積**は性別と体重に

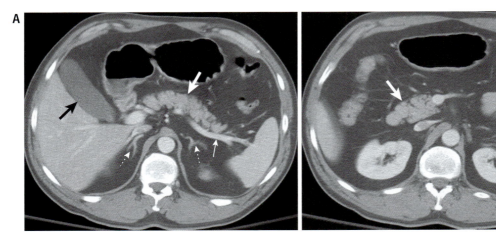

図 15-3 正常の膵臓 造影 CT．**A** のスライスでは，膵体部（太白矢印）と脾動脈（細白矢印）が観察される．それに加え，両側の副腎（点線白矢印）と胆嚢（黒矢印）も観察できる．**B** のスライスでは，正常の膵頭部（白矢印）が観察できる．膵臓は斜めに位置した後腹膜臓器であり，このため膵臓全体を 1 枚の上腹部横断像で観察することはできない．膵尾部が最も高位に位置し，下方のスライスに移行するにつれて膵体部と膵頭部がみえてくる．

よりさまざまである．成人の肝臓の容積は約 1,500 cm³ である．肝臓の容積は，肝切除や肝移植，アルコール性肝疾患などさまざまな疾患の進行具合の評価などに用いられる．

脾 臓

 造影 CT の早期相では，脾臓は不均一な濃度を呈するが，数分後にはこの所見は消失する．

■ 正常な成人の脾臓は分葉状であり，脾裂傷と間違えてはならない．脾動静脈の脾臓への出入り口は脾門部である．

■ 脾臓は，通常では **12 cm 長**であり，おおむね**第 12 肋骨レベルよりも下方には突出しない**．脾臓の**大きさは左腎と同程度**である．

膵 臓

■ 膵臓は斜めに位置する後腹膜臓器であり，このため膵臓全体を 1 枚の上腹部横断像で観察することは不可能である．
 - 通常，**膵尾部は最も高位に位置し**，脾門部に存在している．
 - 下方に行くにつれ，**膵体部が正中を通過し，上腸間膜動脈の腹側に位置する**．膵頭部は十二指腸のループ（duodenal loop）に囲まれている（図 15-3）．**鉤状突起（uncinate process）**は，頭部と**上腸間膜静脈周囲の屈曲した部分**である．

■ **脾静脈**は膵臓の後縁に沿って**上腸間膜静脈へ向かって走行し，脾動脈は腹腔動脈から脾臓へ向かって膵臓の上縁に沿って走行している．主膵管は Wirsung 管として十二指腸に開口し，時に副膵管（Santorini 管）を介して開口する．膵管は画像で確認でき，径は 3〜4 mm である．〔【訳注】主膵管の正常な径はより細く，1〜3.5 mm で，頭部ほど太いと考えられている〕

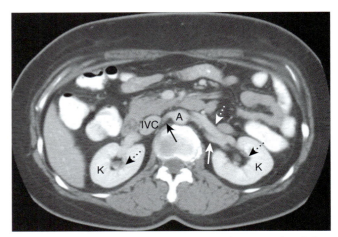

図 15-4 正常の腎臓 腎臓（K）は両側の腎窩（renal fossa）に存在している．腎臓の中心部には脂肪と正常な腎盂が存在している（点線黒矢印）．右腎動脈（黒矢印）は下大静脈（IVC）の背側を走行している．左腎静脈（点線白矢印）は，この画像では左腎動脈（白矢印）の腹側を走行している．A：腹部大動脈

■ 膵頭部の最大径は **3 cm** であり，膵体部では **2.5 cm**，膵尾部では **2 cm** である．膵臓の長径は **12〜15 cm** である．加齢に伴い，膵臓は脂肪化が進行し，"羽毛状（feathery）"にみえる．

腎 臓

■ 腎臓は後腹膜臓器であり，線維性被膜のなかで脂肪に覆われている．

■ 腎臓の周囲は**傍腎腔**であり，これは**前・後腎筋膜**により境界されている．腎臓では筋膜の付着，筋肉，そして他の臓器によりスペースが形成されており，この分割されたスペースの存在により，ある一定のパターンで液体や膿瘍，血液，空気が貯留する．

15章 腹部・骨盤CTの正常像を知ろう | 147

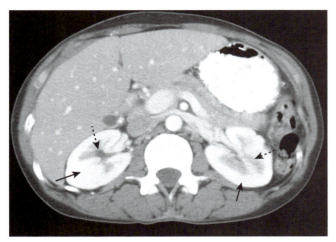

図15-5　腎皮質と髄質のCT像　腎臓はヨード造影剤を排泄する主たる臓器である．造影剤注入後から経過した時間により，腎臓の見え方は少しずつ変化する．造影剤注入から70～100秒後は腎実質期（nephrographic phase）とよばれ，この写真のように外側の白い皮質（黒矢印）と内側のやや黒い髄質（点線黒矢印）の間に存在する皮髄境界が認められる．

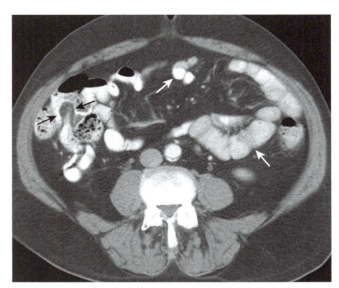

図15-6　正常の腸管　拡張していない腸管内（2.5 cm未満）に造影剤が充満している．小腸の壁は正常では確認できないほど薄い（白矢印）．回腸終末部は，造影剤によって輪郭が描出された回盲弁の脂肪を含んだ「くちびる」のような構造（黒矢印）として認められる．

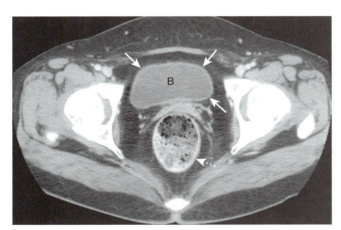

図15-7　正常の膀胱　この骨盤部の造影CT早期相では，膀胱（B）内には造影剤の含まれていない尿が認められる．膀胱壁（白矢印）は薄い均一な厚さの壁として全周性に認められる．直腸は膀胱の背側に位置している（点線白矢印）．

- 時間が経過するとともに，尿はより白くなり，正常の水濃度よりも遥かに濃度が高くなる．時に遅延相で尿路の画像が描出される．
- もし腎臓が正常に機能していない場合には，造影剤が別の経路（胆汁，腸管）から排泄される．これは造影剤の**代償性排泄**（vicarious excretion）とよばれる．

小腸と大腸

- いずれの検査法を使用する場合であっても，腸管壁を適切に評価するためには，**腸管内腔の濃度を上昇させること，内腔を拡張させること**が有用である．腸管が虚脱している場合には，腸管壁が一見肥厚しているかのようにみえてしまう．
- 正常な**小腸径は2.5 cm以上には拡張せず，壁の厚さは3 mm以下**である．隣接した小腸はお互いに密着しており，腹腔内脂肪の量によって小腸と小腸の距離は変化する．
- **大腸壁は，内腔が膨張した状態では3 mm以上には厚くならず**，大腸が虚脱した状態でも5 mm未満である．回腸終末部により，回盲部は確認しやすい．横行結腸とS状結腸の位置はさまざまであり，それぞれの長さによっても変わる（図15-6）．

膀胱

- 膀胱は**腹腔外臓器**であり，後腹膜腔から連続する腹膜外腔に存在している．**膀胱の天井部分は腹膜の下方の折り返し部分で覆われている．**
- 膀胱の位置は，男性では前立腺の頭側，直腸の前側である．

- 成人では，**左腎は右腎よりもわずかに大きく**，それぞれの大きさは約11 cm程度か，脾臓とほぼ同じ大きさである．
- **右腎動脈は下大静脈の背側を走行する．腎静脈は動脈の腹側に位置し**，より長い左腎静脈は下大静脈に合流する前に大動脈の腹側を走行する（図15-4）．
- **腎門部**には腎盂と腎動静脈が存在する．腎臓の上極は下極よりも後方に位置し，椎体に向かってやや内方に傾いている．撮像のタイミングと患者の腎機能に依存するが，**腎皮質は腎髄質よりも白く均一に描出される**（図15-5）．
- 正常に機能しているかぎり，腎臓は経静脈的に投与されたヨード造影剤のおもな排泄経路となる．このため，造影剤が投与された場合には必ず腎臓に増強効果が認められる．

女性では，腟の前側，子宮の前下方である．尿管は膀胱三角部の後側面に合流する．

■**膀胱壁**は，膀胱が膨張している状態では**5 mm 以下**となる．

■膀胱は，尿もしくは**造影剤を含んだ尿で膨張している状態**が最も評価に適している．しかし，**膀胱壁**は経静脈的に造影剤が投与されていてもいなくても，**通常は画像で確認できる**（図 15-7）．

TAKE-HOME POINT：腹部・骨盤 CT の正常像を知ろう

- ☑ CT 検査では，各臓器の濃度差を大きくし，解剖学的な位置をより明瞭に描出するために，経静脈もしくは経口造影剤が広く用いられている．
- ☑ 一般的には，経静脈造影剤を使用することにより，より診断的価値の高い情報を容易にとらえることが可能となる．
- ☑ ヨード造影剤は，時に熱感や悪心・嘔吐，まれにアナフィラキシーから死亡に至る特異的なアレルギー様の副作用を伴う．
- ☑ 経口的・経直腸的に投与される造影剤は腸管の同定に役立ち，腸管に近接するリンパ節や液体貯留を含む病変と区別する場合にも有用である．
- ☑ CT 検査において，経静脈性ヨード造影剤や経口造影剤が診断能を向上させる臨床的な場面は多い．多くの場合，臨床的な問題に則して放射線科医が画像検査を組み立てる．
- ☑ CT の進歩により，画像検査が診断に貢献できる機会が増えたが，それにつれて潜在的な被曝量が増加している．CT 装置の設定の最適化や，より少ない X 線エネルギーの使用，スキャン回数の低減，適切な検査利用による被曝リスクを上回る検査メリットの担保など，被曝低減のための手法が用いられている．
- ☑ 現病歴についての適切な情報は，正確な診断のためにどの画像検査が最適であるかを決定するうえで必要不可欠である．
- ☑ さまざまな画像検査に際して，一般的にいくつかの前処置が被検者に行われる．
- ☑ 肝臓，脾臓，膵臓，腎臓，腸管，膀胱の正常の CT 像について述べた．

CHAPTER 16
消化管閉塞とイレウスをみつけよう

- 14章と15章では，腹部単純X線とCTにおける正常の腸管ガスパターンを認識することを学んだ．本章では，4種類の最も一般的な腸管ガスパターンとその原因について，その検出法と分類法を学ぶことにする．これらの異常な腸管ガスパターンは，単純X線でもCTでも最初は同じようにみえる．CTは，異常な部位の同定，その程度，腸管閉塞の原因，腸管虚血のサインを評価する点で優れている．
- 腸管機能の異常は，現病歴と理学所見から疑われる．
- 画像検査において腸管ガスパターンを評価する上で重要な点は，以下にある．
  - 小腸もしくは大腸に拡張した腸管はあるか？
  - CTで，**移行部**（transitional point）〔**【訳注】**腸管の径が急激に変化する部位〕が存在するか？
  - 単純X線で，**直腸もしくはS状結腸にガスが存在するか？**

異常な腸管ガスパターン

- 異常な腸管ガスパターンはおもに2種類に分類される．それぞれは，さらに2種類に分類される（BOX 16-1）．
- **機能性イレウス**（functional ileus）は通常，**局所の刺激**もしくは**炎症**が原因となり，1か所もしくはそれ以上の腸管において，腸管の蠕動運動を伝える機能が失われ，このため原因病変よりも近位側で**機能的"閉塞"**をきたした状態とされる．
- 機能性イレウスはさらに2種類に細分化される．
  - **限局性イレウス**（localized ileus，センチネル・ループともよばれる）は，1か所もしくは2か所の腸管（ふつうは**小腸**）が侵される．
  - **全般性麻痺性イレウス**（generalized adynamic ileus）は，**小腸**もしくは**大腸**の全域が侵され，胃もよく侵される．
- **機械的閉塞**（mechanical obstruction）がもう1つの主要

な異常腸管ガスパターンである．
- 機械的閉塞では，物理的・器質的な閉塞性病変により，小腸もしくは大腸の一部分における**腸管内容物の通過障害**が起こる．
- 機械的閉塞も以下の2種類に細分化される．
  - **小腸閉塞症**（small bowel obstruction：SBO）
  - **大腸閉塞症**（large bowel obstruction：LBO）

腸管の法則 laws of gut

- 消化管は，機械的な閉塞が起こると多かれ少なかれ予測された反応を示すことになる．
- 閉塞が生じた後も**蠕動運動は持続し**（機能性イレウスに陥った領域は除く），腸管内容物を肛門側へ進めようとする．
- 閉塞部位よりも近位の腸管は，すぐに**空気と液体により拡張する．**
  - この拡張は，完全な小腸閉塞が生じると数時間以内に生じる．
- 閉塞部位よりも遠位の腸管は内容物が排泄され，最終的には**減圧されるか**，もしくは**空気がなくなる．**
- 機械的閉塞では，最も大きく拡張した腸管ループは次のどちらかである．閉塞が生じる前に最大径を有していた腸管が，拡張した腸管の中でもそのまま**最大径を有している**（例：盲腸が最大径となっている），もしくは閉塞部位のすぐ口側の腸管が最大径となる．**移行部**（拡張した腸管の径が虚脱する部位で，閉塞部位に相当する）は，CTでよく観察できる．
- 機械的腸閉塞を引き起こしている患者のほとんどは，**腹痛，腹部膨満，便秘**などの症状を訴える．近位小腸閉塞の患者では**病初期に嘔吐**し，遠位小腸閉塞では病期の後半に嘔吐する．
- 閉塞による腸管内圧の上昇が長期にわたると，腸管の循環障害から**壊死**，そして拡張腸管の**穿孔**が起こる．この時点では，腸管の蠕動音はすでに低下しているか，消失している．
- 以上の4種類の異常腸管ガスパターンについては，**表16-1**に詳しくまとめた．
  - 次に，4種類の異常ガスパターンについて，病態生理，

BOX 16-1	異常な腸管ガスのパターン
機能性イレウス	● 限局性イレウス（センチネル・ループ）
	● 全般性麻痺性イレウス
機械的閉塞	● 小腸閉塞（SBO）
	● 大腸閉塞（LBO）

表16-1 4種類の異常腸管ガスパターンのまとめ

状　態	直腸もしくはS状結腸内のガス	小腸内のガス	大腸内のガス
正常	あり	あり 1〜2か所	直腸・S状結腸
限局性イレウス	あり	2〜3か所の拡張腸管	直腸・S状結腸
全般性麻痺性イレウス	あり	多発性の拡張腸管	あり 拡張している
小腸閉塞（SBO）	なし	多発性の拡張腸管	なし
大腸閉塞（LBO）	なし	回盲弁の機能異常がないかぎりは存在しない	あり 拡張している

表16-2 限局性イレウスの原因

拡張腸管の位置	原　因
右上腹部	胆嚢炎
左上腹部	膵炎
右下腹部	虫垂炎
左下腹部	憩室炎
腹部中央	潰瘍もしくは腎・尿管結石

原因，カギとなる画像の特徴，診断に際してのピットフォールをみていくことにする．

機能性イレウス：限局性センチネル・ループ localized sentinel loops

■病態生理
- 限局性イレウスは限局的な腸管の刺激により生じ，そのほとんどが近傍の臓器からの炎症波及が原因となっている（例：膵炎では左上腹部の腸管が侵され，憩室炎では左下腹部の腸管が侵される）．
- 侵される腸管のほとんどは小腸であり，これは病態の存在を知らせる役割を担うことから"センチネル（見張り）・ループ"とよばれる．
- 刺激により腸管ループが正常な機能を失い，蠕動が消失する．その結果として腸管が拡張する．
- 機能性イレウスの場合には機械的腸閉塞のように腸管は閉塞しないので，ある程度のガスは限局性イレウスに陥った腸管部分を通過して流れていく．
- 通常，空気は直腸もしくはS状結腸まで到達し，画像で確認することができる．

■限局性イレウスの原因
- 拡張した腸管と解剖学的に同じ領域に，近接する腹部臓器の炎症，もしくは腸管を刺激する原因病変が存在している．しかし，これはすべての症例に当てはまるわけではない．
- 単純X線では，イレウスの局在によってのみ原因が推定できる．CTは限局性イレウスの原因を明らかにできることが多い．
- 表16-2に限局性イレウスが生じる部位と，そのおもな原因についてまとめた．

■限局性麻痺性イレウスのカギとなる画像の特徴
- 単純X線では，1か所もしくは2か所の，持続的に拡張したままの腸管が認められる．
  - "持続的に"という所見の意味は，複数の画像で同じ腸管ループが拡張した状態を維持している（背臥位，腹臥位，立位）こと，もしくは経過を通じて施行された一連の検査で再現性をもって同じ腸管ループが拡張しているということを意味している．
  - 拡張とは，小腸であれば持続的に2.5 cm以上の径を有していることを意味する．通常，機能性イレウスに陥った小腸ループは，機械的腸閉塞で認められるほど強い拡張はきたさない．
  - 頻度は低いが，センチネル・ループは小腸ではなく大腸の場合もある．これは，特に虫垂炎などで盲腸によく認められる．
- センチネル・ループにはしばしば液面形成（air-fluid level）が認められる．
- 限局性イレウスの場合には，ふつう直腸やS状結腸にガスが存在する（図16-1）．

 ピットフォール：
限局性イレウスと早期の小腸閉塞症の鑑別

- 限局性イレウスは，早期の小腸閉塞症と似ている．つまり，いくつかの拡張した小腸ループを認め，大腸からまだ空気が排泄されていない状態である．早期というのは，ここでは症状が出現してから1〜2日以内ということである．閉塞症状が出現してから1週間以上経過した症例では，通常は早期の閉塞で認められる画像所見は呈さなくなる．
- 解決法：臨床所見と血液検査所見，そして腹部CT所見（存在する病態を描出できる）の組み合わせにより，限局性イレウスと小腸閉塞を鑑別できる（図16-2）．

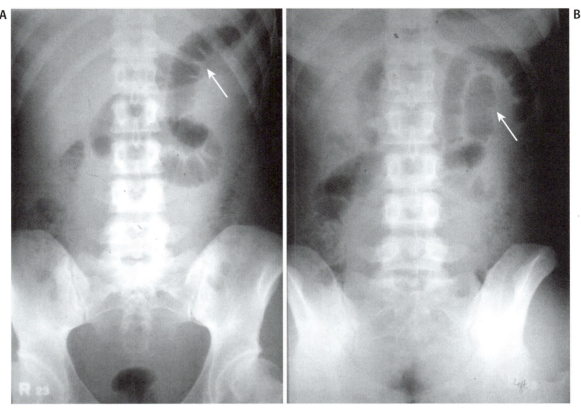

図16-1 急性膵炎が原因のセンチネル・ループ 左上腹部に1か所，拡張した小腸ループが腹部単純X線の背臥位像（A）でも腹臥位像（B）でも認められ（白矢印），センチネル・ループもしくは限局性イレウスを表している．限局性イレウスはセンチネル・ループともよばれる．センチネル・ループはしばしばその近傍の刺激性病変もしくは炎症性病変の存在を示すための用語である．この症例は急性膵炎であった．

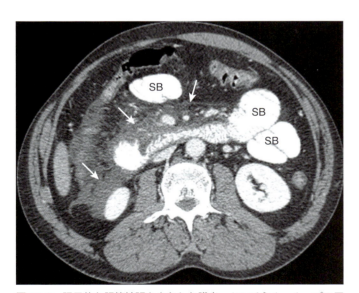

図16-2 限局的な腸管拡張をきたした膵炎 センチネル・ループの原因は，単純X線で推察されるのみであるが，CTでは腸管を刺激する異常を描出することができる．この上腹部の経静脈性造影CT（経口造影剤も併用している）では，膵臓は炎症で腫大し，浮腫性変化が認められ（白矢印），膵臓周囲の脂肪にも液体浸潤が認められる．これにより近傍の小腸ループ（SB）の蠕動運動に影響が及び，小腸ループの拡張が生じている．

表16-3 全般性麻痺性イレウスの原因

原因	留意点
術後	通常は腹部手術である
電解質の不均衡	特に糖尿病性ケトアシドーシス

機能性イレウス：全般性麻痺性イレウス generalized adynamic ileus

■**病態生理**
- 全般性麻痺性イレウスは，腸管全体で**蠕動が消失もしくは低下**した状態である．嚥下した**空気と液体による拡張**が，**小腸と大腸の両方**に認められる．
- 全般性麻痺性イレウスは，そのほとんどで**腹部もしくは骨盤部の手術における腸管操作**が原因となっている．

■全般性麻痺性イレウスの原因については**表16-3**にまとめてある．

■**全般性麻痺性イレウスのカギとなる画像の特徴**
- 小腸と大腸の両方で，腸管全体に**空気の貯留**と**拡張**を認める．同様に胃も拡張することがある．
- 蠕動運動は消失するが腸液の分泌はそのままであるため，通常は多くの**液面形成**を腸管内に認める．

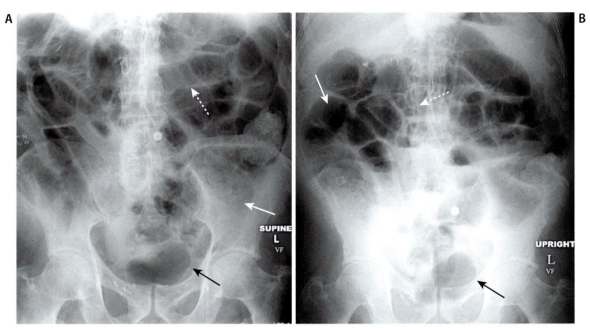

図 16-3　全般性麻痺性イレウスの腹部単純 X 線背臥位像（A）と立位像（B） 拡張した大腸ループ（白矢印）と小腸ループ（点線白矢印）が，直腸に至るまで直腸を含めて認められる（黒矢印）．この患者は腸管蠕動音が消失し，一昨日に大腸の手術を受けていた．

表 16-4　機械的小腸閉塞の原因

原　因	留意点
術後の癒着	小腸閉塞の原因として最多．おもなものとして，虫垂切除後，結腸直腸の術後，骨盤の術後が多い．CT では，小腸に径の移行部（transition point）が認められるほかには，器質的な異常は指摘できない
悪性腫瘍	小腸の原発性悪性腫瘍はまれである．二次性腫瘍（例：胃癌，大腸癌，卵巣癌）により小腸内腔が閉塞することがある
ヘルニア	閉鎖孔を越えて空気を含んだ腸管ループが認められることで，単純 X 線で鼠径ヘルニアが診断できることがある．CT では診断は容易である（**図 16-4**）．
胆石イレウス	単純 X 線もしくは CT で胆道系に空気が認められ，（まれであるが）右下腹部に胆石が確認できる（→17 章参照）
腸重積	回腸～大腸の腸重積が最も頻度が高く，小腸閉塞をきたす
炎症性腸疾患	Crohn 病の患者では腸管壁の肥厚が起こり，腸管内腔が閉塞することがある．回腸末端部で起こることが多い

- 機械的閉塞ではないので，**直腸もしくは S 状結腸に空気を認める**．腹部 CT では腸管径の急激な変化（移行部）は**認められない**．
- 腸音（bowel sound）はしばしば**消失**もしくは**減少**する（図 16-3）．

　ピットフォール：全般性麻痺性イレウスを理解する
- 術後（腹部もしくは婦人科手術）の 1〜2 日後，もしくは高度の電解質異常（たとえば低カリウム血症）の状態でなければ，救急外来に全般性麻痺性イレウスの患者がやってくることはない．
- 腸管の**偽閉塞**（本章末尾を参照）や**空気嚥下症**の患者の多くが，腹部単純 X 線で全般性麻痺性イレウスと間違われやすい．

機械的閉塞：小腸閉塞症
small bowel obstruction（SBO）

■病態生理
- 小腸の腸管内腔もしくは腸管外部の病変のどちらでも腸管を閉塞させる．

➡ 時間が経過すると，嚥下され続ける空気と，胃，膵臓，胆道系，小腸から産生される腸液（intestinal fluid）によって，**閉塞部位から口側へ向かって次第に小腸が拡張**することになる．
- **蠕動運動**は存続し，閉塞部を通過させようとして**亢進**することもある．
  - 亢進した蠕動運動によって，**頻回の亢進した腸音**が聴

16章 消化管閉塞とイレウスをみつけよう | 153

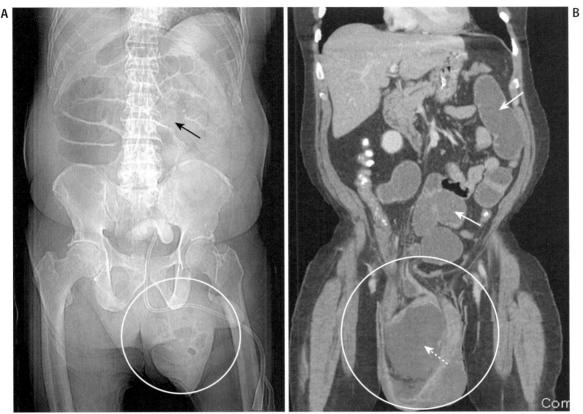

図16-4 鼠径ヘルニアが原因となった小腸閉塞 CTのスカウト画像（**A**）で，左鼠径ヘルニア（白円）が原因となって拡張した小腸（黒矢印）が認められる．腸管ループは正常では陰嚢には認められない．冠状断に再構成された別な症例のCT（**B**）では，複数の液体により満たされ拡張した小腸ループ（白矢印）が認められる．原因である鼠径ヘルニア（白円）の内部にも，別の拡張した小腸ループ（点線白矢印）が認められる．

診で聞かれるようになる．
- 時間が経過すると，閉塞部位よりも肛門側の腸管蠕動によって，**閉塞部より肛門側の小腸および大腸内の内容物がなくなる**．
- 完全に閉塞していて，なおかつ症状発現から十分に時間が経過すると，**直腸やS状結腸には空気が認められなくなる**．

■ 機械的小腸閉塞症の原因については**表16-4**にまとめてある．

■ **機械的小腸閉塞症のカギとなる画像の特徴**
- 単純X線では，閉塞部位よりも近位部に，**多発性に拡張した小腸ループ**（2.5cm以上）が認められる．
  - 腸管が拡張し始めると，**小腸ループが互いに積み重ねられて，階段状にみえる**（step-ladder appearance）．通常は左上腹部から出現し始め，どれだけ遠位の小腸が閉塞しているかにもよるが，進行していくと右下腹部にも所見が出現する（**図16-5**）．
  - 一般的には，より**近位の小腸が閉塞**するほど（例：近位空腸），**拡張した腸管の数は少なくなる**．より遠位の**小腸が閉塞**すれば（例：回盲弁），**拡張した小腸ループ**

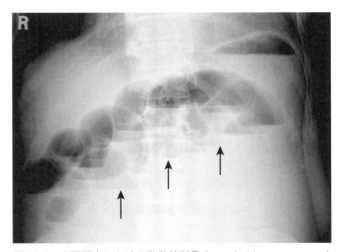

図16-5 小腸閉塞における階段状所見（step-ladder appearance） 小腸が拡張し始めると，積み重なってstep-ladder appearanceを形成する．通常，階段状所見は左上腹部から出現し，どれだけ遠位の小腸が閉塞しているかにもよるものの，進行すると右下腹部にも所見が出現してくる（黒矢印）．より近位の小腸が閉塞するほど（例：近位空腸），拡張した腸管の数は少なくなり，より遠位の小腸が閉塞すれば（例：回盲弁），拡張した小腸ループの数は多くなる．症例は大腸癌が原因の遠位小腸閉塞の症例であり，回盲弁が閉塞していた．

の数は多くなる．

- 立位像もしくは側臥位像では，**無数の液面形成**が閉塞部よりも**近位側の小腸内**に認められる．
- 十分に時間が経過し，閉塞部位よりも遠位の腸管が虚脱し空虚になると，大腸内，特に**直腸内には空気がわずかに**（もしくはまったくなく）なる．

 機械的小腸閉塞症では，虚脱した大腸に比べて小腸の**拡張が目立ち，両者のバランスが不均衡**となる（図16-6）．

 部分的な小腸閉塞と機能性（限局性）麻痺性イレウスとの鑑別

- 間欠的な（部分的もしくは**不完全な**）機械的小腸閉塞症では，ある程度のガスが閉塞部位を通過でき，大腸内まで**ガスが到達する**．そのため大腸からガスが排出されたであろうと予想される時期にも，画像では大腸内にガスが認められるため，画像所見が紛らわしくなる．部分的もしくは不完全小腸閉塞は**癒着が原因**となるような患者でよく起こる（図16-7）．
- CT（経口造影剤の併用もある）を撮像することで，部分的小腸閉塞の診断や，センチネル・ループ形成の原因となる異常を同定することができる（図16-8）．

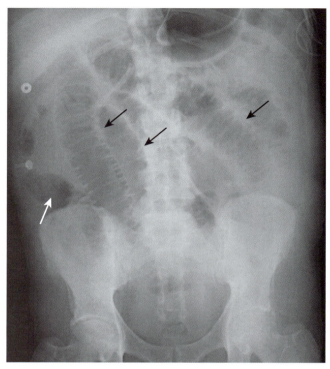

図16-6 機械的小腸閉塞 右半結腸には少量のガスが認められるが（白矢印），全体的な腸管ガスパターンは複数の小腸ループの不均衡な拡張（黒矢印）であり，小腸の機械的閉塞に一致する．閉塞は癒着が原因であった．

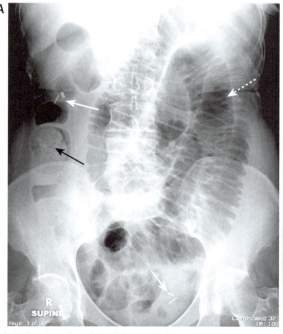
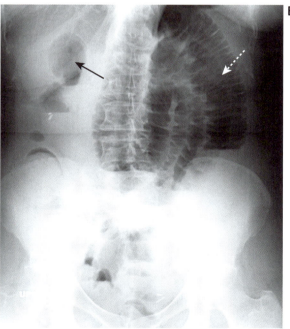

図16-7 部分的小腸閉塞の腹部単純X線背臥位像（A）と立位像（B） 部分的もしくは不完全小腸閉塞では，ある程度の空気はどうにか間欠的に閉塞部位を通過することができる．これによりガスが大腸内に到達するので（黒矢印），大腸からガスが排泄されたと予想される時期にも画像で大腸内にガスが確認でき，画像所見が紛らわしくなる．鑑別のための重要な所見は，小腸（点線白矢印）が大腸に比して不均衡に拡張している点であり，これは小腸閉塞を示唆する．部分的もしくは不完全小腸閉塞は，癒着が原因となるような患者によく起こる．先行する外科手術を表すクリップ（白矢印）に注目．

16章 消化管閉塞とイレウスをみつけよう | 155

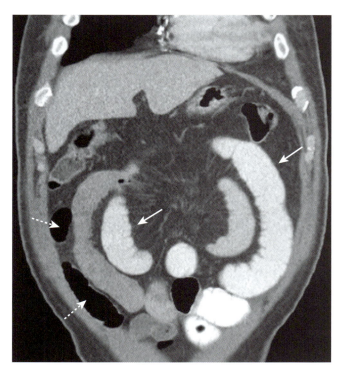

図16-8 部分的小腸閉塞 経口造影剤を併用したCTの冠状断に再構成した画像では，造影剤を含んだ拡張した小腸（白矢印）を認める．虚脱した大腸内にはまだガスが存在するが（点線白矢印），小腸の不均衡な拡張が認められることから，小腸閉塞であることがわかる．

> 機械性小腸閉塞症における閉塞部位と原因を同定するうえで，**CTが最も感度の高い検査法である**．

- 腸閉塞におけるCT撮像は，経口造影剤を使用する場合もしない場合もあり，すでに貯留している腸管内の液体が造影剤の役割を果たすこともある．経口的に投与された造影剤（バリウムやヨード造影剤）は拡張した腸管の同定と，**拡張した腸管の虚脱した腸管の間に存在する移行部（transition point）の同定**に役立つ．しかし，経口造影剤は経静脈造影剤により描出される重要な所見を不明瞭化させてしまうこともある．
- 経静脈造影剤は，虚血や絞扼などの腸管閉塞に伴う**合併症を検出**するために用いられる．

■ 小腸閉塞のCT所見
- 閉塞部位より口側の，**液体で満たされ拡張した小腸**（2.5cm以上）．
- 拡張した腸管が正常径に変化する**移行部（transition point）**が認められれば，閉塞部位と考えられる．移行部に腫瘍やその他の閉塞原因が認められなければ，多くの場合で癒着が閉塞の原因である（図16-9）．
- 閉塞部位より肛門側の，**虚脱した小腸**（および/もしくは）**大腸**（図16-10）．
- **小腸の糞便サイン**．小腸閉塞にて，移行部よりも口側で食物残渣と液体が集まって小腸内に糞便様物質として

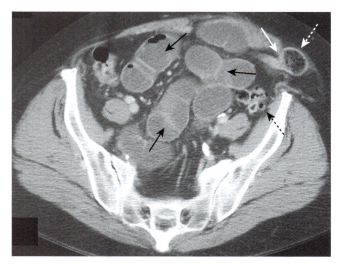

図16-9 Spigelianヘルニアによる小腸閉塞 Spigelianヘルニアは，腹直筋の外側縁の半月線（semiluminar line）の位置で生じる．本症例は小腸がヘルニア嚢に入り込む部位（点線白矢印）に移行部（transition point）（白矢印）が認められ，より近位部には拡張した小腸ループ（黒矢印）があり，閉塞部を示す．閉塞部よりも肛門側の腸管は虚脱している（点線黒矢印）．

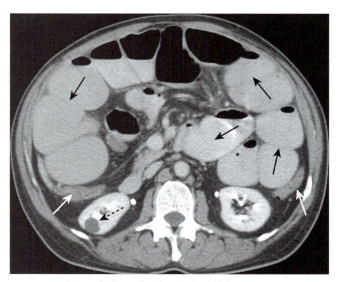

図16-10 小腸閉塞（経口造影剤と経静脈的造影剤を使用したCT）複数の液体と造影剤を含んだ拡張した小腸（黒矢印）が認められるが，大腸は虚脱している（白矢印）．小腸閉塞を示す所見である．腸管壁の造影効果については，経口造影剤の存在により評価が不明確である．これは経口造影剤を使用する際の欠点である．偶然に右腎嚢胞が認められている（点線黒矢印）．

認められる．これは小腸閉塞症のサインである（図16-11）．

- **両端閉塞型の腸閉塞**（closed-loop obstruction）は腸管ループの両端が同じ部位で閉塞した時に認められる．通常，closed-loopも拡張し，U字型もしくはC字型を呈する．ほとんどの両端閉塞型の腸閉塞は，癒着が原因である．小腸では，両端閉塞型の腸閉塞は絞扼のリスクが

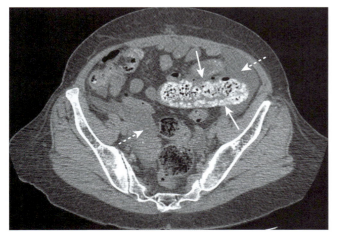

図 16-11 小腸の糞便サイン　拡張した小腸ループ（白矢印）の内部に，食物残渣と経口造影剤の混在した内容物が認められる．近位側に，液体を含み，拡張した小腸ループがみられる（点線白矢印）．本症例は腹痛のために数日前に経口造影剤を用いて CT が撮像され，症状が持続するために単純 CT が再施行された．腸管内の食物残渣と液体は，小腸閉塞部のすぐ口側に集まることが多く，大腸内の糞便に類似した本所見を呈する．

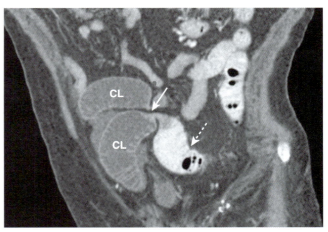

図 16-12 両端閉塞型の腸閉塞（closed-loop obstruction）の CT 所見　小腸ループが同じ場所で 2 か所閉塞し（白矢印），closed loop（CL）を形成している．閉鎖されたループの内部には経口造影剤の流入が認められず，より口側の小腸ループ（点線白矢印）にとどまっている．両端閉塞型の腸閉塞は，腸管の絞扼により腸管壊死を生じるリスクが高いため，臨床的に重要である．

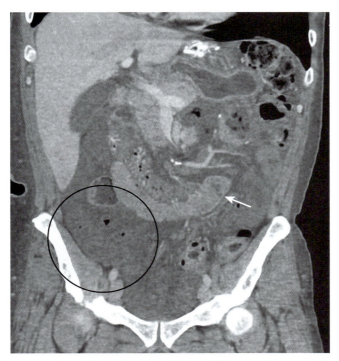

図 16-13 腸管壊死の造影 CT　冠状断に再構成された造影 CT で，拡張した小腸ループの腸管壁は，正常な造影効果（白矢印）を示している．しかし，そのさらに肛門側の拡張した小腸では，腸管壁の造影効果（黒円）が認められない．これは遠位の小腸ループにおける循環不全による腸管壊死を示す所見である．

高い．大腸では，両端閉塞型の腸閉塞は**捻転**とよばれる（図 16-12）．

- **絞扼**．血流障害は，腸管の全周性肥厚と経静脈造影剤投与後の腸管の造影不良として認められる．腸間膜の浮腫性変化と腹水が随伴することもある（図 16-13）．

機械的閉塞：大腸閉塞
large bowel obstruction（LBO）

■病態生理
- 大腸内・外の原因どちらでも，大腸内腔の閉塞が生じうる．
- 時間が経過すると，**閉塞部位よりも口側から大腸が拡張**し，閉塞部位が S 状結腸よりも遠位であっても，しばしば**盲腸が最大径を有する**ようになる．
- 正常の大腸では水分を吸収する機能があるので，通常は**閉塞した大腸内には液面形成はないか，あってもわずか**である．
- 時間が経過すると，存続している腸管の蠕動運動により，閉塞部位の肛門側から大腸内が空になっていく．
- 機械的大腸閉塞では，通常，**直腸内に空気は認めない**．

■機械的大腸閉塞の原因を表 16-5 にまとめた．

> **機械的大腸閉塞のカギとなる画像の特徴**
- **大腸は閉塞部位に向かって拡張する．**
  - 大腸には限られた数の腸管ループしかないので，互いに重なり合うことはなく（ここが小腸ループとは違う点となる），このため空気を含んでいる大腸の最も肛門側を探すことで，大腸内の閉塞部位を同定できることが多い（図 16-14）．
  - 閉塞部位に関係なく，大腸の中で**盲腸が最も拡大**していることがしばしばある．盲腸の径が 12～15 cm に

16章　消化管閉塞とイレウスをみつけよう　157

表 16-5　機械的大腸閉塞の原因

原因	留意点
腫瘍（大腸癌）	大腸閉塞の最も頻度が高い原因．左側大腸に発生した場合に閉塞をきたす頻度が高い
ヘルニア	閉鎖孔の外に空気がみえれば単純X線で診断できる
腸捻転	S状結腸ないし盲腸がその長軸に沿ってねじれ，大腸を（場合によっては小腸も）閉塞させることがある（BOX 16-2 参照）
憩室炎	大腸閉塞の原因としては，頻度は低い
腸重積	腫瘍が先進部位になるので，通常，大腸-大腸の重積となる

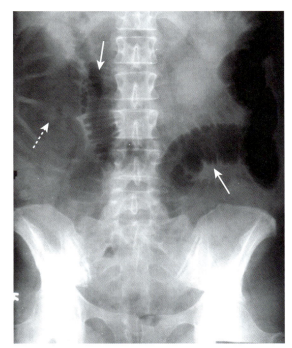

図 16-15　小腸閉塞のようにもみえる大腸閉塞　下行結腸の中央部分の大腸癌による機械的大腸閉塞に陥ったこの症例では，液面形成とともに拡張した小腸ループ（白矢印）が認められる．回盲弁が開くほどまでに大腸内圧が上昇すると，大腸を減圧するため大量のガスが小腸内に逆流する．盲腸はまだ空気を含んで（点線白矢印）拡張しており，この症例が本当は大腸閉塞であるという手掛かりとなっている．腹部CTを撮像することにより，閉塞部位が大腸なのか小腸なのかが明らかになる．

大腸閉塞と小腸閉塞はどのように紛らわしいか？

- **回盲弁**が正常に機能して小腸内へガスが逆流してこないかぎり（そのような場合を**回盲弁の機能不全**とよぶ），大腸の閉塞部位と回盲弁との間で大腸は拡張し続ける．
  - 小腸は拡張しない．
- しかし，大腸内圧が上昇し回盲弁が開くと（このような状態は**回盲弁の機能不全**とよばれる），ちょうど風船から空気が抜けるように，**拡張した大腸から小腸へガスが逆流して減圧される**．
- その結果として，**減圧された大腸に比し小腸が不均衡に拡張した画像となる．この所見は，機械的小腸閉塞と紛らわしい**（図 16-15）．
- 解決法
  - 腹部CTを撮像してみることである．小腸ではなく大腸の閉塞部が描出される．
  - 大腸閉塞が疑われる患者に，バリウムを経口投与してはいけない．閉塞した大腸内でバリウムによって水分が吸収され，バリウムの粘度が高まり，内腔を詰めてしまうことがあるからである．

■ **大腸閉塞のCTを理解する**

- 閉塞の原因を同定するため，腹腔内の遊離ガスの評価，

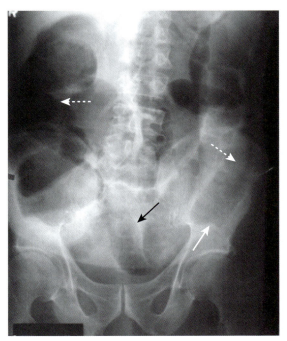

図 16-14　機械的大腸閉塞　大腸全体が拡張し（点線白矢印），遠位下行結腸に拡張が途切れている部分が認められる（白矢印）．この症例ではこの部分で大腸癌による閉塞があった．回盲弁の機能不全により，いくぶんのガスが逆流し，拡張した回腸の輪郭が確認できる（黒矢印）．小腸に比較し，大腸が不均衡に拡張していることに注目．これは大腸閉塞症で認められる所見である．

達すると，**盲腸破裂**の危険性がある．
- **小腸**は，**回盲弁**（ileocecal valve）の機能が失われないかぎりは**拡張しない**（下記参照）．
- 閉塞部位よりも遠位であるので，**直腸**は**空気を少量含むのみか，もしくはまったく含まない**．
- 大腸には水分を吸収する機能があるため，ふつう**液面形成は認めないか，存在しても非常に少量である**．

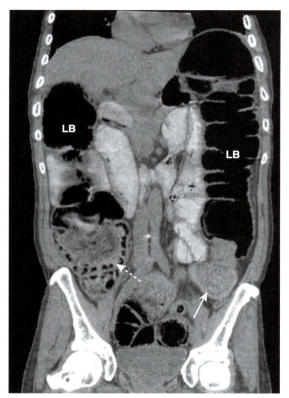

図 16-16　大腸癌による大腸閉塞　冠状断に再構成された腹部と骨盤の CT 画像では，糞便を含んだ拡張した回盲部（点線白矢印）と大腸（LB）が認められ，上行結腸の大きな軟部腫瘤（白矢印）が存在する位置まで連続して拡張している．この腫瘤は大腸の腺癌であり，外科的に切除された．

BOX 16-2　腸捻転：機械的大腸閉塞の原因

- 多くは盲腸もしくは S 状結腸自身が回転することで機械的閉塞となり，**腸捻転**として知られる．

- S 状結腸捻転が最も多く，高齢男性に起こりやすい．

- 捻転した S 状結腸は径が著明に拡張し，骨盤内から上方へ進展する．捻転した腸管ループ同士の間の腸管壁が，左下腹部から右上腹部に伸びる線状陰影を形成する．

- 拡張した S 状結腸は**コーヒー豆のような形**になる（図 16-17）．

- 盲腸捻転では，正中を越えて左上腹部まで拡張した腸管が進展し，右下腹部から左上腹部へ伸びる特徴的な線状陰影を形成する．

- 注腸造影検査は，診断に有用であり（閉塞した S 状結腸は beak sign を形成する），なおかつ同時に治療も可能である．これは，浣腸で静水圧を加えることにより捻転が整復されることがあるためである．

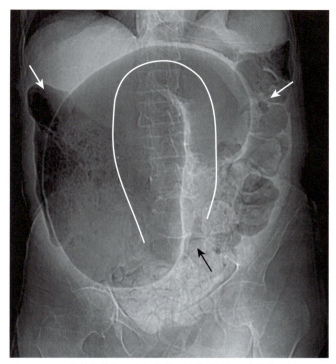

図 16-17　S 状結腸捻転の腹部単純 X 線背臥位像　全体的に拡張した S 状結腸（白い実線）が認められ，骨盤内で捻れている（黒矢印）．拡張した S 状結腸はコーヒー豆様の形態を呈している．閉塞部位が大腸の遠位部であるため，さらに口側の大腸内には空気と糞便が認められる（白矢印）．捻転では，S 状結腸の全体的な拡張が認められる．

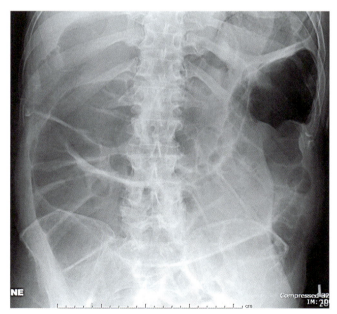

図 16-18　Ogilvie 症候群　Ogilvie 症候群（急性腸管偽閉塞）は，ふつうすでに入院中もしくは長期臥床中の高齢者に発症する．抗コリン作用を有する薬物が原因となるか，状態を増悪させる．この症候群は蠕動の消失が特徴であり，その結果として時に大腸全体の広範囲な拡張をきたし，この症例のように大腸閉塞に画像所見が類似する．治療は薬物による腸管の刺激である．

閉塞の原因が悪性腫瘍であった場合に肝転移やリンパ節転移など合併病変を評価するために CT が撮像される．
- 大腸は**閉塞部位に向かって拡張**し，閉塞部よりも肛門側では大腸の径は正常範囲内である．
- 閉塞点にはしばしば大腸癌が存在し，CT では**軟部組織腫瘤**として認められる．また，大腸を含んだヘルニアは，CT で同定が容易である（図 16-16）．

大腸捻転 volvulus of colon

■ 大腸捻転は大腸閉塞の一形態であり，特徴的な画像所見を呈する（図 16-17）．大腸捻転に関しては BOX 16-2 にまとめてある．

腸管の偽閉塞（Ogilvie 症候群）

■ Ogilvie 症候群（急性腸管偽閉塞）は，通常は入院中もしくは長期臥床中の高齢者に発症する．
- 抗うつ薬やフェノチアジン，**抗パーキンソン病薬，麻酔薬**などの抗コリン作用を有した薬物が原因となり，状態を悪化させる．

■ この症候群の特徴は**蠕動の消失**であり，その結果として**右半結腸もしくは大腸全体の広範囲な拡張**を呈し，**大腸閉塞に画像所見が類似**する（図 16-18）．
- 機械的閉塞とは異なり，CT や注腸造影では**閉塞病変は描出されない**．また，全般性イレウスよりも腸管拡張は著明であり，なおかつ Ogilvie 症候群患者の半数以上では**腸音は正常**もしくは**亢進**している．

➡ 腹部単純 X 線の背臥位像では，**著明な腸管拡張**を呈し，通常，この**腸管拡張は大腸のみに認められる**．

■ 治療はネオスチグミンを使用することで**大腸の収縮を薬物により刺激**する．

🏠 TAKE-HOME POINT：消化管閉塞とイレウスをみつけよう

☑ 腸管の異常ガスパターンは，機能性イレウスと機械的閉塞の 2 種類に分類される．

☑ 機能性イレウスには 2 種類ある．限局性イレウス（センチネル・ループ）と全般性麻痺性イレウスである．機械的閉塞にも小腸閉塞症と大腸閉塞症の 2 種類がある．

☑ 機械的閉塞では，消化管は通常，予想通りの反応を示す．すなわち，閉塞部位より口側の腸管は拡張し，腸管内容物を先へ進めるために蠕動する．そして閉塞部より肛門側の腸管内容物は最終的に排泄される．最も拡張している腸管は，もともと最大径を有していた腸管か，閉塞部位のすぐ口側の腸管である．

☑ 限局性イレウスのカギとなる所見は，2～3 の拡張した小腸ループ（**センチネル・ループ**）と直腸・S 状結腸内の空気の存在，そして拡張した腸管を刺激する病変（近傍に存在することが多い）である．

☑ センチネル・ループの原因は，急性膵炎（左上腹部），胆囊炎（右上腹部），憩室炎（左下腹部），虫垂炎（右下腹部）である．これらはすべて超音波検査もしくは CT で容易に確認できる．

☑ 全般性麻痺性イレウスのカギとなる所見は，大腸と小腸の拡張と直腸・S 状結腸内の空気の存在，そして広範囲な液面形成である．全般性麻痺性イレウスは術後患者で認められる．

☑ 機械的小腸閉塞のカギとなる所見は，不均衡な消化管拡張，直腸・S 状結腸に空気をごく少量しか（もしくはまったく）認めないこと，小腸の液面形成である．閉塞の原因と部位の同定，合併症の評価には CT が最も適している．

☑ 小腸閉塞の最も多い原因は癒着である．その他の原因としては，ヘルニア，腸重積，胆石イレウス，悪性腫瘍，炎症性腸疾患（例：Crohn 病）がある．

☑ 両端閉塞型の腸閉塞は，腸管が同じ部位で 2 か所閉塞し，閉鎖された腸管ループが存在する状態である．小腸では，両端閉塞型の腸閉塞は腸管の絞扼が生じるリスクが高い．大腸では，両端閉塞型の腸閉塞は**捻転**とよばれる．

☑ 機械的大腸閉塞のカギとなる所見は，閉塞部までの大腸拡張，直腸内に空気を認めないこと，回盲弁の機能が保たれていれば小腸拡張は認めないことである．閉塞の原因は CT で確認できることが多い．

☑ 機械的大腸閉塞の原因としては悪性腫瘍，ヘルニア，憩室炎，腸重積がある．

☑ Ogilvie 症候群は蠕動の消失が特徴的であり，時に大腸閉塞に類似した大腸全体の広範囲な拡張が生じるが，閉塞起点となる病変は認められない．時に全般性麻痺性イレウスと紛らわしいことがある．

CHAPTER 17
腹部の腸管外ガスをみつけよう

- 腸管外ガス（extraluminal gas）をみつけることは重要であり，迅速な治療に直結する．正常では腹膜腔内や腹腔外腔，腸管壁，胆道系に空気は存在しない．**消化管外の空気は，腸管外ガスとよばれる．**
- おもな腸管外ガスは以下の4つの部位に局在する．
  - 腹腔内（気腹症 pneumoperitoneum）（よく遊離ガスとよばれる）
  - 後腹膜腔内ガス（retroperitoneal air）
  - 腸管壁内のガス（腸管気腫症 pneumatosis intestinalis）
  - 胆道内のガス（胆道気腫 pneumobilia）

腹腔内遊離ガスのサイン

➡ 腹腔内遊離ガス（free intraperitoneal air）には**3つの主要なサイン**があり，頻度が高い順に以下に列挙した．
- **横隔膜下の三日月状透亮像（crescentic lucency）**
- **腸管壁の両側がみえること**
- **鎌状靱帯がみえること**

横隔膜下の空気

- 空気は腹腔内の最も高い位置へと上昇する．**立位**ではふつう遊離ガス（free air）は**横隔膜下**において，横隔膜下面に平行な三日月状の透亮像として出現する（図17-1）．
  - 三日月状の透亮像の大きさは，**遊離ガスのおおよその量に比例する**．遊離ガスの量が少ないほど，三日月は薄くなる．そして遊離ガスの量が多いほど，三日月は大きくなる（図17-2）．
- CTはごく少量の空気の検出にもきわめて高い感度を有しているので，遊離ガスは腹部CTで最もよく描出されるが（図17-3），ほとんどの場合，腹部病変の検索は腹部単純X線でなされる．腹部単純X線では，遊離ガスの存在を予期していないような症例でも画像上に写し出してくれるので，**スクリーニングのツールとして重要である．**
- 腹部単純X線では，**遊離ガスは床に平行に**（つまりは水平方向に）X線を照射した場合に，最もよく描出される（図14-14と図14-15を参照）．

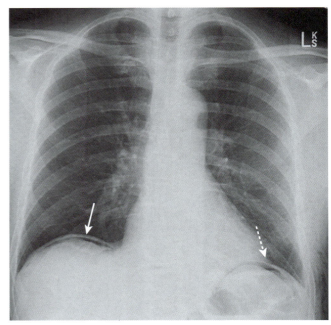

図17-1　横隔膜下の遊離ガス　薄い三日月状の空気が右横隔膜下（白矢印）と左横隔膜下（点線白矢印）に認められ，腹腔内遊離ガスを表している．患者は3日前に腹部手術を受けている．成人では術後7日まで遊離ガスが残存するが，一連の検査では経時的に空気の量は減少しなければならない．

➡ **少量の遊離ガス**は，X線を下方に向かって垂直方向に照射する腹部X線（**背臥位像や腹臥位像**）では**指摘できない．**
- 遊離ガスは**右横隔膜下のほうがみやすくなる．**これは，通常では右横隔膜下に軟部組織濃度を呈する肝臓が存在しているからである．**左横隔膜下では遊離ガスの指摘がより困難になる．**その理由は胃底部や大腸脾弯曲部などの空気を含んだ構造物が左横隔膜下に存在しており，遊離ガスと紛らわしいためである（図17-4）．
- 患者が立位や坐位を保持できない場合には，患者の左側を下にした（右側を挙げた）状態でX線を水平方向に照射し撮影することで，遊離ガスは肝臓の右側の辺縁に浮上してくる．この撮影体位を腹部単純X線の**左側臥位正面像**（left lateral decubitus view）という（図17-5）．

⚠ ピットフォール：Chilaiditi 症候群

- 時に大腸が肝臓上縁と右横隔膜との間に存在していることがあり，**大腸に特徴的なハウストラの存在**を注意深く探さなければ遊離ガスと間違えてしまうことがある（図17-6）．

- 解決法
  - 疑わしい場合には，左側臥位像を撮影するか，必要があれば腹部 CT を撮像することがすすめられる．

腸管壁の両側がみえること

- 正常の腹部単純 X 線では，腸管内腔の**空気**だけがみえ，**腸管壁そのものはみえない**．その理由は，腸管壁は軟部組織濃度を呈し，なおかつ腸管が同じ濃度の組織で囲まれていることによる．

- 腹腔内に**空気**があると，**腸管壁そのものがみえる**ようにな

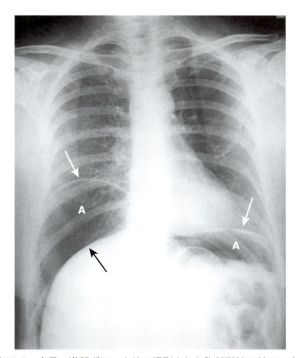

図17-2　大量の遊離ガス　立位で撮影された胸部単純 X 線で，大量の遊離ガス (A) がそれぞれの横隔膜下（白矢印）に認められる．肝臓の頂部（黒矢印）が，その上に存在する空気によって観察できる．この患者は胃潰瘍の穿孔であった．

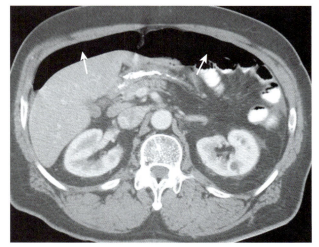

図17-3　腹部 CT における遊離ガス　患者が背臥位の状態で撮像された上腹部 CT では，遊離ガスが前方に認められる（白矢印）．空気は消化管内に位置していない．腹腔内遊離ガスは通常，腹腔内の最も高い位置へ上昇し，背臥位の状態では前腹壁の直下に位置する．

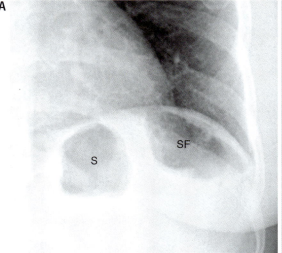 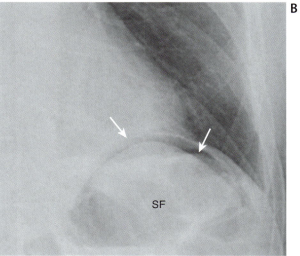

図17-4　正常の左横隔膜 (A) と左横隔膜下の遊離ガス (B)　A の左上腹部拡大像では，正常な左横隔膜下の遊離ガスを認識することが困難であることがわかる．これは，この部位に空気を含んだ胃 (S) や大腸脾弯曲部 (SF) などの正常な構造物が位置しているためである．A では遊離ガスは存在しないが，別の症例 (B) では三日月状の遊離ガス（白矢印）が認められる．遊離ガスは右横隔膜下のほうが認識しやすい．これは肝臓の上にはふつうは空気が存在しないためである．

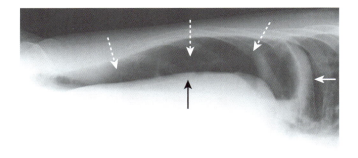

尾側　　　　　　　　　　　　頭側

図 17-5　腹部単純 X 線左側臥位像で認められた遊離ガス　患者の左側を下にして側臥位で撮影した画像の右上腹部拡大像では，肝臓の外側縁の上方（黒矢印），右横隔膜下（白矢印）に，三日月状の空気（点線白矢印）が認められる．頭側と尾側の方向が画像に記載してある．患者が腹部単純 X 線立位像を撮影する際に，立位や坐位を保持できない場合には，X 線は水平方向に照射した左側臥位正面（lateral decubitus）像で代用できる．

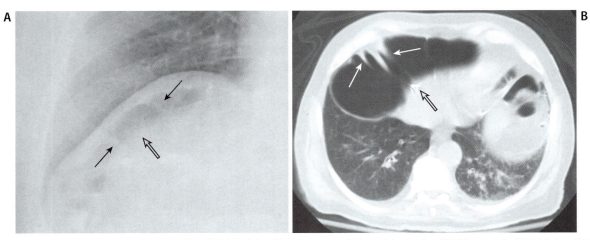

図 17-6　Chilaiditi 症候群　胸部単純 X 線の右横隔膜拡大像（**A**）と横隔膜レベルの腹部 CT（**B**）の両方で横隔膜下に空気が認められ，遊離ガスと間違えてしまう可能性がある（**A** と **B** の中抜け黒矢印）．この空気を注意深く評価すると，空気の中を横切るハウストラ（**A** の黒矢印と **B** の白矢印）が認められ，これは遊離ガスではなく，肝臓と横隔膜の間に大腸ループが重なっていることを示している（Chilaiditi 症候群）．

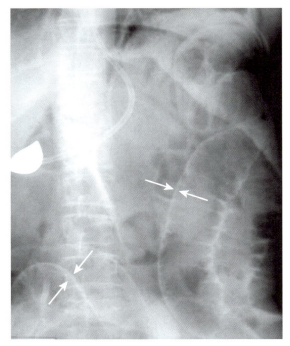

図 17-7　Rigler's sign　空気が腹腔内を満たすと，腸管壁の両側が空気によって縁どられ（白矢印），腸管壁が線状陰影としてみえるようになる．これは Rigler's sign として知られ，気腹症の存在を示す．この症例は胃潰瘍による穿孔であった．

る．その理由は，壁の内側と外側が空気によって囲まれるためである．
- 腸管壁の両側がみえるようになる遊離ガスのサインは"Rigler's sign"とよばれている（図17-7）．
- Rigler's signは，十分な量の遊離ガスが存在すれば，腹部単純X線背臥位像でも立位像でも腹臥位像でも認められる．

⚠ ピットフォール
- 拡張した小腸ループが互いに重なると，時に腸管壁の両側がみえているかのような誤った印象を受けてしまうことがある（図17-8）．
- 解決法
  - 腹部単純X線の立位像もしくは左側臥位像を撮影するか，腹部CTを撮像して，遊離ガスの存在を確認する．

鎌状靱帯がみえること
- 鎌状靱帯（falciform ligament）は，肝臓前方の自由縁から上位腰椎の右方へ向かって走行している．鎌状靱帯は内部に閉塞した臍動脈の遺残物を含んでいる．鎌状靱帯は軟部組織から構成されており，周囲も似た濃度の組織により囲まれているため，正常ではみえない．
- 通常は大量の遊離ガスが存在した場合に，患者を背臥位にして撮影すると，肝臓の前面，鎌状靱帯の周囲に空気が集まるため，みえるようになる．鎌状靱帯がみえる現象は，"falciform ligament sign（鎌状靱帯サイン）"とよばれる（図17-9）．
- 鎌状靱帯が曲線にみえることと，膨満した腹壁の下に空気が卵円形に集まっている様子が，紐のついたフットボールに似ていることから，"フットボール・サイン"とよばれる．
- 表17-1には，ここまで説明してきた遊離ガスの3つのおもなサインについてまとめてある．

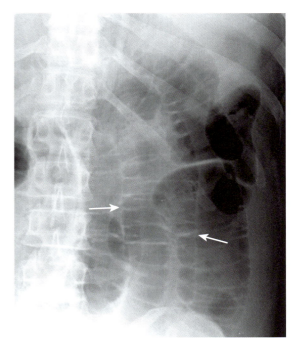

図17-8　遊離ガスと紛らわしい重なった腸管 拡張した小腸（白矢印）をみて，遊離ガスによって腸管壁の両側がみえている場合と間違えないようにしよう．腸管ループが重なっていない部位で，腸管壁の両側がみえていないことに注意する．遊離ガスの存在を疑ったら，確認のために腹部単純X線の立位像もしくは左側臥位正面（lateral decubitus）像，腹部CTを撮像してもよい．

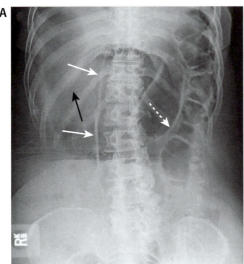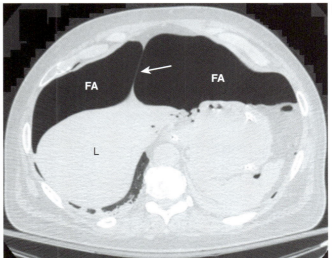

図17-9　鎌状靱帯サイン Aにおいて，腹腔内遊離ガスが正常ではみえない肝前縁の鎌状靱帯を取り囲むと，上位腰椎の右方へ向かう細い軟部組織構造としてみえるようになる（白矢印）．胃壁の両側がみえていることにも注目（Rigler's sign，点線白矢印）．胃潰瘍の先行による大量の腹腔内遊離ガスが存在する本症例において，右上腹部の透過性も亢進している（黒矢印）．Bでは，肝臓（L）の腹側にある鎌状靱帯（白矢印）が，その両側に存在する遊離ガス（FA）により縁取られている．

表17-1　遊離ガスの3つのサイン

サイン	留意点
横隔膜下の空気	患者が立位もしくは左側臥位でなければならない．遊離ガスが大量でないかぎり，X線は水平方向に照射する．
腸管壁の両側がみえること	通常は大量の遊離ガスが必要．どの体位でも観察できる．
鎌状靱帯がみえること	通常は大量の遊離ガスが必要．患者はふつう背臥位

遊離ガスの原因

■腹腔内遊離ガスの最も多い原因は，胃，小腸，大腸などの空気を含んだ腸管ループの破綻である．

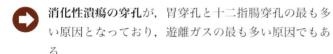 消化性潰瘍の穿孔が，胃穿孔と十二指腸穿孔の最も多い原因となっており，遊離ガスの最も多い原因でもある．

- 外傷でも，その原因が事故であれ医原性であれ，やはり遊離ガスの原因となる．**穿通性外傷後の遊離ガスは，腹壁だけの穿通性外傷によって発生した遊離ガスではなく，ふつうは腸管の穿孔を示唆する．**
- 腹部術後の数日間（約5～7日間）は，腸管の手術であるか否かにかかわらず，術後の検査で遊離ガスが正常でも**認められる．**遊離ガスの量は，順調に行けば**時間経過とともに減少**していくはずである．もし，**遊離ガスが術後1週間以上残存**していたり，きちんとした画像検査がなされているにも関わらず経時的に量が増加したりしている場合には，手術の合併症か，なんらかの疾患を疑うべきである．
- **憩室炎や虫垂炎の穿孔**では，穿孔部周囲に壁のない膿瘍形成が起こり，大量の遊離ガスをみることはまれである．
- **癌の穿孔**はまれであり，起こるとすれば通常は大腸であるが，穿孔した場合にはやはり遊離ガスが出現する．

腹膜腔外ガス（後腹膜腔内ガス）のサイン

■**腹膜腔外ガス**（extraperitoneal air）は，腹膜腔内遊離ガスで腸管を縁どったり，腹膜腔内を自由に移動したりする場合とは異なり，以下のような所見を呈することから**区別**できる．
- 後腹膜構造物の縞状，線状の縁どり
- ぼんやりとした，あるいはシミ状の所見（特に前傍腎腔の場合）
- 比較的に**位置が固定**されており，患者の**体位変換によっ**

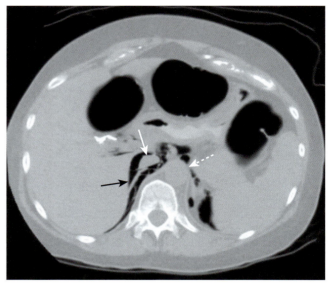

図17-10　CTで認められる腹腔外ガス　上腹部CTで，空気が後腹膜腔（黒矢印）に認められる．下大静脈（白矢印）と大動脈（点線白矢印）は空気で縁どられている．腹腔内遊離ガスとは異なり，腹腔外ガスは縞状で，比較的に位置が固定されており，そして下大静脈や大動脈，大腰筋，腎臓などの後腹膜腔構造を縁どりする．

BOX 17-1　腹腔外ガスのサイン

- 縞状，線状の，腹膜腔外構造物を縁どる空気
- まだら状，シミ状の，位置が固定された空気貯留

てほとんど移動しない．

■腹膜腔外ガスは（以下に示す）特定の腹膜腔外構造物を縁どる．
- 大腰筋
- 腎臓，尿管，膀胱
- 大動脈もしくは下大静脈（図17-10）
- 横隔膜の下縁（横隔膜下組織に空気が集まることによる）

■腹膜腔外空気は，**横隔膜裂孔を通過して縦隔へと進展していく**（そして**気縦隔 pneumomediastinum を呈する**）．もしくは，**腹膜に孔があれば腹膜腔内へと進展していく**（そして**気腹症 pneumoperitoneum を呈する**）．

■BOX 17-1には腹膜腔外ガスの特徴についてまとめてある．

腹膜腔外ガスの原因

■腹膜腔外ガスは，以下の原因に続発した**消化管穿孔の結果として出現する**ことが最も多い．
- **炎症性疾患**（例：虫垂破裂）
- もしくは**潰瘍性疾患**（例：回腸もしくは大腸のCrohn病）

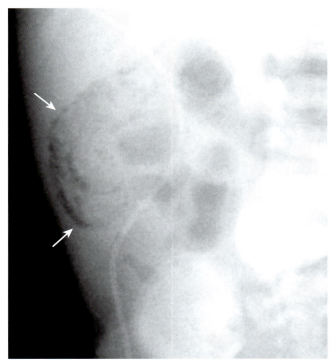

図 17-11 横方向からみた気腫 乳児の右下腹部の拡大像で，近傍の腸管内腔に平行な，薄い曲線状の透亮像が認められ（白矢印），横方向から観察された腸管壁内ガスの特徴を現している．乳児においてこの所見が認められた場合，最も頻度の高い原因は**壊死性腸炎**（necrotizing enterocolitis, →28章参照）であり，この疾患は未熟児で最も多く認められ，回腸終末部が侵されることが多い．腸管気腫症は，乳児の壊死性腸炎において特徴的である．

■腹膜腔外ガスのその他の原因
- **鈍的もしくは穿通性外傷**
- **医原性**（例：S状結腸鏡検査中の消化管穿孔）
- **異物**（例：異物の誤飲による腹膜腔外上行結腸の穿孔）
- 後腹膜臓器由来の**ガス産生菌性感染**（憩室炎の穿孔など）

腸管壁内ガスのサイン

■腸管壁内ガスは，**腸管気腫症**（pneumatosis intestinalis）とよばれる．

■腸管壁内ガスは，腸管が横から（腸管の長軸面で）観察された場合に，輪郭が腸管内腔と平行な，線状の透亮像（黒線）として簡単に指摘することができる（図 17-11）．

■ところが，腸管壁内ガスを腸管の短軸面で観察しようとすると検出は困難となり，糞便内に混じったガスのような，まだらな陰影として認められる（図 17-12）．
- 腸管気腫症と糞便とを鑑別するには以下の2つの特徴が手掛かりとなる．
  - そのようなまだらなガス像が，大腸がなさそうな腹部領域に存在している．

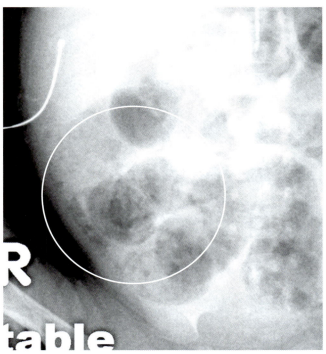

図 17-12 正面からみた気腫 別な乳児の腹部単純X線背臥位像の右下腹部拡大像で，多発性の微かなまだら状の透亮像が認められる（白円）．これは，正面から腸管気腫症を観察したときの所見である．濃度は糞便内に混在した空気と同じであるが，この領域には糞便は存在しないと考えられ，なおかつ経時的に位置が変化しないことから，糞便内の空気と鑑別が可能である．この症例も壊死性腸炎であった．

表 17-2 腸管壁内ガスのサイン

サイン	留意点
近傍の腸管内腔に平行な輪郭の線状透亮像	横方向から観察した場合
糞便内に混在した空気と類似した，まだらな形態	大腸が存在しないと考えられる領域に認められる．経時的に変化しない．
腸管の輪郭に平行な，分葉状，嚢胞状空気貯留	頻度は低い．病的ではなく大腸を侵す．通常は左側結腸

- 体位が異なる複数の画像において，まだらなガス像の位置が変化しない．

■表 17-2 には，腸管壁内ガスのサインについてまとめた．

腸管壁内ガスの原因と意義

■腸管気腫症は，おもに2種類に分類される．
- 1つは，まれな**腸管嚢胞状気腫**（pneumatosis cystoides intestinalis）とよばれる特発性の病態であり，通常は**左側結腸**に認められ，嚢胞状の空気貯留が粘膜下もしくは漿膜下に認められる（図 17-13）．
- もう1つは，以下に挙げる二次的に発生する病態であ

- **慢性閉塞性肺疾患（COPD）**では，ブレブが破裂して縦隔から腹部へ空気が広がることで，腸管気腫症が二次的に発症すると推定される．
- 腸管壁の壊死が生じる病態，例えば乳児の**壊死性腸炎**と成人の虚血性腸炎（図 17-14）．
- 腸管内圧が上昇する病態，例えば**閉塞性腸疾患**である小児の Hirschsprung 病，**幽門狭窄症**，そして成人の**消化管を閉塞させる癌**．

→ 通常，腸管の壊死をきたす疾患に関連して発症した**腸管気腫症**（pneumatosis intestinalis）は，閉塞性腸疾患や COPD に伴って発症する気腫症よりも**予後不良を示唆するサイン**となる．

■ 腸管気腫症の合併症
- 腹腔内への破綻による腹腔内遊離ガス（気腹症 pneumo-

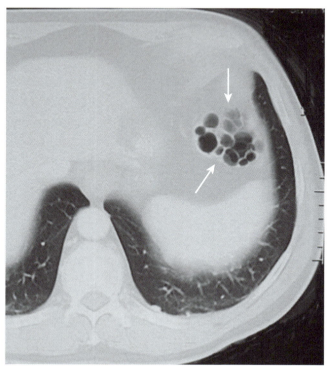

図 17-13　腸管嚢胞状気腫（pneumatosis cystoides intestinalis）　画像は上腹部 CT を肺野条件で表示しており，塊状の空気を含んだ嚢胞（白矢印）が左半結腸に一致して認められ，腸管嚢胞状気腫に特徴的な所見を呈している．腸管嚢胞状気腫はまれな良性の病態であり，腸管の粘膜下もしくは漿膜下に空気を含んだ嚢胞を形成する．

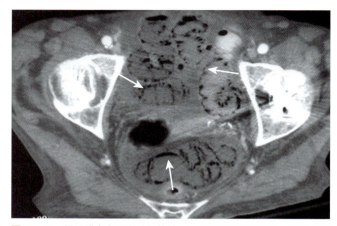

図 17-14　腸間膜虚血による腸管壊死　骨盤部造影 CT で，壁全体に点状の空気貯留を伴った多くの腸管ループが認められ（白矢印），腸管気腫に一致する．この症例は腸間膜血管病変により広範囲な腸管虚血を認めていた．腸管壊死に伴う気腫症は予後不良のサインである．

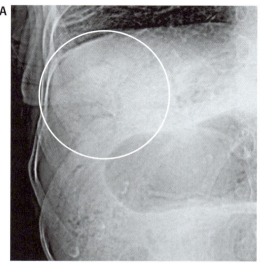
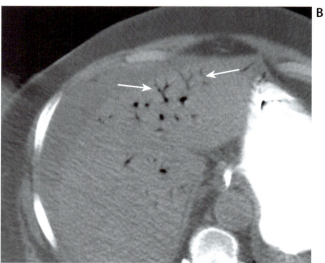

図 17-15　門脈内ガス　A では，多くの分枝状形態を示す小さな黒い構造物が肝臓の末梢全体に認められる（白円）．これは門脈内の空気を示しており，乳児では壊死性腸炎に関連して最もよく認められる所見であるが，成人では腸管壊死に伴って認められることが多い．胆道内の空気とは異なり，空気は胆道気腫で認められるように肝臓の中心領域における数の少ない管状構造としてではなく，末梢領域の無数の分枝状構造としてみられている．腸間膜血管病変を有する症例の肝臓レベルの CT の拡大像（B）で，門脈内ガス（白矢印）が認められる．

17章 腹部の腸管外ガスをみつけよう | 167

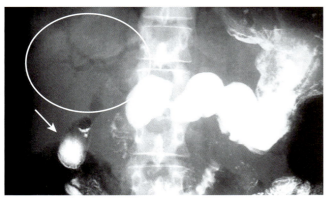

図17-16 胆道内のガス　上部消化管造影検査での上腹部正面像で，複数の空気を含んだ分枝状構造物が肝臓の中心領域に重なって認められ，胆道内のガスに一致する（白円）．胆嚢内にはバリウムも認められる（白矢印）．この患者は胆石に対して括約筋切開術が施行されており，このため空気とバリウムが胆道系に逆流していると考えられる．

> **BOX 17-2　胆道内ガスのサイン**
> - 管状，分枝状の透亮像が肝臓に重なるように右上腹部に認められる．
> - 末梢に位置し，無数の血管内に認められる門脈ガスと比較して，胆道内のガスでは管状構造を呈し，中心領域に位置しており，数も少ない．
> - 胆嚢内腔のガス．

peritoneum）
- 門脈内へのガスの進展（図17-15）

胆道内のガスのサイン

■ 胆道内のガスは**管状，分枝状の1～2本の透亮像**として，**右上腹部の肝門部付近**に認められ，総胆管，胆嚢管，肝管などの主要な胆管の位置と形態に一致している（図17-16）．

■ BOX 17-2には，胆道内のガスのサインについてまとめてある．

胆道内ガスの原因

■ 胆道内のガスは，十二指腸に合流する総胆管の開口部を逆流から守っている**Oddi 括約筋**が弛緩している（機能不全といわれる）患者の場合には，通常の所見である．

■ 胆管から腸管内に結石を排出させるために，以前に**括約筋切開術**が施行されている場合にも，胆道内ガスが認められる．

■ 先行する外科手術により，総胆管が他の腸管へと再建され

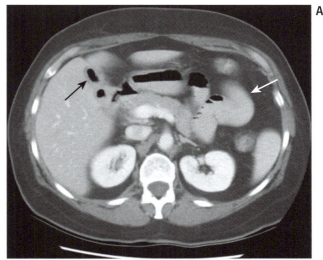
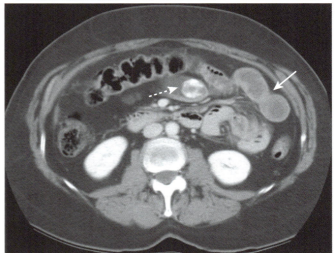

図17-17 胆石イレウス　この検査では，胆石イレウスの3つのカギとなる所見（胆嚢内腔のガス，拡張した小腸，小腸内への嵌頓結石）が認められる．Aは上腹部造影CTで，胆嚢内腔の空気（黒矢印）と，拡張した小腸（白矢印）が認められ，機械的小腸閉塞症に一致する．さらに下のレベルの腹部CT（B）では，小腸内に大きな石灰化胆石（点線白矢印）と拡張した小腸ループ（白矢印）を認める．胆石は，胆嚢壁を通って十二指腸へ抜け，小腸へと進み，小腸に嵌頓して小腸閉塞が生じた．

開孔している場合（つまり，総胆管-腸管吻合術後）でも，しばしば胆道内にガスが認められる．

■ **胆道気腫（pneumobilia）をきたす病態**（頻度の低い原因も含む）

➡ **胆石イレウス（gallstone ileus）**では，ふつうは**胆嚢結石が胆嚢壁を突き破って十二指腸へと移動する**ので，腸管と胆道系の間に瘻孔が形成される．胆石が小腸に嵌頓し（ふつうは最も内腔の細い回腸終末部に起こる），機械的腸閉塞を起こすことがある（この場合には"イレウス"と称される）（図17-17）．

- ガス産生菌性化膿性胆管炎（特に大腸菌が原因菌の場合）

TAKE-HOME POINT：腹部の腸管外ガスをみつけよう

- ☑ 正常な腸管の内腔から外に逸脱した腹腔内のガスは，**腸管外ガス**とよばれる．

- ☑ 腸管外ガスは局在する部位によって次の4つに分けられる．腹腔内遊離ガス（**気腹症**，よく**遊離ガス**とよばれる），後腹膜腔内ガス，腸管壁内のガス（腸管気腫症），胆道内のガス（胆道気腫）である．

- ☑ 遊離ガスにおける3つのカギとなる所見は，横隔膜下の遊離ガス，腸管壁がみえること（Rigler's sign），鎌状靱帯がみえること，である．

- ☑ 遊離ガスの最も頻度の高い原因は，消化器潰瘍の穿孔，事故もしくは医原性の外傷性変化，憩室の穿孔，虫垂の破裂，癌の穿孔（通常は大腸）である．

- ☑ 腹膜腔外（後腹膜腔）ガスのカギとなる所見は，縞状，線状の形態（もしくはまだらな，シミのような形態）であり，後腹膜の構造を縁どり，そして比較的位置が変化せず，患者の体位によってもガスの位置はほとんど，もしくはまったく変わらない．

- ☑ 腹膜腔外ガスは，大腰筋，腎臓，大動脈，上大静脈のような腹膜腔外構造物を縁どる．

- ☑ 腹膜腔外ガスの原因には，炎症性疾患もしくは潰瘍性疾患から二次性に発生する消化管穿孔，鈍的もしくは穿通性外傷，医原性，異物の誤飲がある．

- ☑ 腸管壁内ガスのカギとなる所見は，近傍の腸管内腔の輪郭に平行な線状の透亮像，糞便に混在するガスに類似したまだらな透亮像，もしくは頻度は低いが腸管の輪郭に平行な分葉状，囊胞状の空気像である．

- ☑ 腸管壁内ガス（腸管気腫症）には，一次性の原因として**腸管囊胞状気腫**（pneumatosis cystoides intestinalis）とよばれるまれな疾患がある．より頻度が高い二次性の疾患としては，乳児の壊死性腸炎，成人の虚血性腸炎のような腸管壁の壊死，小児のHirschsprung病や成人の癌による腸管内圧を上昇させる腸管の閉塞性病変がある．

- ☑ 腸管の壊死をきたす疾患に関連して発症した腸管気腫症は，腸管閉塞性疾患やCOPDに続発して認められる場合よりも予後不良の所見である．

- ☑ 胆道内ガスは，管状，分枝状の透亮像として右上腹部に肝臓と重なって認められ，肝門部付近に分布し，ガス陰影の数は少ない．胆囊内腔の空気も認められる．

- ☑ 胆道気腫の原因には，Oddi括約筋の機能不全，括約筋切開術後，総胆管-腸管吻合術後，胆石イレウスがある．

- ☑ 胆石イレウスの3つの所見は，胆道内のガス，小腸閉塞症，胆石自体が描出されていることである．

CHAPTER 18
異常な石灰化とその原因を知ろう

- 軟部組織の石灰化は，多種多様な疾患を直観的に気づかせてくれるものである．本章では，腹部の石灰化病変に主眼を置いて述べるが，ここで述べる原則と診断アプローチ法は全身のどの領域の壊死性石灰化に対してもあてはめることができる．
- 軟部組織の石灰化は，そのほとんどが以前から存在している病変より生じる．このような石灰化は，**壊死性石灰化**（dystrophic calcification）とよばれる．
- ほとんどの石灰化は，以下の2つの特徴を検討することでその成因や性質を解明することができる．
  - 石灰化のパターン
  - その解剖学的位置

石灰化のパターン

➡ 石灰化は，石灰化した構造物のタイプによって以下の4種類のパターンを呈する．

- その4種類の石灰化のタイプは以下のように名づけられている．
  - **辺縁**（rimlike）
  - **線状**（linear）もしくは**軌道状**（track-line）
  - **層板状**（lamellar）もしくは**層状**（laminar）
  - **雲状**（cloudlike），**無構造**（amorphous），**ポップコーン状**（popcorn）

辺縁石灰化 rimlike calcification

- 辺縁の石灰化は，**内部が空洞状病変の壁の石灰化を示唆している**．ここでいう空洞状病変とは，液体，脂肪，もしくは空気を内部に含み，外壁により閉鎖された状態を示す．
- 辺縁の石灰化を示す構造物の例：
  - **囊胞**（cyst）：下記に挙げる病変の石灰化は，どれも比較的まれである．
    - **腎囊胞**（renal cyst）
    - **脾囊胞**（splenic cyst）
    - 腹腔外
      - 心膜囊胞や気管支囊胞のような縦隔囊胞（図18-1）
      - 膝窩囊胞

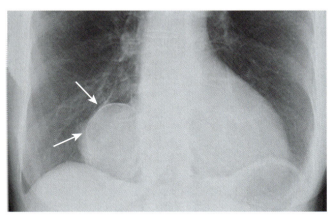

図18-1 心膜囊胞の石灰化 辺縁の石灰化（白矢印）では，石灰化を有する囊胞状や囊状の構造物を同定できる．石灰化が右心横隔膜角（right cardiophrenic angle）に認められる．これは心膜囊胞がよく認められる部位である．心膜囊胞はそのほとんどが右側に生じ，この症例のように心横隔膜角によく発生する．これらは通常，症状は呈さず，何らかの理由で撮影された胸部単純X線で発見される．

- **動脈瘤**（aneurysm）の石灰化
  - **大動脈瘤**
    - 大動脈瘤は，辺縁石灰化により腰椎単純X線の側面像でも時に指摘できる．
    - 腹部大動脈の正常径は3cm以下であり，計測するには壁の両側がみえている必要がある（図18-2）．
  - **脾動脈瘤**もしくは**腎動脈瘤**
  - 腹膜腔外病変
    - 大腿動脈瘤
    - 脳動脈瘤
- 胆囊や膀胱などの囊状臓器の石灰化
  - **磁器様胆囊**（porcelain gallbladder）
    - 慢性的な炎症とうっ血状態により生じる頻度の低い病態であり（胆囊の肉眼的な所見が磁器に類似していることにちなんで名付けられている），胆囊結石を合併し，胆囊癌の発生率が正常よりも高くなる（図18-3）．
  - 膀胱の石灰化
    - **住血吸虫症**（schistosomiasis），**膀胱癌**，**結核**などでまれに生じる．
- 表18-1に辺縁石灰化のカギとなる特徴をまとめた．

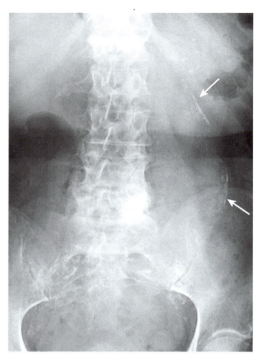

図18-2 石灰化した大動脈瘤 動脈硬化，特に糖尿病患者では腹部大動脈壁の石灰化はよくみられる所見である．この症例では，大動脈は辺縁の石灰化を呈している（白矢印）．対側の壁も石灰化しているが，椎体に重なっている．このため，大動脈の石灰化は通常は腹部単純X線の側面像のほうが指摘しやすい．腹部大動脈の径が正常よりも50％以上拡大したら大動脈瘤と診断される．

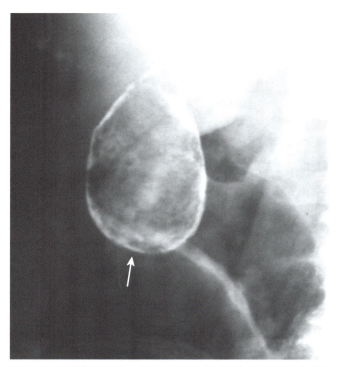

図18-3 胆嚢壁の石灰化 辺縁の石灰化（白矢印）は，嚢胞もしくは嚢状臓器に生じる石灰化のタイプである．この症例の石灰化は右上腹部に認められ，胆嚢が存在する位置に相当する．これは磁器様胆嚢の所見である（胆嚢の肉眼的所見が磁器に類似していたためこの名がつけられた）．頻度の低い病変であり，慢性炎症とうっ血状態により生じ，90％の症例で胆嚢結石も合併し，胆嚢癌の発生率も20％と高くなる．

表18-1 辺縁石灰化

発生する臓器	留意点
腎嚢胞	頻度は低いが，厚い，不整な石灰化となり，腎癌が合併していることがある．
脾嚢胞	包虫嚢胞，陳旧性外傷，先行する感染による．
大動脈瘤	高度の動脈硬化を呈する糖尿病で生じる．
胆嚢	慢性のうっ血状態に関連する．その肉眼的所見から磁器様胆嚢とよばれる．胆嚢癌の発生率が高くなる．

線状もしくは軌道状の石灰化
linear or track-like calcification

- 線状もしくは軌道状の石灰化は，管状構造物に生じた石灰化を示唆している（図18-4）．
- 壁に石灰化を有する構造物の例
  - 動脈
    - 線状（軌道状）石灰化は動脈硬化でよく認められ，身体のどの部分にも認められる．
  - 静脈壁は石灰化しない．
    - 静脈では，長い線状の血栓，もしくは小さな局在性の

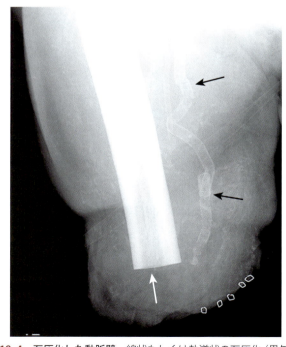

図18-4 石灰化した動脈壁 線状もしくは軌道状の石灰化（黒矢印）は管状構造物の壁の石灰化を示唆する．この脚の写真は，大腿動脈の石灰化である．このような石灰化は静脈ではなく動脈に生じ，通常は動脈硬化に伴って二次的に生じ，糖尿病，もしくは慢性腎疾患の患者でしばしば認められる．この症例では明らかに糖尿病の合併があり，以前に下肢壊疽のため膝上で下肢が切断されている（白矢印）．

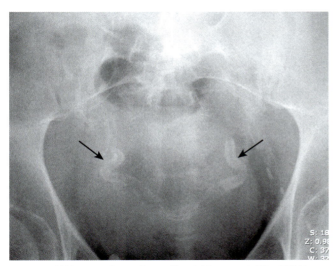

図18-5　精管の石灰化　写真の男性の症例では，2か所の軌道状石灰化が，両側対称性に膀胱の両側に認められ（黒矢印），尿道で終わっている．このタイプの石灰化は，管状構造物の壁の石灰化で認められる．この部位は，精管の石灰化を示し，これは通常の変性過程よりも，糖尿病患者で頻度が高く，より早期に認められる．

表18-2　線状もしくは軌道状の石灰化

発生する臓器	留意点
小さな動脈の壁	動脈硬化で最も頻度が高く，糖尿病や腎疾患で高度になる．
卵管または精管	通常は糖尿病で高度になる．
尿管	頻度は低いが住血吸虫症，そしてまれに尿管結核で生じる．

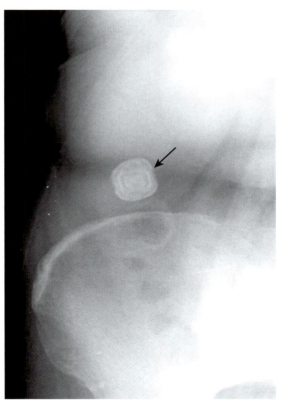

図18-6　胆嚢の層板状石灰化　右上腹部に層板状の石灰化が認められる（黒矢印）．濃度の高いカルシウムと濃度の低い領域が交互に認められることで形成される層状構造は，この領域の嚢状臓器で形成された結石であることを示す．この写真では，ちょうど胆嚢が存在する位置である．ほとんどの胆嚢結石は単純X線では視認できない．胆嚢結石の検出には，超音波検査が最も適している．

血栓（後者は**静脈石 phlebolith** とよばれる）に石灰化を生じることがある（図14-18参照）．
- 管状構造物
  - 卵管と精管
    - 糖尿病でよく認められる（図18-5）．
  - 尿管
    - 住血吸虫症でまれに認められ，尿管結核ではさらにまれである．
- 表18-2には，線状もしくは軌道状の石灰化でカギとなる所見についてまとめてある．

層板状もしくは層状の石灰化
lamellar or laminar calcification

- 層板状（または層状）の石灰化は，**空洞内の核（nidus）の周囲に形成された石灰化を示唆**している．"空洞内（hollow lumen）"とは，胆嚢や膀胱のような液体を含んだ構造物の内腔をさしている．

▶ **同心性（concentric layer）石灰化**は，結石が空洞の内腔内部を動き続ける結果として，中心部の核の周囲に石灰化が始まり，そして石灰化している層と石灰化していない物質が交互に形成されることで生じる（図18-6）．

- 層板状もしくは層状の石灰化は通常，**結石**（stone, calculi）とよばれ，以下の疾患が含まれる．
  - 腎結石（renal calculi）
    - 腎結石と尿管結石を検出するための検査としてはCTが選択される．
    - 腹部単純X線における腎結石の描出感度は，全体では約50〜60％しかないが，石灰化を伴った腎結石の場合には約90％に達する（図18-7）．
  - 胆嚢結石（gallstone）
    - 検査としては超音波検査が選択される．
    - 腹部単純X線で認識できる程度の十分な石灰化を含んでいる胆嚢結石は，全体の10〜15％でしかない（図18-8）．
  - 膀胱結石（bladder stone）

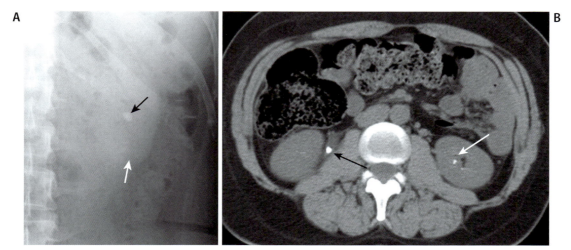

図18-7　腎結石の腹部単純X線（A）と単純CT（B）　Aでは小さな石灰化（黒矢印）が左腎陰影（白矢印）に重なって認められる．層板構造を認識するには小さすぎるが，部位からは腎結石が示唆される．別の患者の"結石探し"としての単純CT（B）では，右尿管近位部に大きな石灰化を認め（黒矢印），いくつかの小さな石灰化も左尿路に一致して認められる（白矢印）．感度が非常に高いため，腎結石，尿管結石の同定には，ほとんどにおいて腹部単純CTが単純X線にとって代わっている．

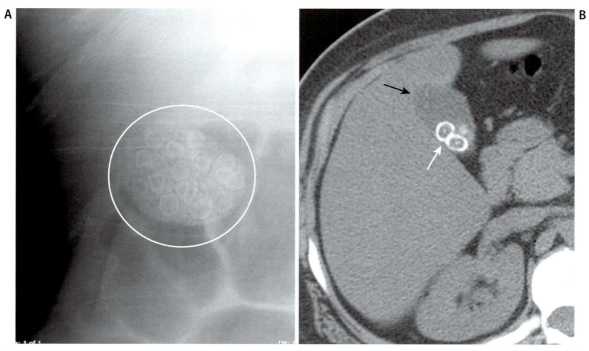

図18-8　胆嚢結石の腹部単純X線（A）と単純CT（B）　Aでは多発性の層板状石灰化（白円）が，辺縁が擦り合わさるように認められており，内腔を有する臓器内で互いに近接した状態で形成されたことを示唆している．これらの石灰化はその特徴的な形態から**多面体結石**（faceted stone）とよばれている．別の患者の単純CTの右上腹部拡大像（B）では，複数の胆嚢結石（白矢印）が認められ，そのうちの2つには中心の核と，周囲に層状，同心性のリング状形態の，非石灰化物質と石灰化物質が認められる．胆嚢（黒矢印）の内部には肝臓よりも濃度が低い胆汁脂肪を認める．

表18-3　層板状もしくは層状の石灰化

発生する臓器	留意点
腎臓	ほとんどの石灰化腎結石はシュウ酸カルシウム結晶である．ほとんどが尿のうっ滞，感染で生じる．
胆嚢	ほとんどの石灰化胆嚢結石はビリルビン酸カルシウムである．慢性感染とうっ滞で生じる．
膀胱	ほとんどの膀胱結石は尿酸塩結晶を含んでいる．尿路の流出路閉塞で生じることが最も多い．

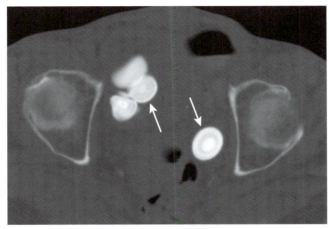

図 18-9　膀胱結石　骨盤レベルで層板構造がより描出されるようにウィンドウを調節された CT では，層状の石灰化（白矢印）が認められる．層板形成は内腔を有する臓器内で形成された石灰化であることを示唆する．これらの結石は，解剖学的に膀胱内に位置している．

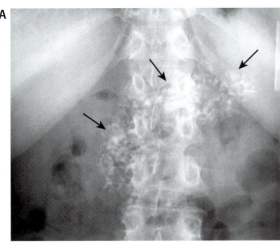 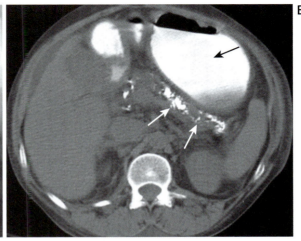

図 18-10　慢性膵炎の石灰化を示す腹部単純 X 線（A）と単純 CT（B）　腹部単純 X 線の左上腹部拡大像（A）では無構造の石灰化（黒矢印）が認められ，実質臓器もしくは腫瘍の石灰化であることを示唆する．石灰化の解剖学的な分布は膵臓の位置に相当している．別の患者（B）では，上腹部の単純 CT で膵体部から尾部にかけて石灰化が認められる（白矢印）．胃内には経口造影剤が認められる（黒矢印）．これらの石灰化は慢性膵炎に特有である．多くはアルコール中毒が原因で二次性に生じる，慢性的で不可逆性の疾患であり，腺房が萎縮し糖尿病へと進行する．

- 通常，慢性的な膀胱流出路閉塞に伴って二次性に発生し，層板形成する強い傾向がある（図 18-9）．
- 表 18-3 には，層板状もしくは層状の石灰化におけるカギとなる所見についてまとめてある．

雲状，無構造，もしくはポップコーン状の石灰化

- 雲状，無構造，もしくはポップコーン状の石灰化は，**実質臓器もしくは腫瘍内部で形成された石灰化**であり，例として以下の部位（腫瘍）で認められる．
  - 膵体部
    - 石灰化は慢性膵炎で特徴的である（図 18-10）．
  - 子宮の平滑筋腫
    - 子宮の平滑筋腫（leiomyoma）では高頻度に変性し，時間が経つと石灰化が出現する（図 18-11）．

 ピットフォール

- 時に，血流供給が間に合わなくなるほど充実性腫瘍が成長し，**生きている外側の殻（outer shell）を残して中心部分が壊死に陥る**ことがある．
- その後に起こる石灰化は，無構造（amorphous）よりも**辺縁（rimlike）の石灰化**を呈する．
- 特に子宮筋腫ではそのような傾向がみられる（図 18-12）．
- リンパ節
  - 身体のどの部位のリンパ節でも石灰化することがある．たとえば結核などの先行する肉芽腫性感染が原因となっていることが最も多い（図 12-14 参照）．

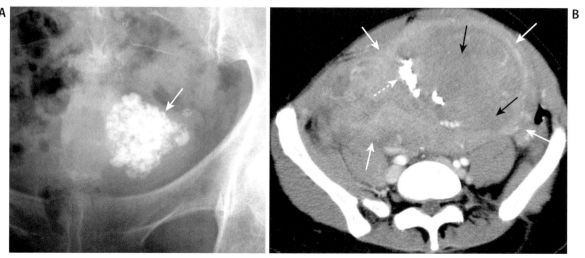

図 18-11　石灰化子宮平滑筋腫の腹部単純 X 線と造影 CT　A は 48 歳の女性で，無構造の（ポップコーン状にもみえる）石灰化（白矢印）が骨盤内に認められる．このタイプの石灰化は実質臓器もしくは腫瘍内の石灰化を示唆する．解剖学的な位置，そしてその典型的な石灰化の形態から，子宮平滑筋腫と診断できる．別の患者の CT 画像（B）では，大きな子宮筋腫（白矢印）が認められ，一部には壊死（黒矢印）と石灰化（点線白矢印）が認められる．子宮筋腫の診断には超音波検査が選択される．

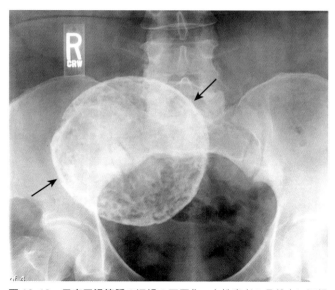

図 18-12　子宮平滑筋腫の辺縁の石灰化　女性患者の骨盤内に辺縁の石灰化（黒矢印）を認め，内部が空洞状の構造物もしくは嚢状構造物の壁に形成された石灰化を示唆する．ちなみに，写真は変性した子宮平滑筋腫の外壁で生じる石灰化に特徴的なパターンである．辺縁の石灰化であるが，もともとは充実性腫瘤であった病変に生じた石灰化である．卵巣の嚢胞性病変もこのような形態をとることがあり，原因臓器の同定には骨盤の超音波検査が選択される．

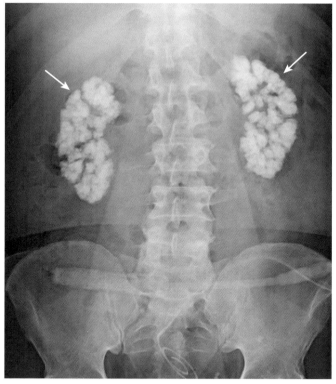

図 18-13　髄質性腎石灰化症　両側性に雲状の石灰化が認められ（白矢印），充実性臓器もしくは腫瘍に生じた石灰化を示唆する．この石灰化は腎臓の排泄路と同じ分布を示している．これは髄質性腎石灰化症であり，代謝異常により生じる病変であることから，真の腎結石と同義ではない．この症例は一次性副甲状腺機能亢進症であった．

18章 異常な石灰化とその原因を知ろう | 175

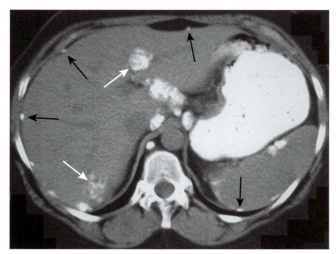

図 18-14 卵巣癌の肝転移巣の石灰化 上腹部の単純CTで，多発性の無構造な石灰化が，肝臓内（白矢印）や，その他にも腹部の腹膜表面に点在している（黒矢印）．この患者は，卵巣のムチン産生腺癌が腹膜と肝臓に転移した症例である．胃，大腸のムチン産生腫瘍も石灰化を有する転移を起こすが，腹膜転移は卵巣悪性腫瘍が最も多い．

表 18-4 雲状，無構造，ポップコーン状の石灰化

発生する臓器	留意点
膵臓	慢性膵炎．しばしばアルコール中毒に伴って二次性に発症する．
子宮平滑筋腫	変性した筋腫が石灰化する．
ムチン産生性腫瘍	卵巣，胃，大腸のムチン産生性腫瘍が石灰化することがあり，転移もする．
髄膜腫	良性の，脳実質外の脳腫瘍であり，高齢者に発生し，20％で石灰化を伴う．

表 18-5 異常石灰化の4つのパターンのカギとなる所見

石灰化のタイプ	部位	例
辺縁	空洞構造の壁に形成される．	嚢胞，動脈瘤，胆嚢の石灰化
線状もしくは軌道状	管状構造の壁に形成される．	尿管，動脈の石灰化
層板状もしくは層状	結石に形成される．	腎臓結石，胆嚢結石，膀胱結石
雲状，無構造，ポップコーン状	実質臓器もしくは腫瘍に形成される．	子宮筋腫，ムチン産生性腫瘍の一部

- 腎 臓
  - **髄質性腎石灰化症**（medullary nephrocalcinosis）は腎髄質の腎錐体における顕微鏡的なカルシウム沈着である．ふつうは副甲状腺機能亢進症などの代謝異常で生じる（図 18-13）．
- 胃，卵巣，大腸の**ムチン産生腺癌**（図 18-14）では，腫瘍の原発巣，転移巣どちらでも石灰化が生じる．
- 腹腔外の構造物
  - **髄膜腫**

■ 表 18-4 には，無構造，雲状，ポップコーン状の石灰化についてのカギとなる所見についてまとめてある．
■ 表 18-5 には異常な石灰化の4種類のパターンでのカギとなる所見についてまとめてある．

⇒ 原因が何であれ，石灰化の存在は亜急性もしくは慢性の経過を示すものである．

石灰化の部位

■ 石灰化の**パターン**は，そのタイプを同定するのに役立つ．
■ 石灰化の解剖学的な**位置の同定**は，石灰化がどの臓器もしくは組織から発生したものかを同定するのに役立つ．
  - 石灰化のタイプとその解剖学的位置を組み合わせることで，ほとんどの**病的石灰化の原因を特定**するためのカギを手に入れることができる．
■ 表 18-6 には腹部の石灰化を生じる部位，疾患を石灰化のパターンごとにまとめた．

表 18-6 石灰化の部位ごとのパターンとその原因

腹部の解剖学的な領域	石灰化のパターン	石灰化の起こりうる臓器	石灰化の原因
右上腹部	辺縁	胆嚢壁	慢性感染
	軌道状	肝動脈	動脈硬化
	層状	胆嚢	胆石
	無構造	膵頭部	慢性膵炎
左上腹部	辺縁	脾嚢胞	アメーバ感染
	軌道状	脾動脈	動脈硬化
	層状	腎臓	腎結石
	無構造	膵尾部	慢性膵炎
右下腹部	辺縁	腸骨動脈	腸骨動脈瘤
	軌道状	腸骨動脈	動脈硬化
	層状	虫垂	虫垂内結石
	無構造	子宮	平滑筋腫
左下腹部	辺縁	腸骨動脈	腸骨動脈瘤
	軌道状	腸骨動脈	動脈硬化
	層状	なし	
	無構造	子宮もしくは卵巣	卵巣腫瘍

TAKE-HOME POINT：異常な石灰化とその原因を知ろう

- ☑ 石灰化は，そのパターンと解剖学的位置により特徴づけられる．
- ☑ 石灰化には4種類の異なるパターン，すなわち1) 辺縁，2) 線状もしくは軌道状，3) 層板状（層状），4) 雲状・無構造・ポップコーン状がある．
- ☑ 辺縁石灰化は内部が空洞状構造，すなわち液体を含んだ囊状構造の壁の石灰化を示唆する．
- ☑ 辺縁の石灰化を呈する例として，囊胞の壁，動脈瘤，胆囊などの囊状の臓器がある．
- ☑ 線状もしくは軌道状の石灰化は，管状構造物の壁に生じた石灰化を示唆する．
- ☑ 線状もしくは軌道状の石灰化を呈する例として，動脈壁と尿管，卵管，精管などの管状構造物がある．
- ☑ 層板状（層状）の石灰化は，空洞（通常は液体を含んでいる）の内腔の，核周囲に形成された石灰化を示唆する．
- ☑ 層板状の石灰化の例として，腎結石，胆囊結石，膀胱結石がある．
- ☑ 雲状・無構造・ポップコーン状の石灰化は，実質臓器もしくは腫瘍内の石灰化を示唆する．
- ☑ 雲状・無構造・ポップコーン状の石灰化の例として，慢性膵炎，子宮平滑筋腫，リンパ節，ムチン産生腺癌がある．
- ☑ 石灰化のタイプとその解剖学的位置から，ほとんどの病的石灰化の原因を特定するためのカギが手に入る．

CHAPTER 19
外傷の画像所見を理解しよう

外傷は1～45歳の米国人の死亡，入院加療，機能障害の原因として最多である．ほとんどの臓器における外傷のおもな画像所見について，本章でまとめて解説する．外傷について述べた他章については，表19-1にまとめてある．

■ 外傷に関連した臓器損傷は，大きく2種類に分類される．
- **鈍的外傷**（blunt trauma）は，交通外傷で受傷することが多く，もう1つの穿通性外傷（鋭的外傷）も多い．本章ではおもに鈍的外傷の合併症について述べる．
- **穿通性外傷**（penetrating trauma）は，事故もしくは犯罪による刺傷，銃創が原因で生じる．表19-2は身体のさまざまな部位における穿通性外傷で最初に行うべき画像検査についてまとめてある．

胸部外傷 chest trauma

■ 外傷における胸部損傷は非常に多く，外傷に関連する死亡の約25％に上る．胸部外傷の圧倒的多数は交通外傷によって生じる．

肋骨骨折 rib fracture

■ 肋骨骨折は，胸部の鈍的損傷で生じる最も多い合併症であり，肋骨骨折の部位が多いと胸部外傷における死亡率が増加する．肋骨骨折自体よりも，併存する臓器損傷の重症度のほうが重要である．しかし，骨折の存在は予想外の病変をみつける手がかりとして重要である．

➡ **上位の3肋骨の骨折は比較的まれ**であり，もし鈍的外傷で第1～3肋骨に骨折を認めた場合には，**非常に大きな外力**が加わったことを示しており，他に内部損傷が生じていることがある（図19-1）．〔【訳注】例外として第1肋骨の疲労骨折が知られている〕

■ 第4～9肋骨の骨折はよくみられ，転位しているか（気胸の合併），あるいは3本もしくはそれ以上の近接した肋骨に，

表19-1　外傷で認められる他の所見

損　傷	扱われている章
胸水/血胸	8章
誤嚥	9章
気胸，気縦隔，心囊気腫	10章
骨折と脱臼	24章
頭部外傷	27章
脊椎損傷	26章

表19-2　穿通性外傷の初期画像検査

損傷部位	選択すべき画像モダリティ
頭部	単純頭部CT（その後に造影CTを追加してもよい）
頸部	最初に単純X線が撮影されることが多く，頸部血管損傷が疑われた場合には，その後にCTアンギオグラフィが撮影される．
胸部	最初に胸部単純X線が撮影され，多くの症例において，その後に胸部CTが撮像される（循環動態が不安定な症例を除く）．
腹部	肝臓や脾臓の損傷の程度を評価するために腹部CTが撮像される．

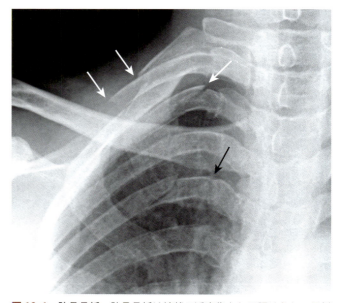

図19-1　**肋骨骨折**　肋骨骨折は線状の透亮像として認められ，骨折部に転位があった場合には指摘が容易である（白矢印）．上位3肋骨の骨折（白矢印）は比較的まれであり，鈍的外傷後に認められ，胸部へ大きな外力が加わったことを示し，他の内臓損傷が併存する可能性がある．正常の肋椎移行部（黒矢印）を骨折と見誤らないようにしよう．

骨折がそれぞれ2か所ないか（**動揺胸郭** flail chest の合併）が重要となる．

- **動揺胸郭**は肺挫傷を合併することが多い（次項を参照）．損傷の重症度は互いに比例するため，動揺胸郭では死亡率が高い（図 19-2）．

■ **第 10〜12 肋骨骨折**では**肝損傷（右側）**もしくは**脾損傷（左側）**の存在が示唆されることがあり，特に骨折部の転位があるとその可能性が高い（Video 19-1）．

■ 軽微な外傷の場合，初回の検査で肋骨骨折がみつからないこともまれではない．しかし，数週間が経過し化骨形成が進行すると，骨折部が顕在化する．

肺挫傷 pulmonary contusion

■ 肺挫傷は胸部鈍的外傷で最も頻度の高い合併症である．外傷を受けた部位に一致して，肺内に出血が起こる．

■ **肺挫傷をみつける**
- 肺挫傷で認められる肺実質性病変は，他の肺実質性病変（例：肺炎や誤嚥）と画像上では鑑別が不可能なため，外傷の病歴を知ることが最も重要となる．
- 肺挫傷は末梢に起こりやすく，最も強い衝撃を受けた部分によく起こる．血液が気管支内にも肺胞にも満ちていることが多いので，気管支透亮像（air bronchogram）はふつう認めない（図 19-3）．

■ 典型的には，受傷から 6 時間以内に病変が出現し，肺実質内の血液は吸収されるのが速いため，多くは 72 時間以内に消失する．

▶ 72 時間以上経過しても存在している肺実質性病変では，誤嚥や肺炎，肺裂傷などの他の病態を疑わねばならない．

肺裂傷 pulmonary laceration （血腫 hematoma もしくは外傷性気瘤 traumatic pneumatocele）

■ 肺血腫（pulmonary hematoma）は肺実質の裂傷などにより生じ，高度の**鈍的外傷**や胸部の**穿通性外傷**で発症する．

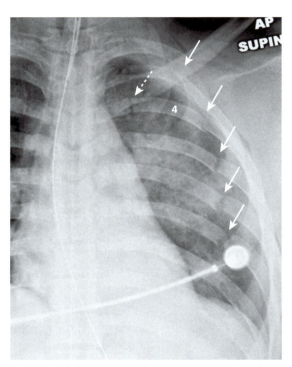

図 19-2　動揺胸郭（flail chest）　自動車にはねられたこの症例では，2か所以上の骨折（点線白矢印は第4肋骨の2か所目の骨折部を示す）が，連続する3レベル以上の肋骨（白矢印）に認められる．左肺の肺胞性陰影は肺挫傷を示し，動揺胸郭にしばしば合併する．

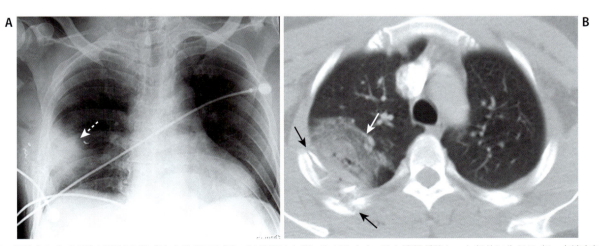

図 19-3　肺挫傷における胸部単純 X 線（A）と胸部 CT（B）　肺挫傷は末梢に生じやすく，最も衝撃が強かった部位に生じる（**A**，点線白矢印）．血液が肺胞内と同様に気管支内にも満ちていることが多いので，気管支透亮像（air bronchogram）は通常認めない．自動車事故でシートベルトをしていなかった乗客である症例（**B**）では，大きな肺挫傷（白矢印）と複数の肋骨骨折（黒矢印）を認める．

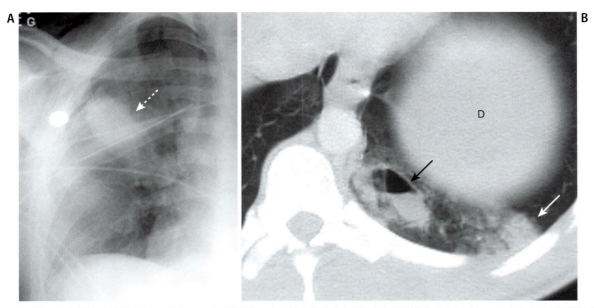

図 19-4　肺裂傷の胸部単純 X 線（A）と CT（B）　周囲の肺挫傷による肺実質性病変が存在し肺裂傷をみえなくしてしまうため，肺裂傷が顕在化するためには少なくとも数日要する．この症例（A）のように内腔が完全に血液で満たされると，卵円形の腫瘤として描出される（点線白矢印）．症例（B）のように，もし病変の一部が液体で満たされており，一部が空気によって満たされた状態ならば，裂傷は液面形成を呈する（黒矢印）．隣接する肺挫傷（白矢印）とは異なり，内腔が血液で満たされている場合，肺裂傷が完全に消失するまで数週間〜数か月を要する．この画像では左横隔膜頂部（D）が認められる．

- ■ 肺裂傷は**外傷性気瘤**や**外傷性血腫**などともよばれる．
- ■ 肺裂傷は周囲の肺実質性病変によって隠されてしまうので，少なくとも最初の数日は顕在化しない．
- ■ **肺裂傷をみつける**
  - 肺裂傷では**裂傷部位に血液を含んでいるかどうか**，含んでいるとするならば裂傷部位をどの程度に満たしているかどうかで所見が変化する．
    - もし**完全に血液で満たされていれば**，**卵円形の充実性腫瘤**として認められる．
    - もし部分的に血液で満たされ，空気も一部に存在していれば，**液面形成（air-fluid level）**が認められるか，もしくは血液が凝固しはじめて裂傷の壁から離れると**"三日月徴候（crescent sign）"**を呈する．
    - 完全に空気で満たされると，肺内に**空気を含んだ嚢胞状の構造**として認められる（図 19-4）．
- ■ 肺挫傷が早期に消失するのとは異なり，特に**血液が充満した肺裂傷では完全に消失するまでに数週間〜数か月を要する**．

大動脈外傷 aortic trauma

- ■ 自動車事故での**減速外傷（deceleration injury）**として受傷することが最も多い．生存率は向上しているが，胸部大動脈が破裂した症例のほとんどは病院にたどり着く前に死亡し，生存した症例でも損傷部位に対する治療がなされない時間が長くなるにつれ死亡率が上昇する．血管の外膜が保たれていて大出血を免れ，**血管の不完全裂傷の状態（仮性動脈瘤）で生存できた場合だけ画像検査の対象**となる．

  ➡ 最も多い受傷部位は**大動脈峡部（aortic isthmus）**であり，これは**左鎖骨下動脈起始部のすぐ遠位の大動脈**である．シートベルト外傷では腹部大動脈が損傷を受けるが，減速外傷で生じる胸部大動脈損傷よりもはるかに少ない．

- ■ 最初の 24 時間以内に緊急手術で血管修復された場合にのみ約 50％が救命される．
- ■ **大動脈外傷をみつける**
  - 胸部単純 X 線の所見は，13 章の"大動脈解離"で述べられている内容と同様である．大動脈損傷においては，まったく**正常な胸部単純 X 線は陰性的中率が比較的高い**．しかし，異常を呈する胸部単純 X 線の陽性的中率は低い（78％）．
    - **"縦隔の拡大"**は，臥位のポータブル撮影で得られた胸部単純 X 線では一般的に過大評価をしてしまうため，診断に際しての有用性は高くない．**正常な大動脈弓陰影の消失，胸水もしくは血液による肺尖部の濃度上昇（apical cap），左胸水貯留，気管もしくは食道の右側偏位**が認められることがある（図 19-5）．
  - 多くの場合，大動脈損傷が疑われた場合には，1 回の息

止めで高速撮像が可能であり，大動脈に造影剤が到達した適切なタイミングで画像が得られる（CTアンギオグラフィ）．多くの専門家が，CTアンギオグラフィで所見が認められなかった場合，通常の血管撮影は施行する必要がないとしている．大動脈外傷の所見は**軽微でとらえにくく**（明らかな外傷所見を呈する症例は生存することはできず，画像診断の対象にならないのがふつうである），みつけるには経験が必要である．

- 胸部造影 CT の所見（図19-6）
  - **大動脈の内膜片**（intimal flap）：大動脈内に柱状に充満した造影剤の内部に，内膜と中膜に連続する三日月状の造影欠損像が認められる．
  - **輪郭もしくは径の異常**：滑らかな輪郭の急激な変化，もしくは損傷部位の大動脈径の急激な変化
  - **大動脈周囲の血腫**：正常な大動脈の内腔からはみ出した造影剤の流出は，仮性動脈瘤か活動性出血を示す．
  - **縦隔血腫**：血液と縦隔の正常な脂肪が混在することで，縦隔の濃度が上昇する．大動脈損傷がなくても認められることがある（おそらくは小さな血管損傷が原因と考えられる）．
  - **心嚢内血腫**：心嚢腔内に液体もしくは高吸収域（つまりは血液）が認められた場合には，大動脈もしくは心臓そのものに高度の損傷が示唆される．
- CT 所見の判断に迷う場合には，カテーテルによる大動脈造影が施行されることがある（**大動脈造影**）．

腹部外傷 abdominal trauma

■腹部外傷の検査では，画像診断の進歩には目を瞠るものがある．画像診断は，外傷患者が生存するために保存的加療が可能か，それとも外科手術もしくはその他の侵襲的治療が必要なのかを区別するために，さらにはどのような侵襲的治療が最適かを決定するためにも，大きな役割を担って

BOX 19-1 focused abdominal sonogram for trauma (FAST)

- 循環動態の不安定な症例に対して，ポータブル超音波検査装置を腹腔内の液体貯留の評価の目的で用いる．
- 最初に腹水の試験穿刺の代わりに行われる．
- 腹腔内出血を伴わない腹部外傷症例では，偽陰性になりうる．

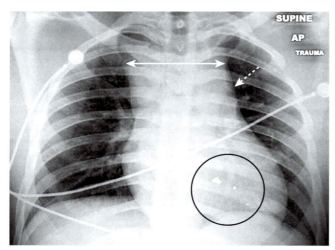

図19-5 縦隔血腫 縦隔の拡大（両矢印）が認められるが，臥位で前後方向にポータブル撮影された胸部単純X線であるため，確実な所見ではない．さらに重要なことは，大動脈弓部（aortic knob）が何らかの軟部濃度によって不明瞭化していることである（点線白矢印）．この症例は銃撃損傷であるため（弾丸の破片が黒円内に認められる），大きな縦隔血腫が描出可能なCTアンギオグラフィを行うことが望まれる．

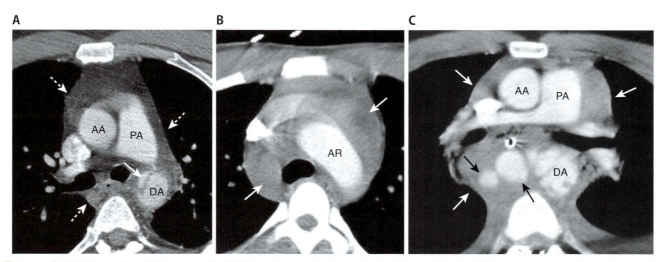

図19-6 大動脈損傷の3例 症例 A では大動脈峡部のレベルで胸部下行大動脈内に線状の造影不領域が認められる（白矢印）．縦隔血腫（点線白矢印）も認められる．症例 B では，大きな縦隔血腫（白矢印）が認められる．症例 C では，大動脈周囲の血腫と内部の血液漏出（黒矢印）が認められ，大きな縦隔血腫を形成している（白矢印）．AA：上行大動脈，AR：大動脈弓部，DA：下行大動脈，PA：肺動脈

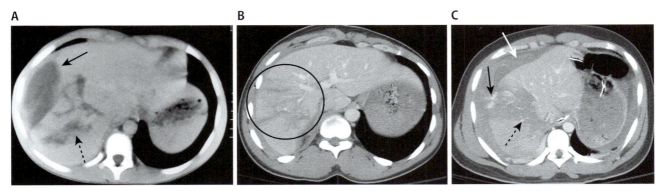

図 19-7　肝損傷の 3 例　症例 A では肝右葉の外側領域にレンズ状の液体貯留が認められ，被膜下血腫を示す（黒矢印）．肝右葉には裂傷（点線黒矢印）も認められる．症例 B では，肝右葉に複数の裂傷が認められる（黒円）．症例 C では，血腫を伴う肝内の大きな裂傷（点線黒矢印）から，出血を示す造影剤の活動性血管外漏出像（黒矢印）が認められる．被膜下血腫と腹腔内出血（白矢印）も認められる．

いる．

> 🔴 **腹部外傷には CT が選択される．**

- 通常は経静脈性に造影剤を投与した造影 CT が，阻血領域（devascularized area），血腫，活動性出血，尿の管腔外漏出（造影剤が腎臓を通過した後）の評価のために撮像される．
  - 頭部 CT の撮像を予定している患者では，腹部撮像のための**造影剤が投与される前に頭部 CT をまず撮像しなければならない**．
- 腹部外傷では通常，経口造影剤は投与されない．**穿通性外傷の患者**では，腸管損傷を検索するために，**経直腸造影剤が投与される**ことがある．
- 患者に最も適した検査を選択するためには，放射線科医に相談することがベストである．
- 救急診療では，腹腔内出血を評価するために迅速に腹部超音波検査を施行する施設もある（BOX 19-1）．

■ 鈍的外傷で損傷を受けやすい臓器は，（頻度の高い順に）**脾臓，肝臓，腎臓，**そして**膀胱**である．これらの外傷性臓器損傷については，以下，臓器ごとに説明することとする．

肝　臓

> 🔴 穿通性外傷も含めると，**肝臓が最も損傷を受けやすい臓器**であることから，まずは肝臓から話をすすめる．肝臓は最大の腹腔内臓器であり，位置が固定されていることから，最も外傷で損傷を受けやすい．**肝損傷は，腹部外傷による死因の多数**を占める．

■ **肝右葉の背面側**が最も損傷を受ける頻度が高い．ほとんどの肝損傷は**腹腔内出血**を伴う．

■ 外傷の程度とその範囲が描出できるため，**造影 CT 検査が選択**される．今日では肝損傷症例のほとんどは，外科的加療ではなく保存的加療で管理することが可能となっている．

■ **肝外傷の CT 所見**（図 19-7）

- **被膜下血腫**（subcapsular hematoma）：肝臓の輪郭を形成するレンズ状の液体貯留となるが，近傍の肝実質を平坦化させることもしばしばある．ほとんどが肝右葉の前外側に認められる．
- **裂傷**（laceration）：最も高頻度に認められる．不整な辺縁を有する，枝別れした低吸収の造影欠損域で，おもに末梢領域に認められる．"fracture（破断）"は裂傷で肝臓の一部がちぎれていることを示すために用いられる．
- **肝内血腫**（intrahepatic hematoma）：限局性の，最初は血液によって満たされ高吸収を呈する病変である．時間が経過し漿液性の液体で満たされると，低吸収の腫瘤状の病変となる．
- **楔状の造影欠損**（wedge-shaped defect）：肝実質の血管遮断域を示し，造影効果が不良となる．
- **挫傷**（contusion）：微小な肝実質内の出血が生じた領域からなる損傷を示す用語である．周囲の肝実質よりも低吸収を示し，境界は不明瞭である．
- **仮性動脈瘤**（pseudoaneurysm）**と急性出血**：造影剤の血管外漏出を示す不整な形態の高吸収域であり，治療は血管造影下での塞栓術か外科手術が必要となる．

脾　臓

■ 脾外傷は，通常はシートベルトをしていない**交通事故**の乗客，転落，車にはねられた歩行者などで認められる．

■ 脾臓は**血流の多い臓器**であり，脾外傷では出血が最も重大な合併症となる．血流が豊富で遅発性に脾損傷が顕在化することが多いが，ほとんどの脾外傷は**保存的**（外科的にではなく）に**加療**される．

■ 脾損傷の評価には，CT がまず撮像される．脾外傷の CT 所見には，以下のようなものがある（図 19-8）．

- **挫傷**：正常では均一な濃度であったものが，まだらな低

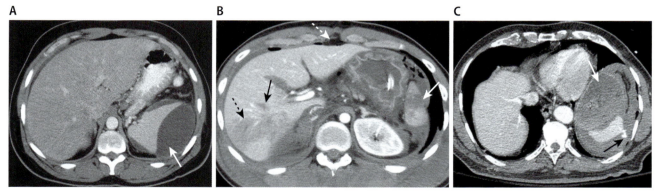

図 19-8　脾損傷の 3 例　症例 A では，脾臓の実質を圧迫するように被膜下に三日月状の液体貯留が認められ，被膜下血腫を示す（白矢印）．症例 B では，脾裂傷（白矢印）と肝裂傷（黒矢印），大きな肝挫傷（点線黒矢印）が認められる．腹腔内の遊離ガス（点線白矢印）も認められる．症例 C では，造影剤の血管外漏出（活動性出血，黒矢印）と大きな脾臓内の血腫（白矢印）が認められる．

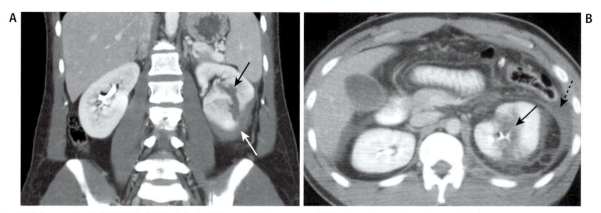

図 19-9　腎障害の 2 例　冠状断再構成がなされた症例 A の造影 CT では，線状の低吸収を呈する造影不良域が認められ，腎裂傷（黒矢印）および被膜下血腫（白矢印）を示す．別な症例の CT（B）では腎裂傷（黒矢印）と腎周囲の血腫（点線黒矢印）が認められる．

吸収病変へと変化する．
- **被膜下血腫**：被膜下に低吸収の三日月状の液体貯留が認められ，しばしば正常な脾臓実質を圧迫する．
- **裂傷**：不整形の，通常は脾臓を横断する低吸収の造影不良病変を呈する．
- **実質内血腫（intraparenchymal hematoma）**：裂傷部位に血液が充満した状態．脾臓内の円形低吸収域を呈し，容積効果（mass effect）を有し脾臓が腫大する．
- **腹腔内液体貯留もしくは血腫**：ほとんどの脾損傷症例で腹腔内出血が生じ，骨盤内に少量の血液を認めることもある．腹腔内出血の存在が必ずしも活動性出血を示すわけではない．

腎　臓

- 米国では，自動車事故が腎臓の鈍的損傷のなかで最も多い原因となっている．ほとんどすべての腎外傷の症例で**血尿**を認める．
- 検査としては**造影 CT** が第一選択であり，経静脈的尿路造影と膀胱造影にほとんど取って代わっている．

■ **腎外傷の CT 所見**（図 19-9）
- **挫傷**：造影された腎内の境界不明瞭な斑状の低吸収域．
- **被膜下血腫**：腎実質を圧迫する，三日月状もしくは長円形の低吸収病変．
- **腎周囲血腫**：Gerota 筋膜によって境される腎周囲の境界不明瞭な液体貯留．
- **裂傷**：線状，樹枝状の低吸収を呈する造影欠損域．さらに重症な裂傷は腎門部の腎盂・腎杯，腎動脈，腎静脈まで及ぶ．**破断（fracture）** は，裂傷が腎門部から皮質まで連続する際に用いられる用語である．
- **血管損傷**：動脈性であれば，腎臓への血流がなくなるため腎臓の造影剤による増強効果が消失する．楔状の造影効果不良となることもある．
- **尿路（collecting system）の損傷**：腎盂もしくは尿管からの造影剤漏出（図 19-10）

ショック腸管 shock bowel

- ショック腸管は通常，腹部の鈍的外傷による高度の血液量減少，著明な低血圧が生じることで引き起こされる．これ

19章 外傷の画像所見を理解しよう | 183

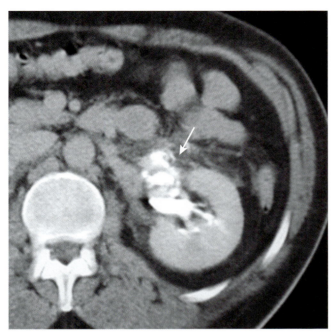

図 19-10　近位尿管の損傷　左腎盂尿管移行部レベルに尿管外への造影剤漏出（白矢印，尿路から漏出した造影剤を含んだ尿を表している）が認められ，尿管の損傷と診断できる．この症例はシートベルトをしていない状態で交通事故にあった運転手であった．

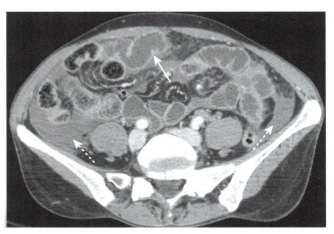

図 19-11　ショック腸管（shock bowel）　著明な造影効果を伴う，内腔に液体を含んだ複数の拡張した腸管が認められる（白矢印）．後腹膜腔にも液体貯留が認められる（点線白矢印）．ショック腸管は著明な循環血液量の低下と高度の低血圧で生じる．

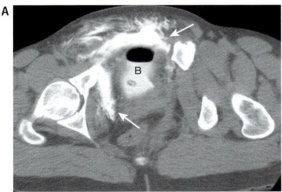
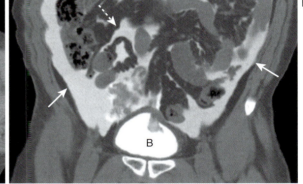

図 19-12　膀胱破裂（腹膜腔外破裂と腹腔内破裂）　骨盤骨折の症例 A では，造影剤を含んだ尿（白矢印）が，穿孔を起こした膀胱から腹膜外腔へと漏出している．造影剤と Foley カテーテルの先端，空気が，部分的に満たされた膀胱内（B）に認められる．腹腔内破裂（症例 B）は頻度が低く，鈍的損傷に伴って生じる．造影剤は膀胱（B）から傍結腸溝（白矢印）に自由に漏出し，腸管の辺縁を縁取っている（点線白矢印）．

らの症状は蘇生処置によって完全に回復させることができる．

■ショック腸管を CT でみつける
- 小腸壁の造影剤による**増強効果を伴うびまん性肥厚**
- **液体が充満**し，**拡張した腸管**
- その他の所見としては，**小さな下大静脈**（1 cm 以下）と**大動脈**（6 mm 以下），脾臓の灌流低下がある（図 19-11）．

骨盤損傷 pelvic trauma

膀胱破裂 rapture of the urinary bladder
■**膀胱破裂の約 70％は骨盤骨折に伴って**起こり，骨盤骨折症例の**約 10％に膀胱破裂**が認められる．

■**CT 膀胱造影**（Foley カテーテルから膀胱内へ点滴により造影剤を注入して撮像する）が最もよく病変を描出しうるが，造影剤を経静脈的に投与し，腎臓から排泄される**造影剤で順行性に膀胱内を造影**しても病変の描出は可能である．

▶ 膀胱破裂の 2 つのおもなタイプ（図 19-12）
- **腹膜腔外破裂が多いタイプ**であり，膀胱損傷の 80％を占める．通常は**骨盤骨折の結果，直接的に膀胱に穴が開く．膀胱外に漏出した造影剤は，膀胱周囲に留まり，特に恥骨後隙に貯留する．
- **腹腔内破裂は少ないタイプ**であり，通常は，**膀胱が膨張**

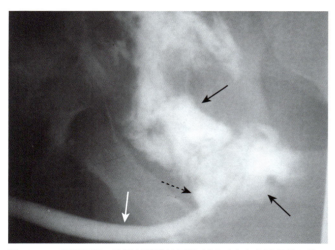

図19-13　尿道損傷　造影剤が陰茎尿道（白矢印）から逆行性に注入され，尿道損傷により後部尿道から漏出し（点線黒矢印），会陰部，膀胱周囲の腹腔外スペースなどの尿路外（黒矢印）へ漏出している．本症例は転落による骨盤骨折であった．

した状態での骨盤への強い打撃により生じる（特に小児）．破裂は通常，腹膜腔に接した**膀胱の天井部分**で生じる．造影剤は腹腔内，腸管周囲，傍結腸溝などへ自由に移動していく．

尿道損傷

- 尿道損傷は**男性**における高度の骨盤外傷で生じ，**鈍的損傷**がほとんどの原因である．
- 尿道損傷は骨盤の**騎乗骨折**（straddle fracture）もしくは尿道領域の**穿通性外傷**によって生じる．**血尿，尿道口からの出血，排尿障害**が理学的に認められた場合，尿道損傷が疑われる．
- 画像診断は**逆行性尿道造影**（retrograde urethrography：RUG）が施行される．RUGでは，尿道口から逆行性に造影剤が尿道へ点滴注入されることで尿道内に造影剤を充満させ画像を撮像する．
- 最も多い外傷のパターンは，尿生殖隔膜から近位尿道球にかけての**後部尿道**の破裂である．骨盤腔や会陰部への造影剤の尿道外漏出が認められる（図19-13）．

🏠 TAKE-HOME POINT：外傷の画像所見を理解しよう

- ☑ 外傷は，鈍的外傷と穿通性外傷に分類される．外傷に関連した臓器損傷のほとんどは鈍的損傷が原因であり，大多数が交通外傷によって生じる．
- ☑ 外傷患者では，どの患者で保存的加療が可能であり，どの患者で外科手術もしくはその他の侵襲的治療が必要なのかを区別する際に，CTは重要である．
- ☑ 肋骨骨折は，肝臓，脾臓の裂傷や気胸などのさらに重大な内臓損傷の存在を示唆する．ほとんどの肋骨骨折は第4～9肋骨に生じる．
- ☑ 肺挫傷は胸部の鈍的損傷における最も頻度の高い病態であり，肺内の出血（通常は外傷を受けた部位）を示す．古典的には数日で消失する．
- ☑ 肺裂傷は肺実質の断裂であり，液体もしくは空気を内部に含む．肺裂傷の存在は周囲の肺挫傷により隠れてみえないことがあるが，典型的には肺挫傷よりも画像所見の消失に時間がかかる．
- ☑ 大動脈損傷は大動脈峡部に生じることが多く，救命には早期の診断が必要である．造影CTでは内膜片（intimal flap），輪郭の異常もしくは血腫が認められる．
- ☑ 鈍的外傷で損傷を受けやすい臓器は（頻度の高い順に），脾臓，肝臓，腎臓，そして膀胱である．
- ☑ 肝臓は最も損傷を受けやすい臓器であり，鈍的外傷でも穿通性外傷でも損傷を受け，腹部外傷の死因として最多である．裂傷，血腫，楔状の造影欠損，肝動脈瘤と急性出血をきたす．
- ☑ 脾臓は血流が多いので，脾外傷では出血が最も重大な合併症となる．脾外傷の所見としては血腫，裂傷，挫傷，破裂がある．
- ☑ 腎外傷の患者では，ほとんど全例に血尿を認め，CTでは挫傷，裂傷，血管茎部損傷を認める．腎盂もしくは尿管損傷では，造影剤の管腔外漏出を示すこともある．
- ☑ ショック腸管（shock bowel）は著明な低血圧で生じ，CTでは液体が充満し拡張した小腸の濃染を伴うびまん性壁肥厚を認める．
- ☑ 膀胱破裂は，腹膜外（多い）もしくは腹腔内に破裂し，腹膜外への破裂では膀胱周囲に造影剤が認められ，腹腔内での破裂では腹腔内を自由に移動する造影剤が認められる．
- ☑ 尿道損傷はほとんどが男性で生じ，骨盤骨折で生じることが多い．多くの場合に後部尿道が損傷を受け，会陰部や骨盤の腹腔外へ造影剤漏出が認められる．

CHAPTER 20
消化管，肝臓，尿路系の異常をみつけよう

- 本章では，消化管 (gastrointestinal tract：GI tract) の食道から直腸までに発生する主要な疾患の検出方法について学ぶ．また，一部の肝臓の異常についても本章で述べる．超音波検査について述べている 21 章では，さらに頻度の高い胆道系，骨盤領域の異常について扱っている．
- 今日では CT，超音波検査，MRI が，単純 X 線，さらに症例によっては消化管と腹部臓器のバリウム検査に取って代わっている．
- 消化管透視で用いられる専門用語については表 20-1 にまとめてある．

表 20-1 専門用語の説明

X 線透視 (fluoroscopy)
腸管の動きをリアルタイムで観察する際に，また"スポット撮影"とよばれる診断に必要な画像を撮影するための，理想的な体位を患者にとらせる際に行われる特別な X 線検査のこと．本章では，この用語は消化管の X 線画像を撮影する場合に用いられている．

バリウム (barium)
硫酸バリウム含有液は，不活性な X 線不透過性の液状物質であり，消化管の内腔解剖を検査するために用いられる．

単純 (一重) 造影 (single contrast)／二重造影 (double contrast)／二相性検査法 (biphasic examination)
単純造影 (充盈像ともよばれる) は，造影剤としてバリウムのみを使用し，腸管を画像化する方法である．二重造影 (空気造影とよばれることもある) は，濃度の高いバリウムと空気の両方を使用して行う消化管検査である．二相性検査法は上部消化管で用いられ，検査を最大限に利用するために，まず二重造影を行い，その後に単純造影を行う検査法である〔【訳注】本邦では一般的でない〕．

造影欠損 (filling defect)
通常は軟部組織濃度の，内腔に突出し，腔内の造影剤を置き換える病変 (例：ポリープは造影欠損として描出される)

潰 瘍 (ulcer)
壁外へ突出する持続性の造影剤貯留であり，粘膜の障害部分から生じる場合 (胃潰瘍など) と消化管腫瘍に生じる場合 (悪性腫瘍の潰瘍形成など) がある．

憩 室 (diverticulum)
造影剤の充満する消化管の壁外へ突出する持続性の造影剤貯留．潰瘍のようにもみえるが，潰瘍とは異なり，憩室の粘膜は正常である．偽性 (仮性) 憩室とは，粘膜と粘膜下層が筋層から外方へ袋状に突出した状態を表す．

スポット撮影 (spot film) と overhead film
スポット撮影とは，透視を使用して患者に理想的な体位をとらせて得られる，撮影される静止画像である．overhead film とは，スポット・フィルムを補足するための，放射線検査室の天井に設置された X 線管 (このため overhead といわれる) を使用して放射線技師により撮影される追加の画像である．〔【訳注】おもに米国で通常行われる消化管透視法である〕

管腔内 (intraluminal, luminal)，壁内 (intramural, mural)，外因性の (extrinsic)
管腔内とは，通常は粘膜から発生した病変 (例：ポリープや癌) を表す．壁内とは，通常は壁 (ここでは腸管壁) から発生した病変 (例：平滑筋腫，脂肪腫) を表す．外因性とは，消化管外から発生した病変 (例：漿膜転移もしくは異所性子宮内膜症) を表す．

正面像 (en face) と側面像 (in profile)
病変を直接"正面から"観察した場合が正面像である．垂直に (横から) 観察した場合が側面像である．完全な球形ではないかぎり，正面像と側面像では病変は異なる形態となる．

膨張 (fully distended) と虚脱 (collapsed)
どの部分の消化管であっても，造影剤により十分に膨張させられた腸管ループのみが正確に評価可能である．ある種の評価項目 (壁の肥厚など) は，虚脱した腸管で行うと誤診することがある．

経時変化 (change) と伸展性 (distensibility)
食道から直腸までの消化管構造の壁は，経時的に (通常は数秒で) その輪郭が変化し，バリウムもしくは空気の量が増加すると，内腔は膨張し風船のように外方に膨らむ．形態の変化と伸展性がある状態は正常である．

固縮 (rigid)，硬い (stiff)，固定された (fixed)，伸展性の乏しい (nondistensible)
消化管壁が，例えば腫瘍や血液，浮腫，線維性組織により浸潤された場合，腸管ではその形態変化能力と伸展性が消失する．この伸展性の消失という状態に対し，固縮，硬い，固定された，伸展性の乏しい，などの用語が用いられる．これは異常な状態である．

不 整 (irregularity)
胃，小腸，大腸の粘膜ヒダによって形成される正常な辺縁の突出を除き，全体的に消化管の壁は比較的平滑で整である．潰瘍形成や浸潤，結節形成を生じる疾患では，壁の不整を認める．

持続性 (persistence)
例外はあるものの，病的所見とみなされるためには，明らかな異常所見が 1 つ以上の画像で認められなければならない．蠕動や食餌内容物，糞便，腸管の不完全な膨張などの一時的な消化管の形態変化であれば，時間が経つとその所見が消失する．しかし異常病変であれば，その形態は時間が経っても保れ持続性を有する．

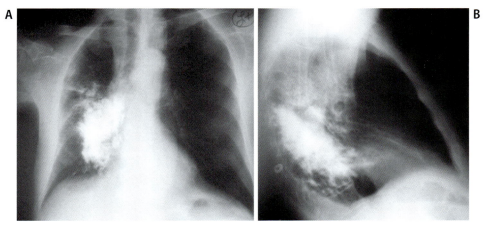

図 20-1　バリウムの大量誤嚥　胸部単純X線正面像（**A**）と側面像（**B**）では，非常に濃度の高い部位が右肺下葉に認められる．この物質は金属の濃度を呈し，上部消化管造影検査中に肺に誤嚥されたバリウムを表す．バリウムは不活性であり，患者自身の分泌物の誤嚥で何らかの症状が出現したという既往がなければ，これだけで特に新たな症状が出現することはない．時間がある程度かかるものの，わずかな量を残してほとんどのバリウムは吸収される．

食道の病変

- 食道の**造影検査**では，患者に液状バリウムを単独で，**二重造影検査**では液状バリウムに加えて，ガスを一緒に嚥下させる．単純造影，二重造影のどちらもそれぞれ長所があり，多くの食道造影検査ではルーチンに両方が施行され，**二相性検査法**とよばれている．
- **ビデオ食道造影**（video esophagography，ビデオ嚥下機能検査）は嚥下機能の検査であり，通常は透視（fluoroscopy）と連続撮影を使用し，デジタルビデオレコーダ，ビデオテープ，フィルムでその動きをとらえることになる．この検査は，食物内容が声帯よりも下のレベルで気管内に入ってしまう**誤嚥**（aspiration）を診断し，記録するために施行される（図20-1, Video 20-1）．
- 食道の透視下観察でも食道運動の異常を検出することができる．蠕動の**三次波**（tertiary wave）がよく観察されるが，これは**非特異的な食道の運動異常**であり，食道の機能障害と，嚥下に寄与しない収縮運動を表している．三次波は透視下の観察とスポット撮影でとらえることができる（図20-2, Video 20-2）．

食道憩室 esophageal diverticulum

- 消化管の憩室は，**粘膜と粘膜下層が筋層の欠損部から腸管壁外へ突出**することで生じる．消化管のどの部位でも生じ，管腔の外に突出する**袋状の構造**として認められる．

➡ 食道憩室は頸部，気管分岐部レベル，横隔膜上に生じる．頸部では，憩室は後方に位置し，**Zenker憩室**とよばれる．気管分岐部レベルの憩室は，結核など外部からの炎症が原因で生じ（**牽引性憩室** traction diver-

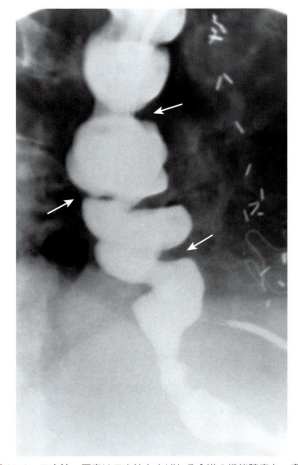

図 20-2　三次波　写真は三次波とよばれる食道の機能障害と，嚥下に寄与しない食道運動の顕著な例である（白矢印）．この状態に対しcorkscrew esophagus（コークスクリュー食道）という用語が使用されることもある．三次波は非特異的な，非常にありふれた異常であり，加齢に伴い増加する．

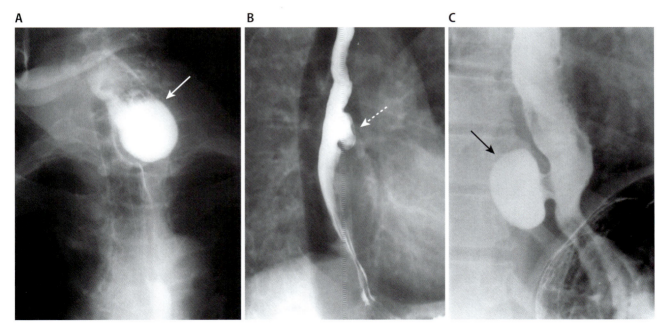

図20-3　食道憩室　食道憩室は，頸部（**A**）の下咽頭後壁の局所的に脆弱な部位に発生することが特徴的である（Zenker憩室，白矢印）．中部食道（**B**）では，食道外部の炎症性疾患（例：結核）により線維化が生じ，これによって食道が牽引され，**牽引性憩室**（点線白矢印）が生じる．横隔膜直上の食道遠位部には横隔膜上部憩室（**C**, 黒矢印）が生じる．牽引性憩室のみが**真性憩室**であり，食道の全層が憩室壁を構成する．Zenker憩室と横隔膜上部憩室は偽性もしくは**仮性憩室**とよばれ，筋層の欠損部から粘膜と粘膜下層が突出した状態である．この3種類の憩室のなかではZenker憩室のみが症状を呈する．

ticulum），食道胃移行部直上レベルの憩室は**横隔膜上部憩室**（epiphrenic diverticulum）とよばれている（図20-3）．

食道癌 esophageal carcinoma

■ 食道癌は，現在でも**予後不良**の疾患である．発見時には約50％の症例で**転移**を認める．食道には漿膜が存在せず，リンパ流が豊富なため，食道癌では**他領域への進展と播種**が起こりやすい．長期間にわたるアルコールとタバコへの曝露が食道癌の発症リスクを高める．

■ 食道の悪性疾患は，**扁平上皮癌**（squamous cell carcinoma）もしくは**腺癌**（adenocarcinoma）であり，腺癌の有病率が増加している．腺癌は，食道上皮が扁平上皮から円柱上皮に化生した部位（**Barrett食道**）で発生する．化生（metaplasia）のプロセスは**胃食道逆流**がおもな原因となっている．

■ 嚥下障害などにより食道癌が疑われた場合には，まず食道の**バリウム造影検査**が選択される．

■ 食道癌は以下の所見の1つ，もしくは複数の形態を呈する．**輪状の狭窄病変**（図20-4A），**ポリープ状の腫瘤**（図20-4B），**表面の浸潤性もしくは潰瘍性病変，壁の不整**（図20-4C），多くの場合，いくつかの所見が混在して存在する．

食道裂孔ヘルニアと胃食道逆流症（GERD）

■ 食道裂孔ヘルニア（hiatal hernia）は，食道胃移行部が横隔膜上に位置する**滑脱型**（ほとんどがこのタイプに属する）と，胃の一部が食道裂孔を通過するものの胃食道移行部は横隔膜下に位置している**傍食道型**（1％）に分けられる．一般的に，食道裂孔ヘルニアは加齢とともに頻度が高くなる．

■ ほとんどの食道裂孔ヘルニアは症状を呈さないが，食道裂孔ヘルニアの存在と臨床的に著明な**胃食道逆流症**（gastroesophageal reflux disease：GERD）とには関連がある．

● 胃食道逆流は，食道裂孔ヘルニアが画像的に確認できない患者にも生じ，逆流は通常，食道への繰り返される胃酸逆流を防ぐ役割をもった**下部食道括約筋の機能不全**により発症する．

⇨ 食道裂孔ヘルニアの画像所見（図20-5）としては，横隔膜レベルで内部に造影剤を含んだ**遠位食道の球状領域**が認められる．バリウム検査を複数回施行しても，食道裂孔を通過する部分の食道内腔は狭くなっていないものである．また，複数の胃粘膜ヒダが，横隔膜よりも上部へ進展している所見も認められる．時に，食道遠位部における細い，円周性の陰影欠損がみえた場合には，Schatzki輪とよばれる．

● Schatzki輪は食道胃移行部に位置し，これが横隔膜より上方に認められた場合には**滑脱型ヘルニア**（sliding hia-

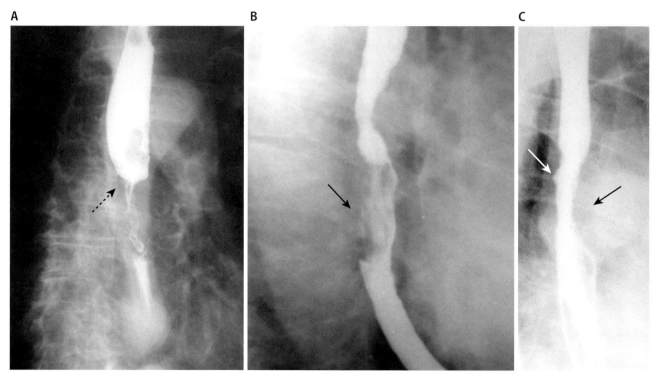

図 20-4 食道癌 それぞれ異なる形態を呈する食道癌の3症例を提示している．症例 A では，輪状の狭窄が中部食道に認められる（点線黒矢印）．この症例では，腫瘍は正常内腔を取り囲み，内腔を閉塞している．症例 B では，食道の右側壁から発生したポリープ状の病変が，その周囲のバリウムに置き換わっている（黒矢印）．C の症例の壁は不整であり，柔軟性に欠ける（黒矢印）．そして小さな潰瘍形成（白矢印）が認められる．

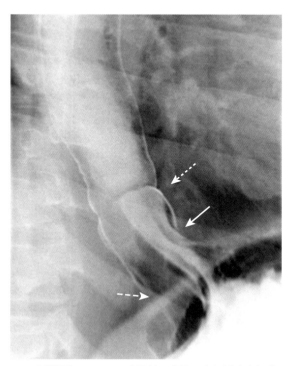

図 20-5 食道裂孔ヘルニア 造影剤の球状の貯留（白矢印）が認められ，横隔膜上（点線白矢印）に胃が脱出している状態を表している．ヘルニア内に胃粘膜ヒダが認められ，胃の一部であることがわかる．食道裂孔を通過している部分の食道は正常では狭小化しているが，本例では狭小化していないことに注目．ヘルニア部分の頭側に認められている狭窄部横（点線白矢印）は食道胃移行部である．

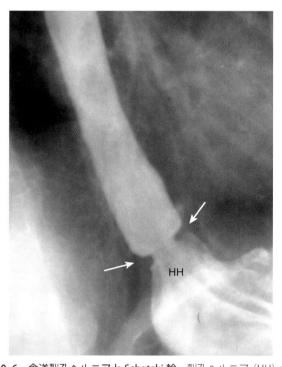

図 20-6 食道裂孔ヘルニアと Schatzki 輪 裂孔ヘルニア（HH）が，複数の胃粘膜ヒダと横隔膜通過部分の食道が狭小化していないことで指摘できる．ヘルニアの直上部分には，薄い，膜状の造影欠損が認められ，Schatzki 輪（白矢印）に特徴的である．Schatzki 輪は食道胃移行部のレベルを示す．

tal hernia) であることを示している（図20-6）．
■胃食道逆流は，バリウムが胃から食道へ逆流することで透視中に明らかとなることがある．しかし，**逆流は間欠的**であり，検査中ずっと起きているわけではない．検査中に逆流がないからといって，胃食道逆流症が否定できるわけではない．また，逆流が存在するからといって，その患者がすべてGERDの合併症（例：食道炎，狭窄，Barrett食道）を有しているわけでもない．

胃と十二指腸の病変

■今日では，胃内腔の検査はしばしば内視鏡を用いて行われ，壁の肥厚と胃外の構造物に関しては，経口造影剤を投与した腹部CT検査で評価されている．しかしながら，食道，胃，十二指腸を含めた二相性の上部消化管検査（一重造影と二重造影の組み合わせ）は，現在も感度がよく，経費もあまりかからず，簡単に施行でき，非侵襲的な検査に位置づけられている．

胃潰瘍 gastric ulcer

■米国では，胃潰瘍の発生率は減少傾向となっている．成人では，**胃潰瘍症例の約3/4にHelicobacter pyroli感染**が認められる．残りは非ステロイド性抗炎症薬（NSAIDs）が原因となっている．

ほとんどの潰瘍は**胃体部**もしくは**胃前庭部の小弯側**もしくは**後壁**に発生する．胃潰瘍の**95%は良性病変**である．約5%のみが**胃悪性疾患の潰瘍形成**として認められる（図20-7）．

胃癌 gastric carcinoma

■米国では胃癌の発生数は劇的に減少している．しかしながら死亡率は依然として高く，これは胃癌がすでに広く転移してしまった状態になるまで診断がなされないことが原因となっている．ほとんどの胃癌（実際には腺癌であるが）は，**胃遠位部1/3の小弯側**に発生する．
■上部消化管の二重造影検査と腹部CTで胃癌が描出可能である．CTは腫瘍ステージングと広がりの程度を評価するために用いられる．
■胃癌は，**ポリープ状**（polypoid），**浸潤性**（infiltrating：硬癌 linitis plastica），**潰瘍性**（ulcerative）の形態を呈する（図20-8）．
■特徴的な潰瘍形成を呈する良性の胃壁病変である**平滑筋腫**（leiomyoma）や，胃に広範囲なヒダ肥厚もしくは多発性の腫瘤を形成する**リンパ腫**などの他の腫瘍性病変も，胃癌に類似した所見を呈する．

十二指腸潰瘍 duodenal ulcer

十二指腸潰瘍は胃潰瘍の2〜3倍の頻度で認められる．ほとんどの十二指腸潰瘍は十二指腸球部に生じ，特に**十二指腸球部の前壁**に認められることが多い．原因としては*Helicobacter pylori* **感染**が圧倒的に多い（85〜95%）．
■上部消化管の二重造影は，十二指腸潰瘍の検出に約90%以上の感度を有している（図20-9）．
■合併症としては**閉塞**，**穿孔**（腹腔内へ），**穿通**（膵臓などへ），**出血**があり，いずれもCTでの評価が適している（図20-10）．

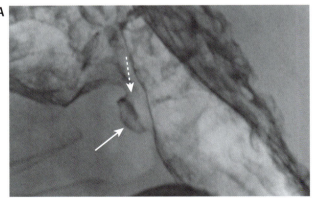
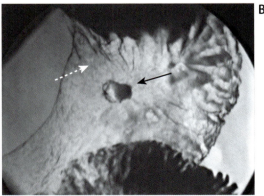

図20-7　胃小弯側の良性胃潰瘍　**A**では，小弯側に沿って，正常な胃の輪郭から突出する大きなバリウム貯留像が認められ（内腔から突出している病変），胃潰瘍を表している（白矢印）．この潰瘍を表すバリウム貯留像は，複数の画像で認められる（持続性とよばれる潰瘍の重要な所見である）．この症例では，潰瘍周囲の浮腫性組織による周堤が，側面からの観察で潰瘍底部の透亮像として認められており，**潰瘍環**（ulcer collar）とよばれる（点線白矢印）．潰瘍を正面からみている**B**では，たくさんの胃皺襞（点線白矢印）が潰瘍の辺縁から中心のバリウム貯留像に向かって放射状に認められ（黒矢印），潰瘍そのものを示す．これは良性の胃潰瘍である．

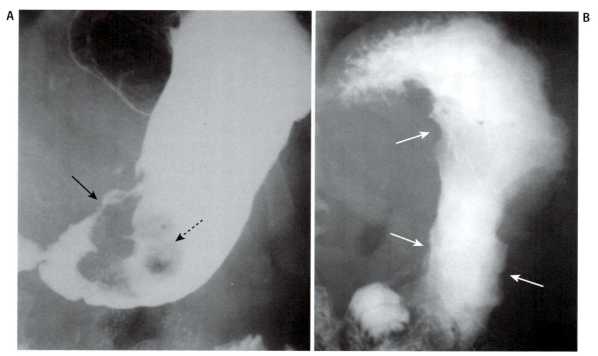

図20-8　胃癌　Aでは，胃前庭部の大きなポリープ状の造影欠損（内腔に突出している病変）は，周囲のバリウムを置換している（黒矢印）．正面から観察すると，腫瘤内に不整形の造影剤貯留が認められ，腫瘤内の潰瘍形成を示している（点線黒矢印）．これは胃の腺癌の症例であった．Bでは，十分な量の造影剤と空気を満たした状態にもかかわらず，消化管のどの部位でも認められるはずの伸展性と，蠕動運動が胃体部全体において失われている．そのかわりに，胃壁は内方に陥凹し（白矢印），**固縮**しており，悪性を示す所見である．この胃は，どの画像でも同様の所見を呈していた．これは硬癌（linitis plastica，スキルス胃癌）に典型的な所見であり，腺癌が胃に浸潤したために生じる．

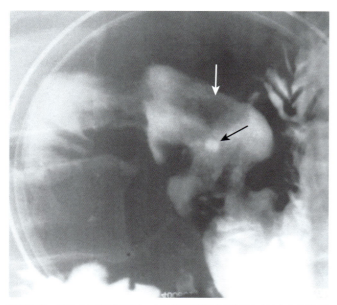

図20-9　急性十二指腸潰瘍　十二指腸球部の前壁にバリウムの貯留像が認められ（黒矢印），周囲には浮腫性領域（白矢印）も認められ，潰瘍周囲のバリウムを置換している．この造影剤貯留は球部の複数の画像でも認められ，急性十二指腸潰瘍で特徴的である．潰瘍が治癒すると，十二指腸球部の正常な三角形が瘢痕により変形する．

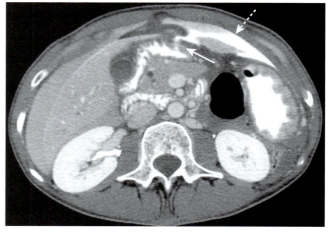

図20-10　穿孔した十二指腸潰瘍　経口造影剤を投与して撮像された上腹部のCTの横断像では，十二指腸から腸管外へ漏出した経口造影剤（白矢印）が腹腔内に認められる（点線白矢印）．閉塞，穿孔，出血が潰瘍のおもな合併症である．この症例は手術により先行した十二指腸潰瘍が治療された．

小腸と大腸

一般的知識

■ いずれの検査法を使用する場合であっても，腸管壁を適切に評価するためには，腸管内腔の濃度を上昇させること，内腔を膨張させることが必要である．

20章 消化管，肝臓，尿路系の異常をみつけよう | 191

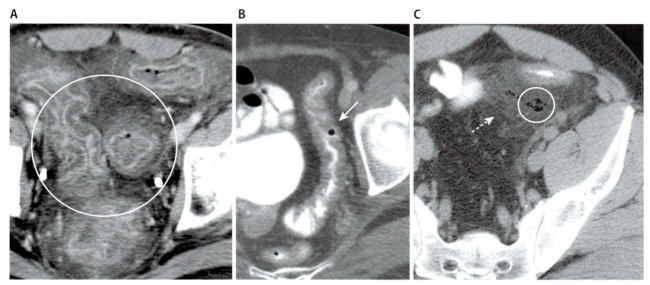

図20-11　消化管のカギとなるCT所見　腸管の異常を診断するためのCT所見は，腸管のどの領域であっても同じように考えることができる．**A**では，腸管壁の肥厚と造影剤による増強効果が認められる（白円）．この大腸のように拡張していると，正常であれば腸管壁は非常に薄くなるはずである．**B**では，壁に粘膜下浸潤像を認める（母指圧痕像：thumbprinting，白矢印）．この虚血性大腸炎の症例では，出血を伴う浮腫性変化を示していると考えられる．**C**では，脂肪周囲に浸潤像が認められ（点線白矢印），これは通常，近傍の炎症の存在を示唆する所見である．腸管外ガスも認められ（白円），これは腸管穿孔の所見である．

⚠️　**虚脱している状態，もしくは腸管内腔の濃度が上昇していない状態**は，誤診につながりやすいので要注意となる．これは，第一に病変が観察できないこと，そして本当の所見なのかアーチファクトなのか区別がつかなかったり，病変がみえていなかったりしても異常であると正確に判断することができないことが原因となっている．腹部と骨盤部のCTでは，内腔の濃度が低い状態の腸管ループは，腸管が膨張していないと，腫瘍や腫大リンパ節と紛らわしかったり，壁の肥厚を評価したりすることが困難になる．

■ そのため，**経口造影剤が投与**されることとなるが，大腸も胃もどちらの内腔も濃度が高くなるように，たいていは**2回に分割**して投与される．経口造影剤は，外傷による腸管の穿孔，結石探しの検査，血管構造を特に評価するための検査（例：大動脈）などの場合を除いては，ほとんどの腹部CT撮像においてルーチンに使用されている．CT検査で使用される経口造影剤には，バリウムもしくはヨード造影剤を含んだ希釈溶液が用いられる．〔**訳注**〕本邦では概して経口造影剤を用いることは少ない〕

➡️　CTで腸管の異常を診断するためには，以下に列挙する共通の重要な所見があり，腸管のどの部分にも適用できる．

■ **腸管壁の肥厚**（図20-11A）：正常な小腸は2.5 cm径以上には拡張せず，壁は通常は3 mmよりも厚くならない．大腸壁は，内腔が膨張した状態では3 mm以上には厚くならない．

■ **粘膜下浮腫と出血**（図20-11B）：粘膜下浸潤では，さまざまな程度の**母指圧痕像**（thumbprinting），腸管内腔への結節状陥凹病変（粘膜下の浮腫による浸潤，出血，炎症性細胞，リンパ腫などの腫瘍，アミロイドが原因となる）を呈する．

■ **周囲脂肪のモヤモヤとした，もしくは索状浸潤像**（図20-11C）：炎症反応が腸管外にある近傍の脂肪へ波及すると，疾患の存在を示唆する所見が出現する．

■ **腸管外造影剤**もしくは**腸管外ガス**（図20-11C）：腸管外造影剤（または腸管外ガス）の所見は腸管穿孔を示している．

小腸のCrohn病

■ Crohn病は，小腸と大腸に生じる**慢性再発性**の**肉芽腫性炎症性腸疾患**であり，潰瘍形成，閉塞，瘻孔形成を認める．Crohn病は，典型的には**空腸と右半結腸**を侵し，病変は**飛石状に分布**する（病変の間に正常腸管が存在する）．**瘻孔形成**を生じる傾向があり，外科的切除後，再吻合後に新たな回腸末端部となった腸管に**再発**する傾向もある．

■ Crohn病は，**小腸バリウム透視**（経時的に画像を撮影する）でも**腹部骨盤部CT検査**でも，どちらでも描出される．

➡️　Crohn病の画像所見としては，回腸終末部の狭小化，不整，回腸末端の潰瘍形成が認められ，しばしば近位腸管の拡張を認める．腸管ループ同士の分離が，回腸

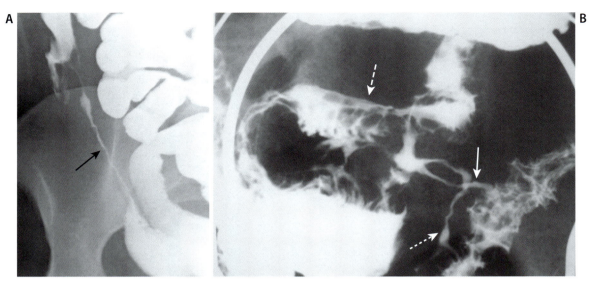

図20-12 Crohn病 Aでは，回腸末端（黒矢印）が著明に狭小化しており（string sign），ほかの小腸からは離れている（proud loop）．別な症例の小腸検査における右下腹部の拡大像（B）では，多発性にバリウムの線状陰影（白矢印，点線白矢印）が認められ，異常な小腸（破線白矢印）と小腸，小腸と大腸間に形成された多発性の瘻孔を表している．瘻孔形成はCrohn病のおもな合併症である．

周囲の腸間膜脂肪組織の炎症性浸潤により生じ，罹患した腸管が他の腸管ループから離れて位置するようになる（proud loop）．string signとよばれる所見は，収縮や線維化により狭小化した回腸末端部が，ほとんどスリット状に開存した内腔となる所見である．**瘻孔形成**は，特に回腸と大腸との間に生じるが，皮膚，膣，膀胱にも生じる（図20-12）．

大腸の病変

■ 大腸の内腔は，内視鏡もしくはCTコロノグラフィ（CTを用いて得られる仮想内視鏡像），二重造影バリウム注腸検査を用いることで最もよく検査することができる．大腸の外の構造物は経口的もしくは経直腸的に造影剤を投与した腹部骨盤CTで評価される．

憩室症 diverticulosis

■ 大腸憩室（colonic diverticulum）は，ほとんどの消化管の憩室のように，粘膜と粘膜下層が筋層の欠損部を通って脱出する状態を表す（**仮性憩室，false diverticulum**）．

⇒ 加齢に伴って発生頻度が上昇し，少なくともその一部は，内圧の上昇と大腸壁の脆弱化によって生じる．憩室は通常，多発性であり（**多発憩室症**），ほとんどの場合，**無症候性**（90%）であるが，**炎症や出血**が生じることもある．憩室は**下部消化管出血**の最も多い原因となっている．出血する場合には，左側病変よりも**右側病変**のほうが出血量が多いようである．

■ 大腸憩室はS状結腸に最も多く発生し，バリウム注腸でもCT検査でも，大腸と連続した空気または造影剤を内部に含む**小さな棘状突出**，もしくは**平滑なドーム状の外方突出**を示す**袋状構造**として認められる（図20-13）．

憩室炎 diverticulitis

■ 憩室は炎症を生じ穿孔することがあり（**憩室炎**），機械的な刺激もしくは閉塞により二次性に発症する．CTでは，バリウム注腸や内視鏡で観察不可能な大腸周囲組織が描出されるので，憩室炎を疑った場合には**CTが第一選択**となる．

⇒ 急性憩室炎のCT所見には，まずは憩室が存在することが必要である．それに加え，以下の所見が挙げられる．
- 近傍の**大腸壁の肥厚**（4mm以上）．
- **大腸周囲の炎症**：モヤモヤとした濃度上昇の領域（図20-14A），縞状ないし不規則な線状の濃度上昇，無構造の濃度上昇域が大腸周囲の脂肪に認められる．
- **膿瘍形成**：大腸周囲の軟部組織内に，腫瘤状の濃度上昇域として認められる，小さな多発性の気泡もしくは被包化された液体貯留（図20-14B）．
- **大腸の穿孔**：腸管外ガスもしくは造影剤が，穿孔部位の周囲に認められるか，もしくは頻度が低いものの，腹腔内に遊離して認められることもある（図20-14B）．

大腸ポリープ colonic polyp

■ ポリープの発生率は年齢とともに上昇し，悪性化の頻度はポリープのサイズとともに増加する．腺腫性ポリープ

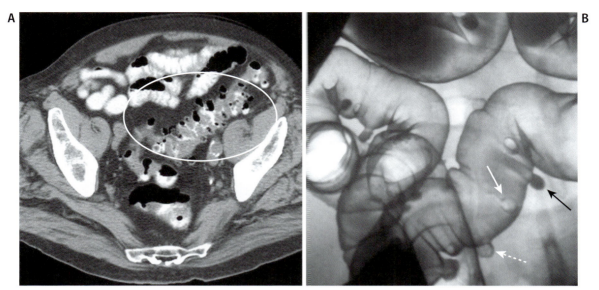

図20-13　**多発憩室症**　骨盤部CT（**A**）では，おもに空気を含んだ憩室が，小さな，通常は円形の外方に突出する袋状構造として，特にS状結腸に認められる（白楕円）．バリウム注腸二重造影検査（**B**）では，外方に袋状に突出した多くのバリウム像（内腔から突出している病変）がS状結腸に認められる．いくつかの憩室はバリウムを内部に含んでいるが（黒矢印），その他の憩室は空気を含んでおり，憩室の輪郭がバリウムにより描出されている（点線白矢印）．憩室が正面から描出されている部分では，円形の濃度を呈しており（白矢印），これは時に二重造影検査におけるポリープの所見と類似する．

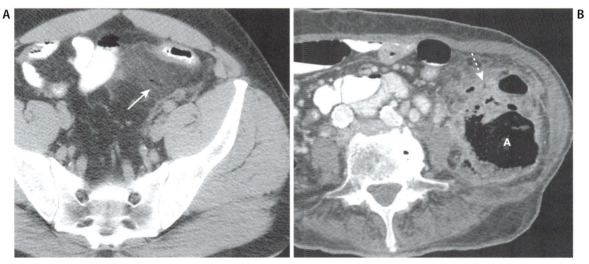

図20-14　**憩室炎のCT像**　**A**では，大腸の周囲の脂肪に，モヤモヤとした濃度上昇域として浸潤像が認められる（白矢印）．脂肪の限局的な浸潤像は炎症性疾患に特徴的である．CTの左下腹部拡大像（**B**）では，大きな膿瘍腔（A）が左下腹部に認められる．その近傍には，腸管外の小さな気泡と脂肪組織内の浸潤像が認められる（点線白矢印）．これらの所見は憩室炎の限局的な穿孔に伴って二次性に形成された膿瘍形成の所見である．

（adenomatous polyp）が多発するポリポーシス症候群の患者では，大腸癌に発展する危険性がより高くなる．

➡ ほとんどの大腸ポリープは**過形成性ポリープ**であり，悪性化する可能性はない．**腺腫性ポリープ**は悪性化する頻度は低いが，ポリープが大きくなるとともに悪性化の頻度が増加し，1.5 cm以上では約10％で悪性の可能性がある．そのため，腺腫性ポリープの早期発見と切除により，悪性転化の可能性を減少させることができる．

■ 大腸ポリープは注腸造影でもCTコロノグラフィでも大腸内視鏡検査でも確認できる．

■ **CTコロノグラフィ**は，高速撮像が可能な新しいCT装置と，3次元再構成により腸管の内腔を描出することが可能な複雑なコンピュータ・アルゴリズム（time-of-flightなど）を用いることで，大腸内視鏡を用いなくても大腸内を

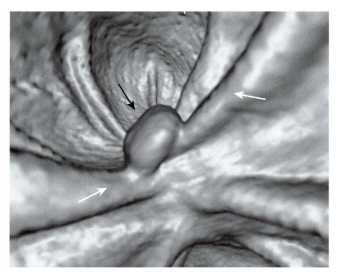

図 20-15 CT コロノグラフィで認められたポリープ CT コロノグラフィは，腹部 CT を 3 次元再構成し，内視鏡を用いずに腸管の内腔を観察する検査法である．下行結腸のポリープ（黒矢印）が明瞭な腫瘤として認められ，正常なハウストラ（白矢印）が大腸内の稜線状の構造として認められる．

観察することができる技術である．CT コロノグラフィでは，大腸の外の構造物も描出することが可能である（図 20-15, Video 20-3）．

■ ポリープには，**無茎性**（壁に直接付着している，sessile polyp）や，**有茎性**（茎を介して壁に付着している，pedunculated polyp）がある（図 20-16）．

さらにバリウムが入り込む無数の陰窩を伴った，不整な毛虫のような表面を有する（**絨毛状ポリープ** villous polyp）．絨毛状ポリープはサイズが大きい傾向があり，腺腫性ポリープよりも悪性化するリスクが高い（図 20-17）．

■ 時にポリープは**腸重積**（intussusception）の先進部になることがある．この場合，ポリープは腸管の一部を隣接した肛門側の腸管内へ引き込む．重積した近位側の腸管は，通常，閉塞し拡張する．腸重積では，バリウム注腸もしくは CT で特徴的な**コイル・スプリング状**の形態が認められる（図 20-18）．

大腸癌 colonic carcinoma

大腸癌は消化管で最も多い癌である〔【訳注】米国での発生頻度〕．ほとんどの癌は直腸・S 状結腸に発生し，成長するのに数年を要する．危険因子としては，腺腫性ポリープ，潰瘍性大腸炎，Crohn 病，ポリポーシス症候群，大腸ポリープもしくは大腸癌の家族歴，骨盤照射の既往があげられる．

■ 大腸癌の画像所見としては，**持続する大きなポリープ様の造影欠損**，すなわち "**apple-core**" **lesion**（リンゴの芯様病変）を呈する大腸内腔の輪状狭窄（図 20-19）が挙げられる．そして，**臨床的に明かな，もしくは微小穿孔**があり，線状もしくは不整形の大腸周囲脂肪組織の浸潤を認め，腸管外ガスを伴うことも伴わないこともある．

■ その他の大腸癌の画像所見には**大腸閉塞**がある（図 20-

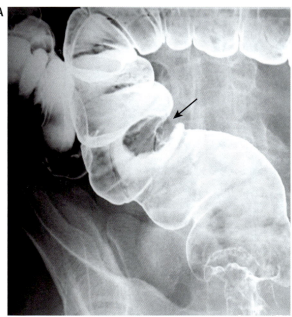
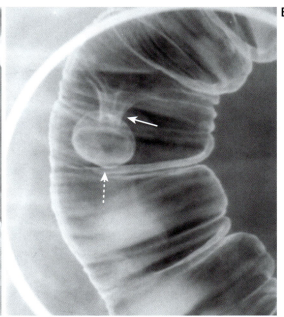

図 20-16 大腸の無茎性ポリープと有茎性ポリープ ポリープは大腸内の再現性のある造影欠損像として認められる．A では，無茎性の造影欠損が S 状結腸の内側壁に沿って貯留したバリウム内に認められる（黒矢印）．病変の大きさから悪性も考慮すべきである．別の患者に施行されたバリウム注腸二重造影検査（B）では，S 状結腸にバリウムによって輪郭が描出された造影欠損を認める（点線白矢印）．この患者ではポリープは腸管壁に茎により付着していた（白矢印）．茎を有したポリープは有茎性ポリープとよばれる．

20章 消化管，肝臓，尿路系の異常をみつけよう | 195

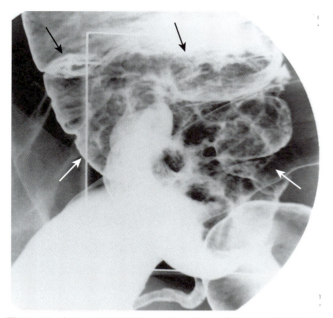

図 20-17　盲腸の絨毛状腫瘍　大きなポリープ様の腫瘍が盲腸に認められる（白矢印と黒矢印で囲まれている）．バリウムによって描出された白線の織り交ざった網状構造は，腫瘍の分葉状突出の間隙にとらえられたバリウムである．これは絨毛状腫瘍に特徴的な所見である．

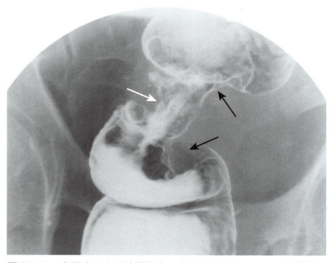

図 20-19　直腸癌による輪状狭窄　直腸に認められるこの特徴的な **apple-core lesion**（リンゴの芯様病変）は大腸癌が全周性に成長したことによって生じる．病変の辺縁（黒矢印）は伸び出し（**overhanging edge**），腫瘍が正常内腔に突出し重なっている部分であり，このタイプの病変に典型的である．"リンゴ"の"芯"（白矢印）は腫瘍組織によって構成され，この病変では大腸のすべての正常な粘膜が腫瘍に置換されている．このような病変は癌で特徴的に認められる．

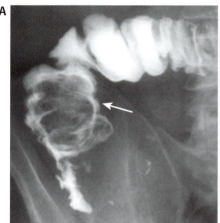
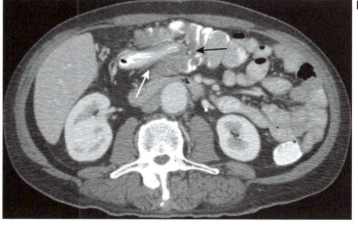

図 20-18　腸重積のバリウム注腸と造影 CT 像　**A** のバリウム注腸検査では，1 つの腸管ループが，そのすぐ遠位の腸管内に嵌入して閉塞が起こり，2 つの腸管ループが互いに重なるため，コイル・スプリング状の所見が描出されている（白矢印）．別の腸重積症例（**B**）では，大腸ループ（白矢印）がその遠位のループ内に突出している様子が観察され（黒矢印），内腔を充満し閉塞させている．

20）．大腸閉塞は，順行性閉塞，および直腸から投与されたバリウムが大腸癌病変を通過できないことにより描出される逆行性閉塞である．さらには**転移**（特に肝臓と肺）も認められる．

大腸炎 colitis

■大腸炎は**大腸の炎症**である．大腸炎には感染性，潰瘍性，肉芽腫性，虚血性，放射線性，抗生物質関連など多くの原因がある．多くの大腸炎が似たような画像所見を呈するの

で，原因の究明には**臨床経過が最も重要**となる．

▶ 大腸炎の CT 所見には，**大腸壁の分節状の肥厚**，浮腫による腸管内腔の**不整な狭小化：母指圧痕像**（**thumbprinting**）（図 20-21），周囲脂肪の**浸潤像**がある．

虫垂炎 appendicitis

■病態生理学的には，虫垂炎は虫垂内腔が閉塞することで発症する．今日では，虫垂炎の診断には CT が選択される．

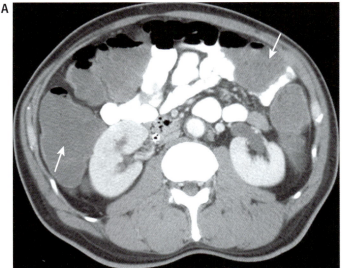

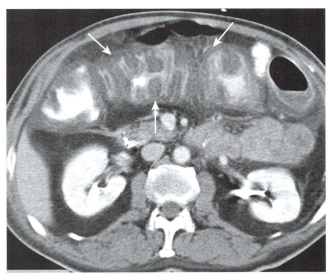

図 20-21 大腸炎　大腸には**母指圧痕像**（thumbprinting, 白矢印）と"アコーディオン・サイン"とよばれる所見を認める．この症例は *Clostridium difficile* 感染による大腸炎であり，以前は偽膜性大腸炎とよばれていた．現在ではおもに *C. difficile* が産生する毒素が原因として知られている．大腸炎はしばしば抗菌薬の使用後に生じる．臨床的診断は内視鏡で偽膜形成を確認することでなされる．画像でのアコーディオン・サインは腫大したヒダの間に取り込まれた造影剤を表し，著明な浮腫もしくは炎症を示す．しかし，アコーディオン・サインは *C. difficile* 腸炎に特異的というわけではない．

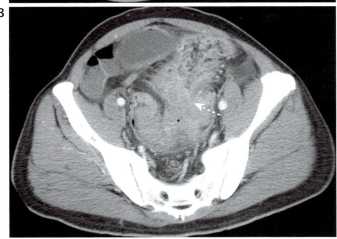

図 20-20　大腸閉塞症の CT　同一症例の 2 画像を提示している．**A** では液体に満たされた大腸（白矢印）が認められる．経口的に投与された造影剤は，検査時には大腸まで到達していないが，小腸内には認められる．S 状結腸の大きな腫瘤（**B**, 点線矢印）は S 状結腸を閉塞する大腸癌を表している．

急性虫垂炎は，超音波検査もしくは MRI でも診断可能である．

- **虫垂石**（appendicolith）は，全虫垂の約 15％に認められ，**石灰化した結石**である．虫垂石は，特に CT で虫垂内の石灰化として認められる．腹痛と虫垂石の存在があれば，約 90％で虫垂炎と診断でき，穿孔の可能性も高くなる．

➡ 急性虫垂炎のカギとなる CT 所見：**拡張した虫垂（6 mm 以上）**を認め（図 20-22），内腔は経口造影剤で造影されない．周囲脂肪組織の，線状の不規則な濃度上昇域で示される**虫垂周囲の炎症**（図 20-22A）．さらには，**炎症による虫垂壁の造影効果**がみられる．

- **穿孔**は約 30％の症例で生じ，**虫垂周囲の少量の腸管外ガスもしくは虫垂周囲の膿瘍**として認められる．虫垂炎の発症には虫垂内腔の閉塞が不可欠であるため，多量の**腹腔内遊離ガス**が存在したら他の疾患を考えるべきである（図 20-22B）．

- 虫垂炎における超音波検査については 21 章で述べる．
- 本書末尾の付記に，さまざまな臨床症状と経過を呈する腹痛患者で，まず第一に選択すべき検査について列記した．

膵　臓

膵炎 pancreatitis

- 膵炎のおもな原因は**アルコール中毒**と**胆石**の 2 つである．膵組織の炎症は膵管を破壊することとなり，膵には周囲を覆う被膜構造物がないため，膵液が容易に漏出してしまう．

➡ 膵炎は臨床診断名に過ぎず，CT で原因（例：胆石）や合併症（例：仮性膵嚢胞）が評価できる．

CT で急性膵炎をみつける

- 膵の全体的もしくは部分的な腫大（正常の膵の大きさは**頭部 3 cm，体部 2.5 cm，尾部 2 cm**）（図 20-23）
- 膵周囲の**索状陰影**もしくは**液体貯留**
- 膵の壊死による膵内の**低吸収病変**（膵の組織が生存していない領域，通常は病初期に発生する）．膵壊死の確認には経静脈的な造影剤の投与が必要であり，予後を予測す

20章　消化管，肝臓，尿路系の異常をみつけよう | 197

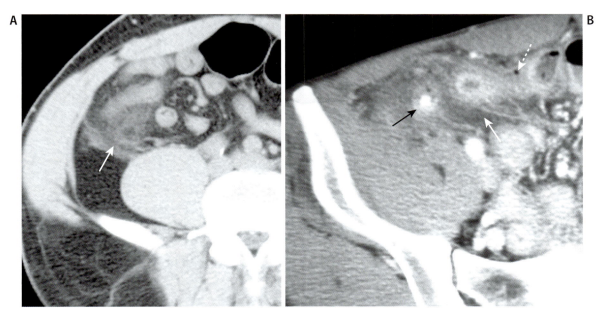

図20-22　虫垂炎のCT　**A**では，右下腹部の虫垂周囲脂肪組織の浸潤影が，腸間膜脂肪組織の濃度上昇として描出されている（白矢印）．脂肪の限局的な浸潤影は炎症性疾患の一般的な特徴であり，炎症の局在を同定する際に役立つ．**B**では，虫垂内腔に小さな石灰化（黒矢印）もしくは虫垂石が認められる．周囲脂肪組織の炎症性浸潤が，濃度上昇域として認められる（白矢印）．虫垂腔の外に，非常に少量の空気が認められ，限局的な穿孔を形成している（点線白矢印）．急性虫垂炎症例の約1/4に虫垂石が認められる．虫垂石と急性虫垂炎の組み合わせは，虫垂穿孔の存在を高率に示唆させる．

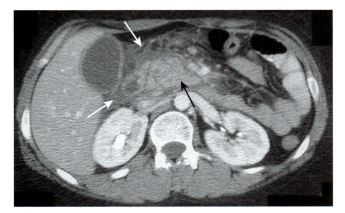

図20-23　急性膵炎　膵体部に腫大が認められる（黒矢印）．膵周囲脂肪に浸潤影も認める（白矢印）．臨床的にみればこれらの画像所見は急性膵炎と一致する．この症例では著明なアミラーゼ値とリパーゼ値の上昇があった．

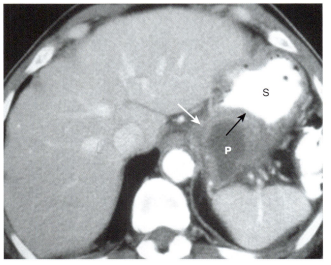

図20-24　仮性膵囊胞　炎症が起こった膵から流出した膵液が壁に囲まれるように貯留し，線維性組織により被包化されると，膵の仮性囊胞（P）として認められる．壁の造影効果がみられることがある（白矢印）．囊胞は近傍の腸管を圧迫して陥凹させており（本症例では胃の後壁，S），この所見は"パッド・サイン（pad sign）"とよばれる（黒矢印）．

る点でも有用である．
- **仮性膵囊胞形成**：炎症が起こった膵から流出した膵液は壁に囲まれるように貯留し，線維性組織により被包化されている．仮性膵囊胞の壁は通常はCTで観察することができ，造影剤による増強効果を示すこともある（図20-24）．

慢性膵炎 chronic pancreatitis
■慢性膵炎は持続的，不可逆的な疾患であり，アルコール中毒によって二次性に生じることが最も多く，**線維化**，**腺房**

の萎縮，膵管拡張をきたし，糖尿病の合併率も高い．

 慢性膵炎の特徴は，萎縮した腺房の拡張した膵管内に認められる，**多発性の無構造な石灰化**である（図18-10参照）．

膵腺癌 pancreatic adenocarcinoma

- 膵癌の危険因子には，アルコール中毒，喫煙，慢性膵炎，糖尿病があげられる．膵癌はきわめて**予後不良**の疾患で，ほとんどの膵癌が切除不能であり，診断された時点では治癒が望めない．腫瘍のほとんど（75％）は膵頭部に存在し，約10％が膵体部に，5％が膵尾部に存在する．膵癌患者の約半数が**黄疸**を呈し，そのほとんどで**疼痛**を訴える．
  - 黄疸を示す患者に対しては，**超音波検査が第一選択**の検査となる（→21章参照）．

膵癌をCTでみつける

- 限局性の膵腫瘤は通常，残存している膵の腺組織に比べ**低吸収**を示す（図20-25）．
- 膵管の拡張は通常は，**膵管と胆管の両方**が侵される．正常の膵管径は膵頭部で**4 mm以下**であり，膵尾部では次第に細くなっていく．ちなみに総胆管の径は**7 mm以下**である．
- 膵癌の他の所見として，隣接臓器への浸潤，リンパ節腫大，腹水がみられる．

肝・胆道系の異常

肝臓の一般的事項

- 肝腫瘤のCT検査は，経静脈的な造影の投与前・後に撮像されるのが一般的である．造影剤投与後は，**早期相**（肝動脈相：hepatic arterial phase）と数分後の**門脈相**（portal venous phase）の2回撮像が行われる〔【訳注】門脈相は，動脈相から数十秒後の早いphaseで撮像されるものを示す場合もある〕．この2相の画像所見の組み合わせが肝腫瘤の特徴を評価するために有用である．**非造影，造影後の動脈相**，その後の**静脈相**で構成される3種類の撮像タイミングの組み合わせは，**3相スキャン**（triple-phase scan）とよばれる（図20-26）．
- 肝臓の限局性病変，びまん性病変どちらについても，**MRI**が選択される機会が増加している．MRIは，囊胞や，血管腫や限局性結節性過形成（focal nodular hyperplasia：FNH）などの良性肝腫瘍，肝細胞癌，転移性肝腫瘍など，CTで確定的な診断に至らなかった病変の特徴を描出できることが多い．10 mm以下の病変評価には，MRIはCTに比べ特に有用である．
- 肝臓のMRI検査の一般的な方法として，ガドリニウム造影剤の経静脈性投与が行われ，造影剤投与後に複数の画像が撮像される．ガドリニウム造影剤については，22章で述べられている．

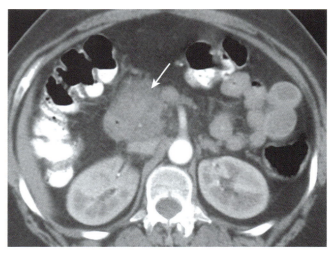

図20-25　膵腺癌　膵頭部は腫瘤により腫大している（白矢印）．正常では，膵頭部は近傍の腰椎の幅とだいたい同じサイズである．膵癌の多くは膵頭部に発生し（75％），臨床症状としては黄疸が多い．

肝臓の脂肪浸潤 fatty infiltration

- 非アルコール性脂肪性肝疾患（nonalcoholic fatty liver disease）は，現在では脂肪肝（hepatic steatosis）から非アルコール性脂肪性肝炎（nonalcoholic steatohepatitis：NASH）を含む肝硬変までの一連の疾患に対して用いられている．

- 肝臓の**脂肪浸潤**（fatty infiltration, hepatic steatosis）はよくみられる異常であり，これらは肥満，糖尿病，肝炎，肝硬変などにおいて肝細胞に脂肪が蓄積された状態である．ほとんどの脂肪肝（fatty liver）の患者は**無症状**である．脂肪浸潤は**びまん性**のこともあれば**限局性**のこともある．限局性の病変は，**単発性**にも**多発性**にも認められることがある．
- びまん性の脂肪肝では通常，肝臓はやや腫大している．肝血管が目立つこともあるが，ふつうは閉塞したり偏位したりしていることはない．
- 正常では，肝臓は脾臓と等吸収か，もしくは少し濃度が高い程度である．脂肪肝では，非造影CTにおいて肝臓よりも脾臓の濃度が高くなる（図20-27）．

⚠️ **限局性脂肪浸潤**では腫瘍と紛らわしい所見を呈することがあるが，脂肪浸潤ではふつうは**腫瘤効果はなく**，所見は数週間で出現したり消失したりするので，この点が腫瘍とは明らかに異なる鑑別点となる．

- 脂肪肝はMRIで最も正確に評価が可能である．MRでは，**chemical shift imaging**とよばれる現象を利用して，**顕微鏡的な細胞内の脂肪の存在**を検出することが可能であ

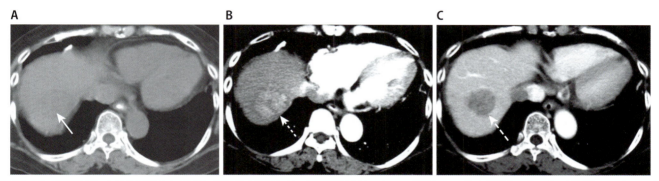

図 20-26　肝細胞癌における肝臓の 3 相 CT　肝腫瘤の評価には，通常は造影前スキャン（単純 CT，**A**）を撮像し，その後に造影後のスキャンとして早期相（肝動脈相，**B**），そして次に少し時間をおいた遅延相（門脈優位相，静脈相，**C**）がスキャンされる．これら 3 種類の撮像タイミングの組み合わせは，3 相スキャンとよばれる．この症例では，肝細胞癌に典型的な所見が認められる．造影前には，ほとんどが正常肝実質よりも低い濃度（低吸収）もしくは同じ濃度（等吸収，**A** の白矢印）であるが，経静脈性に造影剤が投与された後の動脈相では造影され（高吸収，**B** の点線白矢印），少し時間をおいた静脈相では再び低吸収もしくは等吸収に戻る（**C** の破線白矢印）．

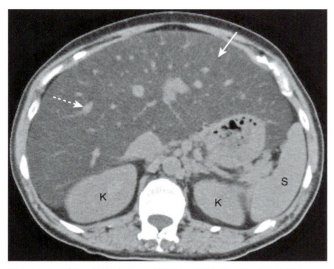

図 20-27　びまん性脂肪肝　正常では，単純 CT で肝臓は脾臓よりも高吸収か等吸収を呈する．このびまん性脂肪肝の症例では，脾臓（S）は肝臓（白矢印）よりも濃度が高い．脂肪肝の内部の血管構造が明瞭化していることにも注目（点線白矢印）．K：腎臓．

- 病初期には，肝臓はびまん性の脂肪浸潤を示す．病期が進行すると，肝臓の輪郭が**分葉化**（lobulation）する．肝臓の容積は減少し，その特徴として，**右葉が小さくなり，尾状葉と左葉が不均衡に大きくなる**．この特徴は特にアルコール性肝硬変で認められる（図 20-29）．
- 肝実質には，経静脈造影剤投与後に，まだらで**不均一な吸収域**が認められ，これらの所見は再生結節，限局性脂肪沈着，線維化が混在していることを示している．
- **門脈圧亢進症**（portal hypertension）は胃周囲，脾門部，食道の血管を拡張させ，**静脈瘤**として認められる．**脾腫**（splenomegaly）が出現することもある．

▶ **腹水**（ascites）が認められることもある．時に CT では，腹水と胸水の鑑別が困難なことがある（BOX 20-1，図 20-30）〔訳注〕腹水と胸水が同時に認められる理由は多岐にわたり，肝硬変，卵巣腫瘍，転移性病変，低タンパク血症，うっ血性心不全などが挙げられる〕．

る．chemical shift は，磁場内での脂肪と水のプロトンの振る舞いに関連している（図 20-28）．

肝硬変 cirrhosis

- 肝硬変は，慢性で不可逆性の肝臓疾患であり，正常肝細胞の破壊とびまん性の線維化を特徴とし，B 型肝炎，C 型肝炎，アルコール中毒，非アルコール性脂肪肝，さらにはヘモクロマトーシスや Wilson 病など，多種多様な**肝疾患に共通の終末像**である．肝硬変の合併症としては，門脈圧亢進症，腹水，腎機能障害，肝細胞癌，肝不全，そして死に至ることがある．

▶ **CT で肝硬変をみつける**

肝臓の占拠性病変

- 画像検査の第一の目的は，身体のどの部分を検査する場合でも，患者を危険にさらさず，不必要な疼痛を与えない技術を用いて，良性と悪性との鑑別を正確に行うことにある．これは，肝臓の腫瘤を検査する場合も主要な目的となっている．
- CT は造影前後の画像を撮像することで肝腫瘤を最も良好に描出できるが，どちらか一方のみの画像では**等吸収腫瘤**となる．つまり，周囲の正常組織と同じ濃度になってしまうため，みつけることができなくなる．
- MRI は肝腫瘍の性状を評価するために有用であり，特に 10 mm 以下の病変において優れている．

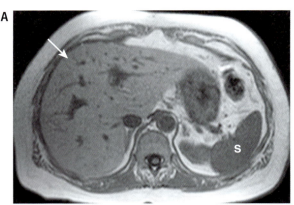 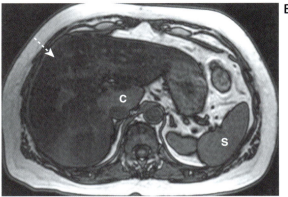

図 20-28　脂肪肝の MRI　MRI では chemical shift imaging という現象を利用して脂肪肝の細胞内に存在する顕微鏡的な脂肪を検出することが可能であり，脂肪肝の画像診断法としては最も精度が高い．chemical shift は，磁場内での脂肪と水のプロトンの振る舞いに関連している．**A** では，肝臓（白矢印）は脾臓（S）よりも高信号を呈している．opposed-phase とよばれる **B** の画像では，肝臓全体に著明な信号の低下を認める（点線白矢印）．この画像では，正常な尾状葉（C）を除く肝臓のほとんどの領域が脾臓（S）よりも低信号を示している．

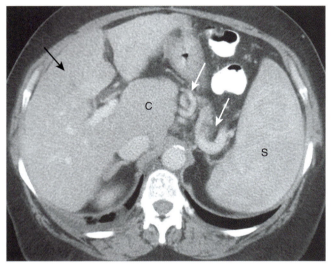

図 20-29　門脈圧亢進症を伴った肝硬変の CT　門脈圧亢進症では，胃，脾門部（白矢印），食道周囲の血管が拡張し，静脈瘤として認められる．脾腫が出現することもある（S）．肝では右葉（黒矢印）に比し尾状葉（C）の腫大も認められ，特にアルコール性肝硬変で特徴的である．

肝臓の転移性腫瘍

🡪 転移性腫瘍は，肝臓で最も多い悪性腫瘍である．ほとんどは**多発性病変**であるが，転移性腫瘍は単発性の悪性肝腫瘍のなかでも最も多い原因となっている．

■ 転移性肝腫瘍のほとんどは**消化管が原発巣**であり，特に**大腸**が多く，その大部分は血流に乗って肝臓に到達する．肝に転移する病変の原発巣としては，ほかに胃，膵臓，食道，肺，黒色腫，乳房がある．

■ **CT と MRI で肝転移をみつける**

- 転移性病変は通常，**多発性の低吸収腫瘤**として認められる（図 20-31）．大きな転移性病変には壊死領域を認めることがあり，壊死は腫瘍内部のまだらな低吸収域とし

BOX 20-1　腹水と胸水の鑑別

- 腹水と胸水の両方が存在する患者では，肝硬変，卵巣腫瘍，転移性病変，低タンパク血症，うっ血性心不全など多くの原因が鑑別に挙がる．

- 肺底部領域においては，CT で腹水と胸水を鑑別することが困難なことがある．これは，いずれも肝臓の背側に認められるためである．

- 腹水は横断像で横隔膜の前方に認められる（図 20-30A）．

- 胸水は横隔膜の背側に認められる．

- 腹水は，腹膜に覆われていない肝臓背側の "bare area"（むき出しの領域）へ広がることはない（図 15-2）．

- そのため，bare area の背側に存在する液体は，胸腔内に存在している（図 20-30B）．

て認められる．胃，大腸，卵巣を原発とする**ムチン産生癌**では，原発巣と転移巣に**石灰化**を認めることがある（図 18-14 参照）．

- MRI は肝転移病変の検出において CT と同様に感度が高いが，ふつうは CT で何かしら診断に迷った場合の解決法として選択される．一般的に，MRI は CT よりも検査費用が高く，mortion artifact も強い．

肝細胞癌（hepatocellular carcinoma，肝癌 hepatoma）

■ 肝原発の悪性腫瘍としては，**肝細胞癌が最多**である．実質的には，すべての肝細胞癌は，肝硬変や肝炎などの異常がすでに存在している肝臓に発生する．ほとんどは単発性であるが，約 20% では多発性に認められ，転移性病変と紛らわしい所見を呈する．よく**血管浸潤**（vascular invasion）

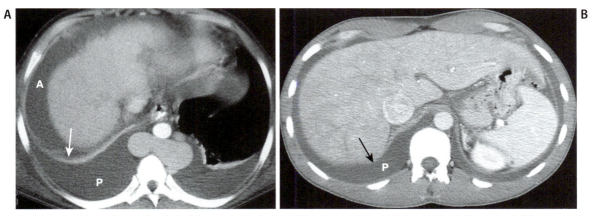

図20-30　胸水と腹水の鑑別　腹水（A）と胸水（P）の両方が存在する状態は多くの原因で認められるが，肝硬変もその原因の1つである（A）．腹水は横断像（A）で横隔膜（白矢印）の前方に認められる．胸水は横隔膜の背側に認められる．腹水は，肝臓の周囲では完全に全周性に認められることはない（B）．これは，肝臓では"bare area"（むき出しの領域，Bの黒矢印）が存在し，この領域は腹膜に覆われていないためである（図15-2参照）．bare areaの後方で認められる液体は胸腔内（P）に存在している．

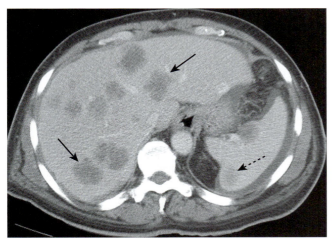

図20-31　肝臓と脾臓への転移　転移性病変は，ふつう多発性の低吸収腫瘤（黒矢印）として認められる．この症例では脾臓にも低吸収病変が認められる（点線黒矢印）．これは大腸原発の腺癌の症例であった．

を生じ，特に**門脈**が侵される．

■CTとMRIで肝細胞癌をみつける

- 肝細胞癌には，**単発性腫瘤**（図20-26を参照），**多発結節**，肝臓の区域，葉，全体に及ぶ**びまん性浸潤**の3通りの形態がある．
- 肝細胞癌のほとんどは，単純CTで**低吸収**もしくは正常肝実質と**等吸収**を呈し，経静脈造影剤投与後の動脈相では造影され（**高吸収**），その後の静脈相では再び**低吸収**もしくは**等吸収**となる（図20-32）．
- **壊死による低吸収域**もよく認められる．**石灰化**が認められることもある．
- MRIでは，肝細胞癌に特徴的な所見を描出することが可能であり，肝内転移と静脈浸潤も評価することができ

る．肝血管腫（経静脈的に投与されたガドリニウム造影剤が腫瘍内にとどまる）のような良性病変とは異なり，**肝細胞癌では造影剤が洗い流される**（washoutされる）．

海綿状血管腫 cavernous hemangioma

 海綿状血管腫は原発性肝腫瘍として最も多く認められ，限局性肝腫瘤のなかでは転移性腫瘍に次いで多い腫瘍である．**女性**に多く，通常は**単発性**であり，ほとんどが**無症候性**（asymptomatic）である．海綿状血管腫は一層の内皮細胞により裏打ちされた，多数の，大きな血管からなる複雑な構造物である．

■CTとMRIで肝海綿状血管腫をみつける

- 海綿状血管腫は通常，単純CTで**低吸収病変**として描出され，経静脈性に造影剤を投与して造影を行うと，**辺縁から内方に向かって造影される**特徴的な造影効果を示し，静脈相では正常肝実質と**等吸収**となる．
- 造影効果は病変内の多数の**血管腔内**に留まり，特徴的には遅延相（造影剤投与から10分後）では他の肝実質よりも**高吸収域**として描出される（図20-33）．
- MRIは血管腫の評価に適しており，好んで用いられる画像診断法である．これは，核医学検査における赤血球標識スキャンよりも感度が高く，ダイナミックCT撮像よりも特異度が高いためである．
- CTと同じように，MRIでも血管腫は**腫瘤の辺縁から内方に向かう**特徴的な造影パターンを呈する．造影剤は血管腫の多数の血管腔内に留まるため，遅延相（10分後）では他の肝実質よりも**高信号**（明るく）描出される（図20-34，Video 20-4）．

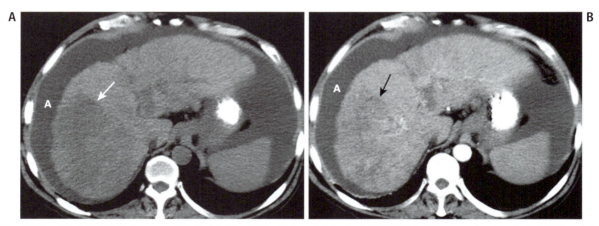

図20-32　肝臓のびまん性肝細胞癌のCT　肝細胞癌には3通りの形態，すなわち1）単発性腫瘤（図20-26参照），2）多発結節，3）肝臓の区域，葉（本症例が相当する）ないし全体に及ぶびまん性浸潤がある．**A**では，右葉に典型的な低吸収病変が単純CTで認められる（白矢印）．**B**の造影CT（動脈相）では，斑状の濃染域（黒矢印）が認められ，低吸収域では腫瘍壊死が考えられる．腹水も認められる（A）．肝臓の全体的な体積は減少し，輪郭も分葉状であり，肝硬変による変化である．

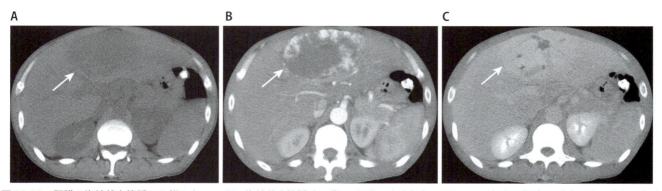

図20-33　肝臓の海綿状血管腫の3相スキャンCT　海綿状血管腫（いずれの画像でも白矢印で示している）は，単純CT（**A**）でふつう低吸収病変として認められる．経静脈性に造影剤を投与して撮像したCTの動脈相（**B**）では，末梢から内方へ向かう特徴的な造影効果を認め，最終的に等吸収になる．造影剤は病変内に存在する多数の血管腔内に留まり，このため遅延相の特徴として他の肝実質よりも濃度が高くなる（**C**）．

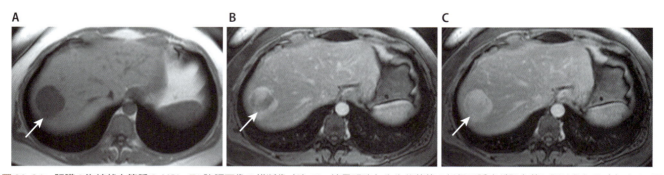

図20-34　肝臓の海綿状血管腫のMRI　T1強調画像の横断像（**A**）で，境界明瞭なやや分葉状の低信号腫瘤が肝右葉に認められる（すべての画像で，白矢印で示している）．造影剤（ガドリニウム）投与直後に撮像された画像（**B**）では，徐々に辺縁から中心に向かう造影効果が認められ，10分後では腫瘍全体が造影されている．造影パターンと信号の特徴から迷わず血管腫と診断できる（**C**）．

肝囊胞 hepatic cyst

■囊胞は**先天的に発生**すると考えられ，造影前後で，他の肝実質よりも**低吸収**（水の濃度）を示す**境界明瞭な球形の形状**であり，容易に同定できる．CTよりもMRIのほうが囊胞の特徴をとらえるのに適している．通常は**単発性**であり，**均一な濃度**を有している（図20-35）．

胆道系

MRCP (magnetic resonance cholangiopancreatography)

■MRCPは，造影剤を投与せずに胆管を描出することのできる非侵襲的な画像検査法である．MRCPは，胆管や膵管，

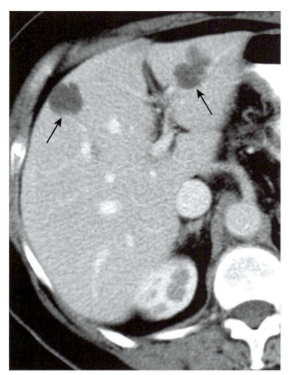

図 20-35 肝嚢胞の造影 CT 肝嚢胞は先天的に発生すると考えられ、造影前後の CT において、境界が明瞭な球形の、他の肝実質よりも低吸収の病変（液体の濃度）として容易に同定できる（黒矢印）。内部の濃度は均一である。

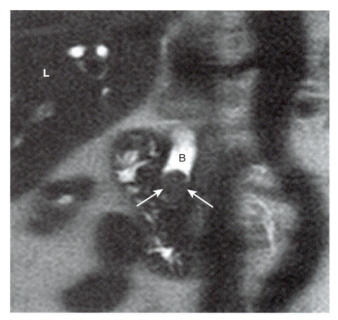

図 20-36 胆管結石と胆管拡張の MRCP（magnetic resonance cholangiopancreatography）像 MRI 冠状断の右上腹部拡大像である。総胆管（B）の遠位部に大きな胆管を閉塞させる胆管結石（白矢印）が認められ、サイズは 13 mm である。胆管の信号の特徴から、MRCP は造影剤を用いずに撮像が可能である。L：肝臓

胆嚢などの**液体に満たされた構造を強い高信号域**として描出する MR 撮像法であり、その他の構造は非常に**低信号域**として描出される。患者は一回の息止めで撮像が可能である。
- MRCP は**胆管病変、胆管拡張、胆管結石**（図 20-36）、**胆嚢結石、胆嚢腺筋腫症、胆道拡張症（choledochal cyst）、膵管癒合不全（pancreatic divisum）の描出に非常に優れて**いる。
- 膵管、胆管の拡張の原因となる膵癌や胆管癌など悪性疾患の疑いがある場合には、ガドリニウム造影剤を投与して追加のシーケンスを撮像することが可能である。悪性病変の検出には、造影剤の使用が望ましい。

泌尿器系の画像検査

腎臓の一般的知識
- 腎臓は後腹膜臓器であり、線維性被膜のなかで脂肪に覆われている。正常に機能しているかぎり、腎臓は経静脈性に投与されたヨード造影剤、ガドリニウム造影剤の体外への**排泄経路**となる。
- 腎腫瘍の評価には超音波検査が用いられ、特に嚢胞性病変と充実性病変の鑑別、尿路（腎盂・腎杯）や周囲血管への浸潤の有無を評価するために利用される。

腎臓の占拠性病変
腎嚢胞 renal cyst
- 単純性腎嚢胞は腹部 CT、超音波検査でよくみられる疾患であり、55 歳以上の約半数以上で認められる。
- 単純性腎嚢胞は**良性**の、液体が充満した構造物であり、しばしば**多発性**で、**両側性**に認められる。CT では単純性腎嚢胞は明瞭な境界を有し、正常な腎実質に接している（図 20-37）。水の濃度を呈し（-10～+20 HU）、造影剤による増強効果を認めない（図 20-37A）。
- 超音波検査では、単純性嚢胞は後方エコーの増強を伴う**無エコーの腫瘤**として認められる。腎臓に接する部分の境界は明瞭であり、円形もしくは楕円形である。壁の肥厚や内部エコーの上昇は悪性病変を疑わせる（図 20-37B）。

腎細胞癌 renal cell carcinoma
- 腎細胞癌は、成人の原発性腎悪性腫瘍のなかでは最も多い疾患である。成人の腎臓に認められる充実性腫瘤は、通常は腎細胞癌である。**腎静脈内から下大静脈内に進展し、肺結節を形成する**傾向がある。
- 骨に転移した場合には、純粋な**溶骨性病変**となり、**膨張性に発育する**。

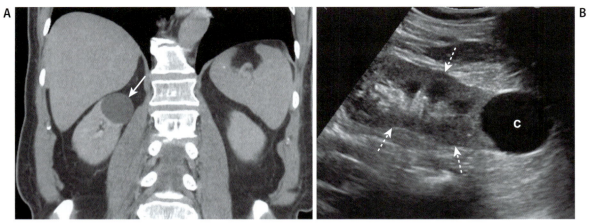

図 20-37　造影 CT (CT 尿路造影) における腎嚢胞と超音波画像　CT 尿路造影 (**A**) では，右腎の上極に低吸収腫瘤を認め (白矢印)，内部は濃度が均一であり，明瞭な境界を有する．これらの所見は単純性嚢胞の特徴的である．別な症例の腎臓 (点線白矢印) の超音波画像 (矢状断像，**B**) では，無エコーの腫瘤性病変 (C) が腎下極に認められ，嚢胞に一致する所見である．

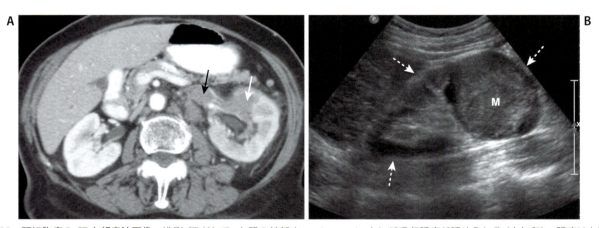

図 20-38　腎細胞癌の CT と超音波画像　造影 CT (**A**) で，左腎の前部 (anterior portion) に低吸収腫瘍が認められる (白矢印)．腫瘍は左腎静脈に直接浸潤しており (黒矢印)，腎細胞癌の特徴である．別な腎細胞癌症例の超音波横断像 (**B**) で，腎臓 (点線白矢印) の中央部分を占拠する高エコーを呈する腫瘤性病変 (M) が認められる．

CT で腎細胞癌をみつける (図 20-38)

- CT で腎細胞癌を評価する際には，経静脈造影剤の投与前後に撮像が施行される．
- 腎細胞癌には**完全に充実性**のものから**完全に嚢胞状**のものまであるが，通常は充実性病変であり，**壊死を示す低吸収域**を伴っている．腎細胞癌では，経静脈性に投与された造影剤による増強効果を認めるものの，造影された状態であっても周囲の正常腎実質よりは**低濃度域**として描出される．
- **腎静脈浸潤**は腎細胞癌患者の 1/3 に認められ，腎静脈内の造影欠損として描出される (図 20-38A)．
- 超音波検査では，小さな腎細胞癌は**高エコー**を呈し，腫瘍のサイズが大きくなるにつれ壊死が生じ，低エコーを呈するようになる．しかしながら，壁は単純性嚢胞よりも厚く不整である (図 20-38B)．
- MRI の第一の役割は，1.5 cm 以下の小さな腫瘤の評価や，CT や超音波で両悪性の判断が困難な病変の評価である．

骨盤の画像検査

一般的知識

- 女性の骨盤内病変を疑った場合には，**超音波検査が第一選択**となる (→21 章参照)．
- MRI (→22 章参照) は子宮と卵巣の解剖学的構造を同定しやすく，超音波検査所見の解釈が困難であった場合に，問題解決の手段として重要な役割を果たす．MRI は術前評価としても利用される．
- MRI は類皮嚢胞 (dermoid cyst)，内膜症，卵管水腫 (卵管に液体が貯留した状態)，卵巣の嚢胞性病変が単純性 (良性) なのか充実成分を含んでいるのか (しばしば悪性を呈する) の評価に特に有用である．

20章　消化管，肝臓，尿路系の異常をみつけよう

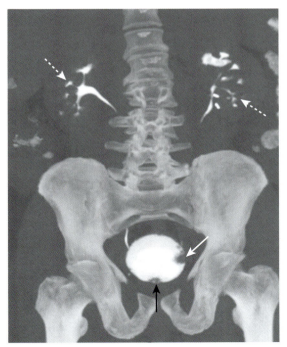

図20-39　膀胱の移行上皮癌のCT尿路造影　造影剤が内腔に充満した膀胱内において，膀胱左側壁に造影欠損を認め（白矢印），腫瘍性病変を示す．膀胱底部の造影欠損（黒矢印）は，前立腺によるものである．両側腎杯を含めた尿路（点線白矢印）は正常である．

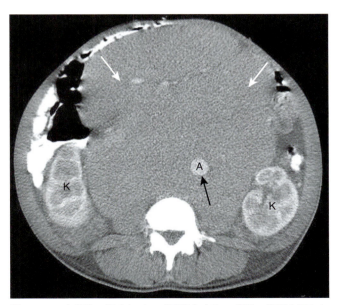

図20-40　多発性の粗大なリンパ節腫大（リンパ腫）　腹部のほとんどを占拠するように，大きなリンパ節腫大が認められる（白矢印）．腫大したリンパ節により，腎臓（K）は外方へ偏位し，大動脈（A）は正常の位置（椎体の隣）よりもはるか前方に偏位している（黒矢印）．この症例は非Hodgkinリンパ腫であった．

膀胱の画像検査

膀胱腫瘍 bladder tumor

■膀胱の悪性腫瘍で最も多いのは，**移行上皮癌**である．移行上皮癌は膀胱から尿管，腎臓に至る尿路上皮に沿ってどこにでも同時性に出現することがある．原発性腫瘍は，**限局的な膀胱壁の肥厚**と，造影剤が満たされた**膀胱内の造影欠損像**として認められる（図20-39）．

リンパ節腫大 adenopathy

悪性リンパ腫 malignant lymphoma

■悪性リンパ腫は，消化管，尿路系のどこにでも発生する．胸部の悪性リンパ腫はほとんどがHodgkinリンパ腫であるが，胃は消化管のなかでリンパ節外の非Hodgkinリンパ腫が発生する部位として最多である．

■節外浸潤や他の臓器ないしリンパ節への非連続的な進展は非Hodgkinリンパ腫の特徴である．

⮕　**悪性リンパ腫のCT所見を理解する**

- **多発性のリンパ節腫大**．骨盤領域のリンパ節は，短径で1 cmを超えた場合に病的な腫大とされる．
- 複数のリンパ節が癒合した**集塊状腫瘤**．大きな腫瘤では血管を取り込み，閉塞させる．
- 典型的にはリンパ節腫大により**大動脈・大静脈が腹側へ偏位**する（図20-40）．

■悪性リンパ腫以外の悪性疾患も，腹部・骨盤領域のリンパ節腫大の原因となり，さらにサルコイドーシスなどの良性疾患でもリンパ節腫大が認められる．

TAKE-HOME POINT：消化管，肝臓，尿路系の異常をみつけよう

- ☑ 基本的には CT，超音波検査，MRI が，単純 X 線に取って代わっており，場合によっては消化管のバリウム造影検査にも取って代わっている．

- ☑ 消化管造影検査で用いられるいくつかの専門用語についても解説している（表 20-1）．

- ☑ **食道憩室**には頸部（Zenker 憩室），気管分岐部周囲（牽引性憩室），横隔膜直上（横隔膜上部憩室）がある．これらのなかでは Zenker 憩室のみが，症状を有することがある．

- ☑ **食道癌**は今日でも予後不良の疾患であり，Barrett 食道に伴う腺癌の発生率が増加している．Barrett 食道では，扁平上皮の円柱上皮化生に**胃食道逆流症**（GERD）が強く関連している．

- ☑ 食道癌は，輪状の狭窄性病変，ポリープ様腫瘤，表面の浸潤型病変のうち，1 つもしくはそれ以上の形態で認められる．

- ☑ **食道裂孔ヘルニア**は GERD を併発する頻度の高い疾患であるが，GERD は裂孔ヘルニアがなくても生じる．食道裂孔ヘルニアでは食道胃移行部（esophagogastric junction）が通常は横隔膜レベルよりも上方に位置していることが多い．

- ☑ **胃潰瘍**の画像所見は，胃の正常な輪郭から外方の管腔外へ突出したバリウムの持続的な貯留であり，胃体部，胃前庭部の小彎もしくは後壁に認められることが多い．潰瘍病変は潰瘍の辺縁に向かう放射状のヒダと周囲の浮腫を有していることが多い．

- ☑ **胃癌**のカギとなる所見は，胃内に突出する腫瘤と，これによる造影欠損像，バリウムの偏位である．胃癌では胃壁の硬化，胃壁の進展不良，不整な潰瘍性病変，胃皺襞の肥厚（1 cm 以上）などが認められ，特に限局的にみられるのが特徴である．

- ☑ **十二指腸潰瘍**の画像所見には，周囲の収縮と浮腫を伴った造影剤の持続的な貯留であり，特に潰瘍に対して正面から観察した際によく認められる．

- ☑ 消化管の画像検査では，いずれの腸管であっても消化管が空気と造影剤で伸展された状態で行われるのが理想的である．これは，虚脱して造影剤を含んでいない腸管では評価が難しく誤診しやすいためである．

- ☑ CT において，消化管病変のカギとなる所見は，消化管壁の肥厚，粘膜下浮腫，出血，周囲脂肪組織の毛羽立ち状の浸潤像，消化管外の空気もしくは造影剤の存在である．

- ☑ **Crohn 病**は，小腸と大腸に生じる慢性再発性の肉芽腫性炎症性腸疾患である．ふつうは回腸末端部を侵し，潰瘍形成，閉塞，瘻孔形成を認める．病変は飛石状に不連続に存在し，瘻孔形成を生じる傾向があり，外科的切除後に再発する傾向もある．

- ☑ **大腸憩室**は加齢に伴って発生頻度が上昇し，S 状結腸に最も多く発生する．ほとんどの場合，無症候性であるが，炎症や出血が生じることもある（特に右半結腸の憩室）．

- ☑ **憩室炎**の画像診断法としては CT が第一選択であり，所見としては大腸周囲の炎症性変化，近傍の大腸壁の肥厚（＞4 mm），膿瘍形成であり，限局的な大腸穿孔が認められることもある．

- ☑ ほとんどの**大腸ポリープ**は過形成ポリープであり，悪性化はしない．腺腫性ポリープは大きくなるとともに悪性化の頻度が増加する．大腸ポリープはバリウムを用いた下部消化管造影検査，CT コロノグラフィ，大腸内視鏡検査で描出できる．

- ☑ **大腸ポリープ**の画像所見は，大腸内に認められる無茎性もしくは有茎性の再現性のある造影欠損像である．大きな絨毛状ポリープは悪性化するリスクが高く，葉状の構造の隙間にバリウムの貯留を伴う．

- ☑ **大腸癌**の画像所見は，大腸の再現性のある大きなポリープ状もしくは輪状狭窄を呈する造影欠損像である．大きなもしくは小さな穿孔，大腸閉塞症，転移（特に肝臓と肺）を生じることがある．

- ☑ **大腸炎**は，その原因が何であれ，腸管壁の肥厚，内腔の狭小化，周囲脂肪組織の液体浸潤を生じる．

- ☑ **虫垂炎**の診断には CT が第一に用いられる．画像所見としては，虫垂の拡張（＞6 mm），虫垂内へ経口造影剤の流入が認められない，虫垂周囲の炎症所見，虫垂壁の経静脈造影剤による増強効果，ときに虫垂結石（糞石）が認められる．

- ☑ **膵炎**のおもな原因は，胆石とアルコールである．膵炎は臨床診断であり，CT では膵炎に伴う合併症を評価できる．膵炎の画像所見は，膵の腫大，膵周囲の毛羽立ち像，膵壊死，仮性膵嚢胞の形成である．

- ☑ **膵癌**は非常に予後が不良であり，膵頭部に多く発生する．多くは低吸収の腫瘤として認められ，膵管拡張，胆管拡張を伴うことがある．

- ☑ **肝臓の脂肪浸潤**はよくみられる異常であり，限局性もしくはびまん性の低吸収病変として認められ，肝内血管を偏位・閉塞させないことが特徴である．肝臓は脾臓よりも濃度が低くなる．

- ☑ **肝硬変**の晩期には，肝臓は小さくなり（特に右葉），輪郭は分葉状で，肝実質濃度は不均一になる．左葉と尾状葉が目立つようになり，脾腫，腹水が認められる．

- ☑ 肝腫瘍の評価は，造影前のスキャンと，2 種類の造影後のスキャン（肝動脈相と，その少し後の静脈相）で構成される 3 相スキャンで行われる．

- ☑ **転移性腫瘤**は最も多い肝腫瘤であり，原発巣としては消化管が最も多い．多発性の低吸収腫瘤として認められ，大きくなると壊死を起こす．

- ☑ **肝細胞癌**は肝原発悪性腫瘍としては最多である．肝細胞癌は

TAKE-HOME POINT：消化管，肝臓，尿路系の異常をみつけよう（つづき）

- 通常は単発性であり，典型的には経静脈造影剤の投与により濃染する．

- **肝海綿状血管腫**は通常，単発性で，男性よりも女性によく認められ，通常は無症状である．特徴的な求心性の濃染パターンを示し，正常の肝実質よりも濃染が持続することが多い．

- MRCP (magnetic resonance cholangiopancreatography) は，造影剤を使用せずに胆管を描出する非侵襲的な方法である．MRCPでは胆管，胆石，先天性異常を評価することができる．

- **腎嚢胞**は非常に多い所見であり，しばしば多発性・両側性であり，造影効果は認めない．典型的には正常な腎実質と接する部分で明瞭な境界を有する．超音波検査では，単純嚢胞は境界明瞭な無エコー腫瘤として描出される．

- 腎原発性の悪性腫瘍としては**腎細胞癌**が最多であり，腎静脈内への進展傾向を有し，肺・骨に転移する．CTではふつう充実性腫瘤としてとらえられ，経静脈的に投与された造影剤で増強効果を認めるが，それでも正常腎実質よりは濃度が低い．超音波検査では，しばしば高エコー腫瘤として認められる．

- 女性の骨盤領域では超音波検査が第一選択の検査である．

- 腹部もしくは骨盤内のリンパ節腫大は，悪性リンパ腫，その他の悪性疾患，良性疾患（例：サルコイドーシス）で認められる．多発性リンパ節腫大もしくはリンパ節が癒合した腫瘤がCTで認められることがある．

CHAPTER 21

超音波検査：原理を理解して正常像と異常像を知ろう

超音波検査では，人間に聞き取れる音域の数百倍の周波数を発生する**プローブ**（probe）を用いる．超音波検査は，音波を用いて人体組織の位置と特徴を画像化する検査機器である．

超音波の働き

- 超音波画像を作成するには，3種類の重要な要素がある．高周波の発生，反響した波もしくはエコーの受信，受信したエコーの画像化である．
- 超音波は**プローブ**（もしくは**トランスデューサ**）から発生し，周波数ごとに非常に短い間隔で音響エネルギーが送信される．
  - 多くの場合，プローブは**皮膚の表面**に当てられ，検査をしたい部位をなぞることでリアルタイムに画像がモニタに表示される．プローブを皮膚に密着させるために，最初に皮膚にゼリーを塗る（Video 1-3）．
  - 時に，体内にプローブを挿入することで，より詳細な画像が得られる．これは，経腟的，経直腸的，経食道的に行われることがある．
- すべての音波がそうであるように，トランスデューサから発生した音波は異なる速度で伝播する．音波が伝播する速度は，通過する物質の**密度**によって異なる．
- 異なる密度の物質が接している境界に音波が当たると，一部の音波は境界を**通過**し，一部の音波は境界面からトランスデューサへ**反射**する．

⇒ どのくらいの音波が通過し，どのくらいが反射するかは，境界面を構成する組織の特性によって異なり，**音響インピーダンス**とよばれる．音響インピーダンスの差が大きいと，より多くの音波が**反射**され，音響インピーダンスの差が小さいと音波が**通過**しやすくなる．

  - 音波が**液体**に入ると，ほとんどの音響エネルギーは**通過**する．**気体**や**骨**に当たると，多くの音響エネルギーが**跳ね返され**，その深部の構造を画像化することができなくなる．
- エコーがトランスデューサに跳ね返ってくると（1/1000秒単位で生じる），音波から電気的な信号に変換されスキャナに送信される．
- 搭載されたコンピュータを用いて，スキャナはエコーが返ってくるまでに要した**時間**，反射したエコーの**周波数**，信号の大きさと**振幅**を計測する．この情報をもとに，コンピュータによって走査された身体部位の超音波画像が作成され，静止画もしくは動画としてデジタル保存される．
- 多くのエコーを反射する組織は「**高エコー**（echogenic, hyperechoic）」と表現され，通常は**明るく**（**白く**）描出される．エコーの反射が少ない，もしくはまったくない組織は「**低エコー**（sonolucent）」もしくは「**無エコー**（hypoechoic または anechoic）」と表現され，通常は**暗く**（**黒く**）描出される．
- プローブの方向によって，どの断面でも画像化することが可能である．一般的には，2種類の画像断面が使用される．その1つは身体の長軸に沿った断面であり，**矢状断面**（sagittal）もしくは**長軸断面**（longitudinal）とよばれる．もう1つは身体の長軸に対して垂直な断面であり，**横断面**

表21-1　超音波検査の種類

Aモード	最も単純．ある深さの信号強度が，線状の棘状波で表されている．おもに眼科領域で用いられる．
Bモード	画像診断で最も多く用いられる．それぞれのエコーは点で示され，超音波画像は何千もの点により構成されている．動きをリアルタイムで表示することが可能である．
Mモード	血流や心臓弁の動きなど，動く構造物を描出するときに用いられる．
ドップラー	ドップラー効果を用いて血流を評価する血管超音波検査である．パルス・ドップラー装置は，瞬間的にエネルギーを発することで，エコーの発信源の局在を正確に評価できる．
二重超音波検査（duplex ultrasonography）	血管の超音波検査で用いられる．(1) 白黒画像もしくはカラー・ドップラーによる，血管構造と内部の血流の表示，(2) ドップラー波形による血流の定量的評価，以上の両者を同時に行う．

(transverse) とよばれる．〔【訳注】短軸断面ともよばれる〕

🔶 もう1つ一般的な事項として，超音波画像は**患者の頭**が検査施行者の**左側**に，**患者の足側**が検査施行者の**右側**に表示され，**腹側**が画面の**上側**に，**背側**が**下側**に表示される．
■ 医療用画像としての超音波にはいくつかの種類があり，表21-1にまとめてある．

ドップラー画像

■ **ドップラー効果**の例については，身近な例として電車の汽笛やパトロール・カーのサイレンなどが知られていよう．これらは，音を発している物体があなたの耳に近づいてきたり遠ざかって行ったりすることで周波数が変化する現象の説明に用いられる (Video 21-1)．
■ 超音波検査では，物体（通常は**血液**）がトランスデューサへ**向かっていく**のか，**遠ざかっていく**のかを評価するためや，動いている速度を評価するためにドップラー効果が利用される．
　• トランスデューサはある一定の周波数で信号を発生しており，反射してきたエコーの周波数と，元の周波数を比較している．
　• トランスデューサが発生した元の周波数よりも低い周波数でエコーが返ってきたならば，物体がトランスデューサから**遠ざかっている**と判断できる．もしも元より高い周波数で返ってきたならば，その物体はトランスデューサに**向かって移動している**とわかる．

🔶 血流の方向は超音波画像で赤色もしくは青色として表示される．一般的には，**赤色**は血流が向かってきている場合に，**青色**は血流がトランスデューサから遠ざかっている場合に用いられる．

表21-2 超音波検査の長所と短所

長所	短所
放射線被曝がない．	骨を介した画像の描出が困難
長期的な副作用は知られていない．	ガスを含んだ臓器では，利用価値が下がる．
リアルタイムの観察が可能	肥満の症例では観察が困難
不快感がほとんど，あるいはまったくない．	検査を施行する担当者の技量に依存する．
小さく，持ち運びが可能で，安価で，装置の数も多い．	

危険性と安全性

■ 超音波検査は安全に施行可能である．走査にかかる時間は比較的短く，必要があればベッドサイドでも検査の施行が可能である．そして腹部の検査前に絶食が必要となる以外には，ほとんどの検査部位で患者の前処置は不要である．
■ 超音波検査では，検査部位でごくわずかな温度上昇が短時間だけ生じる可能性があるが，診断に使用する程度では問題にならない．

🔶 人体において，医療用の超音波による科学的に証明された長期的な副作用は知られていない．しかしながら，すべての医学検査がそうであるように，超音波も医学的に必要とされた場合にのみ施行されるべきである．米国のFDA (Food and Drug Administration)は，妊娠中に記念写真や記念ビデオとして超音波検査を施行することに対して警鐘を鳴らしている（表21-2）．

医療における超音波検査の利用法

■ 超音波検査が画像検査の主役となる，いくつかの例をみてみよう．

胆道系

■ 胆道系の異常を評価する際には，超音波検査が第一選択となる．よくみられる**右上腹部痛**の訴えでは，通常はまず超音波検査が施行される．腫瘤の検出や解剖学的な変異の評価，既知の病変の進展範囲の評価などが困難な症例においてはCTが役立つが，**CTは超音波検査よりも胆石の検出感度は低い**．

超音波検査における正常解剖

■ 胆嚢は楕円形の袋であり，肝臓の右葉と左葉の中間に位置している．胆嚢壁のそれぞれの層は異なるエコー輝度を呈するが，概して胆嚢は**高輝度**の壁に囲まれた**液体の充満**した**無エコー**な腔として描出される．絶食中の患者では，胆嚢のサイズは**約4×10 cm**であり，正常では壁の厚さは**3 mm以下**である（図21-1）．

胆石と急性胆嚢炎

■ 胆嚢炎は米国で2000万人以上が罹患しているとされている．ほとんどの症例において急性胆嚢炎 (acute cholecystitis) は**胆石** (gallstone) が胆嚢頸部もしくは胆嚢管に嵌頓することで発症する．胆石の存在自体は胆嚢の痛みの原因にはならず，無症状性の胆石もよくみられる．胆嚢炎は胆石がない場合にも生じるが，その頻度は低い（**無石胆嚢炎**）．

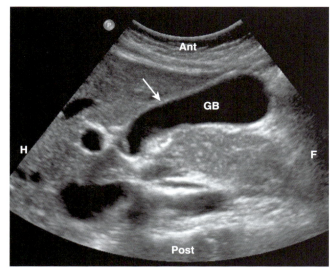

図 21-1　正常の胆嚢，矢状断像　胆嚢（GB）は，正常では胆汁に満たされており，エコーの透過性が高い．胆嚢壁の厚さは 3 mm 以下であり，わずかにエコー輝度が高い（白矢印）．通常の矢状断像では，患者の頭側は検者の左側（H），足側は右側（F），腹側は上方（Ant），背側は下方（Post）である．

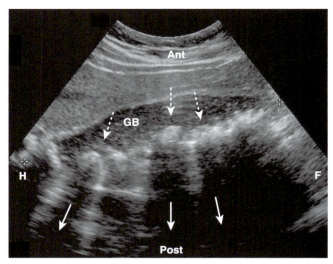

図 21-2　胆石，矢状断像　高エコーを呈する多くの結石（点線白矢印）が胆嚢（GB）の内部に認められる．結石はほとんどの音波を反射するため，音響陰影を伴っている（白矢印）．Ant：腹側，F：足側，H：頭側，Post：背側

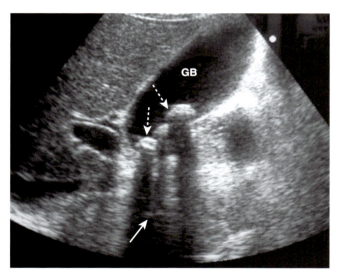

図 21-3　音響陰影（acoustical shadowing）　高エコーの胆石（点線白矢印）の背側に，帯状のエコー減弱域が認められる（白矢印）．これは，胆石がほとんどの（すべてではない）音波を反射するためである．音響陰影の存在は，胆嚢（GB）内の石灰化の存在を同定する際に診断価値が高い．

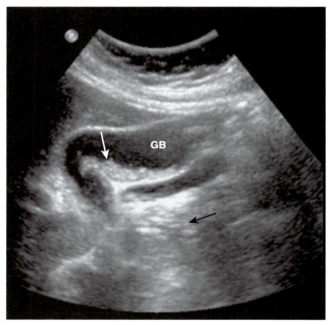

図 21-4　胆嚢内の胆泥　胆嚢（GB）内の胆泥（白矢印）は，胆汁うっ滞に伴って生じる．高エコーを呈するが，胆石のように音響陰影は呈さない（音響陰影の欠損を黒矢印で示している）．

■通常，胆石は重力に従い最も低い部位に落ち込み，検査時の患者の体位によって変化する．この現象は胆石とポリープや腫瘍（重力とは無関係な胆嚢壁にくっついている）を鑑別する際に有用である．胆石の特徴として**高エコー**を呈し，ほとんどの信号を反射するため**音響陰影（acoustical shadowing）**を生じる（図 21-2）．

　音響陰影は，すべてではないもののほとんどの音波を反射するエコー輝度の高い物体（例：胆石）の**背側**に認められる，**エコーが減弱した帯状の領域**を表現する用語である．音響陰影は，骨や腸管ガスなどの深部の領域における超音波の診断能を減弱させるが，胆嚢や腎臓内の石灰化の存在評価においては音響陰影の診断的価値がある（図 21-3）．

　胆泥（biliary sludge）が胆嚢内に認められることがある．胆泥は，コレステロールの結晶やビリルビン，糖タンパクなどが凝集したものである．胆汁うっ滞でし

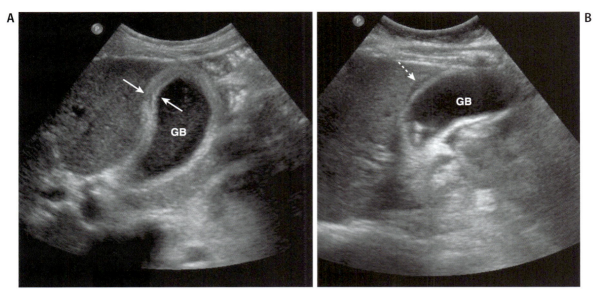

図21-5 急性胆嚢炎の2症例の矢状断像 症例 A では胆嚢（GB）の壁に肥厚が認められる（白矢印）．胆嚢壁は，正常では 3 mm 以下である．この症例では胆嚢壁は著明に肥厚し，6 mm である．症例 B では，肥厚した胆嚢（GB）の壁の周囲に，三日月状の無エコー域が認められ（点線白矢印），胆嚢周囲の液体貯留を表す．この症例は，プローブ圧迫による超音波マーフィ徴候が陽性であった．

ばしば認められる．エコー輝度は高くなることがあるが，胆泥では胆石のように音響陰影を呈することはない（図21-4）．

■ **超音波検査における急性胆嚢炎を学ぼう**
- 胆石が存在し，胆嚢頸部もしくは胆嚢管に**嵌頓**している（図21-5）．
- **胆嚢壁の肥厚**（3 mm 以上）（図21-5A）
- **胆嚢周囲の液体貯留**（図21-5B）
- 超音波**マーフィ徴候**（Murphy sign）陽性（超音波のプローブで胆嚢を圧迫したときに痛みが生じた場合，マーフィ徴候が陽性と判断される）

■ 胆石と胆嚢壁肥厚が認められた場合，急性胆嚢炎の診断における超音波検査の陽性的中率は 94％である．

■ 放射性核種（ヘパトイミノジアセチル酸 hepatoiminodiacetic acid：HIDA）も急性胆嚢炎の診断に用いられる．
- ヘパトイミノジアセチル酸（HIDA）は，放射性核種（テクネチウム-99 m, $^{99\text{m}}$Tc）で標識されており，経静脈性に投与されると肝臓から胆嚢へと排泄され，小腸へと流れた後に，シンチレーションカメラで撮像される．
- しかし，**胆嚢管が閉塞**している患者では，核種は胆嚢内には取り込まれず，また，**総胆管が閉塞**している患者では核種は**小腸内**に認められない．胆嚢管・総胆管の閉塞は，どちらも胆石が原因で生じる（図21-6）．

胆　管

■ 超音波検査は**肝内胆管，肝外胆管，膵管**の評価において重要な役割を果たす．肝内胆管は左右肝管が合流し総肝管

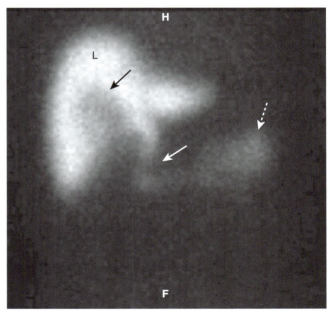

図21-6 胆嚢管閉塞におけるヘパトイミノジアセチル酸（HIDA）スキャン HIDA は，放射性核種で標識されており，肝臓（L）から胆嚢へと排泄される．この遅延相に撮像された画像では，総胆管は開存しているため，総胆管（白矢印）と小腸（点線白矢印）に核種が確認できるが，胆嚢管が結石により閉塞していると胆嚢が描出されない．核種が胆嚢内に流入できないため，胆嚢が存在している領域には核種の欠損域（photopenic area）が認められる（黒矢印）．F：足側，H：頭側

（common hepatic duct：CHD）となり，胆汁の排泄路として機能する．胆嚢から連続する胆嚢管が総肝管（CHD）に合流した後に総胆管（common bile duct：CBD）となり，膵頭部内もしくはその近傍のファーター（Vater）乳頭から十二指腸の下行部（second portion）へ開口する．総

胆管は肝門部で門脈の腹側，肝動脈の外側に位置している（図21-7）．

→ ほとんどの症例において，総肝管（CHD）と総胆管（CBD）の近位部は，右上腹部に超音波検査で観察可能である．総肝管の径（壁の内面から内面までの距離）は4 mmを超えることはなく，総胆管では6 mmを超えることはない．膵管（pancreatic duct）の径は2 mm以下である．

■ **正常な肝内胆管は描出できない**．総胆管が閉塞すると，肝内胆管が拡張する前に肝外胆管が拡張する．時間が経過すると，肝内胆管と肝外胆管の双方が拡張する（図21-8）．

■ 胆管閉塞の原因としては，胆石，膵癌，狭窄，硬化性胆管炎，胆管癌，転移性病変がある．

尿路系

超音波検査の正常像解剖

■ 正常の腎臓は長径が9〜12 cm，幅が4〜5 cm，厚みが3〜4 cmである．**腎洞**（renal sinus）は腎盂と腎動静脈の主要な分枝の通過経路である．腎洞には脂肪が存在するため，正常では高エコーとして描出される．正常では**腎杯**はみえない．**腎髄質**の腎錐体は低エコーを呈する．**腎実質**は均一な低エコーとして認められ，通常は近接する肝臓と脾臓よりもややエコー輝度が低い（図21-9）．

■ 腎の腫瘍性病変については20章で述べてある．

水腎症 hydronephrosis

■ 水腎症は，腎盂と腎杯の拡張と定義されている．

■ 腎性の**疝痛**がある症例では，おもに水腎症の有無を評価するために超音波検査が施行される．これは，超音波では尿管の描出が困難であるためである．結石の検索は，通常はCTで行われる（→18章参照）．

■ 尿路閉塞の典型的な所見としては，**腎杯の拡張**がある．高エコーを呈する腎洞に，拡張し液体が充満することで**無エコー域**として描出される腎盂が認められる．尿管も閉塞部位まで拡張していることがある．重度の水腎症では腎臓がゆがんで描出されることもある（図21-10）．

内因性腎疾患 medical renal disease

■ 内因性腎疾患とは，主として**腎実質**を侵す疾患のことである．内因性腎疾患には，糸球体腎炎，ネフローゼをきたす疾患群，膠原病による腎病変などがある．

■ 内因性腎疾患は，初期の画像は正常に認められる．その後，

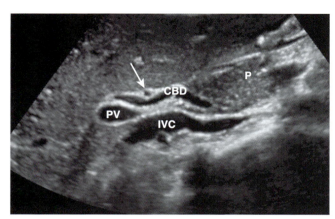

図21-7 正常な胆管・門脈・肝動脈, 矢状断像 総胆管（CBD）の径は3 mmである（正常は6 mm未満）．白矢印は軸位断で描出された肝動脈を示している．門脈（PV）は総胆管の背側に位置し，下大静脈（IVC）は門脈の背側に位置している．膵臓（P）は総胆管の腹側にある．

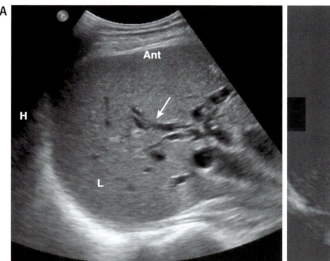
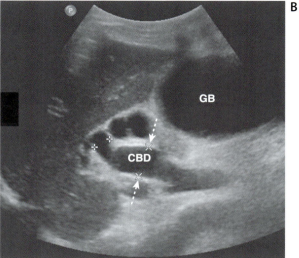

図21-8 肝内胆管と肝外胆管の拡張の2症例の矢状断像 症例**A**では，正常ではみえないはずの肝内胆管が描出されている．本症例では，膵癌（非提示）により胆管が拡張している（白矢印）．症例**B**では，総胆管（CBD）の径は15 mmであり（点線白矢印），胆嚢（GB）は結石（非提示）による胆嚢管閉塞のため拡張している．H：頭側，L：肝臓

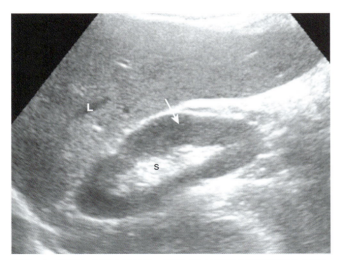

図 21-9　正常な右腎の長軸像　腎洞（S）は腎盂と腎動静脈の主要な分枝の通過経路である．腎洞には脂肪が存在しているため，正常では高輝度エコーとして認められる．正常の腎盂は，腎洞内に確認できない．腎実質（白矢印）は均一な低エコーであり，通常は隣接する肝臓（L）もしくは脾臓よりもエコー輝度が低い．

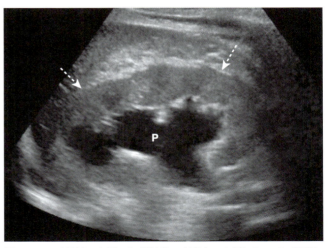

図 21-10　水腎症，右腎の矢状断像　水腎症の症例において，著明に拡張し内部に液体が充満した無エコーを呈する腎盂（P）が，腎洞内に認められる．腎実質はまだ正常なサイズとエコー輝度を保っている（点線白矢印）．この症例では，腎盂尿管移行部に尿路閉塞の原因となる結石があった．

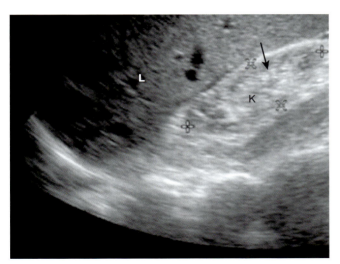

図 21-11　慢性内因性腎疾患，矢状断像　右腎（K）は小さく，計測上は6×3cm大である（カーソルを参照）．腎実質（黒矢印）は，隣接する肝臓よりもエコー輝度が上昇（明るく）しており，正常とは逆のパターンである．この症例は長期の糖尿病による慢性糸球体腎炎であった．

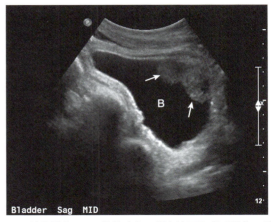

図 21-12　膀胱腫瘍　この膀胱（B）の超音波画像（矢状断）では，膀胱の前壁から発生した大きなポリープ状の腫瘤が認められる（白矢印）．病変は重力に従わず上方に位置していることから，膀胱結石は考えづらい．生検の結果，膀胱腫瘍の90％を占める組織型である移行上皮癌であった．

エコー輝度に変化が生じるが，原病に特異的な変化ではない．腎実質は肝臓や脾臓よりも**エコー輝度が高く**なり，正常のエコー像と**輝度が逆転**する．腎臓のサイズは疾患の時間経過を反映する重要な指標であり，慢性化した状態では腎実質のサイズは小さくなることが多い．疾患の病態を評価するために，超音波ガイド下の腎生検が施行される（図21-11）．

膀胱

■液体の充満した構造であることから，膀胱は超音波検査に適した臓器である．超音波は膀胱壁の厚さと膀胱腫瘍，膀胱結石，膀胱憩室，さらには排尿後の残存尿量を評価するために用いられる．残存尿量の計測は尿失禁，尿流出路閉塞，神経因性膀胱の評価に有用である．

■尿で充満した膀胱は男性では前立腺の，女性では骨盤内臓の音響ウィンドウにも用いられる（図21-12）．

陰嚢の超音波検査

■**急性陰嚢痛**の鑑別には，精巣上体炎，精巣炎，精巣捻転，精巣外傷，腹部臓器の陰嚢内への脱出（ヘルニア）がある．精巣捻転，外傷，ヘルニアの嵌頓では精巣を保護するために緊急の治療が必要である．

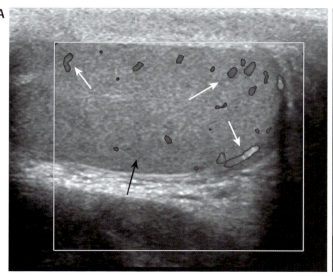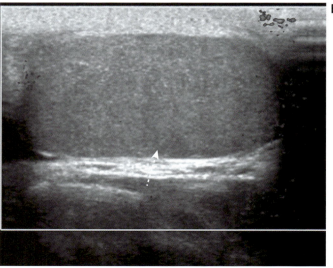

図 21-13 陰嚢の超音波検査，左精巣捻転 両側の精巣のカラー・ドップラー画像である．右精巣（**A**，黒矢印）では正常の血流が認められる（白矢印）．左精巣（**B**）は腫大し，捻転により精巣へ向かう血管が閉塞しているため，血流が途絶している（**B**，点線白矢印）．精巣捻転は泌尿器科的に緊急に対処すべき疾患である．

■ **精巣捻転**（多くは青年期に生じる）は，早期の捻転解除で精巣を温存することが可能であるため，特に診断が重要である．急性陰嚢症（疼痛もしくは腫脹）の症例では，超音波ドップラー検査（陰嚢内の血流を評価することができる）が用いられる．捻転では，患側の血流が消失する（図 21-13）．

腹部大動脈瘤

■ 動脈瘤は，もとの正常径より少なくとも 50% 以上，局所的に**径が拡張**した状態と定義されている．ほとんどの腹部大動脈瘤は**腎動脈分岐部より下方**で生じ，しばしば片側もしくは両側の腸骨動脈にまで病変が及ぶ．

- ほとんどの腹部大動脈瘤は，**紡錘形**もしくは血管全体が均一な**拡張**を呈する．

➡ 腹部大動脈の径は，正常では 3 cm を超えない（壁の外縁から外縁までの距離）．

- 動脈瘤の径の大きさは，破裂の危険性と密接に関連している．大動脈瘤径が 4 cm 以下であれば，破裂の危険性は 10% 以下である．大動脈瘤径が 4〜5 cm となると，破裂の危険性は約 25% に増加する．

■ **腹部大動脈瘤をみつける**

- 無症状の，拍動性腹部腫瘤が触知された場合には，超音波検査が第一選択となる．
- 血液は常に血管内を移動しているため，大動脈内の血液は無エコー域として認められる．大動脈瘤の壁に存在する**血栓は高エコー**となる（図 21-14）．

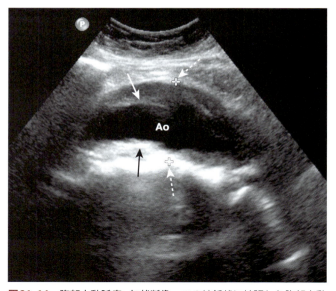

図 21-14 腹部大動脈瘤，矢状断像 この紡錘状に拡張した腹部大動脈（Ao）は，画像上のマーカー（点線白矢印）の距離を計測すると 4.9 cm であった．大動脈瘤には低エコーの血栓も認められる（黒矢印と白矢印）．超音波検査は無症候性の拍動性腫瘤を触知した際の第一選択のスクリーニング検査である．大動脈瘤の径が 4〜5 cm になると，破裂のリスクが約 25% に上昇する．

- 単純 CT は大動脈瘤の絶対的な大きさを描出する点で超音波検査よりも優れているが，壁在血栓の広がりと解離の存在を明らかにするには**造影剤を使用**する必要がある．

女性の骨盤内臓器

➡ 女性の**骨盤内腫瘤**もしくは**骨盤領域の疼痛**を認めた場合には，超音波検査が第一選択となる．子宮で最も多

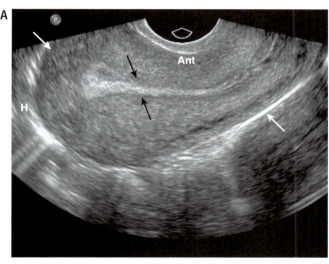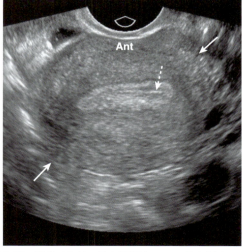

図 21-15　正常の子宮，矢状断像（A）と横断像（B）　子宮（AB，白矢印）は洋ナシ形の形状であり，最大長径は 8 cm，最大幅は 5 cm，最大前後径は 4 cm である．内膜が子宮内腔を裏打ちしており，その厚みは矢状断像で計測される（A，黒矢印）．虚脱した子宮内腔は内膜の中心に存在しており，細い高エコーのライン（B，点線白矢印）として描出される．Ant：腹側，H：頭側

い腫瘍性病変は，子宮筋層内の平滑筋腫である．子宮内膜癌は，発見時には子宮に限局していることが多い．卵巣の腫瘍性病変で最も多いのは，機能性囊胞である．一般的には，子宮の腫瘍性病変は充実性腫瘍であり，卵巣の腫瘍性病変は囊胞性病変である．

子宮の超音波検査：正常像

■ 子宮は厚い筋層と粘膜（内膜）により構成されている．子宮は体部（卵管と連続する子宮角を含む）と頸部に分けられる．子宮の腹側には腹腔があり，anterior cul-de-sac と称される．posterior cul-de-sac は直腸子宮窩〔【訳注】いわゆるダグラス窩〕（rectouterine recess）とよばれる．

■ ふつう子宮は**前傾**（腟に対する子宮頸部の軸を基準とする）・**前屈**（子宮頸部に対する子宮体部の位置関係）している．成人では，子宮は洋なし型であり，長径は 8 cm，幅は 5 cm，前後径は 4 cm 程度である．子宮のサイズは多胎産で大きくなり，加齢に伴い縮小する（図 21-15）．

■ 子宮内腔は正常では虚脱しており，前後の子宮内膜が接する部位に細い帯状もしくは線状の**高エコー域**として認められる．慣習として，子宮内膜の厚さは子宮の中央部で矢状断像を用いて前後の内膜の厚みの合計として計測される．子宮内膜と卵巣の見え方はさまざまであり，月経周期により変化する．

■ 正常の卵管は超音波検査で観察することはできない．

➡ 子宮の超音波検査は，**経腹壁**に行われる場合には**膀胱を充満させた状態**で施行される．膀胱を尿で充満させることで，腸管を骨盤腔から頭側へ押しのけて子宮が観察しやすくなり，膀胱の観察も容易となる．

■ 経腟超音波検査は，画像解像度を高めるために高周波プローブを用いて行われる．経腟超音波検査の場合には，**膀胱は空の状態**で施行される．経腹壁超音波検査と経腟超音波検査は，お互いに相補的な検査法として考えることができる．

■ 超音波子宮造影 sonohysterography は子宮内腔に生理食塩液を注入した状態で経腟超音波を行う方法である．子宮内腔の良好な描出が得られ，子宮ポリープ，粘膜下筋腫，癒着の検出が可能である．

子宮筋腫 uterine leiomyoma

■ 子宮筋腫は，子宮に発生する良性の平滑筋由来の腫瘍であり，30 歳以上の女性の約半数に認められる．ほとんどの症例において，子宮筋腫は**無症状**であるが，サイズが大きくなった場合には，疼痛，不妊，月経過多，膀胱・消化管症状の原因となりうる．

■ 超音波検査（経腹壁，経腟）が子宮筋腫の第一選択の検査法である．MRI は，画像所見が複雑な症例に対してや，術前評価として用いられる．子宮筋腫は，他の理由で撮像された骨盤部 CT でも発見されることが多い．

■ **子宮筋腫を超音波検査でみつける**

- 子宮筋腫は**不均一な高エコーの充実性腫瘍**（腫瘍内部には高エコー域と低エコー域が混在している）として認められる．変性すると，石灰化が生じ，**音響陰影**（acoustical shadowing）が認められる（図 21-16）．壊死が生じ囊胞成分が出現したり，脂肪成分を含んだりすることで高エコー域が認められることもある．
- 子宮筋腫の局在として，**粘膜下**（出血や不妊の原因となる），**筋層内**（最も多い），**漿膜下**（有茎性で，非常に大き

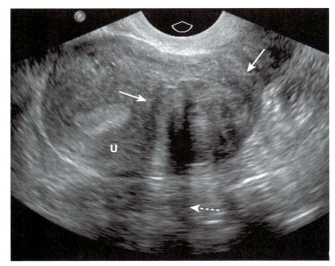

図21-16 子宮平滑筋腫の矢状断像　不均一な高エコー腫瘤（白矢印）が子宮（U）に認められる．子宮平滑筋腫には，内部に高エコー域が複数存在する部分と，ほとんど認められない部分が混在している．子宮筋腫は，音波を吸収し音響陰影（点線白矢印）を示すことがしばしばある．壊死を伴うと，嚢胞変性が生じる．石灰化を含んでいる場合には，石灰化の部分が音響陰影を呈する．

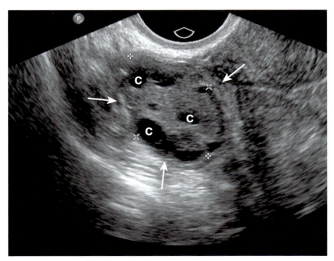

図21-18　正常の卵巣，矢状断像　閉経前の女性では，卵巣のサイズは約2×3×4cmであり（白矢印），この画像で示すように通常は小さな卵胞（C）が存在する．

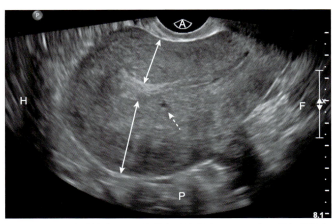

図21-17　子宮腺筋症　この経腟超音波検査では，子宮の腫大が認められる．筋層が著明に肥厚している（両矢印）．筋層内には嚢胞性病変も確認できる（点線白矢印）．腺筋症は筋層内の異所性内膜組織であり，35〜50歳の女性に生じ，月経困難症，月経過多の原因となる．A：腹側，F：足側，H：頭側，P：背側

腺筋症 adenomyosis

- ■「腺筋症」とは，子宮筋層内の異所性子宮内膜組織のことである．35〜50歳の女性に生じることが多く，月経困難症や月経過多の原因となる．
- ■腺筋症の画像検査は，経腟超音波検査が行われることが多い．超音波検査では，子宮は腫大し，筋層内に**嚢胞性病変**が認められる．特に**子宮後壁の厚みが増大**し，子宮の**エコー輝度は低下**するが，子宮筋腫のように分葉状の形態にはならない（図21-17）．
- ■超音波検査と異なり，MRIは石灰化子宮筋腫が合併していても，多発性の小さな子宮筋腫と腺筋症との鑑別に役立つ．

卵巣腫瘍，嚢腫，骨盤内炎症性疾患

- ■卵巣の画像検査としては，超音波検査が第一選択である．

正常の卵巣解剖と生理

- ■閉経前の女性では，卵巣のサイズは約2×3×4cmであり，しばしば嚢胞状の卵胞を含んでいる．閉経後には卵巣は萎縮する（図21-18）．

➡ 正常の卵巣は，年齢だけでなく月経周期によっても画像所見が変化する．ホルモンにより，卵子を含んだ1つの卵胞が目立つようになり，排卵時にはそのサイズは2.5cmにも達する（図21-19）．

卵巣嚢腫 ovarian cyst

- ■卵胞のサイズが他より小さく液体で満たされ破裂しなかった場合には，**卵胞嚢腫**（follicular cyst）が形成される．卵胞嚢腫は通常は無症状であり，次回あるいはその次の月経周期には通常のサイズに戻る．サイズが縮小しなかったり

くなることがある）を評価することも重要である．

- ■**子宮平滑筋腫をCTでみつける**
  - **分葉化した軟部組織腫瘤**として認められることが特徴的で，しばしば**無構造**（amorphous）もしくはポップコーン状の石灰化を伴っている．筋腫が大きく成長すると，中心部に**壊死**を示す**低吸収域**を認めることもある（図18-11参照）．
  - 子宮筋層は非常に血流が多く，骨盤部造影CTで強く造影される．壊死に陥っていない子宮筋腫も，経静脈造影剤投与後に強く造影される．

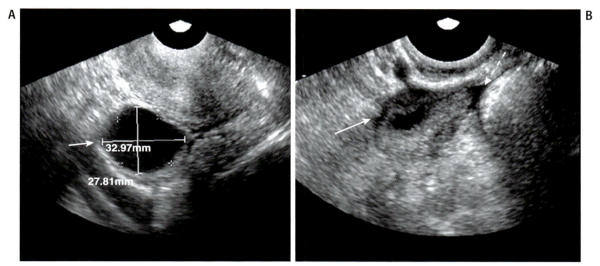

図 21-19　超音波検査中の優位卵胞 (dominant follicle) の破裂　正常なホルモン刺激により，卵子を含んだ1つの卵胞が他の卵胞よりも大きくなり，排卵時のサイズは 2.5 cm に達する．他よりも大きくなった卵胞 (A，白矢印) は，超音波検査開始時には 3.3×2.8 cm であった．数分後，検査中に卵胞が破裂し (排卵)，卵胞は著明に小さくなった (B，白矢印)．腹腔内には，少量の生理的腹水が認められる (B，点線白矢印)．

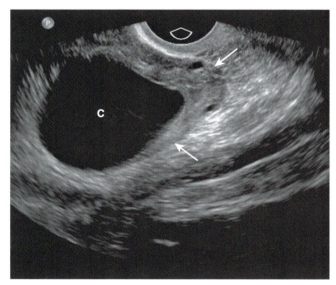

図 21-20　単純性卵巣嚢腫，矢状断像　左卵巣 (白矢印) に，境界明瞭な壁の薄い無エコー構造が認められる．単純性卵巣嚢腫 (C) である．卵巣嚢腫は，内部に出血を伴うと高エコー域が混在する．

増大したりした場合には，病的ととらえることができる．
- **黄体** (corpus luteum) は，卵子が卵胞から排卵された後に形成される構造である．黄体が液体で満たされた場合には，**黄体嚢腫** (corpus luteal cyst) が形成される．卵胞嚢腫よりも頻度は低いが，黄体嚢腫は有症状性 (疼痛) である頻度が高く，サイズも大きめである．しかし，黄体嚢腫も 6〜8 週間で縮小する．
- 卵胞嚢腫と黄体嚢腫は，卵巣の**機能性嚢腫**とよばれる．これは，いずれも排卵に伴ってホルモンの刺激により生じるためである．
- いずれも特徴としては**境界明瞭**で壁は薄く，内部は**均一な液体濃度の無エコー構造**として認められる．嚢腫内に出血が生じた場合には，高エコー域が混在することもある (図 21-20)．これらの嚢腫は生理的なものであり，経過観察や他の画像検査は不要である．
- **卵巣の非機能性嚢腫性病変**には，皮様嚢腫 (dermoid cyst)，内膜症性嚢腫，多嚢胞性卵巣 (polycystic ovary) がある．特異的な診断は，通常は超音波検査で可能である．
  - **皮様嚢腫**は，3種類のすべての胚葉 (外胚葉，中胚葉，内胚葉) から由来した細胞により構成される成熟奇形腫であり，外胚葉由来の成分 (毛髪，骨) が優位である．成熟奇形腫は妊娠可能な年齢の女性に生じることが最も多く，約 25% で両側性に発生する．成熟奇形腫は，卵巣捻転の原因になることがある (図 21-21)．
  - **内膜症性嚢腫**は，内膜症の病態の1つである卵巣の嚢腫性病変である．内部に赤褐色の血液が充満していることから，**チョコレート嚢胞**とよばれることもある．内膜症性嚢腫は，大きな多房性病変になることがある．
  - **多嚢胞性卵巣**は，たくさんの卵胞 (1つの卵巣あたり 12 個を超える) を形成する内分泌異常であり，ホルモンによりさまざまなサイズ (増大傾向のものや，縮小したものなど) が混在している．稀発月経，多毛，肥満を呈する症例群は，**Stein-Leventhal 症候群**とよばれる (図 21-22)．

卵巣腫瘍 ovarian tumor

- ほとんどの卵巣腫瘍は，**卵巣表面の上皮から発生**し，**漿液性腫瘍** (漿液性嚢胞腺腫/腺癌) のほうが粘液性腫瘍 (粘液性嚢胞腺腫/腺癌) よりも多い．ほとんどの漿液性腫瘍と粘液性腫瘍の大多数は**良性**である．

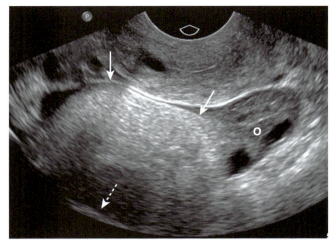

図 21-21 卵巣の皮様嚢胞（デルモイド嚢胞，成熟奇形腫） 大きな高エコー腫瘤（白矢印）が右卵巣（O）に認められ，音響陰影を伴っている（点線白矢印）．卵巣の皮様嚢胞は妊娠可能年齢の女性で認められることが最も多く，約25％の症例で両側性に認められる．

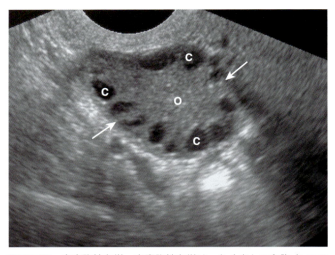

図 21-22 多嚢胞性卵巣 多嚢胞性卵巣は，たくさんの卵胞（1つの卵巣あたり12個を超える）を形成する内分泌異常であり，ホルモンによりさまざまなサイズ（増大傾向のものや，縮小したものなど）が混在している．この卵巣（O）はサイズが大きく（白矢印），辺縁に複数の嚢胞が認められる（いくつかはCで表記してある）．稀発月経，多毛，肥満を呈する症例群は，Stein-Leventhal症候群とよばれる．

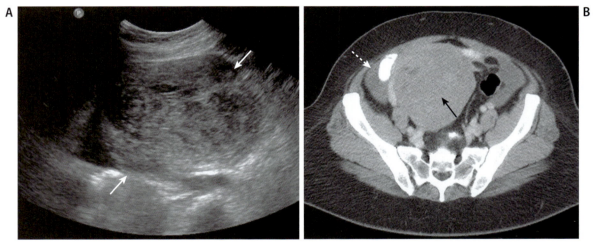

図 22-23 卵巣腫瘍の超音波画像とCT 右付属器の超音波画像，横断像（**A**）で，大きな充実性の卵巣腫瘤（白矢印）が認められる．同じ症例のCT（**B**）では，右付属器から発生した，大きな不均一な濃度を呈する腫瘤（黒矢印）が認められる．少量の腹水（点線白矢印）も確認できる．これは卵巣の線維腫の症例であり，線維腫は時に腹水と胸水を伴うことがある（Meigs症候群）．

> 超音波検査では，卵巣由来の腫瘍は**嚢胞性**であることが多い．卵巣嚢腫と腫瘍を鑑別するカギは，**厚く不整な嚢腫壁と腫瘍内の乳頭状成分**である（図21-23）．

- 卵巣癌のステージングには，CTとMRIが適している．

骨盤内炎症性疾患（pelvic inflammatory disease：PID）

- 骨盤内炎症性疾患（PID）という用語は，子宮，卵管，卵巣の感染性疾患群をまとめて表す際に用いられる．ほとんどのPID症例は，**一過性の子宮内膜炎から発症**し，上行すると卵管や卵巣で感染が生じる．症状としては疼痛，腟分泌，付属器痛，白血球数の増加が認められる．合併症として，**不妊症**もしくは**子宮外妊娠**がある．

- **骨盤内炎症性疾患の超音波検査所見**（図21-24）
  - 複数の嚢腫を伴って**腫大した卵巣**と，卵巣周囲の炎症所見
  - 液体が充満し拡張した卵管（**卵管留膿腫**）（図21-24A）
  - 拡張した**卵管と卵巣の癒合**（tubo-ovarian complex）
  - 隔壁を伴った多房性腫瘤（**卵管卵巣膿瘍**：tubo-ovarian abscess）
- 臨床症状からは診断にたどり着くことが難しい，複雑な骨盤内感染症の症例にはCTが施行される．

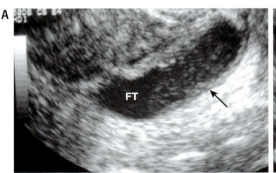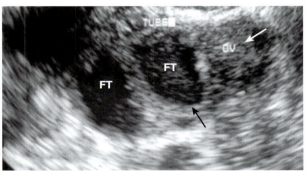

図21-24　骨盤内炎症性疾患（PID）の超音波画像，矢状断像（A）と横断像（B）　矢状断像（A）では，液体が充満し拡張した卵管（FT）が認められ，膿とデブリス（黒矢印）を含んでおり，卵管留膿腫をあらわす．横断像（B）では，炎症の増悪により，拡張し蛇行した卵管（FT：黒矢印）と隣接する卵巣（OV：白矢印）に癒着が生じ，tubo-ovarian complex を形成している．

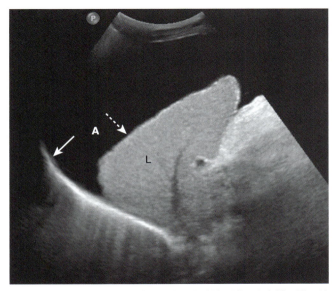

図21-25　腹水の超音波検査　腹水は右傍結腸溝から右横隔膜下腔に集まるため，超音波検査では腹水（A）は，右上腹部で肝臓（L）と横隔膜（白矢印）の間に認められやすい．肝臓は萎縮し，辺縁は結節状であり（点線白矢印），いずれも肝硬変の所見である．この肝硬変症例のように漏出性腹水である場合には，腹水は無エコーとなる．滲出性腹水では中等度エコーとなる．

腹水貯留

■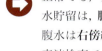正常でも，数 mL の腹水が腹腔内に存在している．**腹水貯留は，腹腔内の過剰な液体貯留**を示す．臥位では，**腹水は右傍結腸溝から右横隔膜下腔に集まる**ため，超音波検査では右上腹部で肝臓と横隔膜の間に腹水が認められやすい．

■**漏出性腹水**は，主として**無エコー**である．**滲出性腹水**もしくは出血や有無を含んでいる場合には，**エコー輝度が上昇**する（図21-25）．

■超音波検査は，腹水の局在評価と，画像ガイド下に腹腔穿刺を行い，腹水をドレナージするためによく用いられる．

虫垂炎

■正常の虫垂は，超音波検査ではみえない．通常，虫垂の径は 6 mm 以下である．もし見えた場合にも，超音波プローブで圧迫すると**虫垂は押しつぶされる**．

■急性虫垂炎の病態生理は，虫垂の内腔閉塞から始まり，次第に内腔が拡張し，ついには破裂して虫垂周囲に膿瘍を形成する．

■**急性虫垂炎**では，虫垂は盲端で終わる**蠕動運動のない管状構造**として認められ，その径は 6 mm 以上である．炎症を起こした虫垂は，圧迫しても**内腔が押しつぶされない**（**graded compression** とよばれる）．超音波プローブで触れると痛みを訴えることもある．虫垂炎症例の 1/3 で，**糞石**が認められる（図21-26）．

■超音波検査は，他の消化管病変や腹壁病変（ヘルニア，腸重積，腸管壁肥厚，腫瘤など）に対しても用いられる．超音波内視鏡は腸管壁の特徴をより詳しく評価することが可能で，生検の穿刺ガイドとしても活用される．

妊娠

■超音波検査は，子宮内の胎児を安全かつ正確に画像評価することが可能であり，必要があれば妊娠期間中に繰り返し検査が可能である．北米とヨーロッパの圧倒的大多数の母親は，妊娠期間中に少なくとも一回の超音波検査を受ける．

■妊娠前でも，排卵の時期を評価し妊娠を成功させるために，超音波検査が用いられる．

■妊娠期間中の超音波検査の活用法については，BOX 21-1 にまとめてある．

■妊娠期間中の超音波検査の目的は，検査を施行するタイミングによって異なる．最初の 3 か月間では，子宮外妊娠の否定，妊娠月齢の推測，胎児が生存しているかの確認，胎児（胚）の数（双子であればそのタイプ）の評価が目的となる．その後の 3〜6 か月間は，羊水量の評価，胎児の異常

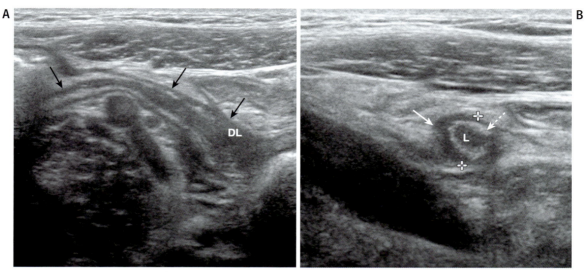

図 21-26　急性虫垂炎，矢状断像（A）と横断像（B）　矢状断像（A）では，壁が肥厚し内腔の拡張（DL）した，盲端で終わる管状構造（黒矢印）が認められ，炎症と内腔拡張を伴った虫垂を表す．横断像（B）では，カーソルの印の距離で計測した虫垂（白矢印）の径は7 mm（正常な虫垂は6 mm 未満）であった．内腔（L）には液体が満ちており，周囲に粘膜を表すリング状の高エコー域（点線白矢印）が認められる．超音波プローブで触れると，虫垂の位置に一致して疼痛を訴えた．

BOX 21-1　妊娠中の超音波検査の利用法

- 胎児の存在診断と妊娠月齢の評価
- 胎児の異常と生存・死亡の評価
- 多胎妊娠の評価
- 胎盤の局在の評価
- 羊水量の評価
- 子宮内発育遅延の評価
- 羊水穿刺，絨毛膜絨毛の採取，子宮内胎児への輸血など，侵襲的検査の補助

の検出，胎盤と胎児の位置の確認，早期産の場合には胎児が生存しているかを評価するための侵襲的検査の際の画像ガイドなどが目的となる（Video 21-2）．

■ ここでは，妊娠期間中に行われる超音波検査の重要な3つの目的である子宮外妊娠，胎児異常，奇胎妊娠（胞状奇胎）について述べる．

子宮外妊娠 ectopic pregnancy

■ ほとんどの子宮外妊娠は，**卵管と卵管采**の部位に生じる．古典的な臨床症状としては，疼痛，腟からの不正性器出血，付属器腫瘤の触知であるが，これらは約半数の症例でしか認められない．子宮外妊娠の発生頻度は上昇しており，これは子宮外妊娠の危険因子の増加に伴うためと考えられる．しかし，早期に超音波検査で診断されるため，死亡率は減少している．

 子宮内妊娠の評価には，**経腟超音波検査**が最も適している．子宮外妊娠そのものを直接画像として描出する

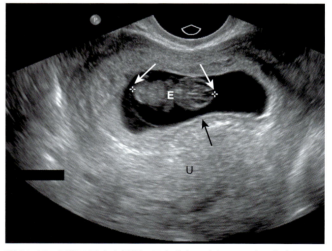

図 21-27　早期の子宮内妊娠　子宮（U）の内部に，1人の生存している胎児（白矢印）を含んだ胎嚢（黒矢印）が認められる．頭臀長（crown-rump length）（白矢印と白矢印の間）で計測すると，胎児（E）は妊娠9週と推測される．超音波検査による妊娠週数は，最後の正常な生理の最終日を第1日目とする．これは，排卵日を基準に算出するよりも，多くの場合において正確な日数となるためである．

には，超音波検査はあまり向いていない．

■ **胎嚢**（妊娠の最も早期に認められる超音波所見であり，胎齢4～5週で確認できる），もしくは**卵黄嚢**（正常な胎嚢内に認められる最初の構造物）が子宮内に確認できれば，子宮外妊娠を高い確率で否定することができる．胎嚢の評価には，通常は経腟的に超音波検査が行われる（図21-27）．

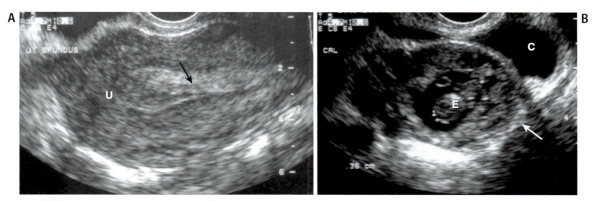

図 21-28　子宮外妊娠　画像 A では，子宮内膜の線状エコー（黒矢印）部分に子宮内妊娠（U）を示す所見は認められない．画像 B では，胚（E）を含んだ付属器の腫瘤性病変（白矢印）が認められる．Cul-de-sac（C）〔訳注〕Douglas 窩〕には液体も認められる．子宮外の胚（胎児）は，子宮外妊娠の診断の決定的な所見である．

- 子宮内妊娠と子宮外妊娠が同時に生じることもあるが，このような**異所性妊娠**は不妊治療を受けていないかぎりは非常にまれである．よって，子宮内妊娠を確認することで，事実上は子宮外妊娠を否定できる．

- 反対に，子宮の外に生きている胚（胎児）を確認することは，子宮外妊娠としての診断的価値が高い．しかし，子宮外妊娠で子宮外の胚を確認できることは多くはない（図21-28）．
- ほとんどの場合，子宮外妊娠の診断は，**子宮内に妊娠が確認できないこと**（しばしば子宮外・卵巣外に多房性嚢胞性腫瘤が認められる），**血清 β-ヒト絨毛性ゴナドトロピン（β-HCG）の検知可能な上昇**（正常な子宮内妊娠であれば検出可能な時期であることが必要）の組み合わせで行われる．もしこの条件に合致すれば，子宮外妊娠が生じていると考えられる．
  - HCG の β 分画は，子宮に受精した卵子が着床した後，早期に胎盤組織で産生される特異度の高いホルモンである．正常妊娠においては，HCG のレベルは約 2〜3 日で倍増する．β-HCG が 3,000 mIU/mL 以上であれば，経腟超音波検査で正常な子宮内妊娠が確認できるはずである．もし子宮内妊娠が確認できない場合には，子宮外妊娠に対する治療を開始する前に，β-HCG の再検と超音波検査の再評価が推奨されている．

- β-HCG の連続的な計測は，**異所性妊娠**と**早期流産**（いずれも似通った超音波所見を呈する）の鑑別に有用である．早期流産の症例では，β-HCG が経時的に低下していくが，子宮外妊娠では上昇していく（上昇率は正常な子宮内妊娠の場合よりも緩やかである）．
- 腹腔内に大量の（血性）腹水が認められた場合にも，子宮外妊娠が疑われる．少量の腹水は，特発性流産，卵巣嚢胞の破裂，正常の排卵など，別な理由で認められることがある．
- 子宮外妊娠は外科的（通常は腹腔鏡下手術），もしくはメトトレキセートのような堕胎薬を用いて内科的に治療される．時に自然治癒することもある．

胎児異常 fetal abnormality

- 胎児の正常と発達を観察するためには，超音波検査が多用される．
- 一般的に生後に致死的となるとされている，無脳症や心臓位置異常（ectopia cordis）などのいくつかの胎児奇形は，子宮内で超音波検査によって検出することができる．このような奇形を検出するためには，熟練した資格を有する産婦人科医が，超音波所見を正確に読影することが重要である（図 21-29）．
- 子宮内で超音波により診断可能ないくつかの胎児奇形について，**表 21-3** にまとめてある．
- 胎児奇形を拾い上げるためには，妊娠中の管理において超音波検査がおもな役割を果たす．染色体異常を迅速に診断することができるマーカーが臨床的に利用可能になるにつれ，超音波検査が活用される機会はさらに増加するであろう．

奇胎妊娠 molar pregnancy（胞状奇胎）

- 奇胎妊娠は，胎盤に生じる異常の中では最多であり，**侵入奇胎**と**絨毛癌**も含まれる．奇胎妊娠は，病理学的には絨毛膜絨毛（chorionic villi）のぶどうの房状もしくは胞状の嚢胞変性と，胎盤の栄養膜（trophoblast）の増殖である．
- 奇胎妊娠は，妊娠月齢に比して子宮のサイズが不釣り合いに大きすぎる場合や，β-HCG が 10 万 mIU/mL（正常妊娠では 6 万 mIU/mL 以下である）を超える場合，嘔吐，不正性器出血，妊娠中毒症などが認められた場合に疑われる．
- 奇胎妊娠の超音波検査所見

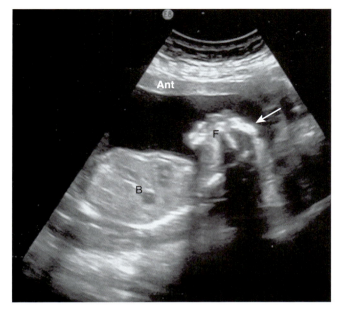

図 21-29　無頭症, 矢状断　画像は1人の生存している胎児を表している. 体幹(B)と顔(F)が認められるが, 頭蓋と大脳, 小脳は完全に欠如している(白矢印). 無頭症は胎生3〜4週目の神経管の閉鎖不全で生じる. 致死的な状態であり, 生存した状態で出生しても, 新生児期に死亡する. Ant：腹側

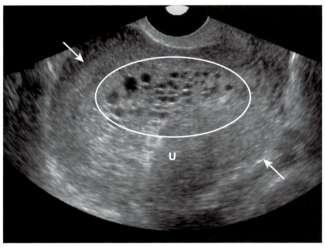

図 21-30　奇胎妊娠(胞状奇胎), 矢状断像　子宮(U)は腫大し, 高エコー組織が充満している(白矢印). 無数の比較的均一なサイズの嚢胞様構造が認められ(白円), 絨毛水腫を表し, 全奇胎妊娠(全胞状奇胎)の所見である. 全奇胎妊娠では, 胎児は認められない.

- **子宮腫大**(高エコー組織が充満することで, 子宮内腔が拡大する)
- 水腫性絨毛をあらわす, **無数の均一なサイズの嚢胞性病変**(図 21-30)
- 卵巣の嚢胞性病変による腫大
- 全奇胎妊娠(全胞状奇胎)の場合, 胎児は認められない

■治療は子宮内掻爬である. 全奇胎妊娠(全胞状奇胎)の場合, 約20%で栄養膜組織の残存が生じるため, HCGを連続的に計測しつつ経過観察を行う.

表 21-3　超音波検査で診断可能な子宮内の異常

臓器	異常
中枢神経	水頭症, 前脳の異常, 脳梁の無形成, 子宮内感染, 嚢胞, 脊髄髄膜瘤, 無脳症(図 21-29)
骨格の異常	小人症, 骨格異形成, 軟骨無形成症, 骨形成不全症, 窒息性胸郭異形成症, 肋骨奇形
消化管の異常	食道閉鎖症と気管食道瘻, 十二指腸閉鎖症, 小腸・大腸閉塞症, 腹壁欠損, 先天性横隔膜ヘルニア, 総胆管嚢腫
泌尿器系の異常	腎無形成, 先天性腎盂尿管移行部・尿管膀胱移行部閉塞, 尿排出口閉塞, 多嚢胞性異形成腎, 多発性嚢胞腎
心血管系の異常	左心低形成症候群, 三尖弁閉鎖症, 心内膜床欠損症, Ebstein奇形, Fallot四徴症, 大血管転位症, 大動脈縮窄症, 不整脈

血管系の超音波検査

■血管系の超音波検査は, 血管の形態的な画像評価と同時に, **ドップラー・スペクトル波形**(Doppler spectral waveform)で表示される血流速度の組み合わせで行われる. この2種類の検査法の組み合わせは, **duplex sonography(Bモード・ドップラー複合超音波検査)** とよばれ, 関心領域の情報を正確に表示されているかの確認に役立つ(Video 21-3).

■ドップラー・スペクトル波形は, 特定の部位に焦点を絞った, **流速の経時的な描画的表示法**である. X軸(時間)とY軸(速度)によって表示される. 超音波プローブに向かってくる血流は基線よりも上に表示され, プローブから遠ざかる血流は基線よりも下に表示される. 異なる動脈は, 血流抵抗の高低により, それぞれ固有の波形を有する.

■カラー・ドップラー画像は, 白黒画像で表示される解剖学的位置に, 色で血流の情報を重ねて表示した画像であり, 異常をよりみつけやすい. ドップラー・スペクトル波形は, 血流を定量化して表示している.

■**頸動脈超音波検査**は, 頭蓋外の動脈硬化性病変を非侵襲的に評価する検査の第一選択である. 頭蓋外の頸動脈閉塞性病変は, 脳卒中の半数以上で認められる. 頸動脈超音波検査は, 大血管に対する外科的手術前に血流音(bruit)を評価するためと, 頸動脈内膜剥離術後の血管開存性の評価に用いられる(図 21-31).

頸動脈狭窄 carotid artery stenosis

 頸動脈狭窄では, 血管内腔に50%以上の狭窄が生じた場合に, 血流速度の増加が認められるようになる. 有意狭窄病変では, 狭窄の**近位部**と**遠位部**でドップ

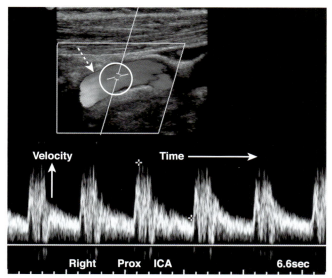

図 21-31　正常な右内頸動脈（ICA）の近位部，duplex sonography（複合超音波検査）　上段の画像（破線白矢印）は動脈の血流を表している（もとの画像はカラー表示である）．白円の内部は，ドップラーの関心領域であり，この部分の測定結果が下段のドップラー・スペクトル波形（Doppler spectral waveform）とよばれる図形表示である．X軸は時間（Time）を，波形の高さ（Y軸）は前述の関心領域の血流速度（Velocity）を表している．血流速度は，収縮期に増加し，拡張期に減少する．Prox：近位部

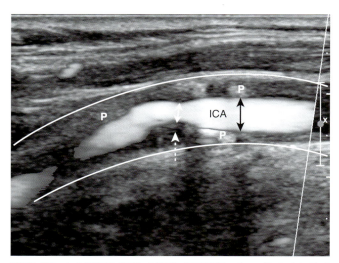

図 21-32　右内頸動脈（ICA）の狭窄，矢状断像　カーブした白いラインは，右内頸動脈（ICA）の正常な壁の位置を示している．壁全体に認められるプラーク（P）により，内腔は狭小化している（両黒矢印）．点線白矢印の部位では，厚いプラークにより正常よりも50%以上の内腔狭窄（両白矢印）を呈している．

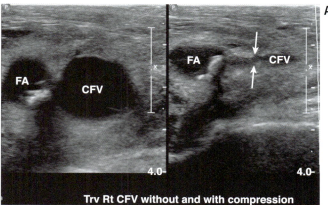

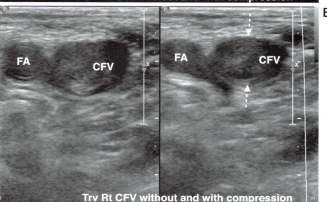

図 21-33　正常な総大腿静脈（CFV）と深部静脈血栓（DVT）　正常な静脈構造は，超音波プローブで圧迫するとつぶれるが，内部に血栓が存在している静脈はつぶれない．動脈も同様に圧迫で潰れない．ここでは，2例の異なる症例の大腿静脈の，圧迫あり・なしの画像をペアで提示している．正常な症例 **A** では，総大腿静脈は圧迫により潰れている（白矢印）．大腿動脈（FA）は潰れていない．深部静脈血栓症の症例 **B** では，総大腿静脈は圧迫によりつぶれず（点線白矢印），静脈内に血栓が存在していることを示唆している．

ラー波形が変化する．

■超音波検査は**血管壁の厚さ**（動脈硬化では厚くなる）と**プラークの存在診断，性状評価**に用いられる．この場合も，やはりドップラー・スペクトル波形が用いられる．

■超音波検査のプローブで評価可能なサイズであれば，身体のどの部位でも検査が施行できる．頸動脈の他にも，頸静脈，椎骨動脈，腎動脈，末梢動脈がおもな検査対象であり，

透析用血管と移植後の血管も評価できる（Video 21-4）．CTアンギオグラフィも血管の検査法であるが，放射線被曝とヨード造影剤の使用が必要である．

■**四肢の動脈血流**は，より血管抵抗の高い下流へ血流を送るため，抵抗の高い血流波形となる．高度の動脈病変の場合，狭窄部位で血流の限局的な増加が認められる．閉塞部位より遠位部では，血流抵抗が正常よりも低くなる（図 21-32）．

深部静脈血栓症（deep venous thrombus：DVT）

■DVTを有する症例のほとんどは**無症状**である．DVTの最も重大な合併症として，肺動脈塞栓症がある．

■DVTに対する超音波検査が最も役立つのは，**膝より上の部位**に症状を有する症例である．無症状性の症例では，超音波検査の感度はずっと低くなる．

■DVTに対する超音波検査は，下肢の解剖学的な指標（総大腿静脈，深大腿静脈近位部，大伏在静脈，膝窩静脈）に沿っ

DVTの下肢超音波検査の原則は，**正常な静脈構造は超音波プローブにより容易に圧迫され完全につぶれる**が，血栓が存在する静脈では圧迫しても静脈がつぶれない点にある．また，超音波検査では高エコーを呈する血栓の検出もなされる（図21-33）．

TAKE-HOME POINT：超音波検査：原理を理解して正常像と異常像を知ろう

- 超音波画像を作成するには，3つのおもな構成要素がある．高周波数の音波（超音波），反射した波もしくはエコーの受信，受信したエコーの画像変換である．

- 多くのエコーを反射する組織は，高エコー（echogenic, hyperechoic）といわれ，通常は画像で明るく（もしくは白く）表示される．エコーのほとんどない，もしくはまったくない組織は超音波透過性が高い（低エコーもしくは無エコー）といわれ，画像では暗く（もしくは黒く）表示される．

- 超音波検査は，物質（通常は血液）がイントロデューサに向かって動いているか，遠ざかっているか，そしてその速度を評価するために，ドップラー効果を利用している．

- 人体に対して医学的に利用される超音波検査で，科学的に証明された長期的な副作用は知られていない．

- 胆石は典型的には高エコーを呈し，ほとんどの音波を反射するため，**音響陰影（acoustical shadowing）**を示す．

- 胆嚢内に胆泥（biliary sludge）が認められることがあり，胆汁うっ滞を伴うことが多い．高エコーを示すことがあるが，胆石のようには音響陰影を伴うことはない．

- 尿路閉塞の典型的な画像所見は，腎杯の拡張である．腎洞の高エコー域の内部に，拡張して液体が充満した腎盂が無エコー域として認められる．

- 内因性腎疾患では，腎実質のエコー輝度が肝臓と脾臓よりも高くなり，正常とは逆になる．

- 精巣捻転は緊急疾患である．ほとんどが青年期に発症し，急性の陰嚢痛が生じる．超音波検査で捻転した精巣の血流が消失していることを確認することで，診断を確定できる．

- 腹部に無症状性の拍動性腫瘤を触知した場合，超音波検査が第一選択となる．正常の大動脈径は3cm未満である．

- 筋層内子宮筋腫は，子宮の腫瘍で最も多い．卵巣で頻度の高い腫瘍は機能性囊胞である．一般的に，子宮の腫瘍は充実性であり，卵巣の腫瘍は囊胞性である．

- 腺筋症は子宮筋層内の異所性子宮内膜組織である．超音波検査では，子宮は腫大し，筋層内に囊胞状の領域が認められる．子宮の後壁が肥厚することが多く，子宮のエコー輝度は低下する．

- 卵胞囊胞と黄体囊胞は，卵巣の機能性囊胞とよばれる．卵胞囊胞の頻度が高い．典型的には，機能性卵胞は境界明瞭で薄い壁を有する，内部が均一な液体濃度を呈する無エコーの構造物として認められる．囊胞内に出血が生じた場合には，高エコー域が混在することがある．

- 卵巣の非機能性囊胞には，皮様囊胞（dermoid cyst），内膜症性囊胞，多囊胞性卵巣がある．

- 卵巣腫瘍の多くは卵巣の表面を覆う細胞から発生し，漿液性と粘液性がある．漿液性腫瘍の多くは良性であり，粘液性腫瘍も良性であることが多い．

- 骨盤内炎症性疾患（pelvic inflammatory disease）は，子宮，卵管，卵巣に生じた感染性疾患群を示す用語である．多くは子宮内膜の炎症を契機に発症する．

- 患者が臥位の場合，腹水は右傍結腸溝から右横隔膜下腔に集まるため，超音波検査では右上腹部で肝臓と横隔膜の間に腹水が認められやすい．

- 急性虫垂炎では，虫垂は盲端で終わる蠕動運動のない管状構造として認められることがあり，径は6mm以上である．圧迫しても管腔内は虚脱せず，超音波プローブで触れると痛みを訴える．虫垂炎の1/3の症例では，糞石を伴う．

- 子宮内の胎児を画像として描出するには，超音波検査は安全かつ信頼性の高い検査法である．必要に応じて妊娠期間中に繰り返し検査を施行することもできる．

- 子宮外妊娠の多くは卵管の卵管采近傍に生じる．子宮内妊娠が確認できれば子宮外妊娠はまず除外することができ，子宮外の胎囊が確認できれば子宮外妊娠と診断できる．ほとんどの場合，子宮外妊娠は，子宮内妊娠が確認できないことと，β-HCGがある程度以上に上昇していることの組み合わせで診断される．

- 奇胎妊娠は，子宮のサイズが妊娠月齢に比して不釣り合いに大きく，β-HCGが10万mIU/mLより高い場合に疑われる（正常妊娠では6万mIU/mL未満である）．

- 血管系の超音波検査は，血管の形態とともにドップラー・スペクトル波形を用いて血流速度も評価できる．頸動脈では，50%以上の狭窄が生じた場合に，血流速度の変化が認められる．

- 下肢深部静脈血栓症を評価する際の原則は，正常な静脈構造は超音波プローブにより容易に圧迫され完全に虚脱するが，血栓が存在する静脈では圧迫しても静脈がつぶれない点である．また，超音波検査では高エコーを呈する血栓の検出もなされる．

CHAPTER 22
磁気共鳴画像（magnetic resonance imaging：MRI）の原理と基本を学ぼう

MRIはどのように作動しているか
- MRIは組織の分子構成（特に水分子）を用いているので，**軟部組織の異常を詳細に検出する感度がCTよりもはるかに高く**，**経時的な組織の構成要素の変化を評価する**のにとても適している．これにより，疾患の診断に迫ることができる．
- MRIは，非常に強い磁場を用いて，RF信号（radiofrequency signal）をエネルギーとして発して原子核の電磁的な活動を操作している．その結果を受信コイルで受信し，コンピュータで処理し画像化している．
  - 臨床的に用いられるMRI装置では，**水素原子核（1つのプロトンを含んでいる）**を用いている．これは，人間の体内に水素原子が豊富に存在しているためである．
- それぞれのプロトンは**陽電荷**をもっており，なおかつ**回転運動（spin）**をしていることから，この電荷は常に動いている．ここで，動いている電荷は**電流**であり，電流は**磁場**を形成するため，それぞれのプロトンはそれぞれの小さな磁場を有している（**magnetic movement** とよばれる）ことを念頭においておく必要がある．
- 患者がMRI撮像装置に入ると，小さな磁場を有するプロトンは，より強力なMRIの外部磁場により整然と並ぶ．**ほとんどのプロトンは磁場に平行の向きとなり**，ごく一部は磁場に対して**反対方向**を向く．しかし，いずれにせよ，すべてのプロトンがMRIにより形成される磁場により整然と並ぶこととなる．
- プロトンは怠け者ではないので，**歳差運動**をする（コマがぐらぐらしながら回転している様子に似ている）．
- 磁気モーメントで小さな歳差運動をするプロトンに話を戻そう．

MRI撮像装置を構成するハードウェア
メイン・マグネット
- MRI撮像装置で用いられる磁石は，**超電導磁石（superconducting magnet）**であることが多い．〔訳注〕電導と伝導が同じように使われる〕
- 超電導磁石は，電流を流すために**超伝導温度**（4Kもしくは−269℃）まで冷やされた**伝導コイル**が内部にある．温度が低いと（ほぼ完全な0K，摂氏に換算すると−273.15℃），伝導コイルを流れる**電流の抵抗が事実上は消失**することになる．

⇨ このため，この極限まで冷やされた伝導物質に電流が流されると，電流が流れ続けて**永久磁場**を発生する．MRI撮像装置内の磁石は常に"オン"の状態になっている．

- 今日用いられているほとんどのMRI撮像装置の**磁場強度**は，**0.5テスラ（T）～3テスラ**の間である．オープンMRI撮像装置（患者を完全には撮像装置で囲まない構造になっている）では磁場強度は低く，0.1～1.0テスラである．ちなみに，地球の磁場はたったの50マイクロテスラ（μT）である．

コイル
- 磁石内に設置されているコイルはMRI撮像装置の重要な部分である．これらのコイルは，プロトンを励起するために**RFパルス**を送る役割（transmitter coil）か，励起したプロトンから放出される信号（エコー）を受信する役割（**受信コイル**）のどちらかを果たす．
- これらのコイルには強力な電流が流れており，なおかつ強力な磁場の中に存在するため，MRI撮像中には繰り返し"**ノック音**"を発生する．

コンピュータ
- コンピュータは，受信コイルが受けたRFパルスを解析し，画像に変換する役割を果たす．

MRI撮像が始まったら何が起こっているのか
- 患者がMRI装置に入ると，**伝導コイル**が**RFパルス**（radiofrequency pulse）とよばれる短い**電磁パルス**（ミリ秒単位）を送る．この時点で，患者の体内の**プロトン**は磁石の外部磁場によってすでに**整然と並んでいる**ことを覚えておこう．

- RFパルスは特定の頻度で送信され，プロトンの位置を変化させる．
- RFパルスの送信がなくなると，偏移していたプロトンが**緩和**し，再び磁場に従って整然と並ぶ．その時，RF信号（エコー）としてエネルギーが放出され，受信コイルによって検知される．

> 回復と減衰に要する時間と，発生する**エコー**はT1とT2とよばれる．

- **T1緩和**（もしくは**回復**）とは，RFパルスがかけられてから組織が**長軸方向の状態（磁場に平行な状態）**に戻るために要する時間である．
- **T2緩和**（もしくは**減衰**）とは，RFパルスがかけられてから，組織が**横軸方向の状態（磁場に垂直な状態）**に再び戻るために要する時間である．
- まとめると，RFパルスが止められると，緩和が始まり回転している原子核がエネルギーを発し，そのエネルギーが**受信コイル**により検知されて，最終的に画像が作成される．

パルス・シーケンス

- **パルス・シークエンス**は，撮像プロトコールによりあらかじめ決められた**画像パラメータ**の組合わせによって構成されている．撮像プロトコールは，**疾患**と**身体の部位**によって決められており，コンピュータ上で撮像技師により撮像前に選択される．ある画像撮像プロトコール（例えばルーチンの脳MRI撮像用プロトコールなど）は，画像上で異なる組織がどのように描出されるかが決められた，一連のパルス・シーケンスによって構成されている．パルス・シーケンスは，撮像開始から終了までに**20秒〜15分間**を要する．〔訳注〕シーケンスにより異なる〕

> **スピン・エコー**（spin echo：SE）と**グラディエント・エコー**（gradient recalled echo：GRE）とよばれる2種類のおもなパルス・シーケンスがある．SE法はSN比（signal-to-noise ratio）が高く，GRE法は撮像時間が短く，高速撮像に向いている．MRIで用いられるすべてのパルス・シーケンスはこれら2種類のどちらかに基づいている．

繰り返し時間（repetition time：TR）とエコー時間（echo time：TE）

- TRとTEはMRIを操作する技師によってコンソール上で撮像前にセットされ，これにより画像がどのように"**強調**"されるかが決まる．
- **TR**は，2つのRFパルスが繰り返される**間隔の時間**であり，T1強調の程度に影響する．
  - 短いTR（RFパルス同士の間隔が短い）のパルス・シーケンスでは，**T1強調画像**とよばれる画像が得られる．
- **TE**はRFパルスとその結果として生じる**エコー**との時間差であり，これは**T2強調**の程度に影響する．
  - 長いTE（RFパルスとそのエコーとの時間差が長い）のパルス・シーケンスでは，T2強調画像とよばれる画像が得られる．

T1強調画像とT2強調画像の見分け方

- 異なる組織は異なるT1，T2値を持っているため，脂肪，筋肉，骨などがそれぞれ違う信号で描出されるだけでなく，パルス・シーケンスによっても描出のされ方が変わる．

明るさと暗さ

- **短いT1**を有する組織は，明るい（白い）．
- **長いT2**を有する組織は，暗い（黒い）．
- MRIでは，「明るい」状態は「白い」もしくは「高信号」といわれる．「暗い」状態は，「黒い」もしくは「低信号」といわれる．

> ポイントは，**水はT1強調画像で黒く，T2強調画像で白い**ことである．水は，「T1で黒」，「T2で白」と憶えよう．

- 水（H_2O）にもT2強調画像にも，「2」という数字があることから，「H_2OはT2強調画像で白い」とイメージすると憶えやすい．
- そのため，どのMR画像をみても，最初に**水**だとわかっているもの（脳室内脳脊髄液や膀胱内の尿など）をみるようにする．
- もしも**液体が黒**かったら，おそらくそれは**T1強調画像**である（図22-1A）．
- もしも**液体が白**かったら，それはおそらく**T2強調画像**である（図22-1B）．
- 特定の組織と構造は，典型的には**T1強調画像で白くなる**．
  - **脂肪**：皮下脂肪と腹腔内脂肪，黄色骨髄内の脂肪，脂肪を含んだ腫瘍（図22-1A）
  - **出血**：出血した時期によりさまざまな信号を呈する（図22-2）．
  - **タンパク質を含んだ液体**：腎嚢胞もしくは肝嚢胞，嚢胞性腫瘍
    - しかしながら，水を含んだ単純性嚢胞はT1強調画像で黒く，T2強調画像で白くなるため，**T1強調画像では水は黒くなる**と憶えておこう（図22-3）．

22章 磁気共鳴画像（magnetic resonance imaging：MRI）の原理と基本を学ぼう

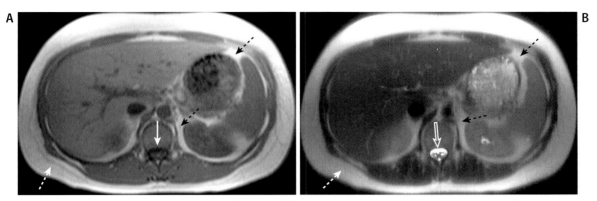

図22-1 **正常な腹部のT1強調画像とT2強調画像（横断像）** 脳脊髄液は水の濃度に近いため，T1強調画像（**A**）では黒く（白矢印），T2強調画像（**B**）では白く（中抜け白矢印）描出される．皮下脂肪（点線白矢印）と腹腔内脂肪（点線黒矢印）はT1強調画像，T2強調画像いずれでも高信号である．

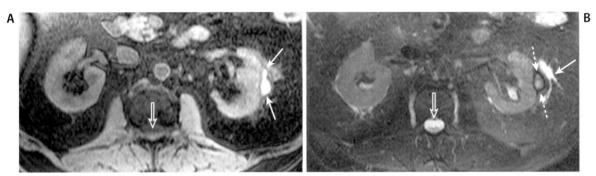

図22-2 **腎臓の被膜下血腫** 脂肪抑制T1強調画像の横断像（**A**）では，左腎の外側に高信号の被膜下血腫（白矢印）が認められる．脊柱管内の脳脊髄液の信号（中抜け白矢印）が低いため，**A**はT1強調画像であることがわかる．脂肪抑制T2強調画像の横断像（**B**）では，辺縁に輪状の低信号を呈するヘモジデリン（点線白矢印）を伴った，軽度の高信号を呈する左腎の被膜下血腫が認められ，古い血液に囲まれた血腫であることがわかる．隣接した左腎周囲組織には少量の液体が認められる（白矢印）．脳脊髄液（中抜け白矢印）が高信号を呈することにより，**B**がT2強調画像であることがわかる．

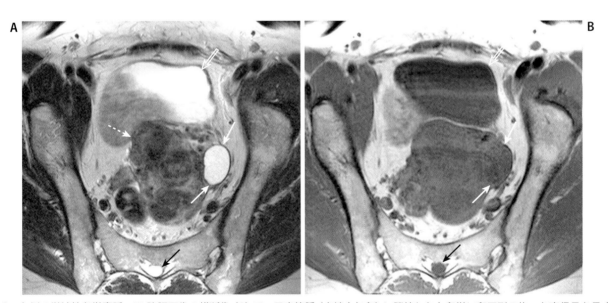

図22-3 **左側の単純性卵巣囊腫** T2強調画像の横断像（**A**）で，子宮筋腫（点線白矢印）に隣接した左卵巣に卵円形の均一な高信号を呈する病変が認められる（白矢印）．膀胱内の尿（中抜け白矢印）と脊柱管内の脳脊髄液（黒矢印）が高信号を呈していることから，**A**がT2強調画像であるとわかる．T1強調画像の横断像（**B**）では，この卵巣病変は低信号（白矢印）を呈し，単一な液体を含んでいることがわかる．膀胱内の尿（中抜け白矢印）と脳脊髄液（黒矢印）はいずれも低信号である．

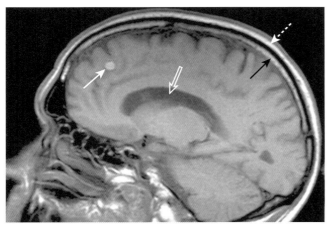

図22-4 メラノーマの転移 脳のT1強調画像（矢状断像）で，高信号の腫瘤（白矢印）が前頭葉に認められ，メラノーマの転移を表す．頭蓋骨の黄色骨髄（黒矢印）と，それを覆う頭皮の皮下脂肪（点線白矢印）が高信号であることに注目．側脳室内の脳脊髄液（中抜け白矢印）が低信号であることから，これがT1強調画像であるとわかる．

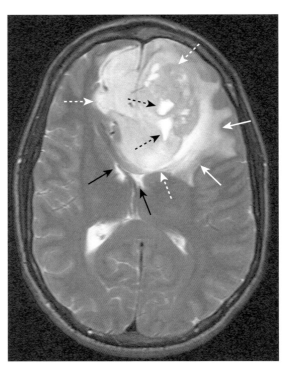

図22-5 周囲に浮腫を伴った多形性膠芽腫 T2強調画像の横断像で，高信号を呈する血管性浮腫（白矢印）を周囲に伴った，大きな分葉状の前頭葉腫瘤（点線白矢印）が認められる．悪性度の高い脳腫瘍である多形性膠芽腫である．囊胞変性によりいくつかの高信号域（点線黒矢印）が腫瘤内部に認められる．側脳室の前角は圧迫されている（黒矢印）．

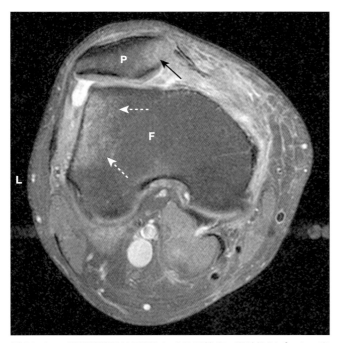

図22-6 一過性膝蓋骨外側脱臼による骨挫傷 脂肪抑制プロトン密度強調画像（T2強調画像に似た撮像法）の横断像で，大腿骨（F）の外側顆（L）（点線白矢印）と膝蓋骨の内側（P）（黒矢印）に骨髄浮腫が認められる．この浮腫は最近起こった膝蓋骨脱臼により膝蓋骨と脛骨が衝突し，骨挫傷が生じたことによる．

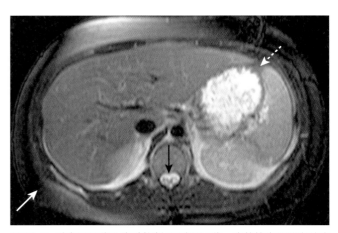

図22-7 腹部の正常な脂肪抑制T2強調画像 脊柱管内の脳脊髄液（黒矢印）が高信号であることから，これがT2強調画像であることがわかる．なおかつ，皮下脂肪（白矢印）と腹腔内脂肪（点線白矢印）が低信号であることから，脂肪抑制画像であることもわかる．脂肪抑制がかかっていないT2強調画像では，正常な脂肪は高信号となる．

22章 磁気共鳴画像（magnetic resonance imaging：MRI）の原理と基本を学ぼう | 229

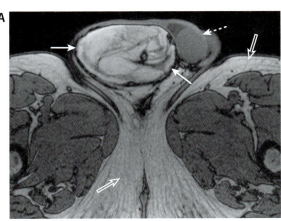
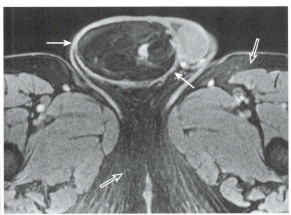

図22-8 右精索内の脂肪肉腫　陰嚢のT1強調画像の横断像（A）で，右陰嚢内に不均一な高信号を呈する腫瘤が認められる（白矢印）．左精巣（点線白矢印）には異常は指摘できず，右精巣は確認できない．皮下脂肪は正常な高信号を呈していることに注目（中抜け白矢印）．ガドリニウム造影後の脂肪抑制T1強調画像の横断像（B）では，高信号を呈していた右陰嚢内の腫瘤は低信号となり，脂肪に一致する（白矢印）．大腿の皮下脂肪も低信号である（中抜け白矢印）．これは精索の脂肪細胞から発生したまれな悪性腫瘍である．

- メラニン：例えば，メラノーマ（図22-4）
- ガドリニウムとその他の常磁性体（マンガン，銅）
■ 特定の組織と構造は，典型的にはT2強調画像で白くなる．
  - 脂肪：皮下脂肪と腹腔内脂肪，黄色骨髄内の脂肪，脂肪を含んだ腫瘍（図22-1B）
  - 水，浮腫（図22-5，図22-6），炎症，感染，囊胞（図22-3）
  - 出血：出血した時期によりさまざまな信号を呈する（図22-2）
■ 脂肪と出血はT1強調画像でもT2強調画像でも白くなる（ことがある）ことを憶えておこう．

抑制 suppression

■ MRIの特徴は，特定の組織からの信号を選択的に取り除く，もしくは抑制することができることであり，これにより画像上でその組織を黒く描出し，他の組織や病変を際立たせることが可能になる．
■ 特に抑制が活用される組織は，脂肪である．
■ 脂肪は正常ではT1強調画像で白いが，脂肪抑制T1強調画像では黒く描出される（図22-7）．
■ この特徴は，卵巣の皮様嚢腫（デルモイド嚢胞）や副腎の骨髄脂肪腫，脂肪肉腫（図22-8）などの脂肪を含んだ腫瘍を同定するときに役立つ．これらの病変は，脂肪抑制がかかっていない画像では白く描出されていたものが，脂肪抑制画像では黒に変化する．
■ 脂肪抑制はガドリニウム造影剤投与後に組織を評価する際にも必須である．

他のパルス・シーケンス

■ T1強調画像とT2強調画像以外にも多くのパルス・シーケンスがあり，典型的には拡散強調画像（diffusion-weighted image：DWI），プロトン密度強調画像，または覚えやすくアルファベットの頭文字で表記したSTIR（short tau inversion recovery），FLAIR（fluid-attenuated inversion recovery），MRA/TOF（time-of-flight, magnetic resonance angiography）などの，特定のMRI撮像プロトコールにより構成される．
■ 核磁気共鳴機能画像法（functional MRI：fMRI）は，神経活動と脳の血流需要量の変化を関連づけて評価し，それらを異なるMRI信号に変換させる方法である（特にT2強調画像が用いられる）．fMRIは脳と脊髄の神経活動をマッピングするのに多く用いられるようになっている．

MRIの造影剤：一般的事項

▶ 臨床的にMRIで最もよく用いられる経静脈造影剤は，ガドリニウムである．
- ガドリニウムは希少な重金属であり，キレートされた状態でMRIの造影剤として使用される．キレートされて酸性となった製剤がGd-DTPA（gadolinium diethylenetriaminepentaacetic acid）であり，ガドペンテト酸ジメグルミンとして造影剤によく用いられる．
■ ガドリニウム造影剤は，CTでも用いられるヨード造影剤と同じように使用される．ガドリニウム造影剤は，経静脈性もしくは関節内に投与される．〔【訳注】関節内投与は施設によっては通常検査として行われているが，適応外使用である〕
■ 経静脈的投与後，Gd-DTPAは血流に乗って臓器の実質を造影した後，腎臓の糸球体で濾過されて排泄される．
- 別な特殊なタイプのガドリニウム造影剤は，胆道から排

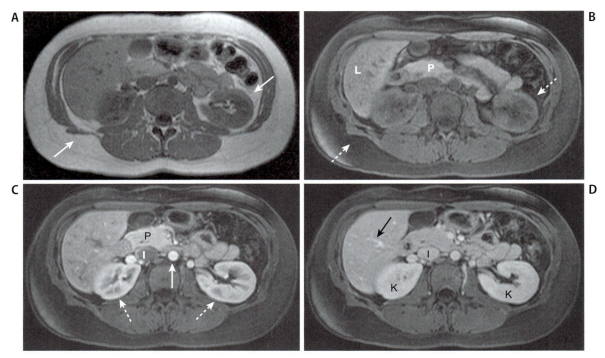

図 22-9　腹部の脂肪抑制とガドリニウム造影後の正常な造影効果　正常な腹部の T1 強調画像（**A**）で，正常な皮下脂肪と腹腔内脂肪の高信号が確認できる（白矢印）．脂肪抑制 T1 強調画像（**B**）では，脂肪の信号は抑制され（点線白矢印），低信号を呈している．膵臓（P）や肝臓（L）などの腹部臓器は，信号が抑制された脂肪よりも相対的に高信号である．ガドリニウム造影後の早期相で撮像された脂肪抑制 T1 強調画像（**C**）では，大動脈（白矢印）の造影効果が認められる．大動脈は，下大静脈（I）よりも早期に造影される．腎臓には正常な皮髄相（点線白矢印）の造影効果が認められ，膵臓（P）はこの相で最も強く造影される．ガドリニウム造影後の遅延相に撮像された脂肪抑制 T1 強調画像（**D**）では，肝静脈（黒矢印）と下大静脈（I）が良好に描出されている．腎臓（K）には均一な正常の造影効果が認められ，腎腫瘍を検出するのに適した相である．

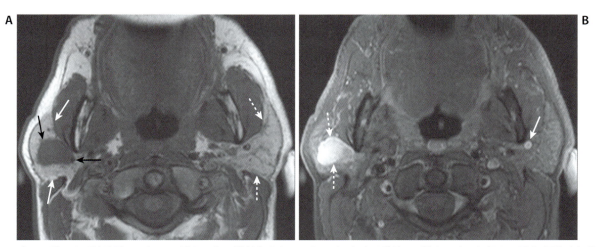

図 22-10　右耳下腺の多形性腺腫　頸部の T1 強調画像の横断像（**A**）で，卵円形の軽度分葉状の形態を呈する低信号の腫瘤（黒矢印）が，右耳下腺内（白矢印）に認められる．左耳下腺には異常は認めない（点線白矢印）．ガドリニウム造影後の脂肪抑制 T1 強調画像の横断像（**B**）では，右耳下腺腫瘤は強い造影効果により高信号を呈している（点線白矢印）．この腫瘤は切除され，耳下腺で最も多い良性腫瘍である多形性腺腫であった．左下顎後静脈（白矢印）などの血管構造が造影されていることから，この画像がガドリニウム造影後に撮像されたことがわかる．

泄される．
- ガドリニウムは，**水素原子のT1緩和時間を短縮**させる（それほどではないが，T2短縮効果もある）．**T1短縮**により，ガドリニウムが投与されていない同じ画像と比較して，**T1強調画像で信号が上昇**する．この効果を利用するため，ガドリニウム投与後に撮像されるのは**T1強調画像**が多い．
- 脂肪はガドリニウム投与前でもT1強調画像で信号が高い．**脂肪内のガドリニウムによる造影効果を検出**しやすくするため，造影前・後の画像は脂肪抑制（脂肪が黒くなる）画像が撮像されることが多い（**図22-9**）．

ガドリニウム造影後に**高信号**となる構造としては，**血流の豊富な組織**（腫瘍など）（図22-10）や**炎症性病変**があり，「**造影されている**」と表現される．

MRIの安全性について

閉所恐怖症 claustrophobia
- 時に患者は狭いMRI撮像装置の中で極度の閉所恐怖を感じることがあり，検査が開始できなかったり，完遂できなかったりすることがある．臨床的に適切と判断されれば，**事前の鎮静**が役立つことがある．
- 代替法として，さほど閉鎖的ではない**オープンMRI**で検査を行うこともできる．その代わり，オープンMRIで用いられている磁石は磁力が弱いため，空間分解能が低下する．

強磁性体 ferromagnetic object
- 患者の体内に強磁性体がある場合，MRI装置の磁場で動いて隣接する組織に障害をきたすおそれがある．そのような体内の強磁性体は，熱を帯びて**熱傷**の原因になる可能性もある．

強磁性体が，動くことによって患者に害を及ぼす可能性のある部位に存在している場合には，MRIは**絶対禁忌**となる．これらの物質には医学的に挿入された脳動脈瘤クリップや血管クリップ，外科用ステープルなども含まれる．ただし，現在使用されている血管クリップやステープルの多くは，MRI検査が可能な製品である．

- **弾丸，金属片，眼内金属**（金属関連労働の従事者に認められることがある）などの一部の異物も，強磁性体である．
  - 眼球内の金属異物の既往がある症例では，MRI撮像前に眼窩の単純X線を撮影する必要があり，もし金属が存在していれば，別な画像検査に変更しなければならない．
- **酸素ボンベやハサミ，メス**，その他の金属製品などの患者の体外にある強磁性体も，磁場の中に入ると空中を飛んで患者に傷害を与える可能性があることから，MRI検査室内への**持ち込みは厳格に禁止**されている．

機械もしくは電子製品
- ペースメーカ，痛みに対する神経刺激装置，インスリン・ポンプ，その他の埋め込み型薬物注入器，人工内耳などがある患者には，MRI検査は施行できない．例外としては，FDA（Food and Drug Administration）により認可された，患者が安全にMRI検査を受けられるように特別につくられた新しいペースメーカがある．

医療用機器が埋め込まれた患者は，MRI検査が受けられるか？
- その答えは，症例による．
- 2005年に，当時のASTM（American Society of Testing and Materials，現在はFDAとして知られている）はMRI検査を受ける患者に埋め込まれた医療用機器について，用語を定義した．
  - **MR safe**：すべてのMRI検査を受ける環境下で，危険性が報告されていない機器．プラスチック性のチューブのようなこれらの製品は，非金属製で非磁性体である．
  - **MR conditional**：一定のMRI撮像環境下では，危険性が報告されておらず，この特定の環境下でならばMRI撮像が可能．MRIの撮像環境はMRIの磁石（main magnet）の強さ，傾斜磁場，RFパルスの状況や，いくつかのパラメータにより異なる．
  - **MR unsafe**：すべてのMRI撮像環境下において，危険性が報告されている．MR unsafeの機器には，強磁性体のハサミなどがある．
- MRI撮像における安全性については，それぞれの機器についてより詳細な情報がインターネットでリストとして提示されており，パッケージ内の製品情報や，さまざまな製造元のウェブサイトでも確認できる．

妊娠している患者
- 成人ではMRIの生物学的な危険性は知られていないが，**胎児に対するMRIの影響については完全には明らかになっていない**．
- しかしながら，American College of Radiology（ACR）は，危険性と有益性を比べて，患者にとって有益であると判断されたならば，妊婦は**妊娠期間中のどの時期であっても**MRI撮像を受けてもよいと声明を出している（図22-11）．
- 胎児へのリスクが不明であることから，おそらく妊娠早期にはMRI検査は受けないほうがよいと考えられる．
- 妊婦に対するガドリニウム造影剤の使用は推奨されていない．これは，ガドリニウムが胎盤を通過して，胎児の腎臓から排泄され，胎児に対する影響が不明であるためである．

腎性全身性線維症
nephrogenic systemic fibrosis（NSF）
- 腎不全の症例では，ガドリニウム造影剤によって，時にまれな有痛性で消耗性で，時に致死的な**腎性全身性線維症**（NSF）とよばれる病態が生じる．
- NSFでは，強皮症に類似した線維化が，眼，関節，内臓に生じる．
- **腎不全**の症例（特に透析中の症例）では，ガドリニウム造影剤の仕様によりNSFを発症する**リスク**が非常に高い．

表22-1 MRIの画像診断における利用法

種類	臓器	疾患
筋骨格系	半月板，腱，筋肉の評価	半月板損傷：靱帯，腱の損傷
	骨	骨挫傷：不顕性骨折，ストレス骨折
	骨髄炎	MRI所見が正常であれば陰性的中率は高い
	脊椎（→26章）	椎間板疾患と骨髄浸潤：以前の手術の瘢痕と新規病変の鑑別
神経系	脳（→27章）	脳（特に後頭蓋）の検査法として理想的：腫瘍，梗塞：多発性硬化症
	末梢神経	インピンジメント：損傷
消化器系	肝臓（→20章）	肝病変の診断：小さな病変の検出：嚢胞，血管腫：肝細胞癌：限局性結節性過形成（FNH）：ヘモクロマトーシス：脂肪浸潤
	胆道系（→20章）	MRCPによる狭窄，拡張の評価
	小腸と大腸	MR小腸造影：妊婦の虫垂炎
内分泌系/生殖系	副腎	腺腫：副腎出血
	女性骨盤	子宮と卵巣の解剖学的評価：平滑筋腫：腺筋症：卵巣の皮様嚢腫：子宮内膜症：卵管水腫
	男性骨盤	直腸癌，膀胱癌，前立腺癌のステージング
泌尿器系	腎臓	腎腫瘤：嚢胞と充実性腫瘤の鑑別

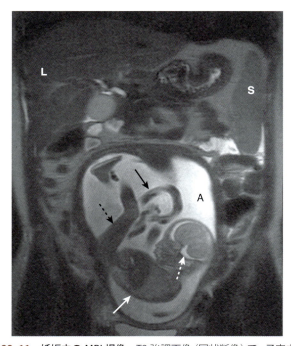

図22-11 妊娠中のMRI撮像 T2強調画像（冠状断像）で，子宮内の妊娠が確認できる．母体の肝臓（L）と脾臓（S）の一部が描出されている．羊水（A）と胎児の脳脊髄液（点線白矢印）が高信号であることから，これがT2強調画像であることがわかる．胎児の体幹（白矢印）と下肢（点線黒矢印）が明瞭に描出されている．臍帯（黒矢印）の一部が確認できる．

- 中等度の**腎機能障害**（特にeGFRが30〜45 mL/min/1.73 m^2）を有する症例に，ガドリニウムを投与する際には注意が必要である．高度の腎機能障害（eGFRが30 mL/min/1.73 m^{2}未満）では，ガドリニウム造影剤の使用は避けるべきである．

MRIの画像診断における利用法

■ たくさんあるMRIの利用法のうち，一部を**表22-1**にまとめた．表記してある章には，より詳細な内容が記載してある．

TAKE-HOME POINT：磁気共鳴画像（MRI）の原理と基本を学ぼう

- MRIは水素原子（プロトンともよばれる）の電磁的な活動に影響を及ぼす非常に強い磁場を用いている．

- それぞれのプロトンは電荷を帯びて回転運動（スピン）をしている．プロトンの持続的な運動により小さな磁場が発生し，これによりプロトンは小さな磁石のようにふるまう．はるかに強力なMRI撮像装置内の磁場にプロトンが置かれると，すべてのプロトンは外部磁場に従って整然と並ぶ．

- 伝導コイルから発生するRFパルスは，MRI撮像装置の外部磁場によって方向づけられていたプロトンを偏移させる．

- RFパルスが切れると，偏移していたプロトンは緩和して優位な磁場に従って再び整然と並び，この時にRF信号（エコー）を発する．受信コイルは，励起したプロトンから発せられた信号（もしくはエコー）を受信する．コンピュータはエコーから得られた情報を再構成し，画像を作成する．

- MRI撮像装置の磁石は，電流を流すために極度に低温に冷却された超電導磁石である．

- 画像パラメータの設定により構成されるパルス・シーケンスは，特定の組織がどのように描出されるかを決定する．スピン・エコー（spin echo：SE）とグラディエント・エコー（gradient recalled echo：GRE）とよばれる2つのおもなパルス・シーケンスがある．

- T1とT2は，いずれも時間定数である．T1は**縦緩和時間**，T2は**横緩和時間**とよばれる．

- TRは2つの繰り返されるパルスの間の時間である．短いTRではT1強調画像となる．

- TEはパルスとそれによりエコーが発生する間の時間である．TEが長いとT2強調画像となる．

- T1強調画像では，典型的には脂肪，出血，タンパク質を含んだ液体，メラニン，ガドリニウムが高信号（白色）になる．

- T2強調画像では，典型的には脂肪，水，浮腫，炎症，感染，嚢胞，出血が高信号となる．

- 脂肪はT1強調画像とT2強調画像どちらでも高信号を呈する．水はT1強調画像で低信号，T2強調画像で高信号である．

- 抑制（suppression）は，特定の組織からの信号を消失させる，もしくは除去するMRIの技術であり，脂肪に対してよく用いられる．正常ではT1強調画像で脂肪は高信号であるが，脂肪抑制画像では低信号となる．脂肪抑制は，特にガドリニウム造影剤投与後の組織の特徴を把握するのに有用である．

- ガドリニウムはMRIで臨床的に最もよく用いられる造影剤であり，水素原子のT1緩和時間を短縮し，高信号を呈する．ガドリニウム投与により，腫瘍などの血管構造や炎症性病変が造影され，より明瞭化する．

- 強磁性体は，磁場にさらされると空中を飛ぶことがあるので，MRI検査室に入れるべきではない．眼内に金属異物の存在が疑われる症例では，その存在を確かめるために眼窩の単純X線撮影をすべきである．

- 妊娠中には，MRI撮像は第2期と第3期に行われるべきであり，造影剤の使用は禁忌である．

- **腎性全身性線維症**（nephrogenic systemic fibrosis：NSF）は消耗性の線維化病変であり，経静脈性にガドリニウム造影剤が投与された腎不全の患者に発生する．そのため，ガドリニウムは重度の腎疾患を有する症例では使用を避けるべきである．

CHAPTER 23
骨濃度の異常をみつけよう

正常の骨解剖

単純X線

- 単純X線では，骨は，**濃度の高い緻密骨からなる皮質**（cortex）と，皮質によって完全に包み込まれた（単純X線では**濃度の低い**）骨梁で構成される**海綿骨**からなる**骨髄腔**（medullary cavity）が，血管，造血細胞と脂肪によって分けられるように構成されている．皮質と海綿質の量の比率は，骨格の部位により異なり，また同じ骨でも部位により異なる．つまり，皮質は部位によってその厚さが異なっている．
- 単純X線で直交する方向で骨をみると，**骨皮質**は平滑な輪郭を有し，濃度の高い白い殻がさまざまな厚さで認められ，骨の外縁に沿って白い索状影として認められる．
- 単純X線でみた**骨髄腔**は，皮質の殻の内側に細い骨梁の網目状構造が交じりあった灰色の濃度の低い芯として認められる．**皮髄境界**（corticomedullary junction）は，皮質の内縁と骨髄腔の間を示す（図23-1）．

- 皮質が骨全体を覆っていることを憶えておくことは重要であり，その様子は単純X線において骨を横からみた（つまり，X線が骨に対して接線方向に照射された）像で最もよく観察できる．

➡ 骨の画像検査では，現在でもほとんど全例で**単純X線**が用いられ，少なくとも直交する**2方向の画像**（orthogonal view）が撮影されている．この2方向画像により病変の局在を同定でき，なおかつ骨の全周をなるべく広く観察することが可能となる．

- それでも，管状骨（tubular bone）の全周を観察することは不可能であり，単純X線での軟部病変の描出感度は格別に良好というわけではない（軟部腫脹のような一部の病変は，単純X線でも観察可能である）．

CTとMRI

- CTとMRIは，骨の周囲全体と内部の基質を評価すること

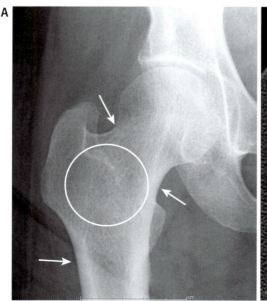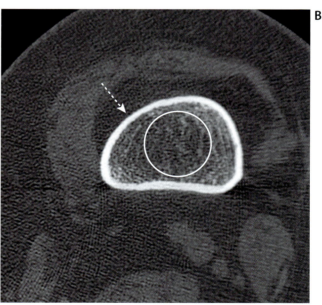

図23-1　骨の正常像　Aの股関節の単純X線前後像では，接線方向でみた皮質は白線として認められ，部位によって厚さは異なる（白矢印）．骨髄腔は，海綿骨が骨梁の交錯する網状構造として認められる（白円）．Bの大腿骨近位部のCTでは，骨梁と脂肪の両者を含んだ濃度のより低い骨髄腔（白円）を，皮質が360°全周を覆っている様子が描出されている（点線白矢印）．このCT画像は骨を観察するための条件で表示しているため，筋肉と皮下脂肪は詳細には観察できない．

23章 骨濃度の異常をみつけよう

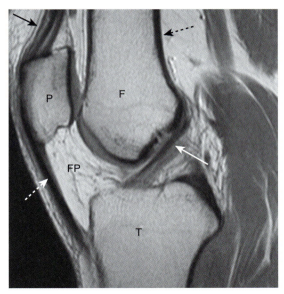

図 23-2 膝関節の正常 MRI 像 膝関節の矢状断像で，骨の内部性状と周囲の軟部組織がより明瞭に描出されている．大腿骨（F）遠位部，脛骨（T）近位部と膝蓋骨（P）には脂肪骨髄が認められる．大腿四頭筋（黒矢印）と膝蓋靱帯（点線白矢印）も描出されている．前十字靱帯（白矢印）も確認できる．infrapatellar fat pad（FP）も高信号域として描出されている．骨皮質が著明な低信号を呈していることに注目（点線黒矢印）．

表 23-1 骨濃度の変化

濃　度	進展範囲	本章で取り上げた例
濃度上昇	全体的	びまん性の硬化性骨転移
	局所的	限局的な硬化性骨転移
		無腐性骨壊死
		Paget 病
濃度低下	全体的	骨粗鬆症
		副甲状腺機能亢進症
	局所的	局所的な溶骨性転移
		多発性骨髄腫
		骨髄炎

が可能で，特に MRI では，単純 X 線で表示できない周囲の軟部組織をも描出することができる．これは，コンピュータを使用して画像を再構成することができるためと，組織濃度のわずかな差を描出することができるためである（図 23-2）．
- 骨梁に加え，骨髄腔には赤色骨髄と黄色骨髄が存在している．**赤色骨髄**は赤血球の前駆細胞を産生し，**黄色骨髄**は脂肪を含んでいる．骨髄の構成は，骨によっても年齢によっても異なる．年齢が高くなるにつれ造血能の活性は低下していくため，だいたい 30 歳頃にはほとんどの四肢・末梢の骨は黄色骨髄になるが，ほとんどの体幹部の骨では赤色骨髄は残存する．単純 X 線と異なり，MRI は骨髄の組成を評価する点で優れた検査法であり，実際に骨髄病変の診断に非常に役立つ．
- 骨皮質は単純 X 線で最も容易に描出できる部位である一方，通常の MRI 撮像法では非常に強い低信号域として描出される．

骨の生理が骨構造に及ぼす効果

- 骨は全身の代謝状態を反映している．骨の構成には，タンパク質を含んだ**コラーゲン**を核とする物質（**類骨** osteoid）が必要であり，そこにカルシウムリン酸塩を主体とした**骨塩**（bone mineral）が沈着し，軟骨（cartilage）と骨が形成

される．
- 骨では常にリモデリングが行われており，**破骨細胞**（osteoclast）により古いもしくは異常な骨が吸収され，**骨芽細胞**（osteoblast）により新しい骨が形成されている．骨芽細胞は骨基質（bone matrix）の形成を担っている一方，破骨細胞は骨基質と無機塩類（mineral）の両者を吸収する．
- 破骨細胞と骨芽細胞の活動性は，骨のこれらの細胞に運ばれる**有効血流量**（viable blood supply）に依存している．
- 骨は**機械的刺激**にも反応する．たとえば，筋肉，腱の収縮，荷重の作用，持続的な使用もしくは長期の廃用などに対してである．これらの刺激は骨の構成と同様その形状を維持するためにも役立っている．
- 本章では，骨の濃度の異常について，主に単純 X 線で骨の濃度が上昇するか，減少するかの 2 種類に分類している．この分類はさらに，病変の進展が**限局的**（focal）か，**びまん性**（diffuse）かの 2 通りに分類される（表 23-1）．
- MRI が骨髄の異常を評価するために用いられる場合，病態は 4 種類に分類される．
  - **再転換**：黄色骨髄に置換されていた部位に，再び赤色骨髄が置換した状態．正常である．
  - **骨髄置換**：転移性の腫瘍細胞や多発性骨髄腫，白血病細胞などに骨髄が置換された状態
  - **骨髄減少**：放射線照射や化学療法，再生不良性貧血などにより，赤色骨髄が失われた状態
  - **骨髄線維症**：化学療法や放射線照射などにより，骨髄が線維組織に置換された状態
- 骨折と脱臼，関節炎，脊椎疾患については，後の章で詳述する．

全般性の骨濃度上昇をみつけよう

- 単純 X 線や CT では，全身のほとんどの骨で全般性の**濃度上昇（硬化** sclerosis）が生じている．
- これにより，骨が産生した成分により正常な骨梁間の脂肪

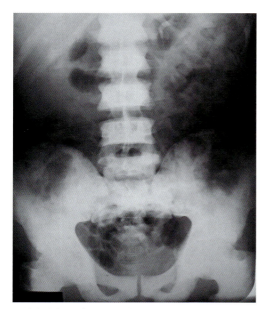

図 23-3　前立腺癌のびまん性骨転移　この画像では，骨のびまん性濃度上昇が認められる．骨髄腔が骨全体の濃度を上昇させる硬化性骨転移により満たされ，正常な境界線を不明瞭化させているため，正常な骨梁，骨髄腔と皮質の移行部がみえなくなっていることに注目．Paget 病の骨盤の画像（図 23-11 参照）と比較してみよう．

髄が置換されてしまうため，**骨髄腔**の正常な**骨梁の網目状構造**が認められなくなる．

- 皮質と比較して灰色にみえていた正常な**骨髄腔の濃度が上昇**するため，正常な**皮髄境界**が観察できなくなる（図 23-3）．

硬化性骨転移 osteoblastic metastasis

- **前立腺癌**（carcinoma of the prostate）による**びまん性の血行性骨転移病変**は，**全身性の骨濃度上昇**を生じる代表例である．骨芽細胞が，正常な生理的抑制の制御を越えて活性化してしまっている．
- 剖検では，前立腺癌患者の 80% 以上に**骨転移**が認められる．前立腺癌の**多発骨転移**は単発性転移よりも高頻度に生じる．この点については，本章で後述する．
- びまん性骨転移では，骨シンチグラフィにおいて，いわゆる "**superscan**" を呈する．superscan とは，腎への核種の排泄が非常に少ないかまったく認められず，核種が骨格全体に取り込まれている状態を表す（図 23-4）．

限局性の骨濃度上昇をみつけよう

➡ **限局的な硬化性病変**（focal sclerotic lesion）は，皮質もしくは骨髄腔を侵す．**皮質**が侵された場合には，骨膜では新たな骨形成（**骨膜反応** periosteal reaction）が引き起こされ，これにより骨皮質が厚くみえることに

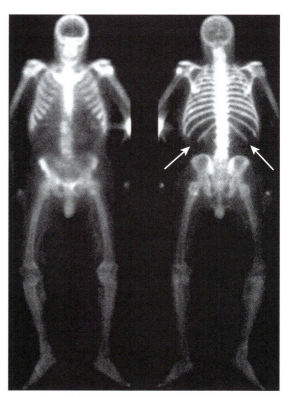

図 23-4　骨シンチグラフィの superscan　体幹部と四肢骨格の AP 像（左側の画像）と PA 像（右側の画像）では，核種が骨格系全体に分布し取り込まれている．これはいわゆる superscan の画像であり，患者のすべての骨に骨硬化性転移が生じることで，骨格全体に核種の高度の取り込みが認められ，なおかつ腎からの核種の排泄が非常に少ない，もしくはまったくなくなった状態である．白矢印は腎臓からの核種排泄が欠損している部分を示しており，superscan の特徴の 1 つである．

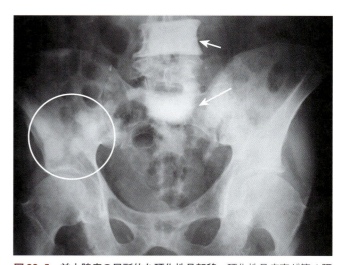

図 23-5　前立腺癌の局所的な硬化性骨転移　硬化性骨病変が第 4 腰椎と第 1 仙椎（白矢印）に認められる．これらの病変では，もはや皮髄移行部が観察できない．同時に，右腸骨（白円）と骨盤骨全体に，多発性に硬化性骨病変が認められる．硬化性骨病変は前立腺癌の骨転移でよく認められる所見である．

BOX 23-1　骨の限局的な濃度上昇をきたす疾患

- 前立腺癌（びまん性の骨濃度上昇を生じることもある）
- 無腐性骨壊死
- Paget 病

BOX 23-2　骨転移の所見：骨シンチグラフィ

- ごく少量のテクネチウム-99m（^{99m}Tc）MDP が経静脈性に投与されると，骨表面に付着する．
- テクネチウム-99m（^{99m}Tc）はメチレンジホスフォネート（methylene diphosphonate：MDP）の標識に使用され，骨のトレーサーとして利用される．
- 骨の活性は，一部は血流と骨の代謝回転に依存する．骨の代謝回転が非常に高い，もしくは非常に低い状態では，偽陰性の結果となることがある．
- 硬化性骨転移は，ほとんどの場合で核種の取り込み増加（高い活性）を示す．溶骨性骨病変であっても核種の取り込み増加が認められる．これは，溶骨性変化に伴って，すべてではないものの，ほとんどで骨の修復が生じているためである．
- 骨シンチグラフィは，多発性骨髄腫では感度がとても低いため，単純 X 線による骨格系の検索が骨髄腫病変を検索するための第一選択となる．
- 骨シンチグラフィは高い感度を有するものの，特異度はそれほど高いわけではない．取り込みが高い状態では，核種の取り込みが上昇する良性疾患（例：骨折，感染）を否定するために，通常は他の画像による評価も必要となる（単純 X 線，CT，MRI）．

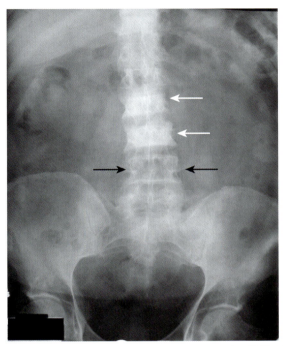

図 23-6　乳癌による限局的な骨濃度上昇　腰椎・骨盤の単純 X 線正面像では，椎体に異常な濃度上昇域を認め，特に第 2 腰椎（L2）椎体と第 3 腰椎（L3）椎体（白矢印）で顕著である．正常な第 4 腰椎（L4）の椎弓根（黒矢印）と比較し，濃度が上昇した椎体によって椎弓根が不明瞭化していることに注目．濃度の高い白い椎体は，象牙椎（ivory vertebra）とよばれる．乳癌と前立腺癌の 2 つの骨硬化性癌は，象牙様脊椎を生じる原因となる疾患である．

表 23-2　無腐性骨壊死の原因

部　位	疾患の例
血管内	鎌状赤血球症
	真性赤血球増加症
血　管	血管炎（ループスと放射線誘発性）
血管外	外傷（骨折）
特発性	外因性ステロイドと Cushing 病
	Legg-Calvé-Perthes 病

なる．骨髄腔が侵された場合には，正常な骨髄腔に囲まれた，点状の無構造な硬化性病変として認められる（図 23-5）．

■ 以下に，**限局的な骨濃度上昇**をきたす疾患例（前立腺癌，無腐性骨壊死，Paget 病）を示す（BOX 23-1）．

前立腺癌 carcinoma of the prostate

■ 前立腺癌のような造骨性骨転移性病変では，びまん性の硬化性病変と同様に，限局的な骨の濃度上昇が認められることがある．

■ 前立腺癌の**転移性腫瘍細胞**により分泌される物質が**骨芽細胞の活性を刺激**し，限局的な濃度上昇域，つまりは**骨硬化性病変**を形成することがある．これらの病変は椎体，肋骨，骨盤，上腕骨，大腿骨で最も多く認められる（図 23-6）．

■ 原発巣に関わらず，骨転移の検索には**骨シンチグラフィ**が選択される（BOX 23-2）．

骨壊死（阻血性骨壊死）

■ 骨の阻血性壊死（avascular necrosis：AVN．虚血性壊死 ischemic necrosis，無腐性壊死 aseptic necrosis，骨壊死 osteonecrosis ともよばれる）は，細胞の死から罹患骨の圧潰に至る状態である．側副血行路に乏しい骨が侵されやすく（例：手関節の舟状骨，大腿骨頭），なおかつ骨髄の造血成分が侵されやすいため，AVN の検出には **MRI** が最も感度が高い．

■ 骨の阻血性壊死の原因は多岐にわたる．いくつかの代表的な原因を表 23-2 に挙げた．

■ 単純 X 線では，**虚血壊死領域**は周囲の骨よりも**濃度が上昇**している．MRI では，周囲の脂肪骨髄よりも**低信号**を呈することが多い（図 23-7）．

■ 血流が消失した骨は**濃度が高く**なり，このためその他の領域よりも硬化性変化が目立つ．この変化は，特に**大腿骨頭**（図 23-8）と**上腕骨頭**（図 23-9）の壊死で認められる．

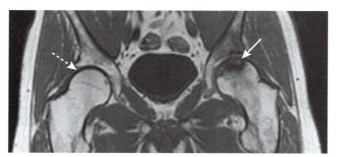

図23-7 無腐性骨壊死（avascular necrosis）のMRI　両側股関節のT1強調画像で，右大腿骨には脂肪骨髄（点線白矢印）が認められるが，左大腿骨頭には信号低下が認められ，左股関節の軟骨下骨へ低信号域が広がっている（白矢印）．関節裂隙は保たれている．股関節の無腐性骨壊死を描出するには，MRIが最も感度が高い．

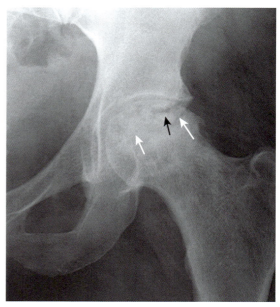

図23-8 全身性ループス・エリテマトーデス（SLE）に対するステロイド長期投与症例での左大腿骨頭の無腐性骨壊死　左大腿骨頭の単純X線拡大像では，大腿骨頭の上面に硬化像を呈する領域が存在し（白矢印），これは大腿骨頭の無腐性骨壊死における特徴的な所見である．線状の皮質下透亮像（黒矢印）は無腐性骨壊死における骨膜下骨折を示し，crescent sign（骨頭軟骨下三日月線）とよばれている．病変が大腿骨頭に限局し，関節裂隙および臼蓋には及んでいないことに注目．これは関節炎の所見とは異なる．

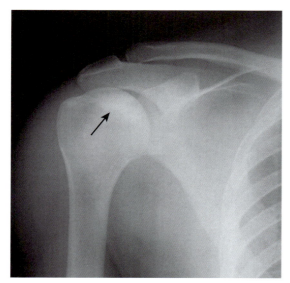

図23-9 上腕骨頭の無腐性骨壊死　上腕骨頭に無腐性骨壊死を生じたこの鎌状赤血球症の症例では，上腕骨頭の最上部に濃度上昇を認める（黒矢印）．骨頭の上部（cap）が山の頂上の雪（snow on a mountaintop）のように認められることから，この無腐性骨壊死のサインは"snow-capping"とよばれる．鎌形赤血球症に合併した無腐性骨壊死は，成人になるまで顕在化しないことが多い．MRIを撮像すると，単純X線で診療が行われていた頃に考えられていたよりも，ずっと骨壊死の罹患率が高いことがわかってきた．

■単純X線では，**陳旧性骨髄梗塞**（medullary bone infarct）は，長管骨の骨髄腔内に認められる，濃度の高い無構造の骨沈着として認められ，しばしば細い膜状の硬化縁を有する（図23-10）．

Paget病：限局性の骨濃度上昇

■Paget病は骨の慢性疾患であり，高齢男性に最も多く，現在ではパラミクソウイルスのslow virus感染が原因と考えられている．Paget病はさまざまな程度の**骨吸収**と**造骨性変化**によって特徴づけられ，造骨性変化が優位な症例では進行性の病態をとる．

■最終的にはほとんどの症例で**骨濃度が上昇**するが，骨濃度

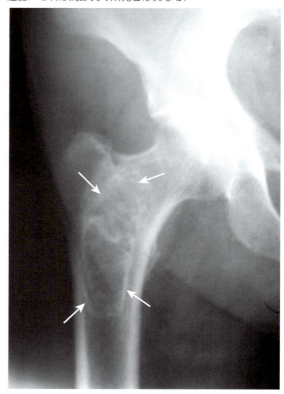

図23-10 骨髄腔の陳旧性梗塞　大腿骨近位部の骨髄腔内に，無構造な石灰化が認められる（白矢印）．一般的には，このような骨髄内石灰化の鑑別疾患には，骨梗塞と内軟骨腫が挙げられる．病変を取り囲む特徴的な薄い硬化膜によって，骨梗塞であると診断できる．この症例は，喘息に対して長期的にステロイドが投与されていた．

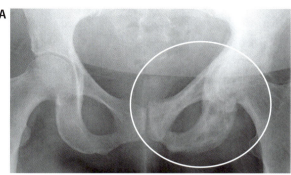 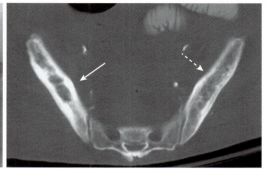

図 23-11 Paget 病の骨盤病変（2 症例）
A：骨盤の単純 X 線正面像では，左側骨盤に骨濃度上昇，骨梁の明瞭化と粗大化，骨皮質の肥厚（白円）が認められ，これらは Paget 病の骨に特徴的な所見である．正常な右側骨盤と比較してみよう．
B：別な Paget 病の症例の骨盤 CT（横断像）では，骨皮質の肥厚と骨梁の明瞭化が右腸骨に認められる（白矢印）．正常な左腸骨（点線白矢印）と比較してみよう．

が高いわりには正常骨と比べて機械的ストレスに脆弱なため，**骨折**が起こりやすかったり，骨が軟らかいために**骨の弯曲（bowing）**を生じたりする．骨盤が最も高頻度で，ついで腰椎，胸椎，大腿骨近位部，頭蓋冠が侵される．

➡ Paget 病は**単純 X 線**で診断されることが多い．Paget 病の画像の特徴は以下のとおりある．

- **皮質の肥厚**：骨肥厚を疑う領域と同じ骨の違う部分を比較するか，観察が可能ならば反対側と比較することで検出しやすくなる．
- **骨の骨梁構造の明瞭化**：骨梁の粗大化，肥厚が生じている（図 23-11）．
- **罹患した骨の大きさの増大**：Paget 病の"典型的な"病歴としては，Paget 病により頭蓋冠が大きくなるため，男性では帽子のサイズが徐々に大きくなることが知られている（現在ではファッションの形態が変わったのでこの知識の有用性は低いが）．

全身性の骨濃度低下をみつけよう

- 以下に挙げるのは，びまん性の骨濃度低下についての画像所見である．
  - 多くのより小さな骨梁構造が消失して細くなるため，**骨髄腔内の正常な骨梁の網目状構造がびまん性に減少**する．
  - 骨髄腔の濃度が減少するため，皮質は正常よりは薄くなるものの，よりくっきりと目立ってきて，**正常の皮質髄質移行部が明瞭化**する（図 23-12）．
  - 椎体の圧迫骨折
  - 股関節，骨盤，椎体の病的骨折
- びまん性の骨濃度低下をきたす疾患の例を BOX 23-3 に挙げた．

骨粗鬆症 osteoporosis

- 骨粗鬆症は**骨密度（bone mineral density：BMD）の低下**により特徴づけられる全身性の骨疾患であり，一般的には**閉経後の骨塩低下と加齢による骨塩低下**に分けられる．
  - **閉経後骨粗鬆症**は，破骨細胞の活性化による**骨吸収の亢進**により特徴づけられる．加齢に伴う骨塩の減少は 45〜55 歳から始まり，全体的な**骨量低下**により特徴づけられる．
- 骨粗鬆症のリスクとなる追加因子としては，外因性のステロイド投与，Cushing 病，エストロゲン欠損症，運動不足，アルコール中毒がある．
- 骨粗鬆症では，大腿骨頸部，椎体の**圧迫骨折**，橈骨遠位部骨折（Colles 骨折）などの骨折が起こりやすくなる．
- **単純 X 線**による骨粗鬆症の**検出感度**はあまり**高くない**．約 50％の骨量が失われなければ，単純 X 線では骨粗鬆症が認識できるようにはならない．単純 X 線の所見としては，骨の全体的な**濃度低下**，**皮質の菲薄化**，**骨髄腔の骨梁減少**がある．
- 最近では，骨密度（BMD）測定には **DEXA スキャン**（複合エネルギー X 線吸収測定 dual-energy X-ray absorptiometry）が最も正確であるとされ，広く推奨されている．
  - DEXA スキャンは，フィルターを通した X 線源（2 種類の異なるエネルギーを有する X 線をつくることが可能であり，骨と軟部組織でそれぞれ吸収率が異なる）を用いて施行され，さまざまな量の軟部組織が重なることで生じた濃度誤差をサブトラクション（引き算）することによって，より正確な骨濃度を計測することが可能である．
  - X 線量は非常に低く，計測は脊椎や股関節で行われる．

副甲状腺機能亢進症 hyperparathyroidism

- 副甲状腺機能亢進症は，副甲状腺からの副甲状腺ホルモン（parathyroid hormone：PTH）の過剰分泌が原因となって

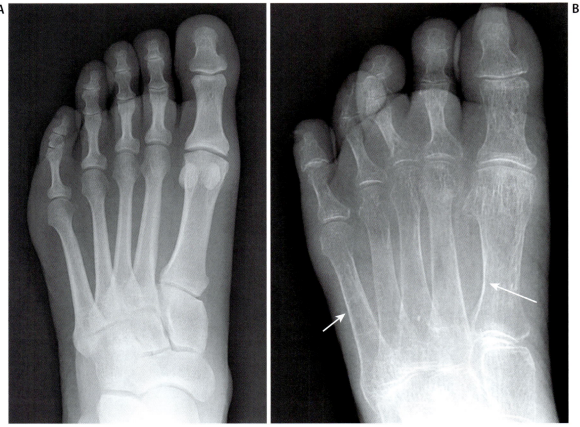

図 23-12　足の正常像と骨粗鬆症　正常足の単純 X 線正面像（**A**）と，全体的に透過性が亢進し骨皮質が菲薄化した骨粗鬆症の足（**B**，白矢印）を比較する．単純 X 線は骨粗鬆症の感度は高くなく，撮影者の技術的な要因に左右され，正常例であっても骨粗鬆症と紛らわしくみえてしまうことがある．骨粗鬆症の診断には，DEXA スキャンなどの，より感度の高い検査を施行すべきである．

BOX 23-3　びまん性骨濃度低下

- 骨粗鬆症
- 副甲状腺機能亢進症

〔**訳注**〕実際には，これらに骨軟化症と腫瘍浸潤の 2 つが加わる〕

表 23-3　副甲状腺機能亢進症の病型

病型	特徴
一次性	大部分の症例（80〜90％）では単発性の腺腫が原因であり，ほとんどで高カルシウム血症を呈する．
二次性	ほとんどが慢性腎疾患に認められ，カルシウムとリンの不均衡により，副甲状腺が二次性に過形成となり生じる．
三次性	二次性副甲状腺機能亢進症の状態が遷延し，副甲状腺ホルモンが自律性（autonomous）に過剰分泌されるようになった患者で認められ，高カルシウム血症を呈する．

いる．副甲状腺ホルモンは骨，腎臓，消化管に作用している．骨に対しては，破骨細胞を活性化させることで骨吸収を増加させる作用がある．カルシウムは骨から除去され，血流へと移行する．

- 副甲状腺機能亢進症には，原発性，二次性，三次性の 3 種類の病型がある（表 23-3）．
- 副甲状腺機能亢進症の診断は，**臨床所見**と**検査所見**からなされるが，単純 X 線でも多くの所見が認められ，その他の画像診断も術前精査として（外科手術の適応がある場合には）利用される．副甲状腺の画像検査としては，超音波検査，核医学検査，MRI がある．

　単純 X 線による副甲状腺機能亢進症の画像所見：

- 全体的な**骨濃度低下**
- **骨膜下骨吸収**（subperiosteal bone resorption）．特に示指と中指の中節骨の橈側に認められる（図 23-13）．
- **鎖骨遠位部の侵食像**（erosion）（図 23-14）
- **褐色腫**（brown tumor）とよばれる**長管骨の境界明瞭な溶

23章 骨濃度の異常をみつけよう | 241

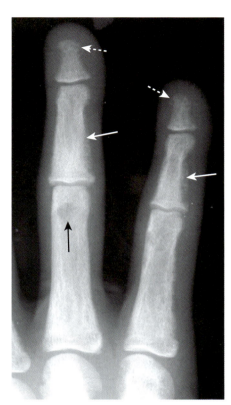

図 23-13 副甲状腺機能亢進症の骨膜下骨吸収　副甲状腺機能亢進症の放射線学的な特徴として骨膜下骨吸収があり，この所見は特に示指と中指の中節骨の橈側に認められる（白矢印）．輪郭がはっきりとしている同じ骨の対側皮質と比較すると，この画像では病変側の皮質が毛羽立ち状，不整に認められる．この症例では別な 2 種類の副甲状腺機能亢進症の所見も認められる．小さな褐色腫（黒矢印）と末節骨の骨吸収（点線白矢印）である．

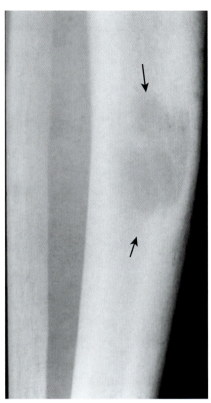

図 23-15　褐色腫（brown tumor）　地図状の溶骨性病変が，脛骨の骨幹部中部に認められる（黒矢印）．褐色腫（破骨細胞腫：osteoclastoma ともよばれる）は，破骨細胞によって局限的に（ふつうは）皮質が吸収された良性病変であり，線維性組織と血液により置換されている．ヘモジデリンを多く含んでいるために特徴的な褐色を呈している（Dr. Brown にちなんで名付けられた腫瘍ではない）．病変は溶骨性の転移性骨腫瘍や多発性骨髄腫のようにみえるので，鑑別には副甲状腺機能亢進症の臨床経過が重要である．この病変は一次性・二次性副甲状腺機能亢進症のどちらでも認められる．

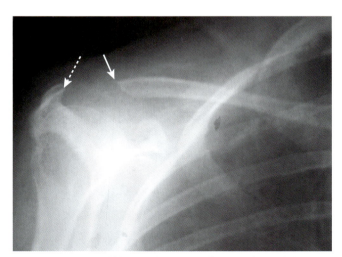

図 23-14　副甲状腺機能亢進症における鎖骨遠位端の侵食像　副甲状腺機能亢進症で骨吸収が好発する他の部位として，鎖骨の遠位端がある．この画像では，本来ならば肩峰（点線白矢印）と関節を形成するべき鎖骨の遠位端（白矢印）に骨吸収が認められ，肩峰との間の距離が拡大している．骨吸収が生じるその他の部位としては，末節骨（図 23-13 で提示した先端骨溶解症 acro-osteolysis），歯槽硬線，脛骨，上腕骨，大腿骨の内側面がある．

骨性病変と，頭蓋骨の"塩・胡椒"像（salt-and-pepper appearance）（図 23-15）

限局性の骨濃度低下をみつけよう

■これらの病変は，そのほとんどで骨細胞以外の細胞が限局的に浸潤することで生じる．
■限局性の骨濃度異常をきたす疾患の例を BOX 23-4 に挙げてある．

溶骨性骨転移 osteolytic metastasis

■溶骨性骨転移では局所的な骨破壊が生じる（BOX 23-5）．
■そのほとんどで骨髄腔が侵され，病変は骨髄腔から皮質に浸潤し，破壊する．骨髄腔のみが侵された場合，約 50％の容積減少がなければ単純 X 線の正面像（en face）では所見を呈さない．
■一方，MRI では骨髄腔の描出に優れているので，骨転移の

BOX 23-4　限局性の骨濃度低下

- 転移性骨病変
- 多発性骨髄腫
- 骨髄炎

BOX 23-5　転移性骨病変

- 骨転移は原発性骨腫瘍よりもはるかに多い．
- 骨転移は2種類の主要な形態に分類される．骨新生を刺激するものは**骨硬化性**とよばれ，骨を破壊するものは**溶骨性**とよばれる．骨硬化性病変と溶骨性病変の両方が存在する骨転移もある．
- 転移性骨病変は，どの原発巣からであっても，肘と膝より遠位部に起こることはきわめて少ない．これらの部位に認められたら，通常はすでに広範囲に転移しており，その原因としては肺癌と乳癌が多い．
- 現在のところ，骨格系への転移病変を検索する検査としては骨シンチグラフィが選択される．

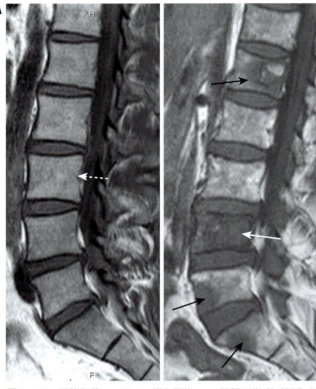

図23-16　腰椎転移のMRI　正常な腰椎のT1強調画像（矢状断）（**A**）では，腰椎の椎体に正常な信号が認められる（点線白矢印）．乳癌症例の画像（**B**）では，正常な骨髄のかわりに多発性転移性骨病変が腰椎と仙骨に認められる（黒矢印）．第4腰椎は，完全に腫瘍に置き換わっている（白矢印）．

描出感度は単純X線よりもはるかに高い（図23-16）．
■ **皮質のみが侵される場合**もある．皮質への転移では，特に接線方向（側面から）で描出された場合には，比較的少ない量の皮質が侵されるだけでもみえるようになるので，骨髄腔の転移よりは単純X線で病変が検出しやすくなる．

 単純X線での溶骨性骨転移の典型的な所見：

- **不整形な骨透亮性病変**であり，単発性のことも多発性のこともある．
  - 溶骨性病変は，次の3病型のうちの1つ（時にはそれ以上）に当てはまる．permeative（**浸潤性**），moth-eaten（**蚕食状**），geographic（**地図状**）であり，この順番で病変が大きく，そして分離してみえる（図23-17）．
- 病変の周囲には，ほとんど，もしくはまったく反応性の**骨形成を認めない**のが典型的である．**膨張性発育**もしくは"soap-bubble（**泡沫状**）"（つまり骨性の隔壁を有している）の所見をとり，これは特に腎癌と甲状腺癌で認められる（図23-18）．
- 脊椎では，血流が豊富なために**椎弓根を破壊**しやすく（"**pedicle sign**"），この所見は早期には椎弓根が保たれる傾向にある多発性骨髄腫との鑑別に役立つ（図23-19）．

■ 硬化性骨転移と溶骨性骨転移の主要な原因を表23-4にまとめた．

多発性骨髄腫 multiple myeloma

■ 成人の原発性骨悪性腫瘍で最多の多発性骨髄腫は，**単発性**に脊椎や骨盤に soap-bubble（**泡沫状**），ないし**膨張性病変**として認められるか（**単発性形質細胞腫** solitary plasmacytoma とよばれる），多発性の播種性形態で"**抜き打ち状**（**punched-out**）"の溶骨性病変が脊椎と四肢の近位骨格に認められる．

 多発性骨髄腫の単純X線における所見：

- 早期に認められる最も一般的な特徴は，**びまん性**の，通常は**高度の骨粗鬆症**である．
- 形質細胞腫（plasmacytoma）は膨張性の，隔壁を有する病変として認められ，しばしば**軟部組織腫瘤を伴っている**（図23-20）．
- 晩期には播種性の形態を示し，小さな**多発性・境界明瞭**の，おおむね**同じ大きさ**（**抜き打ち状**とよばれる）の溶骨性病変が認められ，通常は周囲に硬化性反応を伴わない（図23-21）．

■ 教科書的には，単純X線は骨シンチグラフィよりも**多発性骨髄腫の検出感度がより高い**とされている．これは，病変

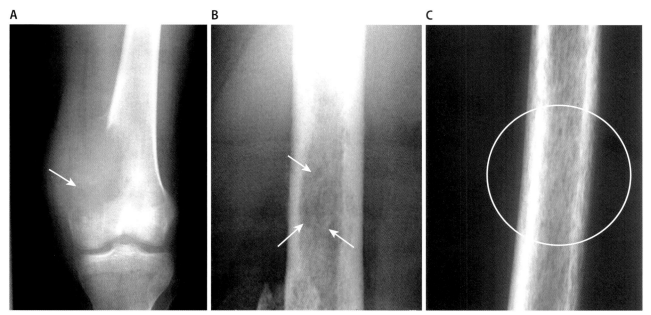

図 23-17　溶骨性骨病変における 3 種類の単純 X 線のパターン　A の単発性骨病変では，病変と正常骨との間の移行帯が広く，皮質の完全な破壊も伴っている（白矢印）．これは"geographic lesion（**地図状病変**）"とよばれる．B では複数の，境界不明瞭な溶解性病変（白矢印）が認められ，辺縁は不明瞭であり，より悪性度の高い病変を示唆する．これは"moth-eaten（**蚕食状**）パターン"とよばれる．C の大腿骨拡大像では，骨に数多くの小さな不整形な孔が認められ（白円），"permeative（**浸潤性**）パターン"とよばれる．浸潤性骨病変は，その病変を形成する細胞の形態から，円形細胞病変（round cell lesion）とよばれる．このような病変には，Ewing 肉腫，骨髄腫，白血病がある．

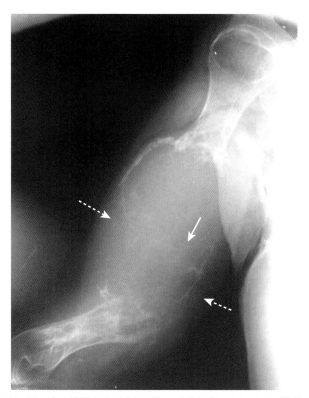

図 23-18　膨張性発育を示す腎細胞癌の骨転移　きわめて活動性の高い，上腕骨の膨張性の溶骨性骨転移であり，腎細胞癌が原発巣である．複数の領域で皮質が破壊され（点線白矢印），病変は薄い隔壁（白矢印）によって soap-bubble 状（**泡沫状**）の所見を呈していることに注目．甲状腺癌と単発性形質細胞腫もこれらの所見を呈する．

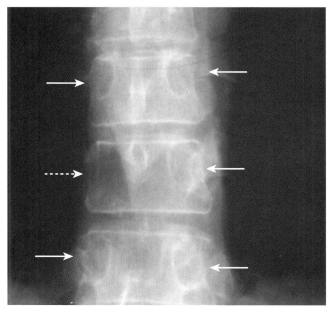

図 23-19　pedicle sign　第 10 胸椎の右椎弓根に破壊が認められる（点線白矢印）．それぞれの椎体には，脊椎の単純 X 線正面像で左右それぞれに計 2 つの卵円形の椎弓根が認められるはずである（白矢印）．ほとんどの転移性骨病変は脊椎では椎体も侵すが，溶骨性転移では椎弓根が破壊されやすくなる．これは同部で動脈血流が豊富なためであり，椎弓根が破壊されることで pedicle sign となる．これに対し多発性骨髄腫では，早期においては椎弓根は保たれる傾向にある．

表23-4 硬化性骨転移と溶骨性骨転移の主要な原因

骨硬化性 (osteoblastic)	溶骨性 (osteolytic)
前立腺癌（高齢男性で最多）	肺癌（男性の溶骨性病変で最多）
乳癌は溶骨性転移を生じることが多いが，骨硬化性転移となることもある（特に治療後）	乳癌（女性の溶骨性病変で最多）
リンパ腫	腎細胞癌
カルチノイド腫瘍（まれ）	甲状腺癌

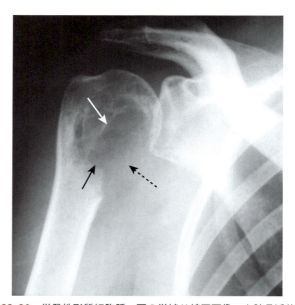

図23-20　単発性形質細胞腫　肩の単純X線正面像　上腕骨近位部の溶骨性骨病変（黒矢印）が皮質を破壊しており（点線黒矢印），内部には複数の隔壁（白矢印）が認められる．これはいわゆるsoap-bubble appearance（泡沫状所見）であり，より播種性の形態を示す多発性骨髄腫の前駆病変である単発性形質細胞腫にも認められる．腎癌と甲状腺癌も同様の画像所見を呈する．

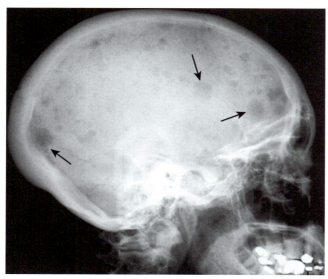

図23-21　多発性骨髄腫　複数の溶骨性病変（黒矢印）が頭蓋骨に認められる．これらは小さな，大きさの整った境界明瞭な辺縁を有しており，多発性骨髄腫に認められる，いわゆる**抜き打ち像**（punched-out lesion）である．頭蓋骨への転移性骨病変も似たような画像所見となるが，多発性骨髄腫よりも数は少なめで境界もやや不明瞭である．

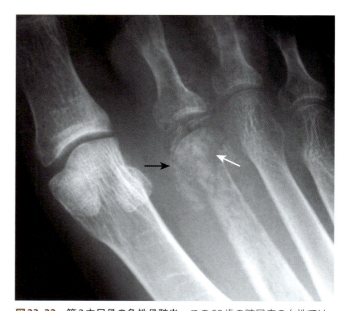

図23-22　第2中足骨の急性骨髄炎　この59歳の糖尿病の女性では，第2足指の単純X線拡大像で，第2中足骨頭部に骨髄炎に特徴的な骨破壊（白矢印）と骨膜の新たな骨新生（黒矢印）が認められる．足の骨髄炎の多くは，糖尿病性血管障害が原因である．

周囲の反応性骨形成がないために，骨シンチグラフィでは病変の数と進展範囲は過小評価される傾向があるからである．

骨髄炎 osteomyelitis

- 骨髄炎は**限局性**の骨破壊を示し，ほとんどは血行性感染（**黄色ブドウ球菌**が最多）により生じる．
- 小児では，**溶骨性病変は骨幹端部**に起こりやすく，血流が豊富であることがその理由となっている．

> **急性骨髄炎の単純X線における所見**

- **限局性の骨皮質破壊**
- **骨膜の新たな骨新生**（図23-22）
- 感染に伴う炎症性反応に伴い，血流増加による**軟部組織**

腫脹と限局性の骨粗鬆症が認められる．
- 成人では，**関節腔**が感染に侵されることが小児よりも多く，骨髄炎だけでなく化膿性関節炎も生じる（→25章参照）．
- 単純X線では，骨髄炎の最初の所見が出現するまでに10日以上かかってしまうため，早期診断にはMRIや核医学検査などの単純X線以外の検査法がよく利用される．

BOX 23-6 脆弱性骨折

- 脆弱性骨折は，機械的に弱くなった骨が，正常もしくは生理的なストレスにより骨折するタイプの骨折である．
- 脆弱性骨折は，閉経後の女性に骨粗鬆症に伴って生じることが最も多い．
- 好発部位は，骨盤，胸椎，仙骨，脛骨，踵骨である．
- 骨の透亮像として認められる他の骨折とは特徴が異なり，ほとんどの脆弱性骨折は単純X線で帯状の硬化性病変として認められる（治癒を表している）．
- 脆弱性骨折の検出には，単純X線よりもCT，MRI，核医学検査（骨シンチグラフィ）のほうが感度が高い（図23-23）．

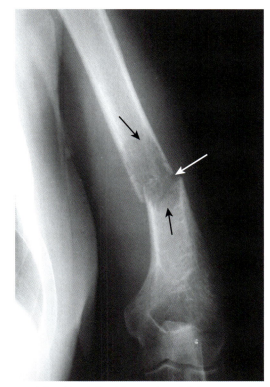

図23-24 病的骨折　病的骨折は，既存の病変部の骨への軽微なストレスで生じる．この上腕骨への腎細胞癌骨転移の症例では，溶骨性病変が上腕骨遠位部に認められる（黒矢印）．この病変を横断するように骨折（白矢印）が認められる．

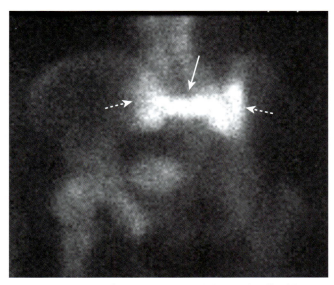

図23-23 骨シンチグラフィで認められた仙骨の脆弱性骨折　仙骨の縦走する骨折（点線白矢印）と水平方向に走る骨折線（白矢印）に一致して，核種の取り込み亢進が認められる．この所見は，ある自動車メーカーのマークに似ていることから，Hondaサインとよばれている．脆弱性骨折は，定義上は過度なストレスのかかっていない病的な骨に生じる骨折である．仙骨は，骨粗鬆症における脆弱性骨折の好発部位である．

■骨髄炎を描出することのできる骨シンチグラフィにはいくつかの種類があり，最も効果的なものとして，最近は標識**白血球スキャン**が挙げられる．白血球スキャンは，患者の白血球を採取し，放射性同位元素（通常はインジウム）で標識し，再び患者の体内へ注入する検査法である．核医学検査で用いられるカメラで撮像することにより，感染領域での核種の異常集積が検出される．

病的骨折 pathologic fracture

■病的骨折は，すでに存在している**病変部に生じる骨折**のことである．病的骨折は，軽微な外傷により，もしくはまったく外傷歴がなくても生じる．

- **脆弱性骨折**は病的骨折の一種である（BOX 23-6）．
  〔**【訳注】**多くの教科書では病的骨折の原因を腫瘍に限定している．その場合，脆弱性骨折の原因を腫瘍以外による骨の脆弱性に限定している〕

■骨濃度を上昇させる病変も，骨濃度を低下させる病変も，どちらも正常の骨構造を**脆弱化**させるため，病的骨折が起こりやすくなっている．

■病的骨折が起こりやすくなる疾患には，**限局性**（例：転移）もしくは**びまん性**（例：骨粗鬆症）病変がある．一般的には，病的骨折の好発部位は**肋骨**，**脊椎**，**四肢骨**（上腕骨と大腿骨）近位部である．

■**病的骨折をみつける**（図23-24）．
- まず，骨折がある．
- 骨折が生じている骨の周囲に，異常な濃度もしくは構造が認められる．
- 病的骨折では**治癒遅延**が生じやすい

■"骨折しそうな"病的な骨を予測しようという試みもなされているが，大体の場合において信頼性に欠ける．

■病的骨折の治療は，骨折の原因疾患の治療効果に大きく左右される．

TAKE-HOME POINT：骨濃度の異常をみつけよう

- ☑ 骨は，血管，造血細胞，脂肪により隔てられる骨梁で形成される**骨髄腔**と，その全周を覆う緻密骨からなる**皮質**により構成されている．

- ☑ 単純X線では，側面像（接線方向）で皮質が最も観察しやすい．CTでは，皮質の全体が観察可能である．MRIは骨髄の評価に特に優れている．CTもMRIも，軟部組織の評価において単純X線よりも優れている．

- ☑ 骨は生化学的な影響と機械的な影響の組み合わせにより，持続的に変化し続けている．

- ☑ 破骨細胞が活性化すると限局性もしくは全身性の骨濃度低下が生じ，骨芽細胞が活性化すると限局性もしくは全身性の骨濃度上昇が生じる．硬化性骨転移（特に前立腺癌と乳癌）では，限局性もしくは全身性の骨濃度上昇が生じる．

- ☑ 骨濃度を上昇させる他の疾患には，阻血性骨壊死，Paget病などがある．

- ☑ **Paget病**の特徴には，皮質の肥厚，骨梁の明瞭化，罹患骨の腫大と濃度上昇がある．

- ☑ **溶骨性骨転移**（特に肺癌，腎癌，甲状腺癌，乳癌）では，限局的な骨濃度低下を生じ，単発性形質細胞腫でも同様である．形質細胞腫は，原発性骨腫瘍のなかで最多である多発性骨髄腫の前駆病変と考えられている．

- ☑ 全身性の骨濃度低下を生じる疾患としては，骨粗鬆症，副甲状腺機能亢進症などがある．

- ☑ 骨塩濃度の低下が特徴である**骨粗鬆症**は，閉経後と加齢により生じることが多い．骨粗鬆症は，病的骨折を生じやすい．

- ☑ **病的骨折**は，すでに異常が存在する骨において，軽微な外傷，もしくは外傷がまったくなくても生じうる．

- ☑ 限局的な骨濃度低下をきたす疾患の例として，骨転移，多発性骨髄腫，骨髄炎がある．

- ☑ 骨シンチグラフィは，骨転移のスクリーニングに用いられる．病変の組成と進展範囲を評価するためには，MRIが最も用いられる．

- ☑ 単純X線で骨濃度の変化をとらえるためには，約50％の骨容積の低下が必要である．骨髄の転移性病変の存在を評価するためには，MRIのほうがはるかに感度が高い．

CHAPTER 24
骨折と脱臼をみつけよう

急性期に骨折をみつけよう

■ 骨折の単純X線はおもしろい．骨折は画像診断を学ぶ者にとってはよい領域であり，これはおそらく疾患の頻度が高く，骨折という病態も理解しやすいためであると考えられる．

■ 骨折は，**骨皮質（cortex）**のすべてもしくは一部の**連続性が中断した状態**であると記載されている．

- 骨皮質が全域で骨折していれば，**完全骨折（complete fracture）**とよばれる．
- 骨皮質の一部分のみが骨折している状態は**不完全骨折（incomplete fracture）**とよばれる．不完全骨折は，通常よりも"より軟らかい"小児などの骨，もしくは成人でも骨が軟らかくなるPaget病（→23章参照）などで生じる．
- 小児における不完全骨折の例としては，皮質の全体ではなく一部のみが骨折した状態の**若木骨折（greenstick fracture）**と，皮質の屈曲として認められる**膨隆骨折（torus fracture, buckle fracture）**がある（図24-1）．

〔訳注〕若木骨折は広義には小児の不完全骨折を，狭義には屈曲を伴う不完全骨折で変形の凸側の皮質の破断を伴うものをいう〕

➡ 急性期の骨折の画像上の特徴（BOX 24-1，図24-2）

- 骨折線は，正しい方向から観察された場合には，骨で通常認められる**栄養血管**などの線よりも"**黒く**"（より**透過性が高く**）写る（図24-2A）．
- **骨皮質の突然の不連続域**として認められ，時として正常でなめらかな骨の輪郭が**急激な屈曲**として認められるこ

BOX 24-1　急性期の骨折の特徴
- 骨皮質全体もしくは一部の急激な断裂
- 正常骨のなめらかな輪郭の急激な変化
- 骨折線は黒く線状
- 骨折線の経路が変わる部分では，鋭い角度を形成する．
- 骨折片はギザギザしていて骨皮質に覆われていない．

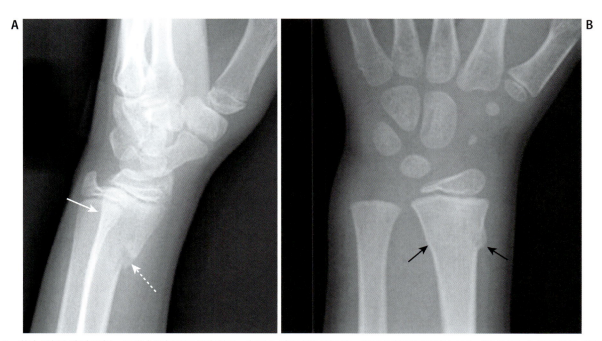

図24-1　**若木骨折と膨隆骨折**　不完全骨折では骨皮質の一部のみが侵されている．不完全骨折は通常よりも"軟らかい"子供の骨（提示画像）や，成人であればPaget病などの骨が軟らかくなる疾患で認められる．若木骨折（**A**）では，骨皮質の全体ではなく一部のみ（点線白矢印）が侵されている（白矢印は保たれている骨皮質を示す）．膨隆骨折（**B**）では，骨皮質の屈曲が認められる（黒矢印）．

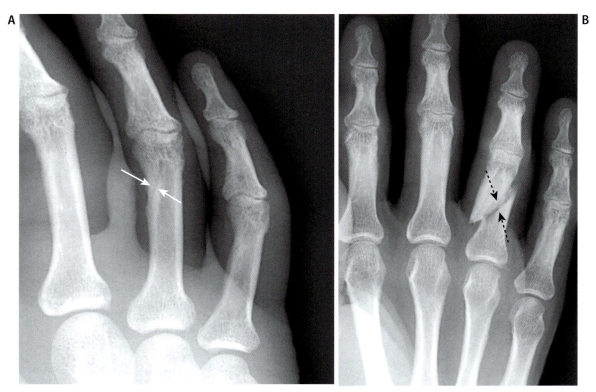

図 24-2　栄養血管溝と骨折　骨折線は正しい方向から撮影されれば，正常な骨で認められる栄養血管溝などの線よりも"黒く"（より透過性が高く）認められる．提示画像は，栄養血管溝（**A**，白矢印）と，別の患者で認められた真の骨折線（**B**，点線黒矢印）を示している．栄養血管溝では硬化した（白い）縁を有しており，骨皮質に囲まれているが，骨折線ではこの白い硬化縁が認められず，骨皮質と骨髄腔を横断していることに注目．骨折の辺縁はギザギザして粗い．

表 24-1　骨折，副骨，種子骨の鑑別

所見	急性期骨折	種子骨と副骨*
急激な皮質の断裂	あり	なし
両側対称性	ほとんどなし	ほとんどにあり
"骨折線"	輪郭がはっきりせず，ギザギザしている	平滑
全周性に皮質を有する骨片	なし	あり

*陳旧性の未治癒の骨折では両側性対称性にはならない

ともある（図 24-2B）．
- 骨折線は，自然に認められる他の線（骨端線 epiphyseal plate のような）よりも，より**直線状**であり，なおかつ**屈曲はより急峻**である（図 24-3）．
- 骨折部の辺縁はギザギザして**粗い辺縁**となっている．

 ピットフォール：種子骨，副骨，治癒していない骨折（表 24-1，図 24-4）
- **種子骨**（sesamoid）：関節をまたぐ腱の中に形成された骨
- **副骨**（accessory ossicle）：母体となる骨に癒合していない副骨端もしくは骨端の骨化中心

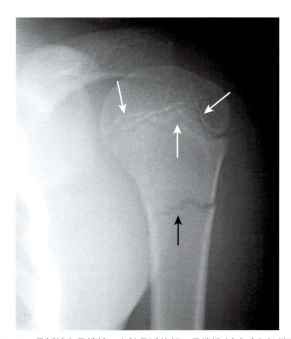

図 24-3　骨折線と骨端線　上腕骨近位部の骨端線（白矢印）など正常で認められる線よりも，骨折線（黒矢印）はより直線的であり，屈曲はより急峻である．骨幹端部の頂部は不整な丘と谷を有しているため，骨端線を横方向から観察すると，上腕骨頭の前縁と後縁が波打ってみえる．この場合には，2本以上の骨端線が存在するかのような誤った印象を受ける．

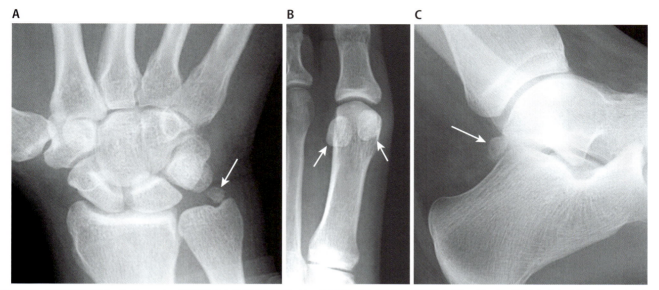

図24-4　骨折診断のピットフォール　陳旧性の未治癒の骨折片（**A**，【訳注】白矢印は尺骨茎状突起），種子骨（関節をまたぐ腱の中に形成される：**B**，白矢印），副骨（母体となる骨に癒合していない副骨端もしくは骨端の骨化中心：**C**，白矢印は三角骨 os trigonum）などは，時に急性期の骨折と紛らわしい．骨折とは異なり，これらの小さな骨は骨皮質に覆われており（つまり，骨片の全周が白い線で覆われている），その辺縁は通常は平滑である．種子骨と副骨はふつう両側性対称性である．

- 陳旧性骨折の治癒していない状態の骨折片（時に急性期骨折と紛らわしい）（図24-4A）．
- ふつうの骨折とは異なり，これらの小さな骨片は**皮質に覆われており**（骨片の周囲を完全に覆う白い線状陰影が認められる），通常，その**辺縁は平滑**である．
- 種子骨と副骨は，通常は**両側性・対称性**であり，対側の四肢では同じ部位に同じ骨が認められる．また，種子骨と副骨は解剖学的に認められる部位がだいたい決まっている．
  - **種子骨**は，多くは母指，膝の後外側面（fabella），母趾に認められる（図24-4B）．
  - **副骨**は足に最も多く認められる（図22-4C）．

脱臼と亜脱臼をみつけよう

- **脱臼**（dislocation）が生じると，もともと関節を構成していた2つの骨が，互いに近接して位置しなくなってしまう．脱臼は**関節**にのみ生じる（図24-5A）．
- **亜脱臼**（subluxation）が生じても，もともと関節を形成していた2つの骨は，互いに部分的には接している．亜脱臼も**関節**にのみ生じる（図22-5B）．
- 肩と股関節の脱臼の特徴を表24-2にまとめた．

骨折の表現

- 骨折の特徴を記載する際に一般的に使用される用語がある．この用語により再現性のある表現が容易となり，信頼

表24-2　肩関節と股関節の脱臼

肩関節	股関節
前方脱臼，烏口突起下脱臼がほとんど	後方脱臼と上方脱臼が多い．
外転，外旋，伸展の組み合わせで生じる．	膝をダッシュボードにぶつけて，外力が股関節に及ぶことで生じることが多い．
上腕骨頭の骨折（Hill-Sachs deformity）と関節窩の骨折（Bankart fracture）*が起こる．〔【訳注】Bankart lesion がより一般的である〕	臼蓋後縁の骨折が生じる．

表24-3　骨折はどのように記載されるか

指　標	使用される用語
骨片の数	単純骨折もしくは複雑骨折
骨折線の方向	横骨折，斜骨折，らせん骨折
骨折片同士の位置関係	転位，屈曲，短縮，回旋
外界（体外）との関係	閉鎖骨折もしくは開放骨折

性があり正確な情報伝達が保障される．
- 骨折は，以下に挙げる4つの指標について記載される（表24-3）．
  - 骨折片の数
  - 骨折線の方向
  - 骨折片同士の位置関係
  - 骨折と外界との交通

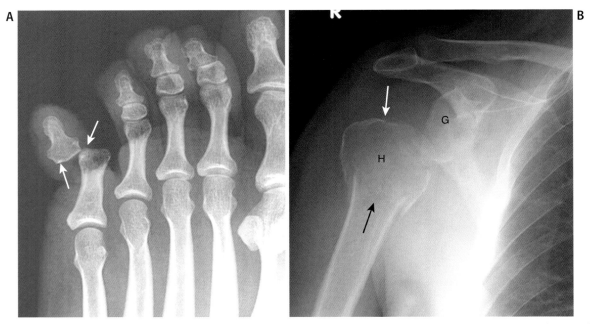

図 24-5　脱臼と亜脱臼　脱臼（**A**）では，もともと指節関節を形成していた 2 つの骨はもはや互いに接していない（白矢印）．末節骨は中節骨に対して外側に転位している．亜脱臼（**B**）では，本来関節を形成していた骨はそれぞれが部分的に接している．**B** では上腕骨外科頸の骨折（黒矢印）による関節内血腫により，上腕骨頭（H）は関節窩（G）の下方に亜脱臼している（白矢印）．単純 X 線では血腫自体はみえない．

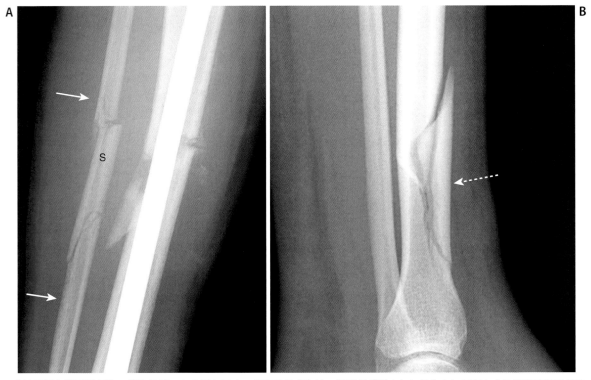

図 24-6　分節骨折と蝶形様骨片　粉砕骨折の 2 症例を示す．分節骨折（**A**）は，骨幹部が孤立した骨片として存在する粉砕骨折である．腓骨が中央部分の骨片（S）と，その両端の 2 つの骨片に別れている（白矢印）ことに注目．蝶形様骨片（**B**）は，中心部に三角形の骨片（点線白矢印）を有する粉砕骨折であり，蝶の形に似ている．

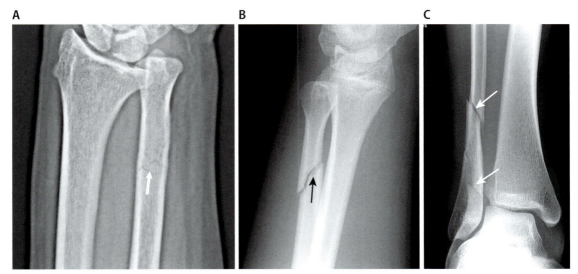

図24-7　横骨折線，斜骨折線，らせん骨折線　横骨折（**A**）では骨折線は骨の長軸に垂直に認められる（白矢印）．斜骨折（**B**，黒矢印）では正常な骨の長軸に対して対角線上に位置している．らせん骨折（**C**，白矢印）は，通常はねじりの外力が加わる損傷で認められる．

表24-4　骨折線の方向と損傷の機序

骨折線の方向	機　序
横走	骨の長軸に対し垂直方向に外力が加わった場合；外力が加わった部分に骨折が生じる
斜走（対角線）	骨の長軸方向に外力が加わった場合；骨折は骨幹部のどこかに生じる
らせん	ねじれの損傷が加わった場合

骨折片の数の表現

- 骨片が2つの場合，**単純骨折**といわれる．
- 骨片が2つより多い場合，**粉砕骨折**（comminuted fracture）といわれる（図24-6）．
  - **分節骨折**（segmental fracture）：骨幹部の一部が，単発性の骨片として認められる粉砕骨折（図24-6A）．
  - **蝶形様骨片**（butterfly fragment）：中心部の骨片（第3骨片）が三角形である複雑骨折（図24-6B）．

骨折線の方向による骨折の表現（表24-4）

- **横骨折**（transverse fracture）は，骨折線が骨の長軸に対して垂直な状態の骨折である．横骨折は骨幹部に対する垂直方向からの直接的な外力により生じる（図24-7A）．
- 対角方向の骨折もしくは**斜骨折**（diagonal/oblique fracture）では，骨折線は骨の正常な長軸方向に対して，対角線上を走行する．斜骨折は通常，骨の長軸方向に外力が加わった場合に生じる（図24-7B）．
- **らせん骨折**（spiral fracture）は，走っている最中に足が穴に嵌ってしまったときのような，ねじれの外傷が加わった場合に生じる，らせん形の骨折である．らせん骨折は不安定であり，しばしば靱帯や腱の断裂など，軟部組織損傷を伴う（図24-7C）．

骨折片同士の位置関係による骨折の表現

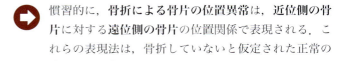 慣習的に，**骨折による骨片の位置異常**は，**近位側の骨片**に対する**遠位側の骨片**の位置関係で表現される．これらの表現法は，骨折していないと仮定された正常の遠位骨片に基づいている．

- 骨折片の位置関係を表現する際には，以下の4種類の指標が使用される．一部の骨折は複数の位置異常を呈することがある．
  - 転位（displacement）
  - 屈曲（angulation）
  - 短縮（shortening）
  - 回旋（rotation）
- **転位**は，遠位骨片が，近位骨片から前後方向，横方向にどの程度ずれているかを表現する（図24-8）．転位の程度は，パーセント（遠位骨片は近位骨片の幅の50％転位しているなど），もしくは割合を用いて（遠位骨片は近位骨片の幅の約半分程度，転位しているなど）表現される（図24-8A）．
- **屈曲**は，遠位骨片と近位骨片のなす角度である．近位骨片と遠位骨片との間の角度については，遠位骨片が正常よりもどの程度転位しているかの角度で表現される．屈曲は角度と位置で記載される（遠位骨片は近位骨片に対し15°前方に屈曲している，など）（図24-8B）．

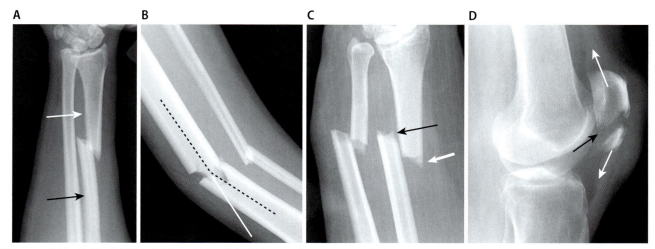

図24-8 骨折の指標 骨折片の位置は4種類の指標を使って記載される．**A**の転位は，遠位骨片（白矢印）が近位骨片（黒矢印）に対して前後方向もしくは横方向にどの程度ずれているかを表す．**B**の屈曲は，遠位骨片と近位骨片のなす角度（黒点線）で表現され，遠位骨片が正常の位置（白線）からどの程度転位しているかを表す．**C**の短縮は，もし存在するならば，おのおのの骨折片の末端部（白矢印，黒矢印）が互いにどの程度重なり合っているかについて表現する．"短縮"と対をなす用語には"延伸"（**D**）があり，これは互いに分離した骨片の距離がどの程度であるかを表す（2つの白矢印は膝蓋骨の骨折片が腱により引っ張られている状態を表し，黒矢印は骨折に伴う延伸を示している）．

- **短縮**は，（もしあるならば）骨折片の端がどの程度**重なっているか**，言い換えると，骨折していない状態よりもどの程度，**骨が短くなっているか**を表現する（図24-8C）．
  - 短縮（shortening）と対をなす用語としては，**延伸**（distraction）があり，骨片同士が互いにどの程度離れているかが表現される（図24-8D）．
  - 通常，短縮（重なり）と延伸（延長）は**cm単位**を用いて表現される（骨折には2cmの短縮が認められる，など）．
- **回旋**は，あまり一般的でない骨折片の位置異常であり，そのほとんどが大腿骨や上腕骨などの**長管骨**に生じる骨折で認められる．回旋は，骨折骨における一端の関節の位置に対して，同じ骨のもう一端の**関節の位置関係**について表現される．
  - たとえば，正常では，股関節で脚が前向きに位置していれば，膝関節でも脚は前向きに位置している．ところが大腿骨骨幹部の骨折で回旋が伴っていると，股関節が前を向いているときに，膝関節が別の方向を向いた状態になる（図24-9）．回旋の程度を評価するためには，骨折部の上下の関節がみえていなければならず，できれば同じ写真で観察することが望ましい．

骨折と外界との関係における骨折の表現

- **閉鎖骨折**は，骨折の最も多い形態であり，**骨折片と外界には交通がない**．
- **開放骨折**もしくは**複雑骨折**は，**骨片と外界との間に交通がある状態**である．つまり，骨片が皮膚を貫通している状態を意味する（図24-10）．複雑骨折は，骨髄炎を合併させ

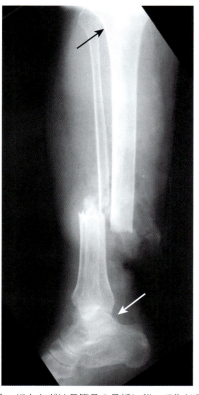

図24-9 回旋 ほとんどは長管骨の骨折に伴って生じる，頻度の低い異常である．回旋は，骨折した骨の両端の関節の位置関係を表す．回旋を評価するためには，骨折部の上下両方の関節が描出されていなければならず，しかも同じ画像で描出されていることが望ましい．この症例では，脛骨近位部（黒矢印）が正面を向いている一方で，脛骨遠位部と足関節（白矢印）は回旋して側方を向いている．

ないように治療をする必要があることを示唆している．骨折片が外界と交通しているかどうかは，肉眼で確認するの

24章 骨折と脱臼をみつけよう

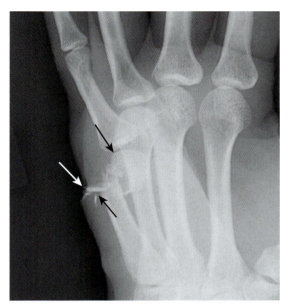

図24-10 第5中足骨の開放骨折 ほとんどの骨折は閉鎖骨折であり，骨折片と外界との間に交通はない．開放骨折もしくは複雑骨折（黒矢印）では，骨折部分と外界（白矢印）との間に交通がある．骨折が開放性であるかどうかは，肉眼的に評価することが最も正確である．開放骨折は骨髄炎の合併症を起こさないように治療を行う必要がある．

表24-5 骨盤周囲の裂離骨折

裂離骨片	裂離骨片に停止する筋肉
上前腸骨棘	縫工筋
下前腸骨棘	大腿直筋
坐骨結節	大腿ハムストリング
大腿骨の小転子	腸腰筋

が最も確実である．〔**【訳注】**日本語の複雑骨折の用語は通常用いない〕

裂離骨折 avulsion fracture

- 裂離骨折は，骨折片（**裂離骨片** avulsed fragment）が元の骨から腱（tendon）もしくは靱帯（ligament）により引っ張られることで生じる，頻度の高い骨折である．
- 裂離骨折はどの年齢でも生じるが，特に**運動することが多い若年者**で生じやすい．裂離骨折にはその原因となる運動に因んだ名称が多い．例としては，**ダンサー骨折**（dancer's fracture），**スキーヤー骨折**（skier's fracture），**スプリンター骨折**（sprinter's fracture）などがある．
- 解剖学的に発生しやすい部位があり（**腱の停止部**など）（表24-5），典型的には**小さな骨片**となる（図24-11）．
- 著明な**仮骨形成**（callus formation）を伴って治癒することがあり，この場合には骨腫瘍と間違われることがある（図24-12）．

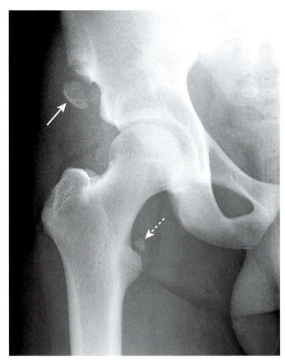

図24-11 上前腸骨棘と小転子の裂離骨折 裂離骨折は，骨折片（裂離骨片）が腱や靱帯によって元の骨から引っ張られることにより生じる頻度の高い骨折である．裂離骨折は，よく運動をする若年者で特に多く認められる．この症例は，上前腸骨棘（anterior superior iliac spine：ASIS，白矢印）に裂離が認められる．ASISは縫工筋の停止部である．小転子にも裂離骨折が認められる（点線白矢印）．小転子は腸腰筋の停止部である．この症例は1週間前に陸上競技大会に出場していた．

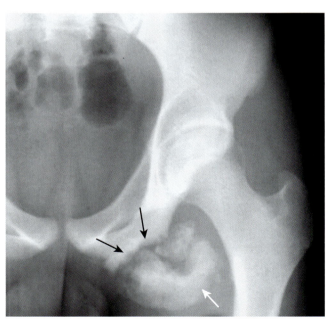

図24-12 坐骨結節の治癒した裂離骨折 骨盤の裂離骨折は解剖学的に好発部位が決まっており（腱の骨付着部），典型的には小さな骨片を生じる．時に著明な仮骨形成を伴って治癒することがあり，この場合には骨腫瘍と間違われることがある．大腿ハムストリングの収縮により生じた坐骨結節の骨折が治癒した部位（黒矢印）には，著明な仮骨が認められる（白矢印）．

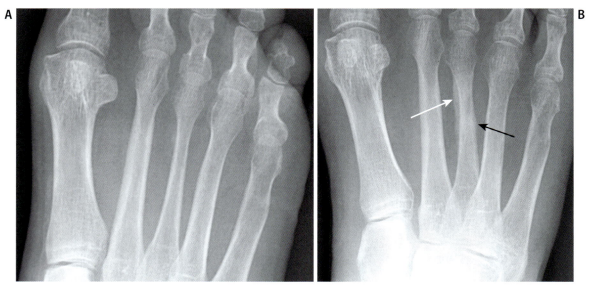

図 24-13　ストレス骨折　2枚の単純X線正面像は5週間の間隔をあけて撮影されている．ストレス骨折の診断には単純X線撮影が第一選択であるが，85％の症例において，最初は正常所見を呈する（**A**）ため，疼痛を訴える患者においてさえ単純X線では正常像にしかみえないことはよくある．**A**は疼痛を訴え始めた翌日に撮影された画像である．**B**のように，骨膜に新たな骨新生（白矢印）がなされるか，もしくは踵骨のストレス骨折症例においては骨髄腔を横断する濃度の高い細い硬化像（黒矢印）が出現するまで，骨折が診断されないこともある．この単純X線は初回検査から5週間後に撮影された．

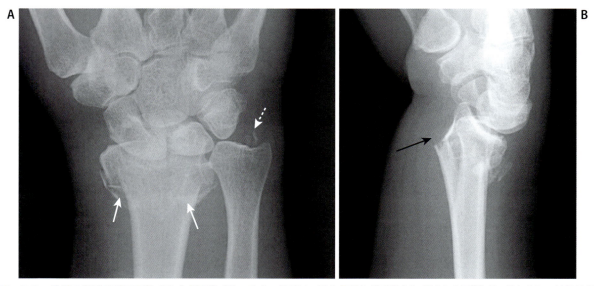

図 24-14　Colles 骨折の単純X線正面像（A）と側面像（B）　Colles 骨折は，遠位骨折片が手背側に屈曲した形態（**B**，黒矢印）の橈骨遠位部骨折であり（**A**，白矢印），手関節を手背側に伸展した状態で手を突いて転んだ場合に受傷する（fall on the outstretched hand から FOOSH と略されることがある）．しばしば尺骨の茎状突起骨折を伴う（**A**，点線白矢印）．

Salter-Harris 骨折：小児における骨端線骨折

■Salter-Harris 骨折については，28章で述べる．

小児虐待

■小児虐待については，28章で述べる．

ストレス骨折 stress fracture

■ストレス骨折は，繰り返す**伸展外力**，**圧迫外力**にさらされた骨に生じた，数え切れないほど多くの微細な骨折の結果として発症する．

 最初に単純X線が撮影されるが，**ストレス骨折の初期**には**85％**もの症例で**正常像**を呈するため，痛みを訴える患者で単純X線が正常なことがよくある．

■骨膜に新たな**骨新生**が生じるか，たとえば踵骨ではストレス骨折が治癒して骨髄腔を横断する細い濃度の高い**硬化像**

24章 骨折と脱臼をみつけよう | 255

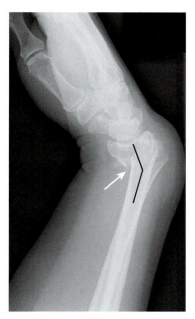

図24-15 Smith骨折 Smith骨折は，橈骨の遠位骨折片が手掌側に屈曲した形態（黒折線）の橈骨遠位部骨折（白矢印）であり，Colles骨折の逆である．手関節を屈曲した状態で手を突いて転んだ場合に受傷する．

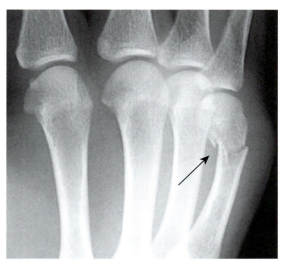

図24-17 ボクサー骨折 ボクサー骨折は，第5中手骨（小指）頭部の骨折であり，遠位骨折片は手掌側に転位する（黒矢印）．ほとんどの場合，人を殴ることで受傷する．骨折の名称とは異なり，殴ったときの圧力が第2，3中手骨と橈骨にかかるプロのボクサーで認めることは少ない．

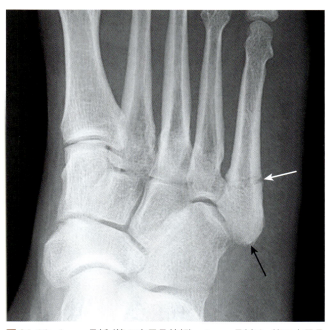

図24-16 Jones骨折（第5中足骨基部） Jones骨折は，第5中足骨基部の横走する骨折である（白矢印）．第5中足骨粗面（tuberosity）（黒矢印）から1〜2cm離れた部位に生じ，第5中足骨粗面の裂離骨折よりも治癒に時間を要する．Jones骨折は足の底屈と足関節の内反によって引き起こされる．

主要な骨折の名称の由来

- 骨折にはその形態の数とほぼ同数の名称由来がある．
  - 以下，最も頻度の高い5つの骨折（名称由来のある）について述べる．
- **Colles骨折**は，遠位骨折片が手背側に屈曲した形態の**橈骨遠位部骨折**であり，手関節を手背側に伸展した状態で手を突いて転んだ場合に受傷する（fall on the outstretched hand：FOOSH）．尺骨の茎状突起骨折を伴うことがしばしばある（図24-14）．
- **Smith骨折**は，遠位骨折片が手掌側に屈曲した形態の**橈骨遠位部骨折**である（手背側に伸展するColles骨折の逆）．手関節を屈曲した状態で手を突いて転んだ場合に受傷する（図24-15）．
- **Jones骨折**は，第5中足骨基部から1〜2cmの部位の横走する骨折であり，足の底屈と足関節の内反が原因である．Jones骨折は，より頻度の高い第5中足骨基部の裂離骨折よりも治癒に時間がかかる（図24-16）．
- **ボクサー骨折**（boxer's fracture）は，第5中手骨（小指）頭部の骨折であり，遠位骨折片は手掌側に転位する．時に第4中手骨に生じることもある．ほとんどは人や壁を殴ることで受傷する（図24-17）．
- **行軍骨折**（march fracture）はストレス骨折の一種であり，外傷（行軍など）による繰り返される足の微小な骨折が原因となり，特に**第2中足骨**もしくは**第3中足骨**に生じる（図

が出現するまでは，骨折の診断に至らないことがある（図24-13）．
- 骨シンチグラフィでは単純X線よりもはるかに**早期に所見が出現する**．受傷から少なくとも6〜72時間以内である．
- ストレス骨折の好発部位は，大腿骨近位部や脛骨近位部，第2・3中足骨（**行軍骨折**）などの**長管骨の骨幹部**であり，同様の骨折は踵骨にも生じる．

24-13参照).

見逃されやすい骨折・脱臼

■骨折がないかどうかを評価する際には，以下の部位を念入りに観察する必要がある．観察は2回，3回と繰り返し行うべきである．

■**舟状骨骨折**（scaphoid fracture，よくみられる）
- 手関節を伸展した状態で転んで手をついた後に，anatomic snuff box（長母指伸筋と長母指外転筋腱の間）に圧痛があった場合，臨床的に舟状骨骨折を疑う．角度を調整した斜位像で，舟状骨に髪の毛ほどの**細い透亮帯**を探すとよい（図24-18）．舟状骨の中央部（waist）を横

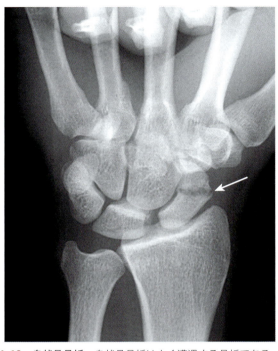

図24-18 舟状骨骨折 舟状骨骨折はよく遭遇する骨折である．手関節を伸展した状態で転んで手をついた後に，snuff box部に圧痛があった場合，臨床的に舟状骨骨折が疑われる．角度を調整した斜位像で，舟状骨に髪の毛のように細い透亮帯を探すとよい（白矢印）．舟状骨の中央部（waist）を横切るような骨折では，舟状骨近位側の無腐性骨壊死が生じることがある．

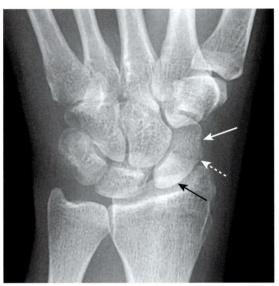

図24-19 舟状骨近位部の無腐性壊死 手関節正面像の拡大像で，舟状骨の近位部（黒矢印）の濃度が遠位部（白矢印）よりも高い．舟状骨の中央部分（waist）に骨折が認められる（点線白矢印）．舟状骨の血流供給の特徴（遠位部から近位部に向かう）から，手関節の骨折では遠位側の血流は保たれ脱灰が生じる．それに対して近位側の血流は阻害されるため骨濃度が保たれる．〔**訳注**〕血流が保たれる側では骨吸収と治癒の進行が起こる〕

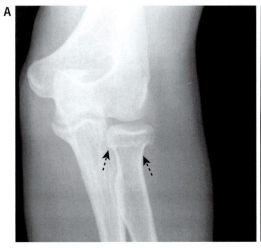
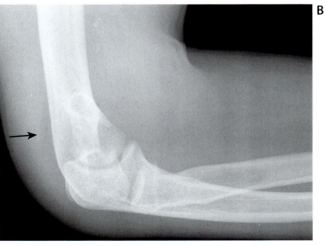

図24-20 関節液を伴った橈骨頭骨折の単純X線正面像（A）と側面像（B） 橈骨頭骨折（A，点線黒矢印）は，成人の肘関節における骨折では最多である．上腕骨遠位部の背側面に沿って認められる，三日月状の透亮像（B，黒矢印）を探すとよい．三日月状の透亮像は，関節包内・滑膜外の脂肪が，外傷性血腫で腫脹した関節包により骨から持ち上げられ離れることで生じる"positive posterior fat pad sign"である．実際には，すべての骨の検査では，90°角度をずらして撮影された少なくとも2方向の画像が用いられ，**直交画像**（orthogonal view）とよばれる．多くのプロトコールではさらに2方向の斜位像が撮影され，これによって，より多くの骨皮質を側面方向から観察することが可能となる．

切るような骨折では，**近位側骨片の無腐性骨壊死**が生じることがある．

- 血流分布の特徴により，手関節の舟状骨の中央部では近位部への血流が遮断されてしまう．手関節のその他の領域では，骨代謝が保持される．その結果，**阻血領域の骨濃度が他の領域よりも高くなる**（図24-19）．

■**小児での橈骨もしくは尺骨の膨隆骨折**（buckle fracture, torus fracture よくみられる）

- 小児では一般的に認められる骨折である．特に手関節近傍で，**皮質の鋭角・突然な屈曲を探すとよい**（図24-1参照）．陥入骨折（impacted fracture）は変形を残さず早期に治癒する．

■**橈骨頭骨折**（radial head fracture，よくみられる）

- 橈骨頭骨折は，**成人の肘関節では最多の骨折である**．外傷性血腫で腫脹した関節包により，関節包内・滑膜外の脂肪が骨から持ち上げられるので，上腕骨遠位部の背側に沿った三日月状の透亮帯（正常では認められない）を探すことである．これは"positive posterior fat pad sign"とよばれる（図24-20）．

■**小児の上腕骨遠位の顆上骨折**（supracondylar fracture，よくみられる）

- 小児の肘関節で最多の骨折である．この骨折のほとんどで，**上腕骨遠位部は背側に転位する**．
- 健常者のきちんと真横から撮影された側面像では，**上腕骨前縁のライン**（anterior humeral line）（上腕骨前部の皮質に沿って接線方向に描かれた線）は上腕骨小頭の骨化中心の中央1/3を通る．顆上骨折では，上腕骨前縁のラインが骨端を**正常よりも前方で通過する**（図24-21）．

■**肩の後方脱臼**（まれである）

- 上腕骨頭は内旋位で固定されており，肩をどの方向から観察しても，上腕骨頭は電球のような形にみえる．横断像もしくはY view（肩関節の斜位像）を観察して，上腕骨頭が関節窩に嵌っているかを確認する．後方脱臼の場合，Y view で上腕骨頭は関節窩の外側に位置している（図24-22，→次頁参照）．〔【訳注】Y-view よりも axillary view 軸位が確定診断に有用である〕

■**高齢者の股関節骨折**（hip fracture，よくみられる）〔【訳注】股関節骨折は大腿骨頸部（骨頭下骨折も含める）と転子部骨折を含める．前者は関節内骨折，後者は関節外骨折である．〕

- よく遭遇する骨折であり，しばしば骨粗鬆症に関連する．大腿骨頸部の単純X線では，頸部を側面から描出するために，股関節を内旋した状態で撮影するべきである．**皮質の屈曲**，もしくは**陥入**（impaction）を示す**濃度上昇域**を探すこと（図24-23）．
- 所見が非常に軽微なこともあり，診断のためにMRIもしくは骨シンチグラフィが必要なこともある．

■骨折の存在を示す**間接的な所見**を探すことも忘れてはならない（表24-6）．

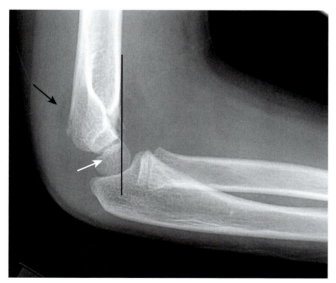

図24-21　顆上骨折　上腕骨遠位部の顆上骨折は小児でよく認められる骨折であり，その所見は軽微なこともある．ほとんどの顆上骨折で，上腕骨遠位部の上腕骨小頭は背側に転位する．真の側面像では，上腕骨前縁のライン（anterior humeral line）（上腕骨前部の骨皮質に沿って接線方向に描かれた線であり，写真では黒線で表している）は，上腕骨小頭（白矢印）の中央を通るはずである．顆上骨折では，このラインは本症例のように，小頭のさらに前方を通過する．この症例では positive posterior fat pad sign も認められる（黒矢印）．

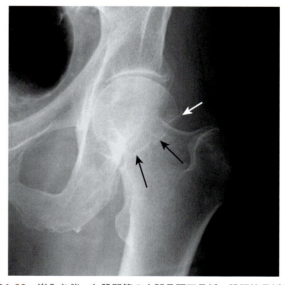

図24-23　嵌入を伴った股関節の大腿骨頭下骨折　股関節骨折は高齢者においては比較的ありふれた骨折であり，しばしば骨粗鬆症が原因となって生じる．骨皮質の屈曲（白矢印）と，陥入を示す濃度上昇域（黒矢印）を探すことである．大腿骨頸部の単純X線は，大腿骨頸部を側面から描出するために，患者の脚を内旋して（ここで示した画像のように）撮影するべきである．股関節骨折は所見が非常に軽微であり，時に追加の画像検査としてMRIや骨シンチグラフィが診断に必要となることもある．

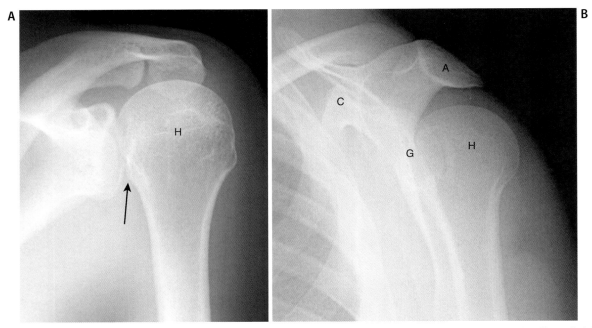

図 24-22　肩関節の後方脱臼　肩の後方脱臼は前方脱臼よりもはるかに頻度は低いものの，診断はより困難である．単純 X 線正面像（A）では，患者が前腕をどのように動かしても上腕骨頭（H）は内旋位でずっと固定されており，"電球"の形に似ている．上腕骨頭と関節窩の距離も増大している（黒矢印）．Y-view（B）では，上腕骨頭（H）は肩関節の前方に位置している烏口突起（C）の下方ではなく，肩関節の後方の構造物である肩峰（A）の下方に位置している．G：関節窩

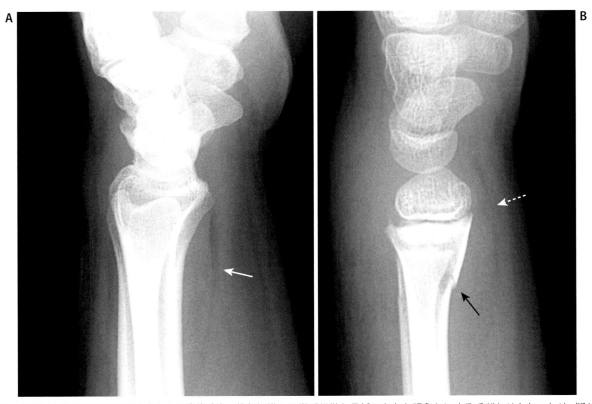

図 24-24　方形回内筋脂肪層の正常像（A）と異常像（B）　軟部組織の異常が軽微な骨折の存在を明らかにする手がかりとなったり，疑わしい所見を確定的にするために役立つことがある．方形回内筋により形成される，手関節手掌側の正常の筋膜層（透亮像を示している画像 A の白矢印）と，橈骨遠位部の骨折（B，黒矢印）に伴う軟部腫脹により膨隆した筋膜層（B，点線白矢印）を比較しよう．

表24-6 骨折の可能性を示唆する間接的なサイン

サイン	留意点
軟部組織腫脹	骨折に伴いしばしば認められるが，必ずしも骨折の存在を示すわけではない
正常の脂肪線条の消失	例として，手関節の手掌側に認められる**方形回内筋の脂肪線条**がある．橈骨遠位部の骨折に伴い偏位する（図24-24参照）
関節液	例として，外傷性関節液貯留により上腕骨遠位部の背側にposterior fat pad signが陽性となる（図24-20B参照）
骨膜反応	時に骨折治癒が，骨折が存在したことを示す最初の所見となる．特に足のストレス骨折（行軍骨折）

表24-7 骨折治癒に影響する因子

骨折治癒を促進する因子	骨折治癒を遅延させる因子
若年	高齢
早期の固定	固定の遅延
適切な固定期間	固定期間が短すぎる
良好な血液供給	不良な血液供給
適切な固定後の身体的活動性	ステロイド
適切な石灰化・骨化（mineralization）	骨粗鬆症，骨軟化症

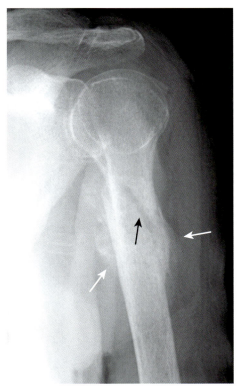

図24-25 **治癒した上腕骨の骨折** 骨折直後には骨折部へ出血が生じる．その次の数週間で新たな骨（仮骨）が骨折部の隙間を埋めていく．内部の骨内膜治癒は，骨折線の不明瞭化として認められ（黒矢印），最終的に骨折線が消失する．外部の骨膜治癒は外部の仮骨形成として認められ（白矢印），骨折部を橋渡ししていく．

骨折治癒

- 骨折治癒は**患者の年齢，骨折の部位，骨折片の位置，固定の程度，骨折部への血液供給**など多くの因子により影響を受ける（表24-7）．
- 骨折直後には，骨折部で出血を生じる．

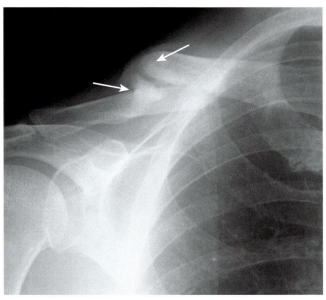

図24-26 **鎖骨骨折の偽関節** 偽関節は，骨折の修復が終了する前に治癒過程が止まってしまい，骨折の治癒が得られていない状態を示す放射線医学上の診断である．骨折片の延伸を伴った，平滑で硬化した骨折縁が特徴である（白矢印）．完全に滑膜によって縁どられた偽関節（pseudoarthrosis）が骨折部に形成されることがある．

- その後の数週間で，破骨細胞が病的な骨を除去する．この時点で，**骨折線はわずかに開大**する．
- その次の数週間で，新たな骨（**仮骨**）が骨折部の隙間を埋めていく（図24-25）．

▶ 骨内での骨折治癒〔【訳注】一次骨癒合〕は**骨折線の不明瞭化**として出現し，その後に骨折線が消失する．

- 骨外方での骨膜治癒は外部の**仮骨形成**として出現し，最終的に**骨折部を橋渡し**する．
- **骨の再構築**は骨折後8〜12週で始まり，一部は機械的外力が加わり元の形態に戻っていく．
  - 小児では，骨の再構築はより速く進行し，通常は正常な

骨のようになる．成人ではこの回復の過程に数年を要し，骨折治癒後の骨は決して完全にもとの形態には戻らない．

■治癒過程の合併症
- 遷延治癒（癒合遅延）(delayed union)：骨折が，その骨折部において治癒に要すると想定される期間内に治癒しない状態（例：橈骨の骨幹部骨折であれば6〜8週間）．ほとんどの遷延治癒の症例では，**固定をさらにしっかり**することで，最終的には**完全治癒**となる．
- 変形治癒 (malunion)：骨折片が，力学的もしくは美容的に許容されない位置で癒合し治癒している状態．
- 偽関節 (nonunion)：骨折の治癒が起こらない状態．骨折片の延伸を伴った，**平滑な硬化した骨折縁**が特徴的である（図24-26）．完全に滑膜に覆われた**偽関節**(pseudoarthrosis) が骨折部位に形成されることがある．
  - **骨折部の可動性**が，透視下の操作もしくは外力を加えて撮影した画像で確認できることがある．

🏠 TAKE-HOME POINT：骨折と脱臼をみつけよう

☑ 骨折は，骨皮質のすべてもしくは一部の連続性が中断した状態であると表現される．

☑ 皮質が全層で骨折している状態は**完全骨折**とよばれ，成人で一般的に認められる状態である．**不完全骨折**は皮質の一部のみが骨折している状態であり，典型的には小児などの柔らかい骨で生じる．**膨隆骨折**や**若木骨折**は，不完全骨折に分類される．

☑ 骨折線は，骨で認められる他の透亮像（例：栄養血管溝もしくは骨端線）よりも"より黒い""より鋭い角度の""よりギザギザした"陰影である．

☑ 種子骨，副小骨，未治癒の骨折は急性期の骨折と紛らわしいが，これらはすべて，"骨折ではない"．特徴的には，皮質に覆われた平滑な辺縁を有している．

☑ 脱臼は，もともと関節を構成していた2つの骨が，互いに接して位置しなくなった状態である．亜脱臼は，もともと関節を形成していた2つの骨が，互いに部分的に接している状態である．

☑ 骨折は，骨折片の数，骨折線の方向，骨片同士の関係，骨折と外界とが交通しているかどうかを含み，多くの視点から記載される．

☑ **単純骨折**は2つの骨片となる．**粉砕骨折**は2つより多い骨片に分かれる．分節骨折と蝶形様骨片は粉砕骨折のひとつの形態である．

☑ 骨折線の方向は，**横走，斜走，らせん状**と表現される．

☑ 骨折片の関係は，**転位，屈曲，短縮，回転**の4種類の指標を用いて表現される．

☑ **閉鎖骨折**は，骨折部と外界に交通がない状態である．骨折部と外界との間に交通がある**開放骨折**よりも頻度が高い．

☑ **裂離骨折**は腱もしくは靱帯により強く牽引されることで生じる．どの年齢でも生じうるが，特に運動する若年者に多い．

☑ 中足骨の行軍骨折などのようなストレス骨折は，数え切れないほど多くの微細な骨折の結果として発症し，痛みが出現したときに撮影された単純X線では骨折は同定できないことが多い．時間が経過すると，仮骨形成や濃度の高い硬化像がみえるようになる．

☑ 名前のついたいくつかの主要な骨折として，**Colles 骨折**（橈骨），**Smith 骨折**（橈骨），**Jones 骨折**（第5中足骨基部），**ボクサー骨折**（第5中手骨頭部），**行軍骨折**がある．

☑ ある種の骨折は，他の骨折よりも検出することがより困難である．よく見逃されてしまう（その割には頻度が高い）骨折として，舟状骨骨折（よくみられる），橈骨と尺骨の膨隆骨折（よくみられる），橈骨頭骨折（よくみられる），上腕骨顆上骨折（よくみられる），肩関節の後方脱臼（まれ），股関節骨折（よくみられる）がある．

☑ 軟部組織腫脹，正常の脂肪層と筋膜層の消失，関節液貯留，骨膜反応は，骨折の可能性を警告する間接的なサインである．

☑ 骨折は，進行性の骨折線不明瞭化として出現する骨内仮骨と，骨折部を橋渡しする骨外仮骨の組み合わせにより治癒する．骨折治癒には，患者の年齢，骨折部の可動性，血液供給など多くの因子が影響する．

☑ **遷延治癒（治癒遅延）**は，その骨折部において治癒に要すると想定される期間よりも長期間を要する骨折を示す．**変形治癒**は，骨折部が機械的もしくは美容的に許容されない位置で癒合し治癒した骨折を意味する．**偽関節**は，骨折治癒がほとんど起こっていない状態を示す放射線医学上の診断のことである．

CHAPTER 25

関節疾患をみつけよう：関節炎へのアプローチ

関節炎（arthritis）の診断と治療では，画像診断が重要な役割を果たしており，多くの関節炎は画像検査により初めて診断できる．その他の関節炎は，臨床症状，あるいは検査結果から診断され，画像は関節炎の重症度，進展範囲，病期の進行を評価するために役立っている（表25-1）．

■ 単純X線は骨の異常を明らかにすることができるが，関節を裏打ちしている滑膜，関節軟骨，筋肉，靱帯，腱など関節周囲の軟部組織については，発症から遅れたタイミングで，間接的な所見としてしか単純X線ではとらえられない．これら軟部組織の異常を描出するためには，MRIが利用される．

関節の解剖

■ 図25-1には典型的な滑膜関節（synovial joint）について図示し，単純X線とMRIで描出される構造と対比した．

■ **軟骨下皮質**（articular cortex）は，**関節包**（joint capsule）内の薄い，白い線として単純X線で認められ，**関節軟骨**（articular cartilage）とよばれる硝子軟骨（hyaline carti-

表25-1　関節炎：どのように診断をつけるのか？

ふつう臨床的に診断される疾患
● 感染性（化膿性）関節炎　● 痛風
● 乾癬性関節炎　● 血友病

しばしば画像検査で診断される疾患
● 変形性関節症
● 早期の関節リウマチ
● カルシウムピロリン酸結晶沈着症（calcium pyrophosphate deposition disease：CPPD）
● 強直性脊椎炎
● 感染性（結核）
● Charcot関節（神経障害性関節症）（晩期）

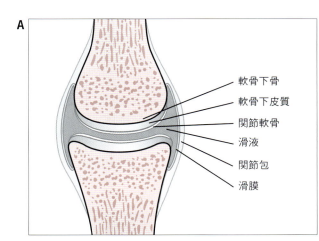
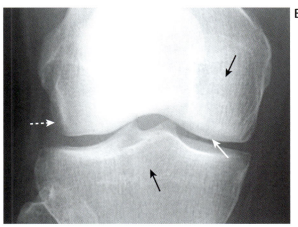
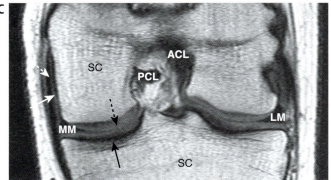

図25-1　手指の関節の解剖図（A）と単純X線（B），MRI（C）　Aの滑膜関節のシェーマでは，通常は関節包（joint capsule）内の軟骨下皮質（articular cortex）は関節軟骨（articular cartilage）により表面が覆われている．軟骨下皮質の直下の骨は，軟骨下骨（subchondral bone）とよばれる．関節包内には滑膜（synovial membrane）と滑液（synovial fluid）が存在している．Bの滑膜関節の単純X線では，軟骨下皮質（白矢印）と軟骨下骨（黒矢印）が確認できるが，軟骨と滑液は見えない（点線白矢印）．Cの膝関節のMRI，T1強調冠状断像では，内側半月板（MM）と外側半月板（LM），前十字靱帯（ACL），後十字靱帯（PCL），関節軟骨（点線黒矢印），関節包（点線白矢印），滑液（白矢印），軟骨下骨（SC）の骨髄が描出されている．骨皮質（黒矢印）はほとんど無信号であり，低信号域として描出されている．

lage) に覆われている．軟骨下皮質直下の骨は**軟骨下骨** (subchondral bone) とよばれる．

- 関節包の内側を裏打ちしているのは，**滑液** (synovial fluid) を含んだ**滑膜** (synovial membrane) である．滑膜は関節炎において最も早期に侵される組織である．
- 単純 X 線では**軟骨下皮質**と**軟骨下骨**の異常が描出されるが，これは時間がある程度経過した関節軟骨の異常を間接的に表している．
- ふつう単純 X 線では，**滑膜，滑液，関節軟骨**を直接観察することはできない．しかしながら，MRI ではこれらすべての構造が観察可能である．
- MRI は関節内と関節周囲の軟部組織を直接的に画像化できる点で，単純 X 線よりも感度に優れた検査であるが，関節炎の有無を診断する際には，依然として**単純 X 線が第一選択**の検査として位置づけられている．

関節炎の分類

- 本章ではまず，関節炎とは何かを明らかにし，次に関節炎の分類へと話を進めることとする．**関節炎は，関節と関節面の骨（通常は関節面に接する骨の両方）を侵す疾患**であり，ほとんどの関節炎で**関節裂隙** (joint space) の狭小化を伴っている（図 25-2）．
- ここでは，関節炎を，おもな 3 種類の病型に分類する（図 25-3，表 25-2）．
  - **変形性関節症**は，一般的には罹患関節の**骨形成**が特徴とされている．新たな骨は，もともと存在した骨内に形成されるか（**軟骨下骨の硬化** subchondral sclerosis），骨から突出した形態をとる（**骨棘** osteophyte）（図 25-3A）．
  - **炎症性関節炎** (erosive arthritis) はもともと炎症が存在していることを示し，骨侵食 (erosion) とよばれる辺縁

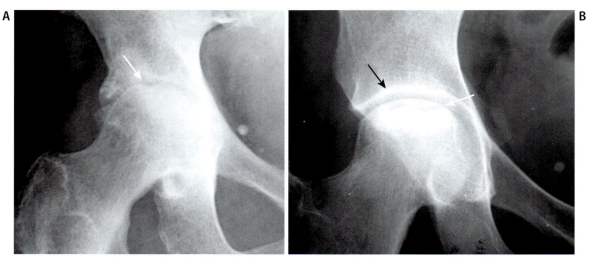

図 25-2 関節炎か否か？ 関節炎は関節を侵す疾患であり，通常は両方の関節面が侵され，ほとんどで関節裂隙の狭小化を伴う．A ではこれらの特徴が認められている．A では，股関節の関節裂隙の狭小化を認め，大腿骨頭と臼蓋の両方が異常である（白矢印）．これは股関節の変形性関節症の所見である．B では，大腿骨頭の異常（硬化）が明らかであるが，関節裂隙と臼蓋（黒矢印）は正常である．これは関節炎を伴わない大腿骨頭の無腐性壊死 (avascular necrosis) である．〔【訳注】B では大腿骨頭の軟骨下骨に骨折 (crescent sign，白矢印) がみられる〕

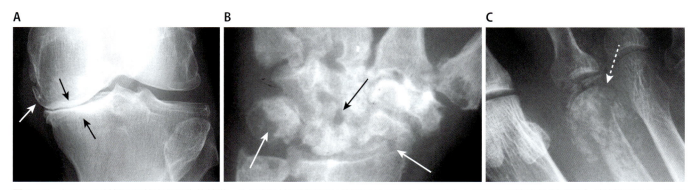

図 25-3 おもな 3 種類の関節炎の画像的特徴 A の変形性関節症では軟骨下骨の硬化（黒矢印）と辺縁の骨棘形成（白矢印）が特徴である．B の炎症性関節炎 (erosive arthritis) では，辺縁の骨侵食（白矢印と黒矢印）が特徴である．C の化膿性関節炎では，関節の骨皮質の破壊（点線白矢印）が特徴である．

表25-2 関節炎の分類

カテゴリー	所見の特徴	タイプ	特記すべき臨床的事項
変形性関節疾患	骨形成，骨棘	原発性変形性関節症	最多．機械的ストレス．手，股関節，膝関節が最も一般的
		二次性変形性関節症	外傷後や骨壊死後の二次的な変形性関節症（degenerative joint disease：DJD）
		Charcot関節	骨の砕片化．関節破壊．硬化．糖尿病に伴う二次性のものが最多
		カルシウムピロリン酸結晶沈着症（CPPD）	軟骨石灰化症．非典型的な部位の変形性関節症（degenerative joint disease：DJD）
炎症性関節炎	骨侵食	関節リウマチ	手の手根関節，中手指節関節（MCP），近位指節関節（PIP）．骨量減少．軟部組織腫脹
		痛風	overhanging edgeを伴う関節近傍の骨侵食．長期の潜伏期間．足の第1中足指節関節．骨量減少はない
		乾癬性関節炎	手の遠位指節関節（DIP）の辺縁の骨侵食．pencil-in-cup deformity；腱停止部の骨増殖（enthesophyte）
		血友病	関節血症と血流増加によるリモデリング．同様の変化を女性でみた場合には，若年性関節炎（juvenile rheumatoid arthritis：JRA）を考える
		強直性脊椎炎	HLA-B27陽性，両側性に仙腸関節に罹患，靱帯骨棘形成
		血清反応陰性脊椎関節症	リウマチ因子陰性 HLA-B27陽性，仙腸関節が罹患．靱帯骨棘形成，反応性関節炎（Reiter症候群），乾癬．
感染性関節炎	骨量減少と軟部組織腫脹．関節皮質のほとんどもしくは全域に及ぶ，早期の著明な骨破壊．化膿性早期の骨皮質破壊．骨量減少	化膿性結核性	緩徐な，そして晩期の関節皮質破壊．著明な骨量減少

の不整な溶骨性病変が，関節内もしくは関節面周囲に認められるのが特徴である（図25-3B）．
- **化膿性関節炎**は関節腫脹，骨量減少，隣接部を含む長い領域にまたがる**関節皮質の破壊**が特徴となっている（図25-3C）．

■これらのおもな3種類のそれぞれの病型について，特徴的な画像所見を呈するいくつかの代表的な関節炎のタイプについて話を進める．

変形性関節症 osteoarthritis

■変形性関節症は，骨形成の特徴により以下のように分類される．
- **変形性関節症**（osteoarthritis, degenerative arthritis, degenerative joint disease）
  - 原発性変形性関節症
  - 二次性変形性関節症
- **炎症性変形性関節炎**（erosive arthritis）
- **Charcot関節**（Charcot arthropathy, **神経障害性関節症** neuropathic joint）
- **カルシウムピロリン酸結晶沈着症**（calcium pyrophosphate deposition disease：CPPD）

原発性変形性関節症 primary osteoarthritis

■原発性変形性関節症は primary degenerative arthritis や degenerative joint disease（DJD）ともよばれる．
■関節疾患のなかで最も多く，米国では約2千万人の患者がいると推測されている．内因性の関節軟骨変性の結果として生じ，ほとんどは荷重関節での機械的なストレスによる**関節軟骨の摩耗と断裂**が原因である．
■ほとんどは股関節，膝関節，手の関節に生じ，有病率は加齢に伴い増加する．

変形性関節症の画像所見（図25-4）

- **辺縁型骨棘形成**（marginal osteophyte formation）：変形性関節疾患の特徴であり，増殖した軟骨の骨変換と滑膜を覆っている細胞の化生によって，関節もしくはその近傍に**骨性の突出**が形成される．
- **軟骨下骨の硬化**（subchondral sclerosis）：骨の表面を保護している軟骨が破壊され，骨が機械的ストレスにさらされた場合に，骨が反応して生じる．
- **軟骨下嚢胞**（subchondral cyst）：慢性的な衝突，骨壊死，軟骨下骨への滑液の迷入により，さまざまな大きさの嚢胞が軟骨下骨内に形成される．
- **関節裂隙の狭小化**（すべての形態の関節炎に生じる）

■ どの関節が侵されるか？
- 変形性関節症では，互いに隣接する骨同士を緩衝する働きを担っている軟骨が破壊され，**関節裂隙が狭小化す**る．狭小化はほとんどが**荷重のかかる側（股関節では上外方，膝では内側）**に生じる（図25-5）．
- 手の指節関節における変形性関節症の患者のほとんどで，第1手根中手関節（母指の基部）も侵される（図25-6）．**遠位指節関節**が侵されることもあり，特に高齢女性で認められる．

二次性変形性関節症 secondary osteoarthritis (secondary degenerative arthritis)

■ 二次性変形性関節症は滑膜関節に生じる変形性関節症の一形態であり，既存の疾患（ほとんどが**外傷**）が原因となって，疾患からの直接的な影響，もしくは疾患の結果として関節軟骨が障害される．

■ 二次性変形性関節症の画像所見は原発性変形性関節症と同じであるが，以下に示すいくつかの特別な手掛かりが二次性変形性関節症の診断の契機になることがある．
- 原発性変形性関節症としては**非定型的な年齢**で発症する（たとえば，20歳でも変形性関節症など）（BOX 25-1）．
- 原発性変形性関節症としては**非定型的所見**を呈する（たとえば，原発性変形性関節症であれば通常は両側性であり，対称性であることが多い．しかし，片側の股関節に高度な変形性関節症を認め，もう片方が完全に正常であれば，二次性変形性関節症の可能性を考慮すべきである）．
- 二次性変形性関節症では，原発性変形性関節症では**通常認められない部位**に所見が出現することがある（たとえば，肘関節など）（図25-7）．

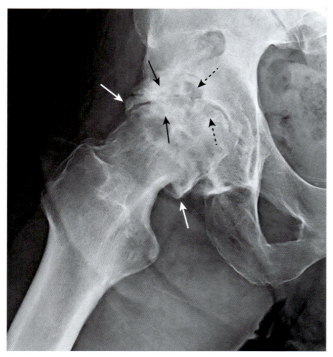

図25-4 変形性関節症 この症例の右股関節には，変形性関節症の特徴が認められている．辺縁の骨棘形成（白矢印）は，増殖した軟骨の骨変換と滑膜を覆っている細胞の化生によって，関節もしくはその近傍に骨性の突出が形成されていく．軟骨下骨の硬化（黒矢印）も認められ，これは骨の表面を保護している軟骨が破壊され，骨が機械的ストレスにさらされたことに対する骨の反応を表している．軟骨下嚢胞の形成も認められる（点線黒矢印）．

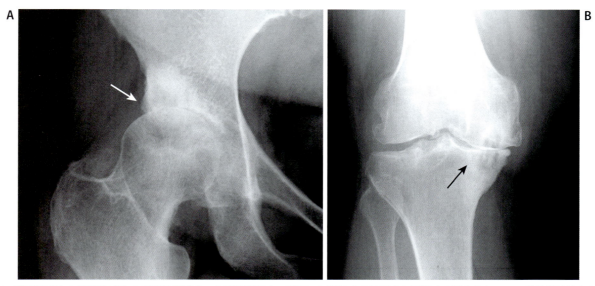

図25-5 股関節（A）と膝関節（B）の変形性関節症 変形性関節症では互いに隣接する骨同士を緩衝する働きをしている軟骨が破壊されることで，たいていは荷重のかかる側の関節裂隙が狭小化する．股関節では上外方の関節面に荷重がかかるため，この部分が最も侵される（**A**，白矢印）．膝関節では，内側により荷重がかかるため，より侵されやすい（**B**，黒矢印）．

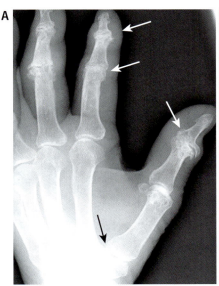
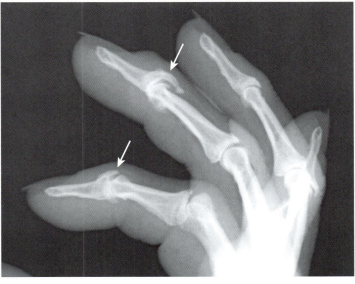

図25-6　手の変形性関節症　手の変形性関節症では，まず遠位・近位指節関節が侵される．遠位・近位指節関節に小さな骨棘（**A B**，白矢印）を認め，関節裂隙は狭小化している．また，母指の手根中手関節では軟骨下骨の硬化（黒矢印）も認められる．手の変形性関節症はほとんどが高齢女性に生じる．

BOX 25-1　二次性変形性関節症の原因
● 外傷 ● 感染 ● 骨壊死 ● カルシウムピロリン酸結晶沈着症（CPPD） ● 関節リウマチ

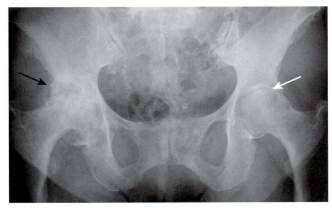

図25-7　右股関節の二次性変形性関節症　右側股関節の高度に進行した変形性関節症（黒矢印）と左側の比較的正常な股関節（白矢印）とには，大きな画像所見の相違がある．これは，二次性変形性関節症を疑うべきである．股関節では，原発性変形性関節症は通常両側性に生じ，両側の股関節が同じ程度に侵される．本症例では右側の大腿骨頭すべり症があり，治療を行っていなかった．

➡ 原因が何であれ，**関節炎が関節軟骨を侵した場合には，最終的には二次性変形性関節症へと進行する．**

炎症性変形性関節症
erosive inflammatory osteoarthritis

■ 原発性変形性関節症の一形態である炎症性変形性は，より**高度な炎症**と**骨侵食**（erosion）へ進行する点が特徴的である．炎症性変形性関節症はほとんどが**閉経期の女性**に発症する．

■ 炎症性変形性関節症は，変形性関節症の骨棘などの変化が両側対称性に認められるのが特徴であり，それに加えて**著明な炎症（腫脹と圧痛）と罹患関節の骨侵食**が認められる．

- 骨侵食（erosion）は，典型的には関節内の中心部分を侵し，本疾患に伴う小さな骨棘とあわせて"**gull-wing deformity（カモメの翼変形）**"といわれることもある（図25-8）．
- 炎症性変形性関節症では，**手指の近位・遠位指節関節，第1手根中手関節，母指の指節関節**が最も多く侵される．
- **骨性強直**（bone ankylosis）が生じることもあり，これは原発性変形性関節症ではほとんど出現しない所見である．

Charcot関節
（神経障害性関節症 neuropathic arthropathy）

■ Charcot関節では**知覚障害**によって**小さな骨折が多発**するとともに，自律神経失調も伴うことで充血，**骨吸収，骨の砕片化**が引き起こされる．

■ 関節の知覚が消失しても，Charcot関節患者の3/4はある程度の**疼痛**を訴える．しかし，これは関節破壊の程度から予想される疼痛よりは，はるかに軽いものである．

■ Charcot関節では，**軟部組織腫脹**が所見として顕著である．

■ 今日では，Charcot関節の最も多い原因は**糖尿病**であり，

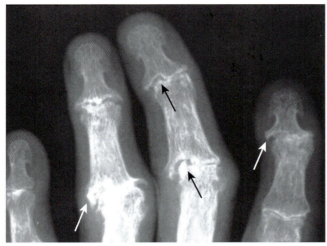

図 25-8 炎症性変形性関節症 炎症性変形性関節症は，より強い炎症反応と，骨侵食に進行することを特徴とする．炎症性変形性関節症は，原発性変形性関節症（DJD）の骨棘と同様，両側性・対称性という特徴を有するが，著明な炎症徴候（腫脹と圧痛）を呈する点が相違点となる．骨侵食は典型的には関節の中心領域を侵し（黒矢印），本疾患で認められる小さな骨棘（白矢印）と合わせて，いわゆる gull-wing deformity（カモメの翼変形）を呈する．

BOX 25-2 部位別にみた Charcot 関節の原因

- 肩関節：脊髄空洞症，脊髄腫瘍，梅毒
- 股関節：Ⅲ期梅毒，糖尿病
- 足関節，足：糖尿病（多い），梅毒（まれ）

ほとんどの Charcot 関節は**下肢**，特に**足，足関節**に認められる（BOX 25-2）．

■Charcot 関節の画像所見

 変形性関節症と同様，広範囲に**軟骨下骨の硬化**が認められる．

- Charcot 関節に特徴的な所見
  - 関節周囲の骨の**砕片化**（fragmentation）により，無数の小さな骨片濃度が関節包内に認められる．時に，多くの（すべてではないが）**骨片が吸収**され，画像でみえなくなることがある（図 25-9）．
  - **関節の最終的な破壊**：Charcot 関節は，あらゆる関節炎の中でも，最も劇的な関節全般の破壊の原因となる（図 25-10）．
- Charcot 関節と骨髄炎では，いずれにおいても**骨破壊**と**骨膜反応**（骨折の治癒による）が認められ，この点で診断に迷うことがある．放射性同位元素で標識した白血球を用いたシンチグラフィが，感染と Charcot 関節との鑑別には有用である．

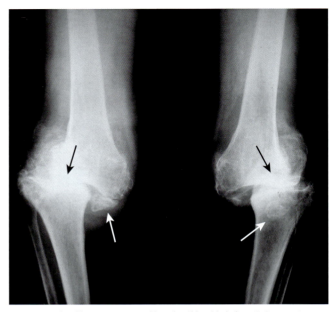

図 25-9 膝関節の Charcot 関節 変形性関節疾患のように，Charcot 関節では広範囲に軟骨下骨の硬化を認める．しかしながら，Charcot 関節の特徴的所見は，関節周囲の骨の砕片化であり，無数の小さな骨濃度病変が関節包内に認められ（白矢印），関節面の破壊（黒矢印）も認められる．現在，膝関節の Charcot 関節の最も多い原因は糖尿病である．

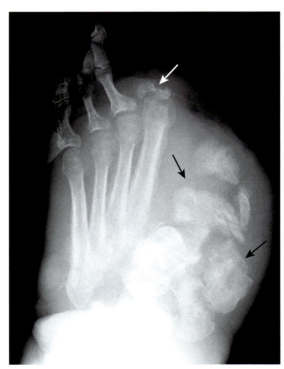

図 25-10 足の Charcot 関節 本症例では，糖尿病性壊疽のため第 2 趾がすでに切断されているが（白矢印），第 1 中足骨と足根骨の高度の破壊性変化と骨砕片化は Charcot 関節による変化である（黒矢印）．Charcot 関節は他の関節炎よりも劇的な関節の全般的な破壊性変化をきたす．

カルシウムピロリン酸結晶沈着症（calcium pyrophosphate deposition disease：CPPD）

- この関節症は，関節内とその周囲（ほとんどは**硝子軟骨内**と**線維軟骨内への沈着：特に手関節の三角線維軟骨と膝の半月板**）へのカルシウムピロリン酸二水和物（calcium pyrophosphate dihydrate：CPPD）の**結晶沈着**が原因となっている．
- CPPDについては用語の混乱がみられる．
  - **軟骨石灰化症**（chondrocalcinosis）は，関節軟骨もしくは線維軟骨（fibrocartilage）の石灰化のみを表す．軟骨石灰化症は85歳以上の成人の約50％に認められ，ほとんどは**無症状**である．軟骨石灰化症は，副甲状腺機能亢進症やヘモクロマトーシスなどCPPD以外の疾患でも生じうる（図25-11）．
  - **偽痛風**（pseudogout）は急性，単関節性の臨床的な症候群であり，罹患関節（ほとんどは膝関節）の**発赤，疼痛，腫脹**が特徴である．関節内からはカルシウムピロリン酸二水和物（CPPD）の結晶が吸引される．
  - pyrophosphate arthropathy（ピロリン酸塩関節症）は，CPPDの最も多い形態であり，放射線医学の診断名である．

➡ **ピロリン酸塩関節症**の画像所見は**原発性変形性関節症**と見分けがつかないこともあるが，いくつかの重要な点では異なっている（図25-12）．

- CPPDでは，膝の膝蓋大腿関節，橈骨手根関節，手の中手指節関節（MCP），手関節など，いずれも通常は原発性変形性関節症では侵されない関節が侵される．
- ピロリン酸塩関節症では**軟骨石灰化症**が認められることが多いが，必須条件ではない．
- 軟骨下嚢胞が高頻度に認められ，この場合には原発性変形性関節症と比べ嚢胞はより大きく，より多数，そして

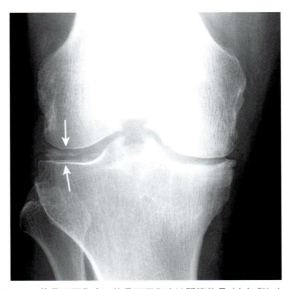

図25-11　軟骨石灰化症　軟骨石灰化症は関節軟骨（白矢印）もしくは線維軟骨の石灰化のみを表し，85歳以上の成人の約50％に認められ，ほとんどは無症状である．もし患者が急性の疼痛，発赤，腫脹，可動制限を訴えた場合には，偽痛風とよばれる．

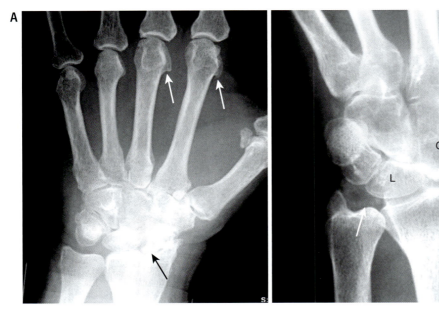

図25-12　カルシウムピロリン酸結晶沈着症（CPPD）　カルシウムピロリン酸結晶沈着症は変形性関節症に類似した変化をきたすが，原発性変形性関節症では通常侵されない関節が罹患するという相違点がある．第2・第3中手骨頭に沿った鉤型の骨突出はよく認められる所見である（**A**，白矢印）．橈骨手根関節は狭小化している（**A**，黒矢印）．手関節では，三角線維軟骨の石灰化（**B**，白矢印），舟状骨（S）と月状骨（L）の離開（scapholunate dissociation），scapholunate advanced collapse（SLAC）とよばれる有頭骨（C）の橈側への偏位（**B**，黒矢印）が特徴である．

より広範に認められる.
- 第2・第3中手骨頭に沿った**鉤形（hook-shaped）の骨突出**は，このタイプのCPPDでよく認められる所見である（図25-12A）.
- 手関節における特徴的な所見として，**三角線維軟骨の石灰化，橈骨手根関節裂隙の狭小化，舟状骨と月状骨の3mm以上の離開**(scapholunate dissociation)，**遠位手根列の橈側への偏位**(scapholunate advanced collapse)がある（図25-12B）.

炎症性関節炎 erosive arthritis

■ 炎症性関節炎は多数の関節炎を含んだ疾患であり，いずれもある程度の**炎症と滑膜増殖（パンヌス形成）**を伴っており，関節内もしくは関節近傍の**骨侵食**（erosion）とよばれる**溶骨性病変**を認める．この変化は，特に手や足などの**小さな関節**でよく認められる.

■ **パンヌス**（pannus）は成長した腫瘍や増大した滑膜組織のような所見を呈し，関節軟骨とその下の骨の辺縁に**骨侵食**（marginal erosion）をきたす．

■ BOX 25-3には数ある炎症性関節炎の原因を列挙した．本章では炎症性関節炎をきたす頻度の高い4種類の疾患について触れる．

関節リウマチ rheumatoid arthritis（RA）

■ 関節リウマチは**女性**でより多く認められ，**手の近位関節と手関節**がよく侵される．通常は**両側対称性**である．

■ RAの画像診断には，現在も単純X線が第一選択の検査となっている．

> 単純X線における最も早期の変化としては，罹患関節の**軟部組織腫脹**と**骨量減少**であり，これらの所見は罹患関節の両端で高度に認められる（**関節周囲骨量減少** periarticular osteoporosisまたはperiarticular demineralization）.

■ 手では，骨侵食は**手根中手（CM）関節，中手指節（MCP）関節，近位指節（PIP）関節**などの近位関節を侵す傾向がある（図25-13）.
- 手の慢性期所見としては，中手指節関節での手指の尺側偏位，中手指節関節の亜脱臼，靱帯の弛緩による手指の変形（スワンネック変形，ボタン穴変形）などが認められる．

■ 手関節では，手根骨，尺骨茎状突起の骨侵食と橈骨手根関節の骨侵食を伴った**関節裂隙の狭小化**がしばしば認められる．

■ 身体のどの領域においても，大関節には通常，骨侵食は認

BOX 25-3　炎症性関節炎の原因	
● 関節リウマチ	● リウマチ類縁疾患
● 痛風	● 反応性関節炎（Reiter症候群）
● 乾癬性関節炎	● サルコイドーシス
● 強直性脊椎炎（脊椎）	● 血友病

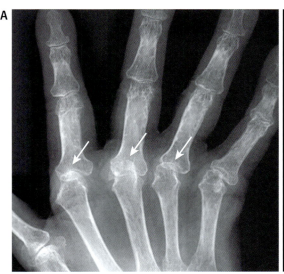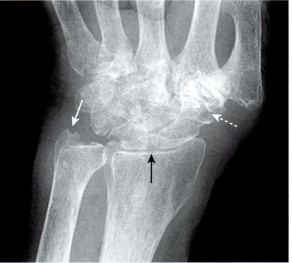

図25-13　手（A）と手関節（B）の関節リウマチ　手では，骨侵食は近位関節優位に認められる．つまり，手根中手関節，中手指節関節（**A**，白矢印），近位指節関節である．手の晩期所見としては，中手指節関節における手指の尺側偏位，中手指節関節の亜脱臼，靱帯の弛緩による手指の変形などであり，これらは**B**でも認められる．手関節では，手根骨（**B**，点線白矢印），尺骨茎状突起（**B**，白矢印）の骨侵食と，橈骨手根関節の関節裂隙の狭小化（**B**，黒矢印）が高頻度に認められる．

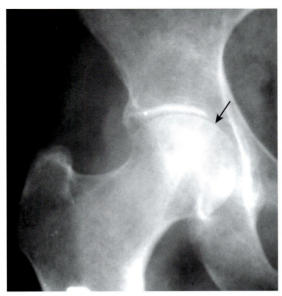

図 25-14　股関節の関節リウマチ　大関節（股関節と膝関節）では，通常骨侵食は認めないが，写真の症例のように，軟骨下骨の硬化をほとんど（もしくはまったく）伴わない関節裂隙の著明な狭小化が認められる（黒矢印）．原発性変形性関節症でこのくらいの関節裂隙狭小化があれば，軟骨下骨の硬化と骨棘形成がもっと目立つはずと推定できる．

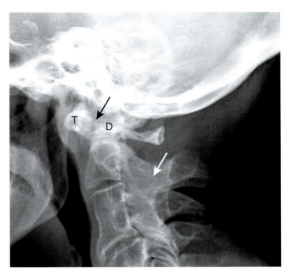

図 25-15　頸椎の関節リウマチ　関節リウマチ（RA）は頸椎を侵しやすく，靭帯を弛緩させることでC1とC2の亜脱臼（環軸椎亜脱臼）が生じる．歯突起（D）前縁とC1椎体の前突起（T）後縁の距離はpre-dentate space（歯突起前腔）あるいはatlas–dens intervalとよばれ，正常では3 mm以下である．この症例のpredentate spaceを計測すると8 mmであった（黒矢印）．C1はC2に向かって亜脱臼を起こしている．関節リウマチは椎間関節の癒合を生じることもある（白矢印）．

めないが，軟骨下骨の硬化をほとんど（もしくはまったく）伴わない，関節裂隙の著明な狭小化が認められる（図25-14）．
- 脊椎では，関節リウマチ（RA）は頸椎を侵して靭帯の弛緩を生じやすく，これによりC1（第1頸椎）とC2（第2頸椎）の亜脱臼（**環軸椎亜脱臼** atlantoaxial subluxation）が引き起こされる．環軸椎亜脱臼は，高度になると脊髄圧迫を引き起こす（図25-15）．
  - また，RAでは椎間関節（facet joint）の**狭小化**，**硬化**，最終的には**癒合**をきたす．

痛風 gout

- 痛風では，関節内への尿酸ナトリウム結晶の沈着による**炎症性変化**が生じている．症状の出現から骨に変化が認められるようになるまで，長い時間がかかることが特徴であり（5〜7年），このため痛風は放射線医学的にではなく臨床的に診断がなされる（表25-1参照）．
- 痛風は発症時には**単関節性**のことが多く，病期の晩期には**非対称性**の所見となる．
- **男性**に多く，発症時には通常，**第1中足趾節関節**が侵される．

　痛風の画像所見

- 炎症性関節炎のように，痛風の特徴は**境界明瞭な関節近傍の骨侵食**であり，**硬化縁**を伴う傾向にある．痛風に伴う骨侵食の張り出した辺縁の所見は，"**rat-bite**"（ねずみに齧られたような）"と表現される．
- **関節裂隙の狭小化**は晩期の所見であり，関節周囲の骨量減少はほとんど（もしくはまったく）認められない（図25-16）．
- 病期の晩期に認められる**痛風結節**（軟部組織内の尿酸ナトリウム結晶の沈着）では，まれに石灰化する．
- **肘頭の滑液包炎**（olecranon bursitis）がよく起こる（図25-17）．

乾癬性関節炎 psoriatic arthritis

- 乾癬性関節炎のほとんどの患者では，**乾癬**（psoriasis）に伴う何年にもわたる**皮膚**と**爪**の変化も認められるが，一部の症例では最初に出現する徴候が関節病変のこともある．乾癬の病歴が長期にわたる症例の約25%で乾癬性関節炎が認められる．通常は**複数の関節**が侵される．
- 乾癬性関節炎は典型的には手の小関節を侵し，特に**遠位指節**（DIP）**関節**が侵される．

　乾癬性関節炎の画像的特徴

- 特に手の**遠位指節関節**における関節周囲の骨侵食
- 腱停止部の**骨増殖**（enthesophyte）
- 骨幹部に沿った**骨膜反応**（頻度は低い）
- 末節骨の骨吸収，もしくは片方の指節骨がもう一方の指

節骨へ陥入した形態（pencil-in-cup deformity）の遠位指節関節（図25-18）．
- 骨量減少は認めない．

■乾癬の仙腸関節では，両側性で非対称性の**仙腸関節炎**（sacroiliitis）となる．

■強直性脊椎炎とは異なり，通常，仙腸関節は完全には癒合しない．

強直性脊椎炎 ankylosing spondylitis
■強直性脊椎炎は慢性かつ進行性の関節炎であり，最終的には**強直**することになる仙腸関節の**炎症**が特徴である．椎間関節にも炎症が認められ，椎体周囲の軟部組織にも炎症が

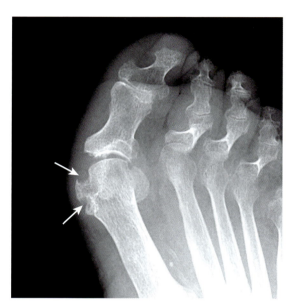

図25-16 痛風 この症例のように，痛風は第1中足趾節関節が最も高頻度に侵される．炎症性関節炎に類似して，痛風の特徴は境界明瞭な関節近傍の骨侵食であり，硬化縁（白矢印）を伴うことが多い．痛風に伴う骨侵食は関節内よりも関節辺縁に生じる傾向がある．骨侵食の張り出した辺縁は，rat-bite lesion（ネズミにかじられたような病変）とよばれている．中足趾節関節はわずかに狭小化し，関節周囲に骨量減少は認められない．

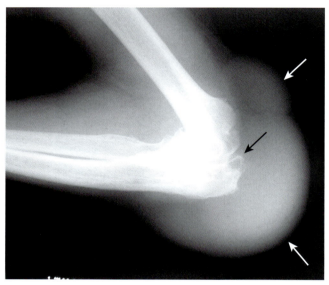

図25-17 痛風で認められる肘頭の滑液包炎 肘頭の滑液包炎は，痛風でよく認められる徴候であり（白矢印部分のように，肘周囲の大きな軟部腫瘤として認められる），この所見が単発性に認められたら痛風の可能性を考えなければならない．本症例では肘関節近傍に骨侵食も認められる（黒矢印）．

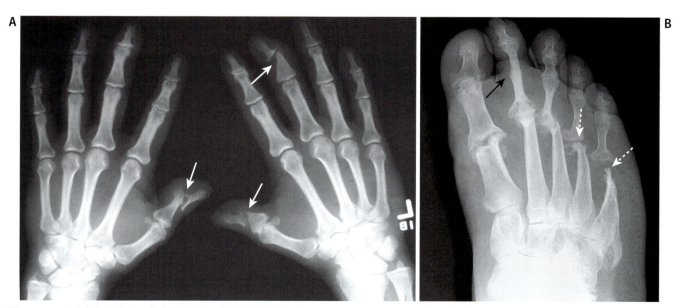

図25-18 手（A）と足（B）の乾癬性関節炎 乾癬性関節炎は典型的には手の小関節を侵し，特に遠位指節関節が侵され（A，白矢印），片方の指節骨がもう一方の指節骨へ陥入した形態の遠位指節関節（pencil-in-cup deformity）を呈する．別な乾癬性関節炎の症例の足では，第2趾に強直が認められ（B，黒矢印），より高度のpencil-in-cup変形が認められている（B，点線白矢印）．

及ぶ．

- 若年男性に多く，本疾患は**仙腸関節**から発症し，腰椎，胸椎，最終的には頸椎へと上行していく．
- 全体では約5〜10%しか陽性ではないヒト白血球抗原B27（HLA-B27）が，ほぼすべての強直性脊椎炎患者で陽性となる．
- 罹患病変の診断と経過観察には，通常は単純X線が撮影される．
- 強直性脊椎炎は腱（靱帯）付着部の**炎症**（enthesopathy）であり，炎症が生じる過程で腱（靱帯）付着部およびその周囲に**石灰化**と**骨化**が続発する．これらは，ちょうど腱，靱帯，関節包が停止する部位に一致する．

➡ **仙腸関節炎**（sacroiliitis）は強直性脊椎炎の特徴である．仙腸関節炎は通常，**両側性**であり，**骨性強直**が進行して最終的には仙腸関節が細い白線として認められるようになるか，まったく消失してしまう（図25-19）．

- 脊椎では，線維輪の外層に**骨化**が認められ，椎体の互いの角同士を橋渡しする薄い骨性構造となり，**靱帯骨棘形成**（syndesmophyte）とよばれる．靱帯骨棘形成が進行することにより，"**竹様脊柱**（bamboo spine）"となる（図25-20）．

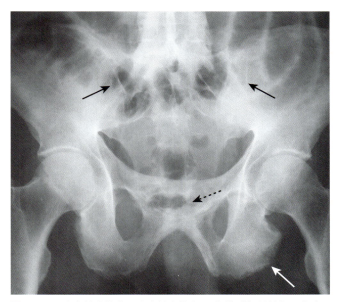

図25-19　強直性脊椎炎　強直性脊椎炎は腱（靱帯）付着部の**炎症**であり，炎症が生じる過程で腱（靱帯）**付着部**およびその周囲に石灰化と骨化が続発する．これらは，ちょうど腱，靱帯，関節包が停止する部位に一致する（白矢印は坐骨結節の骨増殖を示している）．両側性対称性の**仙腸関節炎**が強直性脊椎炎で特徴的である．これは最終的には，仙腸関節が互いに強直するまで，骨の融合が進行していく（黒矢印）．恥骨結合も強直している（点線黒矢印）．

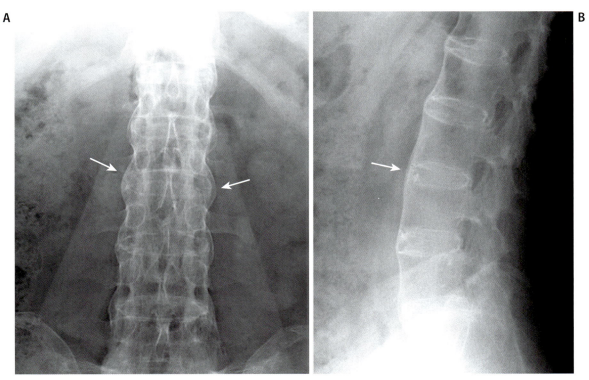

図25-20　強直性脊椎炎の脊椎正面像（A）と側面像（B）　脊椎では，椎間板線維輪の外層に骨化が認められ，椎体の互いの角同士を橋渡しする薄い骨性構造となり，**靱帯骨棘形成**とよばれる（白矢印）．この症例で認められるように，隣接する椎体を連結する組織の進行性骨化によって**竹様脊柱**（bamboo spine）となり，これは強直性脊椎炎に特徴的である．

感染性関節炎 infectious arthritis

- 感染性関節炎は通常，創部感染など身体の他の部位から血行性に**滑膜**へ原因菌が播種されることで発症するが，そのほかに**骨髄炎**からの感染が近傍の関節へ直接的に波及することもある．
- 通常はブドウ球菌と淋菌が原因の多くを占める**化膿性関節炎**（pyogenic [septic] arthritis）と，**結核菌**（*Mycobacterium tuberculosis*）がほとんどの原因となる**非化膿性関節炎**とに分けられる．
- 静脈内薬剤投与やステロイドの注射・内服，人工関節，外科手術を含む最近の関節外傷，糖尿病などが感染の危険因子となる．
- 小児と成人のどちらでも，**膝関節**がよく侵される．小児では膝関節の他に**股関節**もよく侵される．他人に噛まれて手が感染することもあり，糖尿病患者では足に感染が生じやすい．
- 最初の検査としてはまず**単純X線**が撮影されるが，軟部組織腫脹と骨量減少（osteopenia）を除けば，感染性関節炎における早期診断検査法としての**感度**は比較的**低い**と言わざるをえない．
- もし化膿性関節炎が強く疑われたならば，通常は診断確定のために**関節穿刺**が施行される．

▶ 感染性関節炎の特徴として，特に化膿性感染の場合には，炎症を起こした**滑膜**から放出される**タンパク質分解酵素**によって，関節軟骨とそれに接した広範囲の**関節皮質**の破壊が認められる．

- 他の関節炎とは異なり，**破壊は急速に進行**する．
- 感染性関節炎は**単関節性**であることが多く，炎症による充血のために**軟部腫脹と骨量減少**をきたす（図25-21）．
- 感染性関節炎の診断には，現在ではその感度の高さから単純X線の後にMRIが広く施行されている．**滑膜の造影増強効果と関節液の存在**が，感染性関節炎の臨床診断に最も

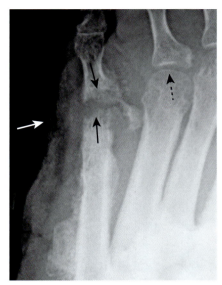

図25-21　第5足趾の化膿性関節炎と骨髄炎　感染性関節炎（特に化膿性関節炎）では，炎症を起こした滑膜から放出されるタンパク質分解酵素による関節軟骨の破壊と，それに隣接した関節下皮質の破壊が特徴的である．この画像は化膿性関節炎の症例（中足指節関節の破壊を伴う）であり，近接した骨に炎症が波及し骨髄炎を生じており，関節に接する両側の骨にも破壊性変化が認められる（黒矢印）．第4中足骨頭の関節皮質を表す正常な白いラインが認められることに注目（点線黒矢印）．左足の外側面には大きな軟部組織の潰瘍が認められる（白矢印）．この症例は糖尿病であった．

合致する画像所見である．
- 非化膿性関節炎は**結核菌**が原因であることが最も多く，**肺から血行性に**感染する．
  - 化膿性関節炎とは異なり，**結核性関節炎**（tuberculous arthritis）では緩慢で長期的な経過となり，緩徐に**関節裂隙が狭小化**し，晩期に**関節皮質の破壊**が認められる．
  - 通常は単関節性であり，**高度の骨量減少**がよく認められる．小児では**脊椎**が，そして成人では**膝関節**がよく侵される．
- 化膿性・非化膿性関節炎のどちらでも，治癒に際して線維性・骨性強直が起こる．

TAKE-HOME POINT：関節疾患をみつけよう：関節炎へのアプローチ

- 関節炎は，そのタイプにかかわらず関節裂隙の狭小化，関節の両側の骨変化を引き起こす関節疾患である．
- 関節炎は，**変形性**，**感染性**，**炎症性**に大まかに分類される．
- **変形性関節症**は，軟骨下骨の硬化，辺縁の骨棘形成，軟骨下嚢胞形成が特徴である．
- 関節炎のなかで最多である**原発性変形性関節症**は，変形性関節症の一形態である．典型的には股関節と膝関節の荷重面，手指の遠位指節間関節に生じる．
- その他の変形性症としては，カルシウムピロリン酸結晶沈着症（CPPD），Charcot関節と，外傷や無腐性骨壊死，他の関節炎が重複して存在することで生じる二次性変形性関節症がある．
- カルシウムピロリン酸結晶沈着症（CPPD）では，カルシウムピロリン酸二水和物（calcium pyrophosphate dihydrate：CPPD）の沈着（軟骨石灰化症：chondrocalcinosis）が生じる．CPPDでは大きな軟骨下嚢胞の形成，膝蓋大腿関節裂隙の狭小化，中手骨の鉤型骨突出，遠位手根列の近位側への偏位が認められる．
- **Charcot関節**の特徴は，骨の砕片化（fragmentation），硬化（sclerosis），軟部組織腫脹である．今日では，糖尿病がCharcot関節の原因として最多である．
- 炎症性関節炎では，炎症と滑膜増殖（パンヌス形成）が認められ，関節内もしくはその近傍に**骨侵食**（erosion）とよばれる溶骨性病変が生じる．
- 炎症性関節炎には関節リウマチ，痛風，乾癬性関節炎などがあり，罹患病変の部位の情報は炎症性関節炎の原因鑑別に有用である．
- **関節リウマチ**では手根骨と手の近位関節が侵され，頸椎では歯突起の骨侵食と頸椎後方成分の癒合が生じることがある．
- **痛風**による関節炎では第1中足趾節関節が侵されることが多く，関節近傍の骨侵食を伴うが関節周囲の骨量減少はほとんど（もしくはまったく）認められない．痛風結節は晩期に認められ，まれに石灰化する．
- **乾癬性関節炎**は，通常は皮膚病変がすでに存在している症例に生じ，典型的には手の遠位関節が侵され，鉛筆がキャップにはまり込んだような特徴的な骨侵食を生じる．
- **強直性脊椎炎**は，対称性の仙腸関節の強直と上行性の脊椎病変を特徴とする慢性・進行性の関節炎である．最終的には竹様脊柱（bamboo spine）の所見を呈する．
- **感染性関節炎**は，軟部組織腫脹と骨量減少が特徴であり，化膿性関節炎では，比較的早期に関節皮質の大部分もしくは全体に高度の破壊性変化が出現する．原因菌としてはブドウ球菌と淋菌がほとんどである．

CHAPTER 26
頸部痛と背部痛の原因をみつけよう

脊椎の評価には単純X線，CT，MRI

■ 脊椎病変を評価しようとすれば，以下の2つの理由から，**単純X線**が依然として選択されることになる．
- 低コストですぐに撮影でき，必要ならばポータブル撮影も可能である．
- 詳細な骨解剖が描出可能であり，ほとんどの脊椎外傷に対するスクリーニングとして利用できる．

■ しかしながら，頸椎の重要な軟部組織についての情報は得られたとしても非常にわずかなものであり，撮影には**放射線被曝**が避けられない．

⮕ ・MRIは軟部組織の描出に優れており，以下の理由からほとんどの脊椎疾患に対して選択されている．
  ・骨髄や脊髄，椎間板などの**軟部組織**を描出し，異常を検出できる．
  ・任意の平面で画像を描出することができる．
  ・被曝がない．

■ しかしながら，MRIには以下のような制限がある．
- 高価であり，CTや単純X線のように手軽に利用できない．
- ペースメーカが埋め込まれている患者や，なんらかの**強磁性体**（動脈瘤のクリップなど）が体内に存在している患者では撮像できない．
- 病変を良好に描出するためには，通常は**複数の撮像シーケンス**が必要であり，撮像にはより多くの時間を要する．
- 高磁場MRIでは，**閉所恐怖症**に耐えられない患者がいる（→22章参照）．

■ CTは画像を異なる平面で再構成することが可能であり，**軟部組織の評価も（ある程度）可能**であるため，一部の脊椎外傷症例では単純X線にとって代わっている．CTは，単純X線ですでに脊椎損傷が明らかになっている症例においても，損傷の範囲を決定する際に有用である．

■ CTは単純X線では描出できない**骨病変を検出**できるし，MRIが撮像できない症例では**軟部組織異常の評価**にも用いられる．

正常の脊椎

■ 正常では，**頸椎**（cervical vertebra）はC1〜C7までの7椎体，**胸椎**（thoracic vertebra）はT1〜T12までの12椎体

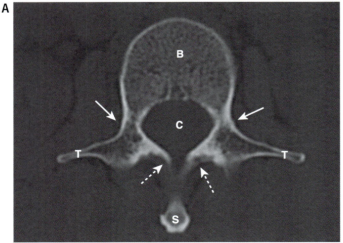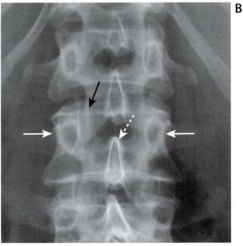

図26-1 正常の脊椎のCT（A）と単純X線正面像（B） Aは"典型的"な椎体のCT画像で，椎体（B），椎弓根（白矢印），椎弓（点線白矢印），脊柱管（C），横突起（T），棘突起（S）が確認できる．単純X線正面像（B）では，それぞれの椎体に2つの卵円形の椎弓根（白矢印）が椎体の両側に認められる．各レベルの棘突起（spinous process, 点線白矢印）は，それぞれの椎体に重なって認められる．Bの画像では，椎間関節（黒矢印）が正面から描出されている．

（胸椎がそれぞれの肋骨を支えている），**腰椎**（lumber vertebra）はL1～L5までの5椎体，そして癒合した5椎体の**仙椎**（sacral vertebra）が存在する．

椎体

- それぞれの椎体（ほぼすべての椎体）は，内部が海綿骨と骨髄で構成されている**椎体**と，緻密骨によって形成される椎弓根，椎弓，横突起，棘突起からなる**後方成分**によって構成されている（図26-1A）．
- 一般的に，C3からL5レベルにかけての椎体（vertebral body）は**長方形**であり，前方と後方の椎体の高さはほぼ同じになっている．
- 隣接している**椎体の終板**（end-plate）は，互いにほぼ**平行**である．
- **上・下関節突起**（articular process）の関節窩（articular facet）は軟骨に覆われているので，これらの**椎間関節**（facet joint）は**真の滑膜関節**（synovial joint）といえる．
- 正面像では，それぞれの椎体には2つの卵円形の**椎弓根**（pedicle）が椎体の両側に認められる．L5の椎弓根は，腰椎が前弯しているために正常でもしばしば確認することが困難である（図26-1B）．

→ 頸椎では，**側面像で3本の平行な弓状のラインがスムーズに引けるかどうかに着目しなければならない**．第一のラインは**棘突起-椎弓線**（spinolaminar line，椎弓と棘突起の移行部）であり，第二は**椎体後面のライン**，そして第三は**椎体前面のライン**である．3本のラインが正常の平行な弯曲からずれている場合には，椎体の一部もしくは全体が前方もしくは後方へ偏位していること示している（図26-2）．

- 斜位で撮影された腰椎の単純X線では，解剖学的構造が組み合わさるとスコッチテリア（犬）の上半身に似ていることから，有名な"**スコッチテリア**（scottie dog）**・サイン**"とよばれる（図26-3）．

椎間板

- 椎間板は，その中心領域にゼラチン状の**髄核**（nucleus pulposus）を有し，その外側は**線維輪**（annulus fibrosus）によって囲まれている．言い換えれば，椎間板は内側の線維軟骨性（fibrocartilaginous）の線維と，外側の軟骨性（cartilaginous）の線維（**Sharpey線維**）によって構成されている．

→ **椎間板腔**（disk space）の高さは，それぞれの**脊椎の部位によって異なっている**．

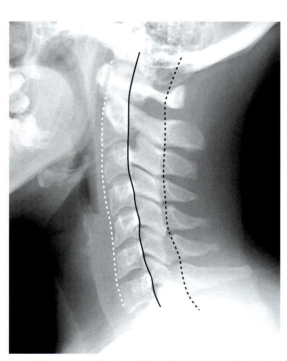

図26-2 頸椎の3本のライン 頸椎の単純X線側面像では，患者の頸部を動かして施行する他の検査を行う前に，脊椎の骨折・脱臼を速やかに評価することが可能である．まず椎弓と棘突起の移行部である棘突起-椎弓線 spinolaminar line（黒点線），第2に椎体後面のライン（黒実線），そして第3に椎体前面のライン（白点線）の計3本の平行な弓状のラインがスムーズに引けなければならない．

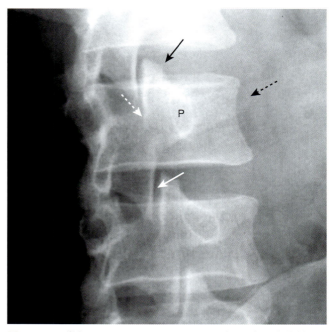

図26-3 正常なスコッチテリア・サイン 写真は腰椎の左後斜位画像である（患者は自身の左側に半分ほど身体を回転させている）．"スコッチテリア"は以下のように形成されている．"耳"（黒矢印）は上関節突起であり，"足"（白矢印）は下関節突起，"鼻"（点線黒矢印）は横突起，"目"（P）は椎弓根，"頸"（点線白矢印）は峡部（pars interarticularis）である．これらの構造物のすべては対になっている．同じ構造が患者の右側にも描出されるはずである．

- 頸椎では，椎間板腔は互いにほぼ同じ高さである．
- 胸椎では，頸椎よりも椎間板腔の高さは減少するものの，胸椎レベル同士の椎間板腔の高さは**互いにほぼ同じ**である．
- 腰椎では，**下位になるほど**椎間板腔の高さは次第に増大するが，L5〜S1 では L4〜L5 と同じ程度の高さかやや低くなる（単純 X 線）．

脊髄と脊髄神経

■ **脊髄**（spinal cord）は延髄から連続して L1〜L2 レベルで**脊髄円錐**（conus medullaris）として終わり，**馬尾**（cauda equina）が神経根の集合する部分からおのおのの番号の椎体に向かって下方へ伸びていく．

■ それぞれのレベルで対になった**椎間孔**（neural foramen）には脊髄神経，血管，脂肪が含まれている．

■ **脊髄神経**（spinal nerve）は，それぞれが**脊柱管**（spinal canal）から出て行く際に通過する部位によって名称がつけられている．
- C1〜C7 までの神経はそれぞれの番号の椎体上部から出て行く．
- C8 の神経は第 7 頸椎と第 1 胸椎との間を通って出て行く．
- 残りの神経は，それぞれの番号の椎体下部から出て行く．

脊椎の靱帯

■ 脊椎を横切る，いくつかの**靱帯**（ligament）が存在する（表 26-1）．

脊椎の正常 MRI

➡ 脊椎 MRI の **T1 強調矢状断像**では，骨髄を含んだ椎体は正常では**高信号**（明るい）を呈し，椎間板は椎体よりも信号が低く，硬膜嚢内の**脳脊髄液**（cerebrospinal fluid：CSF）は**低信号**（暗い）を呈する（図 26-4A）．

■ 通常の **T2 強調画像**では，椎体は椎間板よりも**軽度低信号**を呈する一方，**CSF は高信号**（T1 強調画像と逆のパターン）を呈する（図 26-4B）．

■ **骨皮質**はすべてのシーケンスで暗く描出される．

表 26-1　脊椎の靱帯

靱帯	連結
前縦靱帯	椎体の前面
後縦靱帯	椎体の後面
黄色靱帯	隣接した椎弓を連結し，脊柱管の後方部分に存在している
棘間靱帯	棘突起の間
棘上靱帯	棘突起の先端

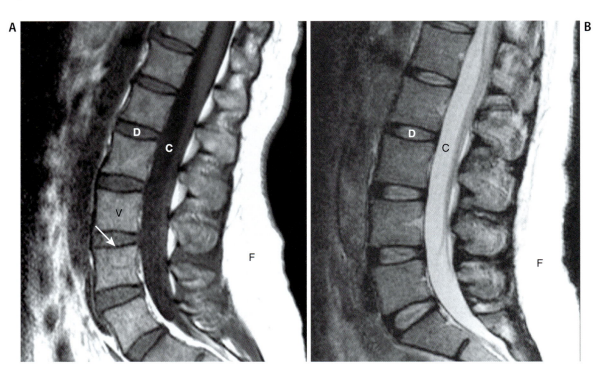

図 26-4　腰椎の正常な MRI，T1 強調画像と T2 強調画像　T1 強調画像の矢状断像（**A**）では，正常な椎間板（D）が椎体（V）と比較して低信号に描出されている．脊柱管内の脳脊髄液（C）は低信号であり，背部の皮下脂肪（F）は高信号である．皮質骨は低信号を呈する（白矢印）．T2 強調画像の矢状断像（**B**）は，正常な椎間板（D）が椎体よりも軽度高信号に（やや明るく）描出されている．T2 強調画像では脊柱管内の脳脊髄液（C）は高信号に描出されており，皮下脂肪（F）は T1 強調画像と同様に高信号である．

背部痛 back pain

- 約80％の米国人が，その生涯のなかでなんらかの**背部痛**を経験するとされている〔【訳注】日本人でもあまり変わらない〕．背部痛の原因は多岐にわたり，多くの場合，解剖学的・生理学的な異常により症状が発現していると想定されるものの，機序は解明されていない．
- 背部痛の原因には，以下のようなものがある．
  - 筋肉と靱帯の緊張
  - 椎間板ヘルニア
  - 椎間板の変性
  - 脊椎の滑膜関節に生じた変形性関節症
  - 圧迫骨折（多くは骨粗鬆症に生じる）
  - 脊椎外傷
  - 悪性疾患の脊椎浸潤
  - 椎体の感染症
- 本章では，筋肉と靱帯の緊張を除き，その他の病態について記述する．

椎間板ヘルニア herniated disk

- 椎間板ヘルニアは，急性の背部痛（acute low back pain）を訴える患者の約2％を占めるにすぎない．腰椎領域では，椎間板ヘルニアは背部痛，坐骨神経痛を起こし，頸椎椎間板ヘルニアでは神経根障害，脊髄障害を引き起こす．**脱出した椎間板の画像検査には，MRIが第一選択**となる．

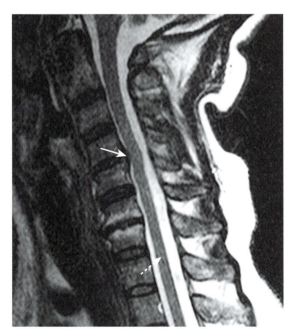

図26-5　C4〜C5レベルの椎間板ヘルニアのMRI　脊髄（点線白矢印）は，脊柱管内でその周囲に存在する高信号（白い）の脳脊髄液と比較し，低信号である．脱出した椎間板（白矢印）は，C4〜C5椎間板腔から後方へ進展するように脱出し，脊髄を圧迫している．

- 頸椎では，椎間板ヘルニアはC4〜C5，C5〜C6，C6〜C7で最も多く起こる（図26-5）．
- 頸椎と腰椎に比較して，**胸椎は非常に安定性が高く**，これは肋骨により形成される胸郭が胸椎を支えていることも一因である．

➡ 多くの椎間板ヘルニアは，腰椎の下3つのレベルであるL3〜L4，L4〜L5（最多），L5〜S1に生じる．60％以上のヘルニアは後外側方向に生じ，ヘルニアの部位は神経根が圧迫されることによって生じる臨床症状で判別できる．

- **線維輪の変性**（degeneration）もしくは**外傷**によって，これらの線維に**断裂**が生じ，椎間板成分が膨隆する．この膨隆によって，背部痛が出現することも出現しないこともある．
- 線維輪が破綻すると，後縦靱帯の脆弱化した部分を通って**髄核が脱出**することがある（通常は後外側方向に）．
- **脱出した椎間板成分**は，突出するもののもとの椎間板と連続性を保っている場合と，もとの椎間板から完全に分離して脊柱管内に押し出されている場合がある．
- **背部痛**などの症状は，急性に生じた**神経根**（nerve root）の**圧迫**によって出現する．
- 椎間板ヘルニアは，CTとMRIのどちらでも描出可能である．CTでは，神経根もしくは硬膜嚢を圧迫する椎間板成分が描出される．MRIでは，脱出した椎間板成分は，線維輪の輪郭から限局的・非対称性に突出した**低信号の椎間板成分**として描出される（図26-6）．
- **postlaminectomy syndrome（failed back surgery syndrome**ともよばれる）は，脊椎の術後に背部もしくは下肢の持続的な疼痛を訴える症候群である．術後患者の約40％に生じるとする報告もある．脊椎のガドリニウム造影MRIは，疼痛の原因となる椎間板ヘルニアの残存・再発と術後瘢痕の鑑別に有用である．

椎間板の変性疾患 degenerative disk disease

- 加齢に伴い，正常ではゼラチン状であった**髄核**は，次第に水分含有量が減少し，**変性**していく．この変性により，次第に**椎間板腔**（intervertebral disk space）の高さが減少していく．時に，椎間板の水分減少が高度になると，椎間板腔に周囲組織から窒素が放出され，その結果として椎間板腔に**空気の濃度が出現**する．この椎間板腔内のガス出現は，**椎間板の真空現象**（vacuum disk phenomenon）とよばれる．椎間板の真空現象は，**椎間板変性の晩期に出現する所見**である（図26-7）．
- **椎間板変性疾患のMRI**
  - 髄核の水分量が減少すると，T2強調画像で椎間板の信

号は低下する（図26-6参照）．

■**椎間板変性疾患の単純X線**
- **椎間板腔の狭小化**が認められる．椎体にも変化が生じる．
- 隣接した椎体終板は**象牙化，硬化**する．それぞれの椎間板腔において，椎体の辺縁に小さな**骨棘**（osteophyte）が突出する（図26-7参照）．
- 髄核の変性と同時に，典型的なケースでは**外側の線維輪**にも変性が生じる．線維輪の変性に伴い，髄核成分の変

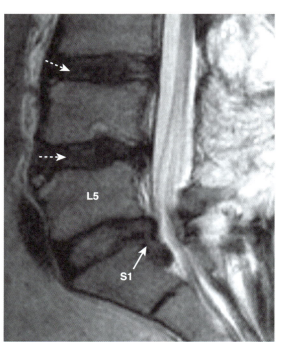

図26-6　L5〜S1の椎間板ヘルニア　下位腰椎のT2強調矢状断像で，椎間板成分（白矢印）がL5〜S1の椎間板腔を越えて突出しており，下方に進展した椎間板ヘルニアを示す．他の椎間板も変性と水分量の減少により，正常よりもT2強調画像で信号が低下していることに注目（点線白矢印）．

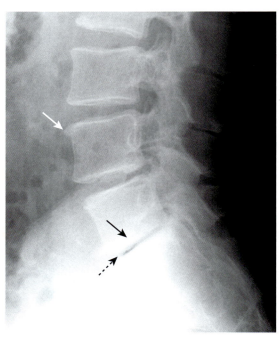

図26-7　椎間板の変性疾患　加齢に伴い，椎間板腔の高さが進行性に減少していく．隣接する椎体の終板は硬化し（黒矢印），椎体の辺縁には小さな骨棘（白矢印）が形成される．また，椎間板の高度の水分減少により椎間板の真空現象（椎間板腔内のガス）が生じる．この症例ではL5〜S1レベルで椎間板の存在する部位に一致して空気濃度（点線黒矢印）が認められる．

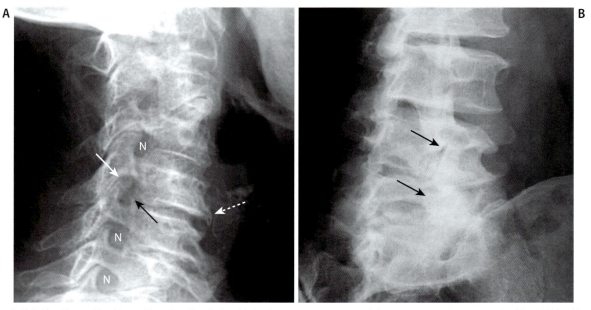

図26-8　椎体鉤状関節の骨棘と椎間関節の変形性関節症　斜位で撮影された単純X線（**A**）をみると，頸椎では，骨棘が椎体鉤状関節へ進展し（**A**，黒矢印），正常では卵円形にみえる椎間孔（N）の内部へ突出している．椎体鉤状関節の骨棘は，椎間板の変性疾患（点線白矢印）と椎間関節の骨棘（白矢印）にしばしば合併する．**B**では，下位腰椎の椎間関節に生じた硬化と骨棘形成がみられる（黒矢印）．

性で認められるよりも大きな**辺縁部の骨棘**が終板 (end-plate) **に形成**される.
- 骨棘はよくみかける所見であり，加齢に伴い骨棘の有病率が増加するが，骨棘を有している患者のほとんどが無症状であることは記憶しておかねばならない.

椎間関節の変形性関節症
- 椎間関節 (facet joint, apophyseal joint としても知られる〔【訳注】zygapophyseal joint が正式〕) は，滑膜に覆われた軟骨を有し，関節液 (synovial fluid) も存在する真の関節である．そのため，椎間関節は四肢の関節と同様に，**変形性関節症** (osteoarthritis) **になりやすい**.
- C3 から T1 レベルの側縁に存在する小さな関節様の構造のことを，**椎体鉤状関節** (uncovertebral joint) もしくは **Luschka 関節**と称し，これも真の関節とする場合もあるが，意見は統一されていない.
  - 椎体鉤状関節 (Luschka 関節) も骨棘形成の多い部位である．椎体鉤状関節に形成された**骨棘**は，**椎間板の変性疾患と椎間関節の骨棘にしばしば合併**する.

➡ **頸椎**では，骨棘が椎体鉤状関節へ進展して，正常は卵円形にみえる**椎間孔内へ突出**することがあり，斜位で撮影された単純 X 線でも描出される (図 26-8A).

- 通常，**椎間板の変性疾患と椎間関節の変形性関節症**には密接な関係があり，しばしば**併存**して認められる．椎間関節の変形性関節症に伴って形成される**骨棘**も，椎間孔内へ侵入して**神経根性の疼痛**を引き起こすことがある.
- 腰椎の椎間関節の変形性関節症では，**関節裂隙の狭小化と硬化**が認められ，この所見は脊椎の斜位像で最もよく観察される．椎間関節の変形性関節症は，単純 X 線よりも CT のほうが容易に描出できるが，実際の神経圧迫に関しては脊椎 MRI のほうがより精細に捉えることができる (図 26-8B).

びまん性特発性骨増殖症 diffuse idiopathic skeletal hyperostosis (DISH)
- このよくみられる疾患 (DISH) は，靭帯付着部の骨形成が特徴である〔腱 (靭帯) 付着部症 enthesophathy〕.
- DISH は通常，**50 歳以上の男性**に認められる疾患であり，脊椎のどのレベルにも生じうるが，**下位胸椎と下位頸椎に好発**する.
- DISH 患者はしばしば背部のこわばり (stiffness) を訴えるが，**背部痛は訴えないか，訴えたとしてもごく軽度**である.
- DISH の診断は単純 X 線で十分可能である.

➡ DISH では，**前縦靭帯** (時には**後縦靭帯**) に厚い，**橋渡し状**（もしくは流れるような）**石灰化・骨化**を認める (図 26-9).

- この**骨化**は，少なくとも**連続した 4 つの椎体の前面**（あるいは**前外側面**）に認められる．椎間板の変性疾患とは異なり，椎間板腔と椎間関節は，通常は保たれている．DISH で認められる**骨化**は，椎体からわずかに離れて存在している (図 26-9A).〔【訳注】原則ではあるが，多くの場合，骨棘と区別できない〕
  - 画像上 DISH に類似した所見を呈する強直性脊椎炎 (ankylosing spondylitis) とは異なり，DISH では**仙腸関節は正常**である.
- DISH ではしばしば**後縦靭帯骨化症** (ossification of the posterior longitudinal ligament：OPLL) が認められ，OPLL は単純 X 線よりも CT や MRI でより明瞭に描出される．OPLL は脊柱管狭窄をきたし，特に頸椎レベルで脊髄圧迫の原因となる (図 26-9B).

脊椎の圧迫骨折
- 椎体の圧迫骨折 (compression fracture) は**頻度の高い疾患**であり，男性よりも**女性**に多く，典型的には骨粗鬆症で二次性に認められる．**無症状**であることもあるが，中位胸椎から上位腰椎レベルの**疼痛**を生じることもあり，通常は 4～6 週間で消失する．時には亀背の進行や身長の低下ではじめて気づかれる.
- 圧迫骨折を診断する画像検査としては，脊椎の単純 X 線が第一選択となる．MRI は，**骨粗鬆症性の圧迫骨折と悪性腫瘍による病的骨折との鑑別**に役立つ．MRI と核医学検査はともに，圧迫骨折の起こった**時期の特定**に役立つ．圧迫骨折の発症時期は，単純 X 線のみでは特定が不可能である.

➡ 骨粗鬆症性に合併する圧迫骨折は，通常では**椎体の前方・上方部分**が侵され，椎体の後方部分は保たれている．通常，同一椎体の前方部分と後方部分の高さの差が **3 mm 以上**となる．あるいは，圧迫骨折を起こした椎体の高さが，その上もしくは下の椎体よりも **20% 以上**低くなる.

- 圧迫骨折によって，**椎体は楔状変形**となり，胸椎では**後弯が増強**し（いわゆる dowager's bump〈未亡人貴族のコブ〉），腰椎では**前弯が増強**する (図 26-10).
- 圧迫骨折では脊柱管から離れた椎体の前方部分が侵されるため，通常，骨粗鬆症性の圧迫骨折では**神経学的な障害は認めない**.

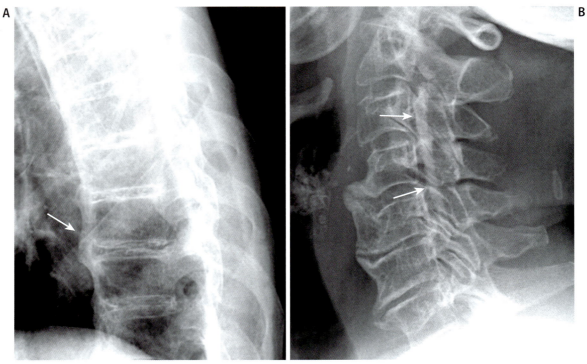

図 26-9　びまん性特発性骨増殖症（DISH）と後縦靱帯骨化症（OPLL）　DISH（**A**）では，前縦靱帯に厚い，橋渡し状もしくは流れるような石灰化・骨化を認める（白矢印）．この骨化は少なくとも連続した4椎体以上にわたって，椎体の前面もしくは前外側面に認められる．OPLL（**B**，白矢印）がDISHに合併することがあり，脊柱管狭窄の原因となりうる．

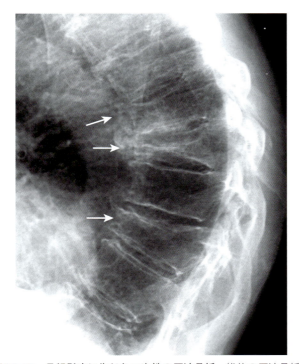

図 26-10　骨粗鬆症に生じた二次性の圧迫骨折　椎体の圧迫骨折は頻度の高い疾患であり，男性よりも女性に多く，典型的には骨粗鬆症に二次性に認められる．骨粗鬆症性の圧迫骨折は，通常では椎体の前方・上方部分が侵され，椎体の後方部分は保たれる（白矢印）．これによって，椎体は楔状変形となり，胸椎では後弯が増強する（亀背）．高齢者において，多発性圧迫骨折による身長の進行性の減少がよく認められる．

脊柱管狭窄 spinal stenosis

■ 脊柱管狭窄は，後天的もしくは先天的な**軟部組織**または**骨の異常**により，二次的に**脊柱管が狭小化**した状態，もしくは**椎間孔が狭小化**した状態とされる．先天的な原因よりも，**変性**などに続発する後天的な病因のほうが，より一般的である．

■ 以下の**軟部組織異常**によっても脊柱管狭窄となりうる．
・黄色靱帯（ligamentum flavum）の肥厚
・椎間板の膨隆
・後縦靱帯（OPLL）の骨化

■ また，以下の**骨の異常**によって脊柱管狭窄となりうる．
・先天性の脊柱管狭窄
・骨棘
・椎間関節の変形性関節症
・脊椎すべり症

■ 脊柱管のサイズが正常下限であった場合，上記のような何らかの病態が合併することで，さらに脊柱管狭窄が増悪する．

➡ 脊柱管狭窄は**頸椎**と**腰椎**に最も多く，神経根由来の疼痛，脊髄症をきたし，腰椎レベルでは神経原性の跛行をきたす．**神経原性の跛行**は下肢に放散する間歇性の痛みと麻痺が特徴であり，立位もしくは歩行時に増悪

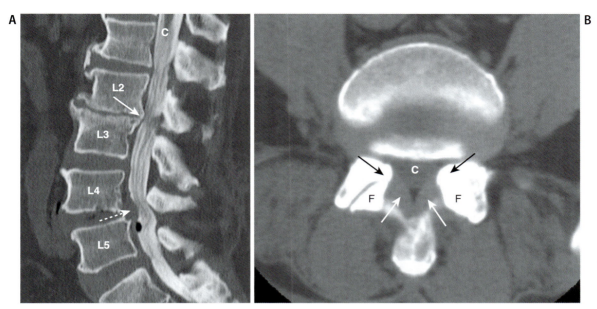

図 26-11　脊柱管狭窄の CT　矢状断像（**A**）で，L2〜L3 レベルに骨棘（白矢印）が認められ，脊柱管（C）の狭窄をきたしている．L4〜L5 レベルでは椎間板の突出（点線白矢印）も認められ，このレベルで脊柱管が狭小化している．横断像（**B**）では，脊柱管（C）は黄色靱帯の肥厚（白矢印）と椎間関節（F）の変形性関節症による骨の肥厚（黒矢印）により狭小化している．脊柱管狭窄は，軟部組織や骨の異常により脊柱管もしくは神経孔の狭小化が原因で生じる．

し，脊椎の前屈，横臥，しゃがむことで症状が軽快する．

- 脊柱管狭窄の評価には単純 X 線が最初に撮影されるが，骨の形態をみるだけでは脊柱管狭窄の原因となる軟部組織が評価できないため，MRI も選択肢として挙げられる．
- 単純 X 線の所見としては，**脊柱管の前後径が 10 mm 以下，椎間関節の変形性関節症，脊椎分離すべり症**がある（図 26-11）．
- CT は骨の異常を描出する優れた画像診断モダリティであるが，腰部脊柱管狭窄の評価には MRI が選択される．

悪性疾患の脊椎浸潤

- **転移性骨腫瘍**は，原発性骨腫瘍の 25 倍の頻度で生じる．転移は，通常は**赤色髄**が存在する部位に生じ，80％が**頭部および体幹の骨**（脊椎，骨盤，頭蓋骨，肋骨）に認められる．これらの部位は，正常な加齢性変化の過程でも赤色髄が存在するためである．

➡ 椎体後部は**血流が豊富**なため，血行性転移が生じやすい．特に**肺癌**と**乳癌**からの**血行性転移**が多い．

- 脊椎では，転移性病変により圧迫骨折が生じる．転移性骨腫瘍は椎体の特に**後方部分**と**椎弓根**を破壊する．この点が，椎体の後方部分と椎弓根が保たれる**骨粗鬆症の圧迫骨折**とは異なる（図 23-19 参照）．

- 23 章で述べたように，転移性病変は，骨を形成する病変（**硬化性病変** osteoblastic lesion）と，骨を破壊する病変（**溶骨性病変** osteolytic lesion）のどちらかとなる．溶骨性変化と硬化性変化の両方が同時に存在する転移性病変は，**混合型骨転移**とよばれる．
- 硬化性転移巣を形成する悪性腫瘍の原発巣としては**前立腺癌**が典型例である．女性の場合には**乳癌**が典型例である．溶骨性転移を生じる悪性腫瘍のおもな原発巣は**肺癌**と**乳癌**である．**甲状腺癌**と**腎癌**も溶骨性病変となり，なおかつ**膨張性の発育形態**をとる（図 23-18 参照）．
- 脊椎は，原発性骨腫瘍では最も多い**多発性骨髄腫**（multiple myeloma）の好発部位でもある．多発性骨髄腫は，ほぼ完全な**溶骨性病変**となることが多いことで知られている．多発性骨髄腫の 1 つの特徴として**骨粗鬆症**があり，このため多発性骨髄腫ではびまん性の**脊椎骨粗鬆症**と**多発性の圧迫骨折**を合併する（図 26-12）．

➡ 脊椎転移を検索するスクリーニング検査としては，テクネチウム製剤（^{99m}Tc）を用いた骨シンチグラフィが選択される．テクネチウムを MDP（methylene diphosphonate）に結合させて用いることが多く，これにより ^{99m}Tc が骨へ運ばれる．骨の核医学検査は比較的安価であり，多くの施設で検査可能で，全身をスクリーニングできる．骨シンチグラフィは転移病変を検出する**感度は高い**が，**特異的ではない**．多くの症例において，転移であることを確認するための検査（多

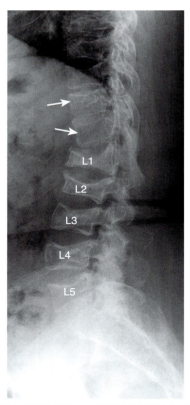

図 26-12　脊椎の多発性骨髄腫　多発性骨髄腫の特徴の 1 つとして骨粗鬆症があり，これにより多発性骨髄腫では全身性の骨粗鬆症（白矢印）と多発性の圧迫骨折（L1〜L5）を合併する．骨粗鬆症に伴う骨折では，椎体の後方部分の椎体高は基本的に保たれており，椎体の前方部分と中央部分が圧潰していることに注目．

くは**単純 X 線**）が必要であり，これにより骨折，感染，関節炎など骨転移以外で核種（^{99m}Tc）が取り込まれる疾患を否定する（図 26-13）．

脊椎転移の MRI

- MRI は核医学検査よりも早期に脊椎転移による変化を検出することができ，骨シンチグラフィのように短時間で全身のスクリーニング可能となってきている．

- 骨髄への悪性腫瘍浸潤では，**T1 強調画像**における椎体の正常な**高信号**が**低下**し，**T2 強調画像**では**高信号**を呈することが多い（図 26-14）．

- 椎体前部から中央部が圧潰し，椎体後部が保たれる骨粗鬆症に伴う圧迫骨折とは異なり，脊椎転移では**椎体後部**を含む椎体全体が侵される頻度がはるかに高い．

脊椎外傷 spinal trauma

- 脊椎の骨折は，他の骨格系の骨折と比較すると頻度は低い．しかし，脊椎の骨折では脊髄損傷が合併する恐れがあるため，その点で重要となる．頻度の高い脊椎骨折は **L1，L2，Th12** であり，胸腰椎の脊椎骨折の半数以上を占める．胸椎の脊椎骨折のタイプとしては，**圧迫骨折**が最も多い．

- 頸椎の 3 本のライン（図 26-2 参照）
  - 多くの外傷プロトコールでは，頸椎の背臥位側面像（**cross-table lateral view**：患者の頭部を動かすことなく，患者の頸部を固定し，患者をストレッチャーもしくは撮影台に寝かせたままで X 線を水平方向に照射して撮影する）を含んだ検査が組まれている．〔【訳注】cross table lateral（view）は水平方向の X 線による背臥位側面像である〕
  - cross table lateral 撮影は，患者の頸部を動かして施行する他の検査を行う前に，**脊椎の骨折・脱臼を速やかに評価する**ことが可能である．

→ 本章のはじめに，頸椎の 3 本のライン（3 本の平行な弓状のライン）について述べた．3 本のラインが正常の平行な弯曲からずれている場合には，**椎体の脱臼や骨折が示唆**される．

- 頻度の高い脊椎骨折
  - 圧迫骨折：脊椎で最も多い骨折である圧迫骨折についてはすでに述べた．
  - **Jefferson 骨折**
  - **ハングマン骨折**（hangman fracture）
  - **破裂骨折**（burst fracture）
  - **Chance 骨折**

Jefferson 骨折

- Jefferson 骨折は **C1（環椎）**の骨折であり，通常，環椎前弓と環椎後弓に骨折が及んでいる．典型的には，C1 の**環椎前弓**と**環椎後弓**で**両側性に骨折**が認められる．〔【訳注】不安定骨折であり少なくとも前弓か後弓の骨折は両側性となる〕
- **軸位方向の外力**が加わることで損傷が引き起こされる（プールへ飛び込んで，頭部をプールの底に打ちつけた場合など）．

→ 単純 X 線における Jefferson 骨折の特徴としては，**C1 の外側部分**が両側で **C2 よりも外側へずれている**所見が，**頸椎の開口位撮影**で認められることである．Jefferson 骨折は CT を撮像することで確定診断に至るこ

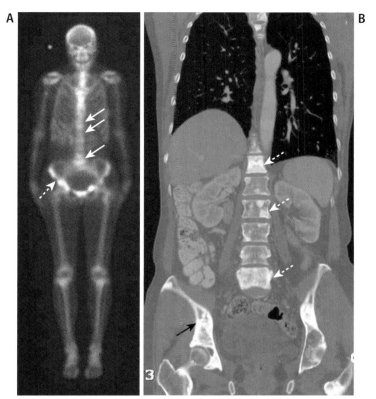

図26-13　骨転移症例の骨シンチグラフィとCT　テクネチウム（^{99m}Tc）で標識したMDP（methylene diphosphonate）を用いた骨シンチグラフィ（**A**）では脊椎（白矢印）と骨盤（点線白矢印）の多くの箇所に異常な核種の取り込みが認められる．骨シンチグラフィの陽性所見は非特異的であるため，確定診断のために他の検査（通常は単純X線）が施行される．この症例ではCTが施行され，冠状断再構成画像（**B**）で多くの造骨性病変が脊椎（点線白矢印）と骨盤（黒矢印）に認められ，骨シンチグラフィで認められた所見と一致する．これも乳癌の転移であった．

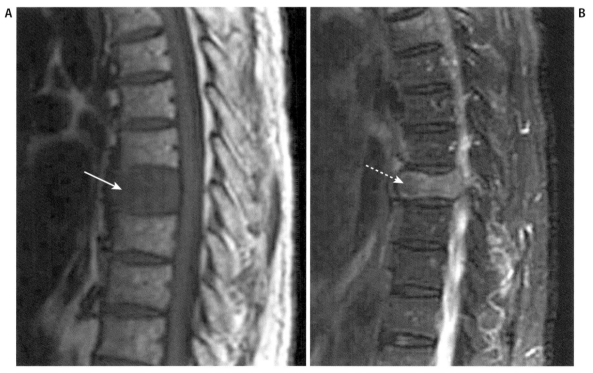

図26-14　脊椎転移のMRI　胸椎のT1強調矢状断像（**A**）では，Th8椎体（白矢印）の骨髄が腫瘍に置換されている．その上下の椎体と比較して，椎体の信号が低下している．T2強調矢状断像（**B**）では，圧迫骨折が生じた椎体は異常な高信号を呈している（点線白矢印）．病変は椎体全体に及んでいる．この症例は乳癌であった．

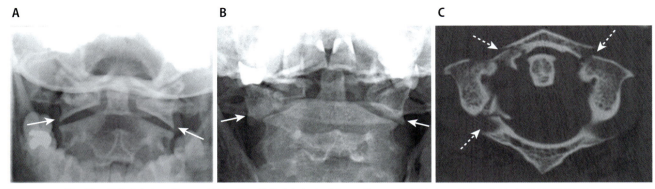

図 26–15 正常の開口位像（A）と Jefferson 骨折の開口位像（B）と CT（C） Jefferson 骨折は C1 の骨折であり，通常は環椎前弓と環椎後弓に骨折が及ぶ．正常の C1 と C2 の開口位像（A）では，C1 の外側縁（白矢印）は C2 の外側縁と並んで位置している．Jefferson 骨折（B）の特徴は，C1 の外側部分（白矢印）が C2 よりも両側性に外側へずれていることである．この骨折は CT（C）を撮像することで確定診断に至ることができ，CT では，C1 において左右両側の環椎前弓と右側の後弓に骨折が認められる（点線白矢印）．

とができる（図 26-15）．

- Jefferson 骨折は，骨折を起こしたレベルでどれほど脊髄が腫大しても耐えうるように，脊柱管が十分に拡大した状態の"自己減圧"型の骨折である．骨折に伴った**神経障害は少ない**．

ハングマン骨折 hangman fracture

- ハングマン骨折は C2（軸椎）後方成分の骨折である．ハングマン骨折は，典型的には自動車事故においてシートベルトで固定されていない乗員が，フロントガラスに前頭部を打ち付けた場合の**頸部過伸展-圧迫損傷**によって生じる．
- ハングマン骨折は，頸椎の**単純 X 線の側面像と CT の矢状断像**で最も良好に描出できる．

> ハングマン骨折では C2 の椎体後面と前面が大きく離れ，C2 の前面が C3 椎体の前方へと脱臼してしまう（図 26—16）．

- 一部のハングマン骨折では転位がほとんどないため，診断には CT が必要となる．
- ハングマン骨折では**骨性脊柱管が拡大**するので，通常は**神経障害の出現は認めない**．これはこの骨折の名称の由来である絞首刑とは異なっており，実際の絞首刑では頸部の過伸展によって C2 の骨折と C2〜C3 間の著明な開大と脊髄の引き伸ばしが生じる．〔【訳注】ハングマンは絞首刑執行人であり，明らかに誤った名称である〕

破裂骨折 burst fracture

- 破裂骨折は脊椎のどのレベルでも生じるが，**頸椎，胸椎，上位腰椎**において最も多く認められる．
- 破裂骨折は**軸位方向に高度の外力**がかかることで生じる骨

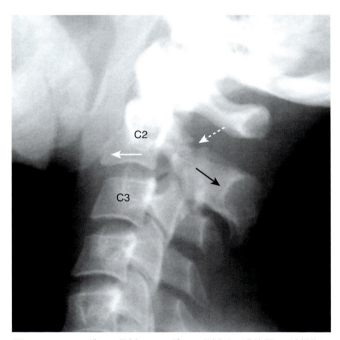

図 26–16 ハングマン骨折 ハングマン骨折は，過伸展-圧迫損傷により生じる．ハングマン骨折では C2 の後方成分に骨折が及び（点線白矢印は骨折線），側面像で最も良好に評価ができる．この骨折では C2 の椎体後面と前面が大きく離れ，C2 の前面が C3 椎体の前方へと脱臼してしまう．C2 の棘突起-椎弓線が他の椎体よりも後方に転位し（黒矢印），C2 椎体の前面が C3 椎体の前面よりも前方に偏位している（白矢印）ことに注目．

折であり，典型的には交通事故や転落外傷で生じ，椎間板が下位の椎体内に入り込むことで椎体が破裂する．すると**骨片が後方の脊柱管内へ逸脱し**（retropulsed fragments），椎体の前面は前方へ偏位する．

- 脊柱管内へ骨片が迷入するため，大部分の破裂骨折では**神経障害を合併**する．

> 破裂骨折の所見としては，**椎体の圧迫骨折**により，**椎体の後面が脊柱管の方向へ向かって後方に凸**となる．

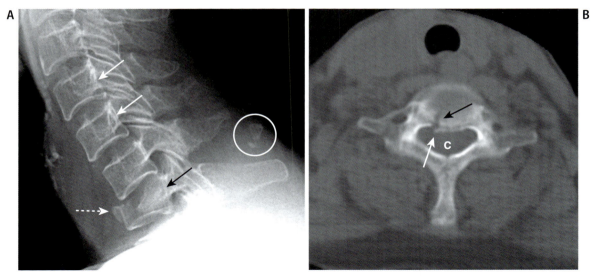

図 26-17　破裂骨折の単純 X 線と CT　頸椎の単純 X 線側面像（**A**）で，椎体は連続性を保ちつつ圧潰し，椎体前面は前方へと転位し（点線白矢印），椎体の後面は脊柱管に向かって後方へ突出している（黒矢印）．正常では，椎体後面は椎体の内方へ陥凹していることに注意（白矢印）．項靱帯（ligamentum nuchae）に骨化が認められるが（白円），臨床症状はない．CT（**B**）では，椎体の骨折（黒矢印）と，後方に突出し脊柱管（C）内に逸脱した骨片（retropulsed fragments）（白矢印）が認められる．〔【訳注】本症例は破裂骨折ではなく，屈曲涙滴骨折 flexion teardrop fracture である．体軸方向の圧迫による破裂骨折は頸椎ではまれである〕

脊柱管内の骨片を同定するには CT が最も適している（図 26-17）．

Chance 骨折

- Chance 骨折（この骨折を初めて報告した英国の放射線科医である George Q. Chance にちなんで名づけられた）は，椎体全体，椎弓根，棘突起の横断骨折であり，多くは転落外傷や交通事故で 2 点式シートベルトのみをつけていた乗員に生じる．典型的には**上位腰椎から下位胸椎**に生じ，腹部臓器損傷の合併が比較的多い（特に十二指腸，膵臓，腸間膜）．
- ■画像所見としては，椎体，椎弓根，棘突起の**水平方向に走る骨折線**である．椎体の骨折は，後方成分の骨折ほど明瞭には見えないこともある（Video 26-1）．

椎間関節脱臼 locked facet

- ■頸椎における両側の椎間関節の脱臼は，**頸部の過屈曲**により椎間関節の**下椎間関節突起**が，接する下位椎体の上椎間関節突起を乗り越えて前方へ転位することで生じる．この状態では，治療をしなければ元の椎間関節の状態に戻らないため，"locked" という用語が用いられている．
- ■その結果，受傷した**上位椎体**が**下位椎体**に対して，その前後径の少なくとも **50％以上**の距離にわたって**前方に偏位**する．

➡ 頸椎単純 X 線側面像（矢状断像）では，**下椎間関節突起**が，下位椎体の上椎間関節突起の**前方に位置**している．これは正常の解剖学的位置関係とは逆である（図 26-18）．

- 上椎間関節突起はその上位椎体の下椎間関節突起に覆われていないため，CT では "**naked facet sign**（剝き出しの関節突起）" と表現される．
- ■椎間関節脱臼ではほとんどの場合，**神経障害**が発生する．〔【訳注】特に両側の場合．片側性では神経障害のないこともある〕

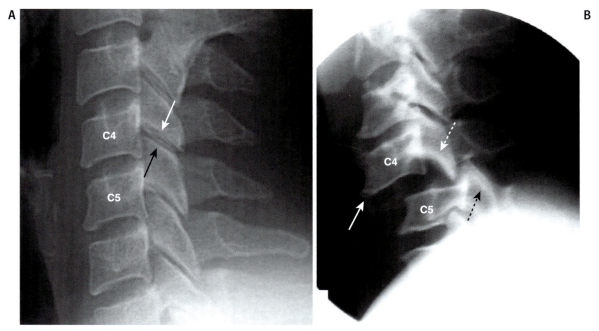

図 26-18 正常の椎間関節（A）と両側性椎間関節脱臼（B） 正常（A）では，下椎間関節突起（本症例ではC4の白矢印）は，その下位の椎体の上椎間関節突起（この症例ではC5の黒矢印）よりも後方に位置している．両側の椎間関節脱臼が生じた症例（B）では，C4の下椎間関節突起（点線白矢印）はC5の上椎間関節突起（点線黒矢印）よりも前方に位置しており，正常とは逆の位置関係である．頸椎の椎間関節脱臼は頸部の過屈曲により生じ，これにより受傷した上位椎体が下位椎体に対して，その前後径の少なくとも50％以上の距離にわたって前方に偏位する（白矢印）．

> **TAKE-HOME POINT：頸部痛と背部痛のおもな原因をみつけよう**
>
> - 単純X線，CT，MRIはいずれも脊椎の評価に利用されるが，なかでもMRIは軟部組織の描出能に優れているため，脊椎のほとんどの疾患に適用される検査である．
> - 椎体，椎間板，脊髄，脊髄神経，脊椎の靱帯について述べた．
> - 背部痛のおもな原因には，筋肉と靱帯の緊張，椎間板ヘルニア，椎間板の変性，脊椎の滑膜関節に生じた変形性関節症，骨粗鬆症が原因の圧迫骨折，脊椎外傷，悪性疾患の脊椎浸潤がある．
> - ほとんどの**椎間板ヘルニア**は，下位頸椎もしくは下位腰椎において後外側方向に生じ，MRIで最も良好に評価できる．
> - **postleminectomy syndrome**は，脊椎術後に生じる持続性の背部痛もしくは下肢痛を訴える症候群である．ガドリニウム造影MRIは，疼痛の原因の同定に非常に有用である．
> - 加齢に伴い，髄核の水分量の減少と変性が生じる．これにより椎間板腔の減少や辺縁性の骨棘形成，椎体終板の硬化などの**椎間板変性疾患**が生じ，時に椎間板腔にガス像が出現する．
> - 椎間関節は真の関節であり，変形性関節症が生じやすい．**椎間関節の変形性関節症**は椎間板の変性疾患と合併することが多く，神経根性の疼痛の原因となる．
> - **びまん性特発性骨増殖症（DISH）**では，前縦靱帯に厚い，橋渡し状もしくは流れるような石灰化・骨化が起こり，通常は50歳以上の男性に発症する．ほとんどで椎間板腔と椎間関節は保たれる．
> - **脊椎の圧迫骨折**は骨粗鬆症に続発することが最も多く，おもに女性に認められる．単純X線でも診断でき，椎体の前方部分だけに圧潰が生じることが多いため，胸椎の後彎の増強（亀背）が生じる．
> - **脊柱管狭窄**は，後天的（より多い）もしくは先天的な軟部組織または骨の異常により，二次的に脊柱管が狭小化した状態，もしくは椎間孔が狭小化した状態とされる．頸椎と腰椎に生じることが多い．
> - **脊椎転移**は非常に多く，特に血流の豊富な，椎弓根から椎体の後方部分が侵されやすい．肺癌（混合型転移性病変），乳癌（混合型転移性病変），前立腺癌（硬化性病変）が最も多い原因である．
> - **多発性骨髄腫**も脊椎をよく侵し，高度の骨粗鬆症を伴って圧迫骨折を生じる場合や，椎体の溶骨性破壊をきたす場合がある．
> - 患者を動かして追加の検査を施行する前に，素早く骨折・脱臼の有無を評価するには，頸椎の側面像で3本の平行な弓状のラインが滑らかに引けることが重要な指標となる．
> - Jefferson骨折，ハングマン骨折，破裂骨折，Chance骨折，椎間関節脱臼について述べた．Jefferson骨折とハングマン骨折は自己減圧型の骨折であり，通常は神経損傷の合併は少ない．

CHAPTER 27
頭蓋内病変の原因をみつけよう

- 神経領域の画像診断の発展が，神経疾患の診断と治療に与る影響は大きく，その範囲は脳卒中の早期診断と治療から認知症の早期診断まで，そして脳動脈瘤の迅速な発見と治療から多発性硬化症の初回発作での臨床診断までなど，多岐にわたっている．
- CTとMRIは脳と脊髄の検査に利用され，特にMRIはほとんどの臨床検査で第一選択となる（表27-1）．頭蓋内病変の評価には，単純X線の果たす役割は少ない．

正常解剖（図27-1）

- 脳の正常解剖は，MRIよりもCTのほうが多少理解しやすい．
- 後頭蓋窩には**第四脳室**が逆U字型の構造として認められる．脳脊髄液（cerebrospinal fluid：CSF）を含んでいる他の構造と同様に，正常ではCTで黒く描出される．第四脳室の背側には**小脳半球**があり，腹側には**橋**と**延髄**がある．**小脳テント**は後頭蓋窩のテント下にある構造物（延髄，橋，小脳，第四脳室）とテント上の腔を隔てている．
- **脚間槽**（interpeduncular cistern）は中脳に存在し，両側の**大脳脚**を隔てており，橋の上縁レベルで現れる．**鞍上槽**は脚間槽の腹側に存在し，通常は五芒星もしくは六芒星の形を呈する．
- **シルビウス（Sylvius）裂**は両側対称性で脳脊髄液を含んでいる．シルビウス裂は側頭葉を前頭葉と頭頂葉から隔てている．
- **レンズ核**は**被殻**（外側）と**淡蒼球**（内側）から構成されている．**第三脳室**は正中のスリット状の構造として認められる．第三脳室の後面には**松果体**がある．さらに後方には**四丘体槽**がある．
- **脳梁**は左右の大脳半球を連結し，側脳室の天井部を形成している．腹側端は**膝部**（genu）とよばれ，背側端は**膨大部**

表27-1 脳に生じる病態ごとにみた画像検査の選択法

病態	第一選択の画像検査	他の検査法
急性の脳卒中	小さな病変に対しては，拡散強調画像（撮像可能ならば）	単純CTは出血と梗塞の鑑別に有用
急性で強い頭痛	単純CT：くも膜下出血の検出	MRアンギオグラフィ（MRA）もしくはCTアンギオグラフィ（CTA）：くも膜下出血が認められた場合に，脳動脈瘤を検出する
慢性の頭痛	非造影/造影MRI	非造影/造影CTでも代用可能
けいれん（てんかん）	非造影/造影MRI	MRIが撮像不可能な場合，非造影/造影CTでも代用可能
出血	単純CT	小児には超音波検査
頭部外傷	単純CTはすぐに撮像可能であり，頭部外傷では第一選択の検査である	びまん性軸索損傷の検出にはMRIがCTよりも優れているが，撮像に時間がかかり，いつでも撮像が可能なわけでもない
頭蓋外の頸動脈疾患	ドップラー超音波検査	MRAで良好に評価が可能：狭窄病変の術前評価にはCTAが最適
水頭症	MRIが第一選択	フォロー・アップの検査としてCT
めまい（回転性/非回転性）	造影MRI	必要があればMRA
腫瘤	造影MRI	造影CT（MRIが撮像できない場合）
意識状態の変容	非造影/造影MRI	単純CT

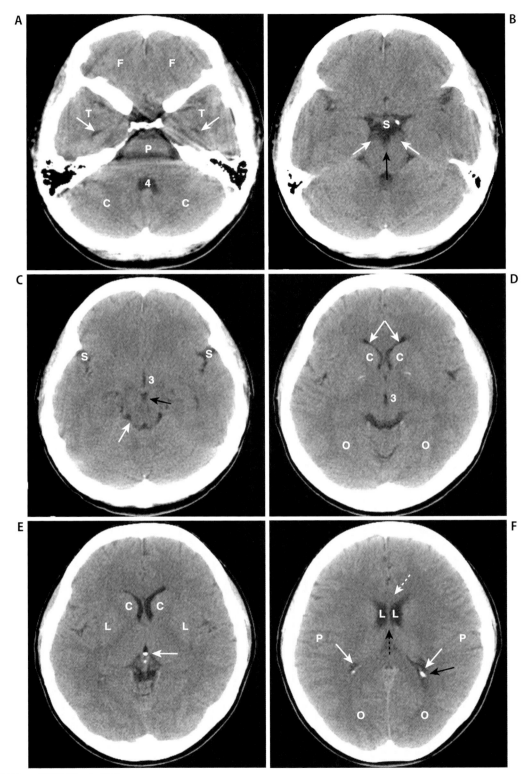

図 27-1　頭部 CT（非造影）の正常像
A：前頭葉（F），側頭葉（T），側脳室下角（白矢印），第四脳室（4），小脳（C），橋（P）
B：鞍上槽（S），大脳脚（白矢印），脚間槽（黒矢印）
C：シルビウス裂（S），第三脳室（3），脚間槽（黒矢印），四丘体槽（白矢印）
D：側脳室前角（白矢印），尾状核（C），第三脳室（3），後頭葉（O）
E：尾状核（C），レンズ核（L），石灰化した松果体（白矢印）
F：脳梁膝部（点線白矢印），側脳室（L），透明中隔（点線黒矢印），頭頂葉（P），後角（黒矢印），石灰化した脈絡叢（白矢印），後頭葉（O）

(splenium)とよばれる．

- 基底核は視床下核，黒質，淡蒼球，被殻，尾状核を合わせた総称である．被殻と尾状核は合わせて**線条体**とよばれる．
- **側脳室の前角**は尾状核の頭部を抱え込むような位置にある．2つの側脳室は**透明中隔**によって隔てられている．通常は非常に小さい**側脳室角**は，さらに下方に位置し，**側頭葉**の内部に存在している．**側脳室の後角**（occipital horn）は後頭葉に位置している．側脳室で最も頭側に位置しているのは**側脳室体部**である．
- **大脳鎌**は大脳縦裂にあり，左右の大脳半球を隔てており，成人ではしばしば石灰化が認められる．
- 脳の表面もしくは**皮質**は，**脳溝**（溝の部分）と**脳回**（膨隆部分）により形成される**灰白質**の折り返しで構成されている．**白質**（髄質）は皮質の下にある．

➡ 脳の非造影CTでは，"白く"みえるものは通常は**骨**（カルシウム）か**血液**である（金属異物がないかぎりは）（表27-2）．

- 脳のCTで認められることのある，**病的意義のない石灰化**（図27-2）
  - 松果体（pineal gland）（図27-2A）
  - 基底核（basal ganglia）（図27-2A）
  - 脈絡叢（choroid plexus）（図27-1F）
  - 大脳鎌（falx）と小脳テント（tentorium）（図27-2B）
- 経静脈的にヨード造影剤を投与した後には，以下の正常構造が造影される．
  - 静脈洞（venous sinus）
  - 脈絡叢（choroid plexus）
  - 下垂体（pituitary gland）と下垂体柄（pituitary stalk）
- 頭部の金属濃度は，CTでアーチファクトを生じる．歯科治療後，動脈瘤のクリップ，弾丸はどれも**線状のアーチファクト**を生じる．

表27-2　CTで認められる組織と濃度

低濃度（暗い）（低吸収ともよばれる）	等濃度	高濃度（明るい）（高吸収ともよばれる）
脂肪（通常は頭蓋内には存在しない）	正常な脳実質	金属（例：脳動脈瘤術後のクリップ，弾丸）
空気（例：副鼻腔内）	タンパク質の一形態（例：亜急性期の硬膜下血腫）	ヨード（造影剤投与後）
水（例：脳脊髄液）		カルシウム
慢性硬膜下血腫／水腫		出血（高いタンパク濃度）

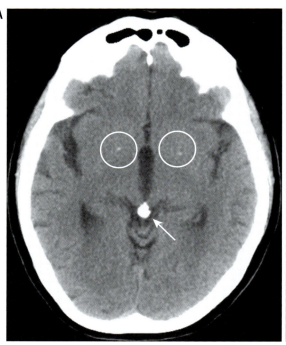 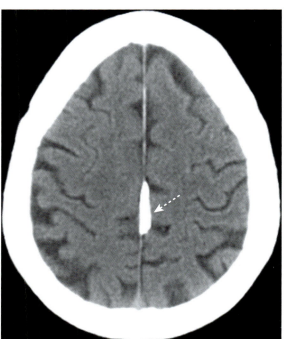

図27-2　生理的石灰化　画像Aでは，基底核に小さな点状の石灰化が認められ（白円），松果体の石灰化も認められる（白矢印）．画像Bでは，大脳鎌に石灰化が認められる（点線白矢印）．脳の単純CTで白くみえるものは，石灰化か血液である．生理的石灰化は加齢とともに頻度が高くなる．

脳とMRI

- 一般的に，頭蓋内と脊髄の異常を検出するためにはMRIが第一選択となる．MRIは**組織コントラストが高く，軟部組織の分解能に優れている**ため，CTよりも病変を検出する感度が高い．しかしながら，**石灰化と皮質骨の病変の検出**する点ではCTに劣る．また，ペースメーカが埋め込まれているほとんどの患者では，MRIは撮像できない．
- MRIの読影は，CTよりも難しい．撮像するパルス・シークエンスと撮像条件により，同じ構造もしくは病変が別な見え方をするためである．また，MRIでは一部の病変において時間経過に伴う変化を評価することもできる（例：出血）．
- 脳のMRIの初回検査では，脳の**T1強調矢状断像から撮像を開始**する．これにより，脳の解剖学図に似た画像を得ることができ，もしくは見慣れた図譜に近い画像が得られる（図27-3）．幸運なことに，脳の構造の多くは対称性であるため，脳の横断像では**左右の比較**を忘れてはならない（図27-4）．
- 表27-3にはMRIで認められるさまざまな**組織の信号の特徴**についてまとめてある．

頭部外傷 head trauma

- 頭部外傷がもたらす患者と社会への損失は大きく，これは

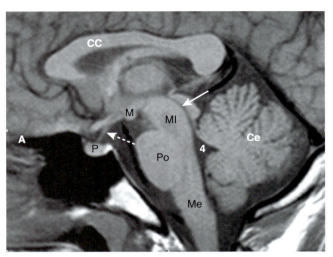

図27-3　正常な正中のMRI矢状断像　T1強調矢状断像の拡大像で，脳の正中構造を示している．この画像では，腹側（A）が向かって左側である．脳梁（CC）は上方に位置している．下垂体（P）はトルコ鞍の中にあり，下垂体柄もしくは下垂体茎（点線白矢印）を介して視床下部とつながっている．乳頭体（M）は脳幹の腹側に位置している．中脳水道（cerebral aqueduct，白矢印）は中脳の頭側にある．脳幹は中脳（MI），橋（Po），延髄（Me）により構成される．第四脳室（4）は小脳と脳幹の間に位置し，中脳水道と連続している．

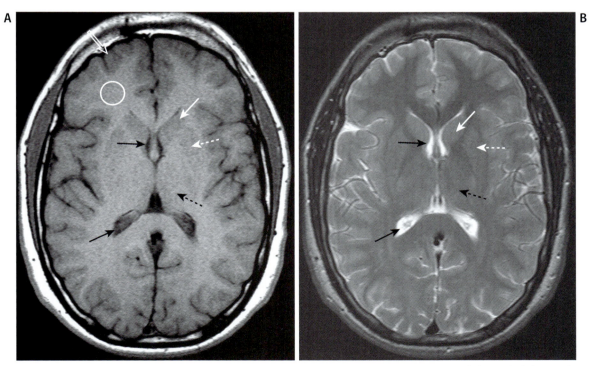

図27-4　正常な脳のMRI，T1強調画像とT2強調画像　脳のT1強調画像（A）とT2強調画像（B）で，側脳室内の脳脊髄液はT1強調画像で低信号（黒矢印），T2強調画像で高信号である（黒矢印）．神経細胞体を含んでいる灰白質は，実際にT1強調画像で灰色を呈し（A，中抜き白矢印），ミエリン化した軸索を含んでいる白質は白色を呈する（A，白円）．尾状核（白矢印）とレンズ核（点線白矢印）はともに基底核を構成する．視床（点線黒矢印）は基底核の背側に位置している．

表27-3 MRIのT1強調画像とT2強調画像で認められるさまざまな組織の信号

T1強調画像で高信号	T1強調画像で低信号	T2強調画像で高信号	T2強調画像で低信号
脂肪	石灰化	水（浮腫，脳脊髄液）	脂肪
ガドリニウム	空気		石灰化
タンパク濃度の高い物質	慢性期の血腫	超急性期の血腫	空気
亜急性期の血腫	急性期の血腫	亜急性期の晩期の血腫	亜急性期の早期の血腫
メラニン	水（浮腫，脳脊髄液）		慢性期の血腫
			急性期の血腫
			タンパク濃度の高い物質

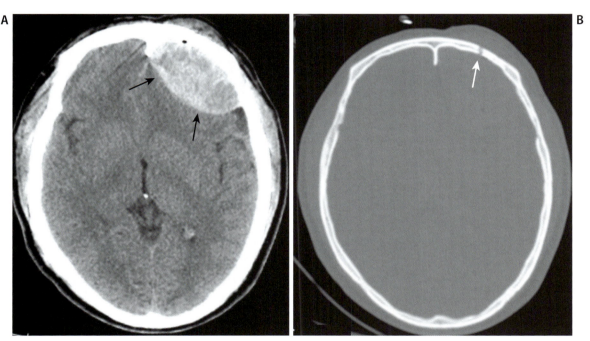

図27-5 脳実質ウィンドウと骨ウィンドウのCT 頭蓋骨骨折を明瞭に描出するには，CTを"骨ウィンドウ"で表示しなければならない．"脳実質ウィンドウ"（**A**）では，左前頭領域に濃度の高いレンズ状の病変が認められ（黒矢印），硬膜外血腫の典型的な所見である．同じ画像の"骨ウィンドウ"（**B**）では，硬膜外血腫の存在する部位に一致して左前頭骨に骨折（白矢印）が認められる．

急性外傷のみならず後遺症による長期にわたる生産性の低下も問題となる．米国では，頭部外傷の半数近くが交通事故によるものである．

■急性頭部外傷の検査では**単純CT**が選択される．検査の目的は，命にかかわるが治療可能な病変を同定することにある．

救急で撮像される初回の脳CTでは，mass effect（腫瘍効果）の有無と**出血**に注目する．

- 腫瘍効果の有無については，カギとなる**頭蓋内構造**が正常な位置から**偏位**していたり**圧迫**されたりしていないかを，脳室，脳底槽，脳溝の位置と見え方をもとにチェックする．
- 通常，**血液は高吸収域（明るく）**として認められ，脳底槽，シルビウス裂，大脳縦裂，脳室，硬膜下腔，硬膜外腔，脳実質内（脳内）などに貯留する．

頭蓋骨骨折 skull fracture

■頭蓋骨骨折は，頭蓋骨へ**直接的な外力**が加わることで生じ，ほとんどの場合，外力が加わった部位に骨折が認められる．頭蓋骨骨折の存在は，**頭蓋内損傷**が生じる可能性のある大きな外力が加わったことを示唆する点で重要である．

■頭蓋骨骨折を描出するためには，CTを骨構造がみえやすい最適な表示条件である"**骨ウィンドウ**"で表示しなければならない（図27-5）．

■頭蓋骨骨折は，**線状骨折，陥没骨折，頭蓋底骨折**に分類して議論される．

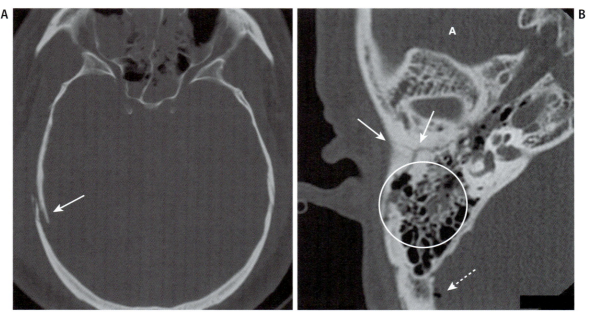

図 27-6　頭蓋骨骨折　画像 **A** では，右頭頂骨に陥没骨折が認められ，骨片は近接した頭蓋骨の内板よりも深い位置に偏位している（白矢印）．陥没骨折は前頭頭頂領域に多い．画像 **B** では右側頭骨に粉砕骨折が認められ（白矢印），乳突洞内（白円）に液体貯留が認められ，頭蓋内には空気が認められる（気脳症，点線白矢印）．頭蓋底骨折は髄膜の断裂により脳脊髄液の漏出が生じることがある．A：腹側

頭蓋骨の線状骨折 linear skull fracture

■線状骨折は頭蓋骨骨折のなかで最も多く，硬膜外血腫などの頭蓋内病変がないかぎり，それ自体はあまり臨床的に重要な意味をもたない．頭蓋円蓋部の骨折は，**側頭骨と頭頂部**で最もよく起こる（図 27-5B）．

頭蓋骨の陥没骨折 depressed skull fracture

■頭蓋骨の陥没骨折（図 27-6）では，脳損傷が合併していることが多いので注意を要する．陥没骨折は，大きなエネルギーが頭蓋骨の小さな範囲に加わったことで生じ（例：野球のバットによる受傷），前頭頭頂領域に多い．陥没した骨片が近接する頭蓋骨内板よりも深く陥没している場合には，**外科的な整復**が必要となることがある（図 27-6A）．

頭蓋底骨折 basilar skull fracture

 頭蓋底骨折は，頭蓋底の線状骨折であり，最も**臨床的に重大**である．頭蓋底骨折は**硬膜が断裂**することで**脳脊髄液が漏出**し，**脳脊髄液鼻漏**もしくは**耳漏**が生じることがある．頭蓋内の空気（**外傷性気脳**）や**乳突洞の液体貯留**，**蝶形骨洞内の液面形成**（air-fluid level）が認められた場合，頭蓋底骨折が疑われる（図 27-6B）．

顔面骨骨折 facial fracture

■顔面骨骨折の評価には，**CT が第一選択**となる．マルチスライス CT（MDCT）は矢状断や冠状断で再構成が可能であり，CT 装置のなかで患者が体位を変える必要がない．

⚠ スライス厚が薄い横断像もしくは冠状断像では，問題となる骨の全体像を描出できないことがあるため，1 方向の CT 画像だけで骨折の診断をする際は注意を要する．複数の連続画像で認められる骨折を探す．

■最も多い**眼窩骨折**は，眼窩への直達的な外力（目に野球のボールが当たるなど）により生じる"**吹き抜け**"**骨折**（blow-out fracture）（図 27-7）であり，急激な眼窩内圧の上昇により眼窩下壁（上顎洞内へ）もしくは眼窩内側壁（篩骨洞内へ）の骨折が生じる．時に**下直筋**が骨折部位に嵌り込み，**眼球の上転障害**が生じ**複視**を呈する．

■眼窩の吹き抜け骨折をみつける（図 27-7A）
- **眼窩内気腫**（orbital emphysema）：篩骨洞や上顎洞など，隣接する空気を含んだ副鼻腔との交通により，眼窩内に空気が存在する状態である．
- 内側壁もしくは下壁に**骨折**が認められる．
- 脂肪もしくは**外眼筋**が，軟部腫瘤状構造として**上顎洞内へ落ち込んで絞扼**される．
- 上顎洞には**液体（血液）**が認められる．

■頬部への鈍的外力により生じる三脚骨折（tripod fracture），もう 1 つの比較的頻度が高い顔面骨骨折である．三脚骨折では，**前頭頬骨縫合の離開**，**眼窩下壁の骨折**，同側の**上顎洞外側壁の骨折**が生じる（図 27-7B）．

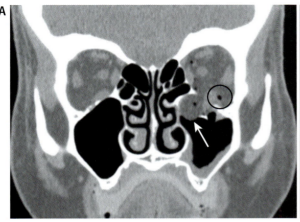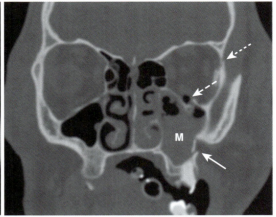

図 27-7　顔面骨骨折
A：吹き抜け骨折　左眼窩内に空気を認め，眼窩内気腫を示す（黒円）．眼窩の下壁に骨折を認め，軟部組織（本症例では脂肪組織）が下方に逸脱し，上顎洞の天井部に認められる（白矢印）．
B：三脚骨折　左側の前頭頬骨縫合に縫合離開が認められ（点線白矢印），眼窩下壁の骨折と眼窩内気腫（破線白矢印），上顎洞（M）外側壁の骨折（白矢印）を認め，上顎洞内には血液が充満している．

頭蓋内出血 intracranial hemorrhage

- 頭蓋骨骨折では，**頭蓋内出血**やびまん性軸索損傷（diffuse axonal injury）を合併することがある．
- 頭部外傷に伴って生じる頭蓋内出血には，以下の4種類がある．
  - **硬膜外血腫**（epidural hematoma）
  - **硬膜下血腫**（subdural hematoma）
  - **脳内出血**
  - **くも膜下出血**（subarachnoid hemorrhage，動脈瘤が問題になる）

硬膜外血腫 epidural hematoma

- 硬膜外血腫は，**硬膜と頭蓋骨内板との間に存在する潜在的なスペースに出血**が起こった状態である（表27-4）．
- 硬膜外血腫は，頭部の鈍的外傷による**中硬膜動脈**もしくは**静脈損傷**が原因で起こり，よくある事例は自動車事故での受傷である．

表27-4　髄膜の構造

層	特徴
硬膜（dura mater）	2層から構成される．外側の骨膜層は頭蓋骨から離れることはなく，内側の髄膜層は小脳テントと大脳鎌を構成する
くも膜（arachnoid）	血管構造を有さない中間の層であり，硬膜とは硬膜下腔とよばれる**潜在的なスペース**により分けられる
軟膜（pia mater）	脳と脊髄に密着しており，これらを栄養する血管を内在している．くも膜と軟膜はくも膜下腔により分けられる．軟膜とくも膜を併せて**軟髄膜**（leptomeninges）という

 ほとんどの硬膜外血腫（95％）では**頭蓋骨骨折**が合併し，特に**側頭骨骨折**の頻度が高い．硬膜外血腫は，骨折した頭蓋骨の近傍の**硬膜静脈洞損傷**が原因でも生じる．

- 硬膜外血腫をみつける
  - 実質外に存在する，**高吸収**（high-density）で両側に凸な**レンズ型**の占拠性病変が，ほとんどの例で脳の**側頭・頭頂領域**に認められる（図27-8）．
  - 硬膜は縫合線の部分で頭蓋冠に付着しているため，**硬膜外血腫は縫合線を超えることはできない**（硬膜下血腫では越える）．
  - 小脳テント（tentorium）は越えることができる（硬膜下血腫は越えない）．

硬膜下血腫 subdural hematoma（SDH）

- 硬膜下血腫は，硬膜外血腫よりも頻度の高い病変であり，頭蓋骨骨折に合併せずに生じることが多い．多くは自動車やバイクの**減速時の外傷**（若年者）や，**転落外傷**（高齢者）の結果として生じる．
- 硬膜下血腫は，通常は脳皮質と静脈洞との間を橋渡しする**架橋静脈の損傷**により生じる．硬膜下血腫は，硬膜とくも膜との間に存在する**潜在的なスペースへ出血**した状態である．

急性硬膜下血腫（acute subdural hematoma：SDH）は，より**高度の脳実質傷害**の存在を示唆し，頭蓋内圧を上昇させ，**致死率の高い病態**である．

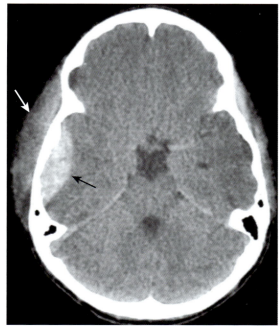

図27-8　硬膜外血腫　急性硬膜外血腫は，通常は外傷による頭蓋骨骨折に伴って生じる．実質外に存在する，両側に凸のレンズ型の高吸収を呈する占拠性病変は，ほとんどの場合に脳の側頭・頭頂領域に認められる（黒矢印）．頭皮の血腫も認められる（白矢印）．この症例では，骨条件で側頭骨に骨折が確認された．

■**急性硬膜下血腫をみつける**（図27-9）

- CTでは，**三日月状の，高吸収**を呈する脳実質外の帯状構造であり，**縫合線を越えて存在**し，大脳縦裂（interhemispheric fissure）に入り込むことがある．**正中線は越えない**．
- 典型的には，硬膜下血腫は脳に向かって**内側が陥凹**している（硬膜外血腫では，**内側に向かって凸**となる）（図27-9A）．
- 時間が経過して亜急性期になるか，硬膜下血腫が濃度の低い脳脊髄液と混ざって濃度が低下すると，脳と等吸収となり，このような場合には硬膜下血腫のサインとして，脳溝が圧迫されるもしくは**消失**するか，脳溝が**頭蓋骨内板から離れて存在**して認められる（図27-9B）．
- 硬膜下液体貯留は，1週間後には液面-液面形成（fluid-fluid level）（細胞成分が血漿の下に沈降する）が認められることがある．

■**慢性硬膜下血腫**（chronic subdural hematoma）

- 受傷から3週間以上経過して発症する．
- 慢性硬膜下血腫は，通常は脳よりも**低吸収**を呈する（図27-9C）．

脳内出血 intracerebral hematoma（intracerebral hemorrhage）

■ 外傷は，脳内に出血を生じさせる病態の1つである．脳内出血は，**脳動脈瘤の破裂，小血管の動脈硬化，血管炎**でも生じる．

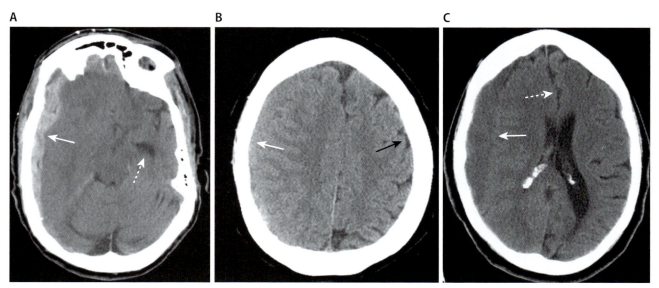

図27-9　急性（A），亜急性（B），慢性（C）の硬膜下血腫　急性期の硬膜下血腫（A）では，三日月状の高吸収を呈する血腫が認められ，内側に向かって陥凹している（白矢印）．対側の側脳室下角が開大し（点線白矢印），脳ヘルニアを伴う腫瘤効果（mass effect）の存在を示している．亜急性期（B）になると，硬膜下血腫は濃度が低下し正常脳実質と等吸収になる（白矢印）．反対側の正常側（黒矢印）と比較して，病側では片側性に脳溝が不明瞭化しているか，脳溝が頭蓋骨の内板から離れて偏位していることで，等吸収の硬膜下血腫を確認することができる．慢性硬膜下血腫（C，3週間以上経過している）では，通常は脳実質と比較して低吸収である（白矢印）．大脳縦裂（点線白矢印）が偏位し，側脳室を圧排していることから，依然として腫瘤効果があることがわかる．

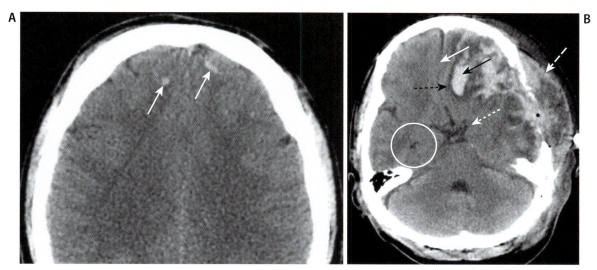

図 27-10 脳挫傷
A：脳挫傷は，通常は外傷が原因で生じ，CT では脳実質内に，多発性の小さな高吸収域を呈する出血（白矢印）として認められる．
B：多くの場合，脳挫傷（黒矢印）は周囲に浮腫による低吸収域の縁どりを伴い（点線黒矢印），腫瘤効果を有することが多く，この症例のように同側の脳底槽（点線白矢印）が消失し，大脳鎌下ヘルニアにより正中線が偏位（白矢印）し，対側の側脳室下角（白円）が拡大する．左側の頭蓋骨の一部は手術により除去されており，頭皮には大きな血腫が認められる（破線白矢印）．

> 頭部外傷で衝撃を受けた部分（**直撃損傷** coup injury）とその反対側（**反衝損傷** contrecoup injury）に，最も高頻度に損傷が生じる．直撃損傷は，おもに小さな脳内血管の**剪断外傷**（shearing injury）により生じる．対側損傷（反衝損傷）は，**加速・減速により生じる損傷**であり，頭蓋内で脳が反対側に動いて頭蓋骨の内面に激突することで生じる．

- 直撃損傷・反衝損傷のどちらの機序でも，脳挫傷（cerebral contusion）が生じる．**出血性脳挫傷は浮腫（edema）を伴った出血**であり，**前頭葉の下面と側頭葉腹側部分の脳表**もしくはその近傍に生じる（図 27-10）．
- 脳内出血の CT 所見は**時間経過とともに変化**し，初回の CT では指摘できないこともある．MRI は基本的に受傷直後から病変を描出することができるものの，緊急時の検査としてはいつでも利用できるわけではない．

■**CT で外傷性脳出血をみつける**
- 出血性脳挫傷では，CT で多発性の小さな，**境界明瞭な高吸収域**が脳実質内に認められる（図 27-10A）．
- 浮腫では，**低吸収域の縁どり**が認められることがある（図 27-10B）．
- **脳室内出血**（intraventricular blood）が認められることもある（図 27-11）．
- 多くの場合，**腫瘤効果**（mass effect）を有する．腫瘤効果により脳室を圧排し，**第三脳室**と**透明中隔**（septum pellucidum）を反対側へ偏位させる．このような頭蓋内構造の偏位は重大な脳障害もしくは血管障害の原因となることがある．

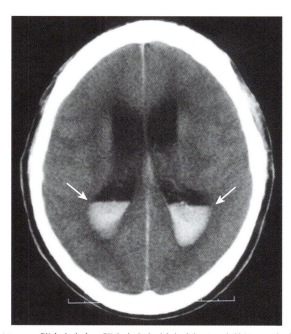

図 27-11 脳室内出血 脳室内出血（白矢印）は，未熟児では頻度の高い疾患であるが，成人ではまれである．通常は，高血圧性の基底核出血，脳挫傷，くも膜下出血が脳室内に穿破することで生じるが，脳室内出血が生じるには大きな力が必要である．このため，典型的には高度の脳損傷を伴い，交通性水頭症が続発し，予後は不良である．

- これらの頭蓋内構造の偏位は**ヘルニア**とよばれる．著明な腫瘤効果が認められる症例では，**テント切痕ヘルニア**と**大脳鎌下ヘルニア**により，**死に至るリスクがある**（図 27-12）．
- 脳ヘルニアの種類については，**表 27-5** にまとめてある．

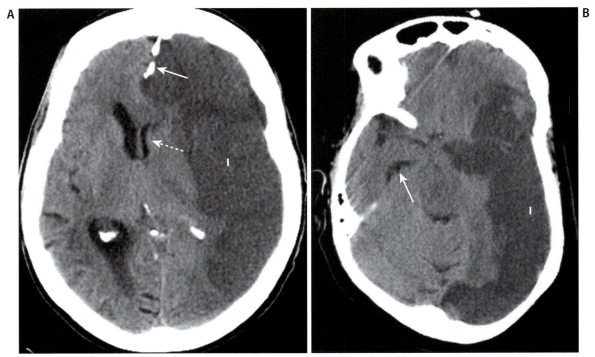

図27-12 脳ヘルニア 大脳鎌下ヘルニア（A）では，側脳室と透明中隔に沿って，テント上の脳実質が大脳鎌（白矢印）の下をくぐるようにヘルニアが生じ，対側へ正中構造が偏位する（点線白矢印）．テント切痕ヘルニア（B）は，大脳半球がテント切痕を通ってテント下に下方偏位することで生じることが多く，同側の側脳室下角を圧迫し，対側の側脳室下角が拡大する（白矢印）．画像A，Bいずれの症例でも，細胞障害性浮腫を伴う脳梗塞（I）が認められる．

表27-5 脳ヘルニアのタイプ

タイプ	特徴
大脳鎌下ヘルニア (subfalcine herniation)	側脳室と透明中隔近傍のテント上の脳が，大脳鎌の下を潜るように正中を越えて対側へ偏位する（図27-12A参照）．
テント切痕ヘルニア (transtentorial herniation)	大脳半球が小脳テントを越えて下方へ偏位し，同側の側脳室下角を圧排して，対側の側脳室下角が拡大する（図27-12B）
大後頭孔/小脳扁桃ヘルニア (foramen magnum/tonsillar herniation)	テント下の脳が大後頭孔を通って下方へ偏位する．
蝶形骨縁ヘルニア (sphenoid herniation)	テント上の脳が蝶形骨を乗り越えて，側頭葉であれば前方へ，前頭葉であれば後方へ偏位する．
頭蓋外ヘルニア (extracranial herniation)	頭蓋骨の欠損部を通って脳が偏位（脱出）する．

びまん性軸索損傷
diffuse axonal injury（DAI）

- DAIでは**頭部外傷後に昏睡状態が遷延**する．頭部外傷で最も不良な病態である．
- 加速・減速を伴う外力が原因で，**皮質より深部の軸索（axon）がびまん性に障害**され，**受傷直後から意識障害が生じる**．交通事故で最もよく認められる．

➡ **脳梁（corpus callosum）が高頻度に障害**されるが，初回のCTでは正常所見を呈するか，損傷の程度を過小評価してしまいがちである．CT所見としては，すでに述べた頭部外傷に伴う脳内出血と類似している．

- DAIを描出するためにはMRIが選択される．
  - 小さな点状の出血が，**T1強調画像で高信号域**として認められることがある（いくつかの新しい撮像シークエンスでは，これらの点状出血は低信号域として描出される）．
  - 最も頻度の高い所見は，**T2強調画像で側頭葉もしくは頭頂葉の皮髄境界，もしくは脳梁に認められる多発性の高信号域**である（図27-13）．

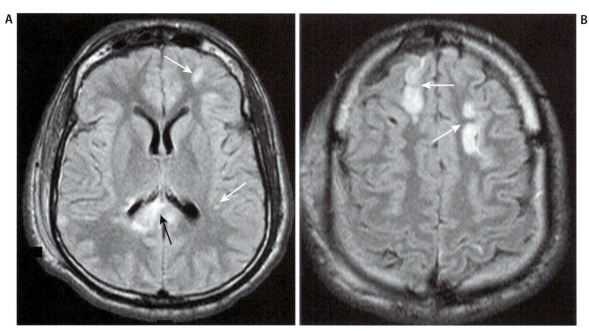

図 27-13 びまん性軸索損傷（DAI）の MRI これらの画像は T2 強調画像に類似したパルス・シークエンスで撮像されているが，浮腫による高信号を際立たせるため，脳脊髄液の高信号は抑制されている．A と B（いずれも横断像）で，皮髄境界（白矢印）と脳梁膨大部（黒矢印）に，複数の小さな点状の異常な高信号域が認められ，びまん性軸索損傷を表している．

頭蓋内圧亢進
increased intracranial pressure

■ 頭蓋内圧亢進では，**乳頭浮腫，頭痛，複視**のような臨床徴候が認められる．

➡ 頭蓋内圧の上昇は，脳の容積増加による**脳浮腫**，もしくは**水頭症**（脳室の拡大）が原因となることが多い．

脳浮腫 cerebral edema

■ 成人でびまん性の脳浮腫をきたす最も多い原因として，**外傷，高血圧**（脳内出血と脳卒中を引き起こす），**占拠性病変**がある．
■ 脳浮腫は**血管原性**と**細胞障害性**の 2 種類に分類される（図 27-14A）．
- **血管原性浮腫**（vasogenic edema）では，液体が細胞外に貯留し，**悪性腫瘍**と**感染**がこの形態をとる．**脳血液関門**（blood brain barrier）の**透過性異常**が原因となっている．そして，**白質**が優位に侵される（図 27-14A）．
- **細胞障害性浮腫**（cytotoxic edema）では，細胞そのものが浮腫性変化をきたす．**脳虚血**でこの形態をとる．細胞死により生じ，**灰白質と白質の双方が侵される**（図 27-14B）．

■ 脳浮腫をみつける
- 細胞障害性浮腫では，正常で認められる灰白質と白質の境界（**皮髄境界**）が消失する．
- 正常の脳溝が消失（狭小化もしくは不明瞭化）する．
- 脳室が圧排される（図 27-15）．
- 脳ヘルニアの所見の 1 つとして，**脳底槽**（basilar cistern）の不明瞭化が認められる（図 27-10B 参照）．

■ 脳室の拡大に伴う二次的な頭蓋内圧亢進は "**水頭症**（hydrocephalus）" の項で述べる．

脳卒中 stroke

脳卒中についての一般的知識

■ 脳卒中は非特異的な用語であり，通常は脳のある領域への**血液供給**が**消失**もしくは**減少**することで，急性に神経機能が失われた状態を示す．

➡ 脳卒中の診断は，臨床的になされることが多い．脳卒中が疑われた症例では，脳卒中以外に**神経障害**をきたす疾患（例：脳腫瘍）がないかを評価するためと，**頭蓋内の血液の有無**を評価し，**脳梗塞**（ischemic stroke）と**脳出血**（hemorrhagic stroke）を鑑別するために，画像検査が施行される．出血の有無の評価は，血栓溶解療法を施行するか否かの決定に際しても利用される．また，**梗塞**（infarct）の同定とその特徴の把握もされる．

■ ほとんどの脳梗塞の原因は**塞栓性**（embolism）であり，塞栓子は**内頸動脈**や**総頸動脈の分岐部**から飛んでくる．塞栓子は**心臓**と**大動脈弓部**から飛んでくることもある．

■ 脳梗塞のもう 1 つの原因としては**血栓症**（thrombosis）が

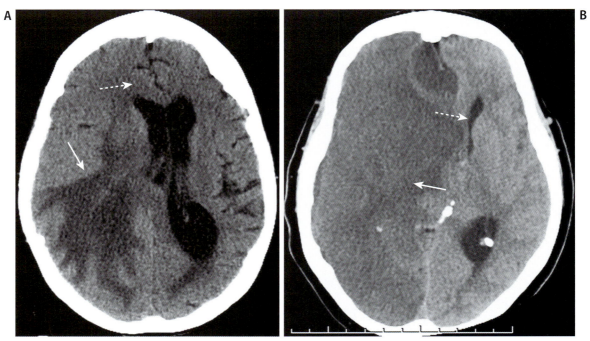

図 27-14　血管原性浮腫と細胞障害性浮腫　脳浮腫はおもに血管原性浮腫（**A**）と細胞障害性浮腫（**B**）の 2 種類に分類される．血管原性浮腫（**A**, 白矢印）は液体が細胞外に貯留し，この神経膠腫の症例の単純 CT で認められるように，感染と悪性腫瘍がこの形態をとる．血管原性浮腫では白質が優位に侵される．細胞障害性浮腫（**B**, 白矢印）では細胞自体に浮腫が生じ，灰白質と白質の両方が侵される．細胞障害性浮腫は **B** の広範な右側の脳梗塞症例のように，脳虚血に伴って生じる．これらの症例はどちらも対側への脳ヘルニア（点線白矢印）が認められ，頭蓋内圧の亢進を示している．

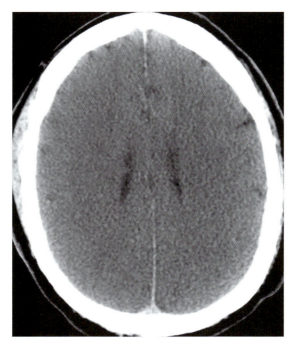

図 27-15　びまん性の脳浮腫（CT）　脳浮腫により正常な灰白質と白質の境界が消失し，脳溝は消失し（狭小化もしくは不明瞭化），脳室は圧排される．写真の低酸素脳症の症例では，これらの所見がすべて認められている．

- 脳卒中は，大きく虚血性と出血性に分類される．**虚血性脳卒中**のほうが，より頻度が高い．虚血性脳卒中では，t-PA（tissue plasminogen activator：組織プラスミノーゲン活性化因子）を用いた血栓溶解療法や，その他の血管内再疎通治療などの緊急治療によりかなりの予後改善が期待できるため，**虚血性脳卒中と出血性脳卒中の分類は重要**である．
- ほとんどの急性脳卒中では，はじめに**単純 CT が撮像される**（症状発現から 24 時間以内）．これは，CT が救急診療で迅速に利用可能なためである．CT 所見は，出血性脳卒中では発症直後に出現するが，虚血性脳卒中では発症から CT 所見の顕在化まで数時間を要する．
- MRI は早期診断に広く活用されるようになってきた．**MRI 拡散強調画像**（diffusion-weighted imaging：DWI）では急性期梗塞の検出感度が高く，梗塞の早期診断における特異度も比較的高い．梗塞の発症から 20～30 分で DWI の画像変化が認められる．また，MRI では，血腫に含まれるヘモグロビンの化学的変化を検出することで，**出血の時期を同定**することができる（図 27-16）．

虚血性脳卒中（脳梗塞 ischemic stroke）

- **動脈硬化**（atherosclerosis）の結果として生じる**血栓塞栓症**（thromboembolism）は，虚血性脳卒中の**最も多い原因**である．塞栓源としてはアテロームの小片，動脈の狭窄，動脈の閉塞もしくは左心系からの塞栓子（心房細動などに

あり，頸動脈，椎骨脳底動脈や脳動脈が動脈硬化性病変により**閉塞**することで生じる．**血栓性梗塞**は，特に**中大脳動脈**に多く認められる．

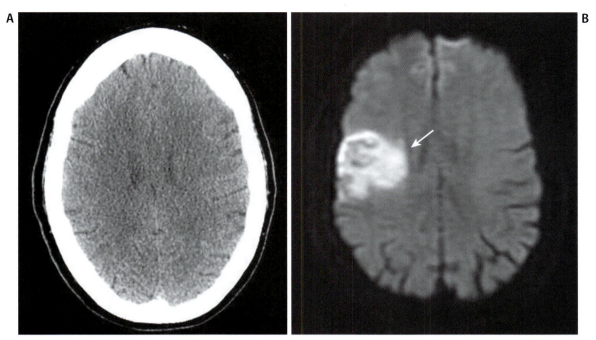

図27-16　急性期梗塞のCT（A）とMRI（拡散強調画像）（B）　2時間前に発症した症例のCT（A）は，正常である．同じ症例でCT撮像から数分後に撮像されたMRIの拡散強調画像（B）では，異常な高信号域が右前頭・頭頂領域に認められる（白矢印）．拡散強調画像は短時間で撮像可能であり，正常な水分子の振る舞いの異常を検出する感度が非常に高い．そのため，発症から20〜30分で脳梗塞を検出することができる．

- **血管分水嶺領域**（vascular watershed）は，**前大脳動脈領域と中大脳動脈領域の境界領域**など，主要な頭蓋内血管が栄養する**動脈支配領域の境目**を表す．理由が何であっても，血流が減少すると，これらの分水嶺領域（watershed area）が最も顕著に**虚血**に陥る．

➡ 発症から24時間以内の非出血性の急性脳卒中のCTでは，ほとんどが**正常所見**を呈する．複数の血流支配領域が侵された場合には，原因として**塞栓症**（embolism）や**血管炎**（vasculitis）を考慮しなければならない．**梗塞巣が複数の血管支配領域をまたいで存在していたり，血管支配領域の境目に認められたりした場合**には，血圧低下に伴う灌流低下（**分水嶺梗塞** watershed infarct）を疑ってみなければならない．

- 表27-6には，脳卒中で認められる4本の主要な血管の分布パターンと，それぞれに関連する症状について簡単にまとめた．
- **脳梗塞をみつける**（図27-17）
  - CT所見は，発症してからどのくらいの時間が経過したかによって異なる．
  - 発症後12〜24時間：血管支配領域に一致した不明瞭な低吸収域として認められる．
  - 発症後24時間以上：腫瘤効果を有する境界が明瞭となった病変となり，発症から3〜5日に最も顕在化し，2〜4週間後には消失する（図27-17A）．
  - 発症後72時間：急性脳卒中の診断に造影剤を使用することはごくまれだが，典型的には腫瘤効果が減弱もしくは消失したときに造影剤による増強効果が認められる．
  - 発症後4週間以上：腫瘤効果が消失する．境界明瞭な低吸収域となり，造影効果も認められなくなる（図27-17B）．
- **ラクナ梗塞**（図27-19，BOX 27-1）

出血性脳卒中 hemorrhagic stroke

- 出血は，脳卒中の約**15%**を占める．出血性脳卒中は，脳梗塞よりも高い死亡率を有する．脳卒中における出血は，脳実質内とくも膜下腔に認められる．
- 多くの症例で，**高血圧の合併**が認められる．**高血圧性脳出血**（hypertensive hemorrhage）の約60%が**基底核**（basal ganglia）に起こる．他の領域としては，視床，橋，小脳に出血が生じる（図27-18）．

➡ **血栓溶解療法**やその他の**血管再疎通治療**を施行するかどうかの決定は，初回に施行された単純CTの所見から系統的に判断される．より早期に治療が開始されることで（通常は**発症から4〜5時間以内**），得られる臨床的な効果も大きくなる．

- **頭蓋内出血をみつける**（一般的な場合）

- 血管外に逸脱した新鮮な（正常なヘマトクリット値を有する）血液は，出血直後から単純 CT で**高吸収病変**として認められる（図 27-18 参照）．これは血液内にタンパク質（ほとんどがヘモグロビン）が含まれているためである．
- 高血圧性脳出血で血液の脳室系への**穿破**が生じることがある（図 27-11 参照）．
- **血腫**が形成され始めると，血液は血腫内の水分が減少す

表 27-6 脳梗塞の血管支配領域

責任動脈	支配領域	神経学的徴候
前大脳動脈（まれ）	前頭葉全体と頭頂葉（内側の表面），脳梁の前側 4/5，大脳の脳底部腹側領域，間脳の腹側領域を栄養する．	会話保続の脱抑制，原始反射（例：把握反射や吸啜反射），意識状態の変容，判断能力の低下，対側の筋力低下（下肢＞上肢）
中大脳動脈（多い）	大脳半球の脳表の大部分（前頭葉，頭頂葉，側頭葉の外側部分，島回，前障，最外包）を栄養する．レンズ線条体動脈は尾状核頭を含む基底角，被殻，内包と外包の外側部分を栄養する．	対側の片麻痺，知覚低下，同側半盲，同側偏視が認められる．失認はよく認められる症状である．優位半球が侵された場合には，感覚失語，運動失語が生じることがある．上肢と顔面の筋力低下は下肢の筋力低下よりも顕著であることが多い．
後大脳動脈	中脳の一部，視床下核，基底角，視床，側頭葉内下部，後頭領域および後頭・頭頂領域の皮質を栄養する．	同血管の閉塞により視野障害が生じ，対側の同名半盲，皮質盲，視野失認，意識状態の変容，記憶障害が生じる．
椎骨・脳底動脈	延髄，小脳，橋，視床，後頭葉の皮質を灌流する．	この領域の主要な血管が閉塞することで，重大な神経障害や死亡に至る．小さな分枝が閉塞した場合には，予後は良好である．さまざまな脳神経，小脳，脳幹の障害による神経症状がある．後方循環の脳梗塞の特徴は，同側と対側の症状の混在であり，同側の脳神経障害と対側の運動障害を生じる（前方循環系の脳梗塞と対照的である）．

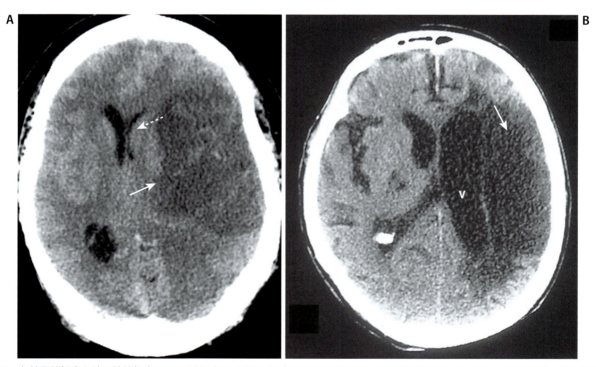

図 27-17　急性期脳梗塞と陳旧性脳梗塞の CT　脳梗塞の所見は，発症してからどのくらいの時間が経過したかによって異なる．約 24 時間後の時点（**A**）では，病変は比較的境界明瞭となっており（白矢印），この症例で認められるように腫瘤効果を有し，脳室は偏位している（点線白矢印）．腫瘤効果は 3〜5 日で最高となり，2〜4 週間で消失する．梗塞巣が安定化する（**B**）と，腫瘤効果は消失し，より境界明瞭な低吸収病変となる（白矢印）．そして梗塞領域の脳実質容積が縮小するため，近傍の脳室（V）に拡大を伴うことがある．

表27-7 血腫の時間経過に伴うMRI所見の変化

時相	時間	T1強調画像	T2強調画像
超急性期	<24時間	中等度信号	高信号
急性期	1〜3日	中等度信号	低信号
亜急性期の早期	3〜7日	高信号	低信号
亜急性期の晩期	7〜14日	高信号	高信号
慢性期	>14日	低信号	低信号

BOX 27-1 ラクナ梗塞

- 小動脈終末部の閉塞による小さな脳梗塞であり，脳梗塞の約20％を占める．
- 基底核（basal ganglia），内包（internal capsule），橋（pons）に好発し，おもに高血圧と動脈硬化，糖尿病に関連する．
- 慢性期ラクナ梗塞という用語は，5〜15 mm 大の，低吸収の囊胞状病変に用いられる．

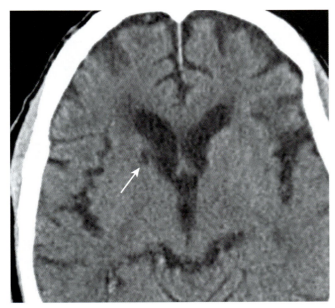

図 27-18 ラクナ梗塞 ラクナ梗塞は，動脈の終末部が閉塞することで生じる小さな脳梗塞である．ラクナ梗塞は基底核，内包，橋に好発し，おもに高血圧と動脈硬化に合併する．慢性期ラクナ梗塞という用語は，5〜15 mm 大の低吸収を呈する囊胞状病変（白矢印）に用いられる．

るため，約3日間はさらに濃度が高くなる．
- 3日以上経過すると，血腫は濃度が低下し，その後，数週間はCT画像ではみえなくなる．血腫の濃度は外側から低下していくため，血腫が縮小しているかのようにみえる．
- 2か月が経過すると，小さな低吸収域のみが残存することになる．

■ MRIでは，時間経過に伴う血腫の変化は，より顕著である．MRIは急性期出血から数日・数週間単位でのヘモグロビンの鉄とタンパク質の変化に敏感である．表27-7にはこれらの変化についてまとめてある．

動脈瘤破裂 ruptured aneurysm

■ 中枢神経系に発生する動脈瘤で最も頻度の高いものは，イチゴ状動脈瘤（berry aneurysm）であり，先天的に脆弱な動脈壁に生じ，通常は脳底領域でウィリス（Willis）動脈輪を形成する部位に認められる．家族性（脳動脈瘤を有する症例の約10％）や結合組織異常に認められることもある．

■ 動脈瘤の増大には，高血圧と加齢が関与する．大きな動脈瘤のほうが，小さな動脈瘤よりも出血のリスクが高い．

■ できることなら，動脈瘤が大出血を起こす前に発見し治療することである．10 mmの動脈瘤は，破裂のリスクが非常に高い．

■ 典型的な臨床経過として，患者はそれまでの人生で経験したことのない"最悪の頭痛"を覚えることになる．

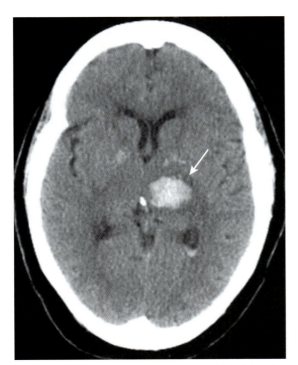

図 27-19 急性期の脳出血 この視床への出血（白矢印）のように，血管外に逸脱した新鮮な血液は，おもに血液内に含まれているタンパク質（ほとんどがヘモグロビン）により，単純CTでは高吸収病変として認められる．血腫が形成され始めると，血液は血腫内の水分が減少するので約3日間はより吸収値が高くなる（より高吸収となる）．3日が経過すると，血腫は外側から徐々に濃度が低下し，その後，数週間でCT画像ではみえなくなる．

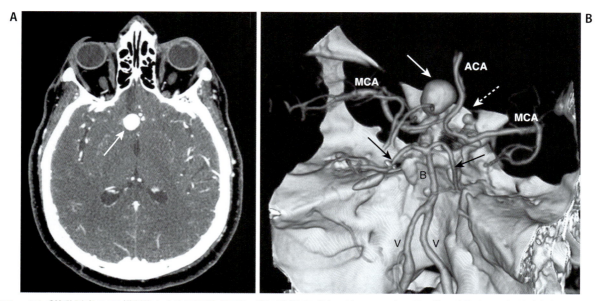

図27-20　イチゴ状動脈瘤のCT横断像と3次元再構成画像　脳の造影CT（**A**）では，2cm大の限局的に造影される領域が右内頸動脈に認められる（白矢印）．動脈瘤に一致する所見である．Willis動脈輪のCTアンギオグラフィの3次元再構成画像（**B**）では，右内頸動脈の床上部（supra-clinoid segment，白矢印）から発生した動脈瘤と，左内頸動脈の床上部から発生したより小さな動脈瘤（点線白矢印）が認められる．黒矢印は後大脳動脈である．ACA：前大脳動脈，B：脳底動脈，MCA：中大脳動脈，V：椎骨動脈

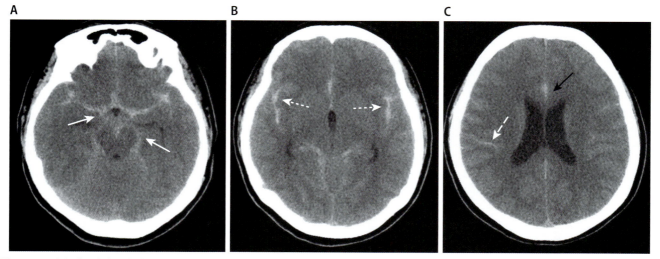

図27-21　くも膜下出血の単純CT　くも膜下出血は，動脈瘤破裂が原因で生じることが多い．血液は脳底槽内（**A**，白矢印）で最も容易に認められ，脳溝（**B**，点線白矢印），脳溝のくも膜下腔（**C**，破線白矢印）に入り込む．大脳鎌領域は高吸収を呈し，拡大し，辺縁が不整となる（黒矢印）．

> 動脈瘤が破裂すると，血液は通常，くも膜下腔に入り込む．

動脈瘤の破裂は，**非外傷性のくも膜下出血のなかで最も多い原因**（80％）となっているが，唯一の原因というわけではなく，外傷，動静脈奇形，脳実質内出血の穿破でもくも膜下出血が生じうる．

■今日では，ほとんどの動脈瘤は**CTアンギオグラフィ（CTA）**もしくは**MRアンギオグラフィ（MRA）**で検出される．CTAは，自動注入器でヨード造影剤を急速静注し撮像する．高速撮像が可能なCT機器とコンピュータ・アルゴリズムを用い，血管を際立たせて描出し，必要に応じて3次元画像で表示することができる（図27-20）．

■通常，MRAは造影剤を使用せずに**time-of-flight（TOF）**効果を用いて撮像される．この撮像技術を用いると，動脈内を流れる血液が白く描出される．コンピュータ処理により，3次元再構成画像を作成することができる．

■**くも膜下出血（動脈瘤破裂が原因）をみつける**（図27-21）
　● CTでは，血液は脳溝や脳底槽内の高吸収域として認められる（図27-21AB）．

BOX 27-2 アミロイド・アンギオパチー

- アミロイドはタンパク様物質であり，加齢に伴い小・中動脈レベルの頭蓋内血管の中膜と外膜に沈着し，多くは前頭葉と頭頂葉を侵す．
- アミロイド沈着により血管の弾性が低下し，脆弱化する．
- アミロイド・アンギオパチーが原因の出血は，通常は大きく葉全体を侵す：出血性病変は多発性に，同時に複数領域に生じることがある．
- 高血圧との関連性はなく，他の部位のアミロイドとも関連性はない．

- 大脳鎌領域は**高吸収**に肥厚し，辺縁が不整になる（図27-21C）．
- 一般的に，最も**血液濃度が高い領域**が，動脈瘤破裂の病変部である．
- 動脈瘤以外の脳内出血の原因としては，動静脈奇形，腫瘍，感染性動脈瘤，アミロイド・アンギオパチーがある（BOX 27-2）．

水頭症 hydrocephalus

- 水頭症は**脳室系の拡大**と定義され，その内腔に存在する**脳脊髄液**（cerebrospinal fluid：CSF）の容量増加による（BOX 27-3）．

▶ 水頭症には，以下のような原因がある．
- 脳脊髄液の（くも膜絨毛における）**吸収低下（交通性水頭症）**
- 脳脊髄液の脳室からの**流出障害（非交通性水頭症）**
- 脳脊髄液の**産生亢進**（まれ）

- 脳萎縮（atrophy）では脳室と脳溝の両方がバランスよく拡大するが，水頭症では脳溝に対し脳室が不均衡に拡張する．
- 脳脊髄液圧の上昇には，側脳室下角が特に鋭敏である．水頭症が存在しない場合には，側脳室下角はかろうじてみえる程度である．水頭症では，**側脳室下角のサイズは2 mmを超える**（図27-22A）．

閉塞性水頭症 obstructive hydrocephalus

- 閉塞性水頭症は，**交通性（脳室外の閉塞）と非交通性（脳室内の閉塞）**の2種類に分類される．
- **交通性水頭症**（communicating hydrocephalus）は脳脊髄液の吸収が阻害される異常により生じ，ほとんどは**くも膜絨毛**（arachnoid villi）で起こる（図27-23）．
  - 脳室から頭蓋冠へ至る脳脊髄液の流れは阻害されておらず，正常である．くも膜絨毛からの脳脊髄液の再吸収が，**くも膜下出血や髄膜炎**などにより阻害される．

BOX 27-3 脳脊髄液の正常な流れ

- ほとんどの脳脊髄液は脳室内（おもに側脳室と第四脳室）の脈絡叢（choroid plexus）で産生される．
- 脳脊髄液は側脳室からMonro孔を通過し，第三脳室へ流れ，Sylvius水道を通過し，第四脳室へと流れる．そして両側にある2か所のLuschka孔（第四脳室外側孔）と，正中に存在するMagendie孔（第四脳室正中孔）から脳底くも膜下槽へ流出する．
- 脳脊髄液には，2通りの吸収経路がある．1つは，上行して頭蓋冠（convexity）でくも膜絨毛から血流へと吸収される経路である．
- もしくは，脊髄のくも膜下腔を下行してそのまま吸収されるか，再び脳へ上行してくも膜絨毛で吸収される経路である．

▶ 教科書的には，第四脳室は**交通性水頭症で拡大し，非交通性水頭症では正常の大きさを保つ**とされる．

- 交通性水頭症は，通常は脳室シャントチューブで治療される．
- **非交通性水頭症**は，腫瘍，囊胞，もしくはその他の物理的な閉塞病変により，**脳室からの脳脊髄液流出が阻害される**ことで生じる（図27-24）．
  - 先天性水頭症では，しばしば第三脳室と第四脳室の間に存在する**Sylvius水道で流出障害が生じる（水道閉塞 aqueductal obstruction）**．
  - 閉塞の原因が腫瘍もしくは囊胞である場合には，非交通性水頭症では，**閉塞病変を外科的に摘除することで治療**がなされる．
- 脳脊髄液の産生過剰が原因で発症する非閉塞性水頭症はまれであり，**脈絡叢乳頭腫**（choroid plexus papilloma）で生じることがある．

正常圧水頭症
normal-pressure hydrocephalus (NPH)

- 正常圧水頭症は，**歩行障害，認知障害，尿失禁**を典型的な臨床症状の三徴とする**交通性水頭症**の一形態である．NPHの発症年齢は60～70歳である．

▶ 多くの場合，一方向性の**脳室-腹腔シャント**（脳室から腹腔へ脳脊髄液を排泄し，腹腔から吸収させる）を留置することで治療が可能であるため，正常圧水頭症を発見することは臨床的に重要である．

- 画像所見は他の交通性水頭症と類似しているが，**正常もしくは平坦な脳溝**を伴った，**脳室拡大（特に側脳室下角）**が特徴的である（図27-25）．

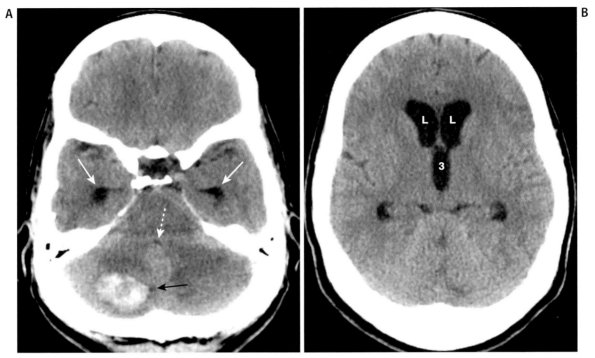

図 27-22 非交通性水頭症 側脳室下角（**A**，白矢印）が拡大し，第四脳室は圧迫されほとんどみえなくなっている（点線白矢印）．第四脳室を閉塞させている出血を伴った転移性腫瘍が認められる（黒矢印）．**B** では，側脳室前角（L）と第三脳室（3）が拡大しているが，脳溝は拡大していない点に注目．このタイプの水頭症は，脳室からの脳脊髄液流出がブロックされているために生じる．

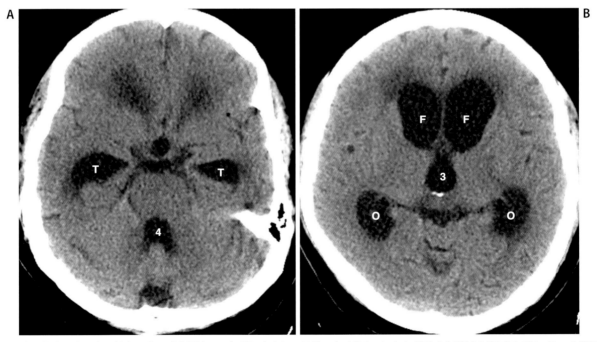

図 27-23 交通性水頭症 交通性水頭症は脳脊髄液の吸収が阻害される異常により生じ，ほとんどはくも膜絨毛が原因で起こる．典型的には，交通性水頭症で第四脳室が拡大するが（**A** の 4），非交通性水頭症では正常の大きさを保つ．脳脊髄液量もしくは脳脊髄液圧の増加には，側脳室下角（T）が特に鋭敏である．画像 **B** では側脳室前角（F），側脳室後角（O），第三脳室（3）が著明に拡張している．脳溝（この症例では正常〜小さい）に比較して，脳室は不均衡に拡大している．交通性水頭症は，通常は脳室シャントチューブで治療される．

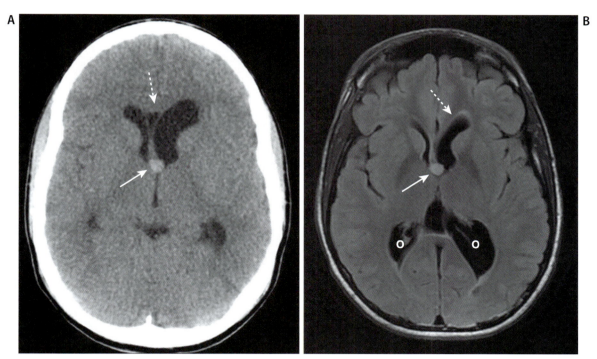

図 27-24　第三脳室の脈絡叢嚢胞（CT および MRI）　脈絡叢嚢胞は，第三脳室のまれな良性病変であり，閉塞性水頭症の原因となる．CT（**A**）では，第三脳室の前面に高濃度の腫瘤が認められ（白矢印），左側優位に無症候性の Monro 孔閉塞を生じている（点線白矢印）．T2 強調 FLAIR 像（**B**）では，この病変は高信号（白矢印）を呈し，側脳室の前角（点線白矢印），後角（O）の拡張をきたしている．MRI の FLAIR（fluid-attenuated inversion recovery とよばれるパルス・シークエンス）では，脳脊髄液の信号が抑制される．

脳萎縮 cerebral atrophy

■ 全体的な**大脳萎縮を伴う疾患は認知症**を合併し，その代表的疾患としては **Alzheimer 病**がある．萎縮は，灰白質と白質の両方が失われていることを示す．

- Alzheimer 病患者の画像所見は（特異的ではないが），**びまん性の皮質の萎縮（特に側頭葉）**が特徴的である．

▶ 水頭症と同様，**大脳萎縮でも脳室は拡大**するが，これは正常の脳組織が消失するかわりに脳脊髄液が消失したスペースの穴埋めするためである．水頭症とは異なり，脳萎縮では脳脊髄液の産生・吸収の動態は正常のままである．

■ 一般的に，大脳萎縮では**脳室と脳溝の両方が均衡を保って拡張する**（図 27-26）．

脳腫瘍 brain tumor

脳の神経膠腫 glioma

■ 神経膠腫は成人に発生する**テント（天幕）上の原発性脳内腫瘍としては最多**である．神経膠腫は脳腫瘍の **30%** を占め，原発性悪性脳腫瘍の中では **80%** を占める．神経膠腫のなかでは**多形性膠芽腫（glioblastoma multiforme）が半数以上**を占め，**星細胞腫（astrocytoma）**が約 20%，残りは上衣腫（ependymoma），乏突起神経膠腫（oligodendroglioma），混合性神経膠腫（mixed glioma）（oligoastrocytoma など）となっている．

■ 多形性膠芽腫は **65〜75 歳の男性**に多く，特に**前頭葉と側頭葉が好発部位**である．神経膠腫のなかで最も**予後不良**な腫瘍である．

▶ 多形性膠芽腫は**白質の神経線維に沿って隣接した領域へ浸潤するため，切除が困難**である．しかし他の脳腫瘍と同様に，**他臓器への転移は生じない**．

■ 多形性膠芽腫をみつける

- 最も活動性の高い腫瘍であるため，多形性膠芽腫では腫瘍内部にしばしば**壊死**を伴う．
- 腫瘍は周囲の脳組織に浸潤し，しばしば**脳梁の白質を通って対側の大脳半球へと進展**し，"butterfly glioma" と称される．
- 著明な**血管原性浮腫と mass effect** を生じ，少なくとも一部では**造影剤による増強効果**を認める（図 27-27）．

転移 metastasis

■ 孤発性の脳内腫瘍は，ほぼ均等に単発性転移と原発性脳腫瘍に分けられる．頭蓋内新生物の**約 40% が転移性病変**である．脳転移の原発巣としては，**肺癌，乳癌，黒色腫**が最

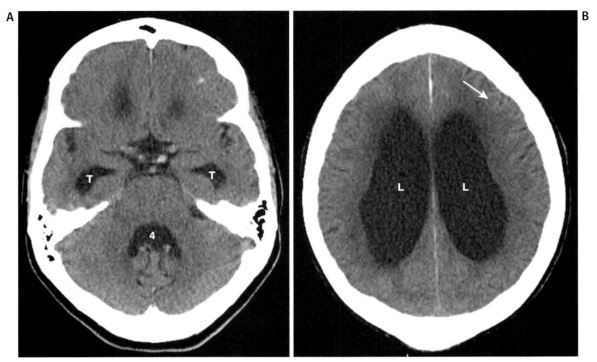

図 27-25　正常圧水頭症（normal-pressure hydrocephalus：NPH）　NPH は，歩行障害，認知障害，尿失禁を典型的な臨床症状の三徴とする交通性水頭症の一形態である．**A** では，脳室は拡大し，特に側脳室下角（T）と第四脳室（4）で顕著である．画像 **B** では，側脳室体部（L）も著明に拡大しているが，脳溝は正常もしくは平坦化している（白矢印）．

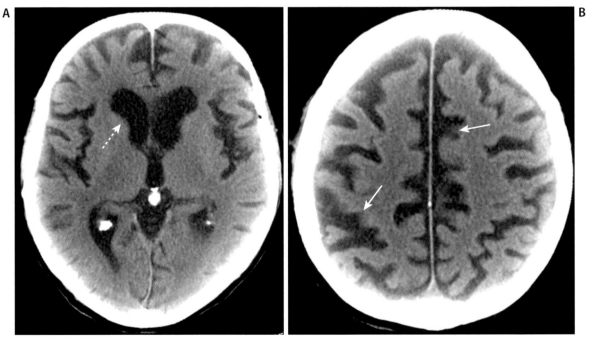

図 27-26　びまん性の皮質萎縮　一般的に，大脳萎縮では脳溝と脳室が二次的に拡張する．水頭症に比較し，萎縮での脳脊髄液の動態は正常である．全体的な大脳萎縮を伴う疾患は認知症を合併し，その代表的疾患としては Alzheimer 病がある．側脳室（**A**，点線白矢印）が拡大し，水頭症とは異なり，脳溝（**B**，白矢印）も拡大する．

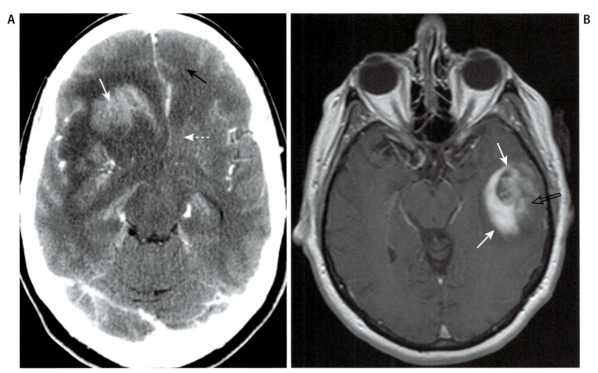

図 27-27　多形性膠芽腫（2 例）の CT と MRI　造影 CT（**A**）では，多形性膠芽腫は造影効果を示し（白矢印），著明な血管原性浮腫（点線白矢印）を合併し，周囲の脳組織へ浸潤する．浮腫性変化もしくは腫瘍は，対側の左前頭葉へ進展している（黒矢印）．別な症例のガドリニウム造影後の T1 強調横断像（**B**）では，左側頭葉に増強効果を伴う腫瘤を認める（白矢印）．腫瘤内部の造影効果はやや不均一であり（中抜け黒矢印），腫瘍内部の壊死もしくは囊胞変性を表している．

も多い．

 脳転移をみつける

- 脳転移はしばしば灰白質-白質境界付近の境界明瞭な円形腫瘤として認められる．
- 通常は**多発性**であるが，単発性の場合もある．
- 典型的には，**単純 CT で低吸収**もしくは等吸収を呈する．
- 経静脈的に造影剤を投与すると造影され，時に**リング状の濃染パターン**を示す．
- ほとんどで**血管原性浮腫**をきたし，しばしば腫瘍の大きさの割には広範囲な浮腫性変化を認める（図 27-28）．

髄膜腫 meningioma

- 髄膜腫は脳実質外腫瘍として最多であり，通常は中年女性に発生する．おもな発生部位は，頻度の高い順に，**傍矢状領域，頭蓋冠，蝶形骨翼，小脳橋角槽**となる．
- 緩徐に発育する傾向があり，外科的に切除した場合には予後良好である．
- **多発性**の場合には，2 型神経線維腫症に合併した髄膜腫の可能性がある．

 髄膜腫を CT でみつける

- 単純 CT では，半数以上は正常の脳実質と比較して**高吸収**を呈し，約 20％に**石灰化**を伴う（図 27-29）．
- 造影を行うと，髄膜腫は著明な増強効果を呈する．
- 隣接した脳実質に**血管原性浮腫**をきたすことがある．

聴神経腫 acoustic neuroma（神経鞘腫）

- 聴神経腫は，脳神経に発生する神経鞘腫で最多である．聴神経腫の最も多い症状は**聴力障害**であるが，耳鳴りと平衡感覚障害の原因にもなる．
- ほとんどは**第Ⅷ脳神経**に沿って小脳橋角部で内耳道の中に生じる（図 27-30）．
- 髄膜腫と同様に，多発性（両側性）に認められた場合には**神経線維腫症 2 型**に合併していることが多い．

 聴神経腫には**造影 MRI** が最も良好な描出感度を有している．造影 MRI では病変は**均一**な増強効果を呈することが多い．T2 強調画像では，病変は内耳道の内部に認められる．

他の疾患

多発性硬化症 multiple sclerosis

- 多発性硬化症は，自己免疫性疾患であり，脱髄疾患の中で

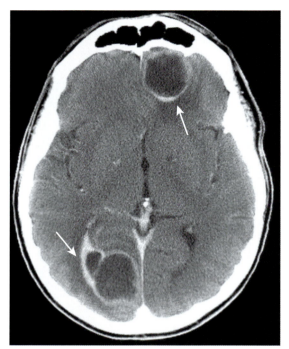

図 27-28　脳転移の造影 CT　頭蓋内腫瘍の約 40% が転移性病変である．典型的には灰白質-白質境界付近の境界明瞭な円形腫瘤として認められ，通常は多発性である．経静脈的な造影剤投与（造影 CT）では増強効果を示し，リング状の増強効果となる（白矢印）．脳転移を生じるおもな原発性悪性腫瘍としては，肺癌，乳癌，黒色腫がある．この症例では肺癌が認められた．

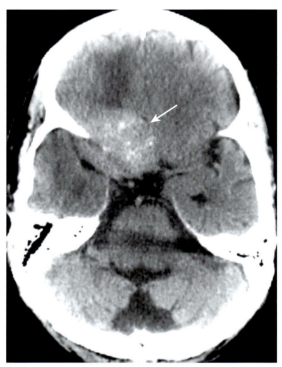

図 27-29　髄膜腫の単純 CT　髄膜腫は脳実質外腫瘍として最多であり，通常は中年女性に発生する．この髄膜腫は右蝶形骨翼に沿って発生しており，比較的頻度の高い領域である．単純 CT では，半数以上は正常の脳実質よりも高吸収であり，約 20% で本症例のように石灰化を伴い，高吸収腫瘤（白矢印）として認められる．造影 CT では髄膜腫は著明な増強効果を呈する．

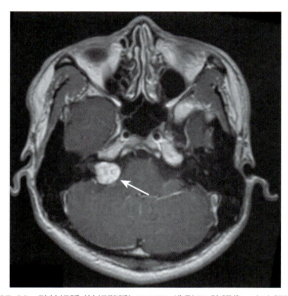

図 27-30　聴神経腫（神経鞘腫）の MRI，造影 T1 強調像　右小脳橋角部に，均一に造影される軟部腫瘤が認められる（白矢印）．聴神経腫はほとんどが第Ⅷ脳神経に沿って小脳橋角部で内耳道の中に生じる．聴力障害が最も多い症状である．

最も頻度が高い．本疾患ではいずれの神経系も侵される可能性があり，一部の症例では認知機能の変化が主体であることもあれば，別な症例では運動失調，麻痺，視力障害を呈することもある．

- **再発・寛解を繰り返す点が特徴**であり，本疾患を診断するための特別な診断分類がある．しかし，現在では MRI と補助的な試験により，初回の臨床症状が出現した時点で診断を確定することが許容されている．
- 本疾患では，**有髄神経線維（白質）を侵す**のが特徴であり，病変は**プラーク**とよばれる．多発性硬化症の病変は**脳室周囲領域，脳梁，視神経**に好発する．

▶ MRI は脳，脊髄のプラーク描出能が CT よりもはるかに高いため，多発性硬化症の画像診断には **MRI が第一選択**である．

- プラークは**境界明瞭な球状の小さな点状病変**として認められ，T2 強調画像で**高信号**を呈する．
- 非造影の T1 強調画像では，脳実質と等信号もしくは低信号である．しかし，多発性硬化症の急性期病変は，**ガドリニウム造影 T1 強調画像で増強効果を示す**．
- 病変は，脳室に対して垂直な，やや細長い形態として認められる傾向がある（図 27-31）．

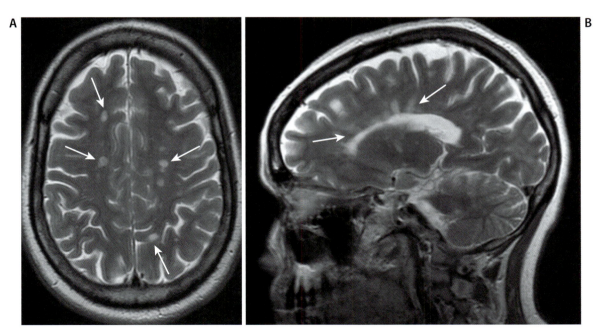

図 27-31　多発性硬化症，MRI 横断像（A），矢状断像（B）　多発性硬化症の病変は脳室周囲領域，脳梁，視神経に好発する（白矢印）．A の病変は境界明瞭な球状の小さな病変であり，T2 強調画像で高信号（白い）を呈する．B では，卵円形の病変が，側脳室表面に対して長軸方向に垂直に認められ，"Dawson finger"（白矢印）とよばれる．多発性硬化症を画像で描出する際には，脳と脊髄どちらにおいてもプラークの描出感度が CT よりもはるかに高い MRI が選択される．

神経学的用語

用語	特徴
脳実質内・脳実質外 （intra-axial/exta-axial）	脳実質内病変は脳実質内から発生した病変であり，脳実質外病変は脳実質の外から発生した病変である（髄膜，脳室内）．
テント下 （infratentorial）	小脳テントの下方であり，小脳，脳幹，第四脳室，小脳橋角部を含む
テント上 （supratentorial）	小脳テントの上方であり，大脳半球（前頭葉，頭頂葉，後頭葉，側頭葉）とトルコ鞍を含む
一過性脳虚血発作 （transient ischemic attack：TIA）	急性に発症した神経障害であり，短時間持続して 24 時間以内に改善する．
完全な卒中 （completed stroke）	神経障害が 21 日以上続いている．
頭部の開放損傷と閉鎖損傷	開放：頭蓋内構造が頭蓋骨の外側と交通している． 閉鎖：外側との交通はない．
濃度上昇・高吸収・高信号 （increased attenuation/hyperattenuation/ hyperdense/hyperintense）	CT では，周囲組織よりも濃度上昇，高吸収を呈する組織を示す． MRI で高信号とはより信号が上昇している（白い）状態のことを示す．
濃度低下・低吸収・低信号 （decreased attenuation/hypoatteunation/ hypodense/hypointense）	CT では，周囲組織よりも黒い組織を示す． MRI で低信号とは，より信号が低下している（黒い）状態のことを示す．
拡散強調画像 （diffusion-weighted imaging：DWI）	MRI で素早く撮像が可能であり，脳の正常水の動きの異常を高い感度で検出することが可能である． これにより，発症から 20〜30 分以内の脳梗塞も同定することが可能となる． 拡散強調画像は，急性期梗塞と慢性期梗塞の鑑別にも役立つ
Time-of-flight MR アンギオグラフィ （TOF-MRA）	血流のある血管と隣接している静止した組織を鑑別できる．血管は，周囲の組織と比較して高信号となる．

TAKE-HOME POINT：頭蓋内病変の原因をみつけよう

- 脳のCTの正常解剖について述べた．MRIは組織コントラストが高く，軟部組織の解像度が高いため，一般的に頭蓋内病変と脊髄病変の検出と病期診断にはMRIが選択される．

- 急性頭部外傷の画像検査には，通常は単純CTが第一選択である．最初に探すべき所見は，腫瘤効果（mass effect）の有無と出血である．

- **頭蓋骨の線状骨折**では，おもに骨折が生じた時に発生した頭蓋内病変の有無が重要である．**陥没骨折**は局所の脳損傷を合併することがあり，陥没した骨片の整復が必要となることがある．**頭蓋底骨折**はより重症度の高い病態であり，脳脊髄液の漏出が生じることがある．

- **眼窩の吹き抜け骨折**は直達外力により発症し，眼窩内気腫，眼窩下壁もしくは眼窩内側壁の骨折を認め，骨折により脂肪もしくは外眼筋が落ち込んで絞扼される．

- 外傷に伴う4種類のタイプの頭蓋内出血として，硬膜外血腫，硬膜下血腫，脳内出血，クモ膜下出血がある．

- **硬膜外血腫**は，硬膜と頭蓋骨内板との間に存在する潜在的なスペースに出血が起こった状態であり，通常は頭部の鈍的外傷による中硬膜動脈もしくは静脈損傷が原因で起こる．ほとんどすべての症例（95％）で頭蓋骨骨折を伴う．急性期には，硬膜外血腫は高吸収の液体貯留として認められ，典型的にはレンズ状の形態となる．時間が経過すると，正常の脳実質に比して低吸収となる．

- **硬膜下血腫**はほとんどが減速時の外傷や，転落外傷で生じる．硬膜とくも膜との間に存在する潜在的なスペースへ出血した状態である．急性硬膜下血腫の存在は，より高度の脳実質損傷を示唆する．硬膜下血腫は三日月状の，高吸収を呈する脳実質外の帯状構造であり，縫合線を越えて存在し，大脳縦裂に入り込むことがあるが，正中線は越えない．典型的には硬膜下血腫は内側に陥凹しており，亜急性期になると脳と等吸収になり，慢性期には低吸収となる．

- 外傷性の**脳内出血**はしばしば剪断力による損傷であり（shearing injury），前頭葉もしくは側頭葉の点状もしくはさらに大きい出血となる．頭蓋内圧上昇と脳ヘルニアをきたすことがある．

- **脳ヘルニア**には，大脳鎌下ヘルニア，テント切痕ヘルニア，大後頭孔/小脳扁桃ヘルニア，蝶形骨縁ヘルニア，頭蓋外ヘルニアがある．

- **びまん性軸索損傷（DAI）**は外傷の結果として生じる重大な損傷であり，脳梁が最も高頻度に侵される．CT所見は，頭部外傷後の脳内出血に類似する．びまん性軸索損傷の診断にはMRIが選択される．

- 一般的には，**頭蓋内圧上昇**は脳容積の増加（脳浮腫）もしくは脳室容積の増加（水頭症）が原因となる．

- **脳浮腫**はおもに2種類に分類される．血管原性浮腫と細胞障害性浮腫である．

- **血管原性浮腫**は細胞外への液体貯留であり，悪性腫瘍や感染がこのタイプとなり，白質を優位に侵す．

- **細胞障害性浮腫**は細胞死によって生じる細胞の浮腫であり，灰白質と白質の両方を侵す．細胞障害性浮腫は脳虚血に合併する．

- **脳卒中**は，脳の血液供給が消失することで，責任領域の神経機能障害が急激に生じた状態を示す．脳卒中の初期診断にはMRIはCTよりも鋭敏である．血管支配領域に応じて虚血の進行のパターンがある．

- 脳卒中には**塞栓症**によるもの（より頻度が高い）と**血栓症**によるものがあり，典型的には**虚血**（より頻度が高い）と**出血**（予後不良）がある．しばしば高血圧が合併する．

- **脳内出血**は，脳の単純CTで高吸収域として描出される．血腫が形成され始めると，血液は血腫内の水分が減少するため約3日間は高吸収を呈し，その後は濃度が低下し，数週間で不明瞭化する．2か月後には小さな低吸収域のみが残存する．

- **イチゴ状動脈瘤（berry aneurysm）**は，動脈壁の先天的に脆弱な部分に形成される．破裂すると，典型的には血液がくも膜下腔へと入り込み，脳底槽と脳溝に血腫がみえるようになる．動脈瘤自体はCTアンギオグラフィとMRアンギオグラフィの両方で検出可能である．

- **水頭症**は，脳室内の脳脊髄液の容積が増加した状態であり，脳脊髄液の産生亢進（まれ），くも膜絨毛における脳脊髄液の吸収低下（**交通性**），脳脊髄液の脳室からの流出障害（**非交通性**）により生じる．

- **正常圧水頭症**は交通性水頭症の一形態であり，歩行障害，認知障害，尿失禁を古典的な臨床症状の三徴とし，脳室シャント挿入でこれらは改善する．

- **大脳萎縮**は灰白質と白質の容量減少であり，画像所見は水頭症に類似するが脳脊髄液の動態は正常である．一般的には，大脳萎縮では脳室と脳溝がバランスを保ってともに拡大する．Alzheimer病では，びまん性の大脳萎縮が認められる．

- **多形性膠芽腫**は悪性度の高い疾患であり，ほとんどが前頭葉と側頭葉に好発し，非常に侵襲性が高く浸潤性である．時に壊死を伴い，一部は造影効果を示す．脳梁を介して対側の大脳半球に進展する．

- **脳への転移**はしばしば灰白質-白質境界付近の境界明瞭な円形腫瘤として認められ，ふつうは多発性であり，典型的には単純CTで低吸収から等吸収を呈して造影剤により増強効果を伴う．腫瘤の大きさには不釣合いなほどの血管原性浮腫を生じる．脳転移の原因疾患としては，肺癌，乳癌，黒色腫の頻度が高い．

- **髄膜腫**は通常は中年女性の傍矢状領域に発生する．緩徐に発育する傾向があり，外科的に切除すればその予後は良好である．CTでは，特徴として腫瘍内の石灰化のため，造影剤を投与しなくとも高吸収を呈する．造影剤により著明な増強効果を示す．

- **聴神経腫**はほとんど第Ⅷ脳神経に沿って小脳橋角部で内耳道の中に生じる．強い造影効果を示し，MRIで最も良好に描出される．

- **多発性硬化症**は最も頻度の高い脱髄疾患であり，再発・寛解を繰り返し，脳室周囲領域，脳梁，視神経に好発することが特徴である．MRIで最も良好に描出され，T2強調像で境界明瞭な球状の小さな高信号（白い）病変として認められる．

CHAPTER 28
小児の疾患をみつけよう

小児は生理学的に成人とは異なり，成人ではみられないような成長・発達と成熟に関連した病変をきたしやすい．解剖学的にも違いがあり（例：胸腺），放射線被曝に対する感受性も高い．本章では小児の代表的な疾患に焦点をあて，画像所見とともに解説する．

本章で解説する疾患

- ■新生児の呼吸障害
  - 新生児一過性多呼吸
  - 新生児呼吸窮迫症候群（肺硝子膜症：hyaline membrane disease）
  - 胎便吸引症候群
  - 気管支肺異形成
- ■小児の肺疾患
  - 反応性気道疾患/気管支炎
  - 喘息
  - 肺炎
- ■頸部の軟部組織
  - 口蓋扁桃と咽頭扁桃（アデノイド）の腫大
  - 喉頭蓋炎
  - クループ（喉頭気管・気管支炎）
  - 異物誤嚥
- ■他の疾患
  - 乳児の心拡大
  - 骨端線のSalter-Harris骨折
  - 小児虐待
  - 壊死性腸炎
  - 食道閉鎖と気管食道瘻

新生児の呼吸障害

■呼吸障害は新生児で認められる最も多い病態の1つである．その原因を探るカギは，出産時の妊娠月齢，症状の重症度と増悪傾向の有無，胸部単純X線の画像所見である．呼吸障害の原因は多岐にわたり，心原性疾患，代謝性疾患，血液疾患，解剖学的要因がある．ここでは4種類の肺疾患について述べる．

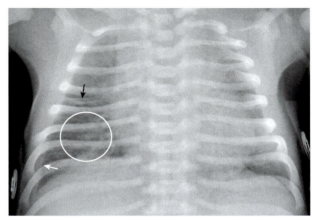

図28-1　新生児一過性多呼吸　本疾患は満期産児もしくは過期産児に生じ，未熟児には少ない．新生児一過性多呼吸は，新生児に認められる呼吸障害の原因として最も多い．肺は過膨張になることが多い．肺門部の線状濃度上昇域（白円），葉間胸水（黒矢印）が認められ，層状胸水（白矢印）が出現することもある．

新生児一過性多呼吸

■**新生児一過性多呼吸**（transient tachypnea of the newborn：TTN）は，正期産児もしくは過期産児（少ないが早期産児でも生じることがある）の**新生児における呼吸障害の原因として最も多い**．胎児期に肺に満ちていた液体の吸収遅延が原因と考えられている．TTNは出産に要する時間が短い場合（帝王切開による出産など）や，母体が糖尿病もしくは喘息に罹患している場合に多い．

■臨床的には，TTNは**急性発症**の多呼吸と，軽度の呼吸不全が特徴である．典型的には，酸素投与やその他の補助療法により数時間で新生児の**状態は改善**し，48時間以内に完全に正常となる．

■TTNの画像所見
  - 肺は**過膨張**となっていることが多い．肺門部周囲に線状の陰影が認められることがある．**葉間の胸水**もしくは層状の胸水が認められることもある（図28-1）．

新生児呼吸窮迫症候群（肺硝子膜症）

■**呼吸窮迫症候群**（respiratory distress syndrome：RDS）は**未熟児**（ふつうは34週未満での出生）に生じる疾患である．新生児が未熟であるほど（出生が早期であるほど）発生

頻度と重症度が高くなる．新生児仮死，低酸素血症，妊娠糖尿病など，多くの危険因子がある．

■ この疾患の主原因は**サーファクタント不全**である．肺胞にサーファクタントが欠如していると，肺胞は虚脱傾向となり，広範囲な無気肺が生じる．

■ 典型的には，これらの未熟児は**出生時に重度の呼吸障害**を呈し，**進行性に増悪**する．臨床症状としてはチアノーゼ，いびき，鼻翼呼吸，陥没呼吸，多呼吸がある．

🔴 RDSの画像所見（図28-2）

- 典型的には，びまん性の"すりガラス状"もしくは**微細粒状陰影が両側の肺に対称性**に認められる．肺の粒状陰影は，無気肺に陥った肺胞の背景に空気で拡張した細気管支が混在することで形成される．
- **気管支透亮像**が認められることが多く，特に末梢まで伸びることがある．**含気の低下**が，人工換気をされていない肺で認められる．**肺の過膨張**が認められれば，RDSは**除外**される（人工呼吸管理がなされていない場合）．

■ 出生から数時間後までは，必要となる**酸素投与量が進行性に増加**する．RDSの治療としては**陽圧換気**があり，**気管内サーファクタント投与**が行われることもある．

■ 高度の未熟児（23〜28週で出生）では，数週間の陽圧換気が必要となることもある．これらの新生児では，**気管支肺異形成症**（未熟児の慢性呼吸不全疾患としても知られている）のリスクが高くなる．動脈管の閉鎖不全により，**動脈管開存症**と**肺出血**が生じる場合がある．

■ 突然の症状増悪が認められた場合には，コンプライアンスの低い肺に対する陽圧換気の合併症である**空気の漏出**が生じている可能性を考慮する．空気漏出には4種類の徴候がある（表28-1）．

■ 新生児のRDSの死亡率は国によって異なり，新生児の未熟度と，発症した新生児に対する適切な治療介入の成否に依存する．米国におけるRDSの死亡率は，この数十年で劇的に低下している．

胎便吸引症候群

■ 胎便吸引症候群は**過期産児**における新生児呼吸不全の原因として最多である．

■ 胎便は15〜20%の妊婦の羊水中に認められる．その結果，胎便吸引は**比較的よく生じる事象**であると考えられている．胎便は気管支を閉塞させ，これによりエア・トラッピング〔【訳注】チェックバルブ機構により，吸い込まれた空気が呼出できない状態〕と化学性肺炎が生じる．

■ また，胎便吸引症候群は**過期産期以降の新生児に生じる．急な呼吸障害を呈することが多く，この点がRDSと異な**る．しかしながら，多くの新生児が出生時に症状を有している一方で，一部の新生児では数時間の無症状期があり，その後の時間経過とともに症状が出現・増悪する．

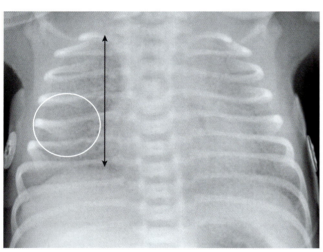

図28-2 新生児呼吸窮迫症候群（respiratory distress syndrome：RDS，肺硝子膜病 hyaline membrane disease：HMD） RDSは未熟児の疾患である．びまん性のすりガラス状陰影，もしくは微細粒状陰影（白円）が両側性・対称性に認められることが多い．人工換気がなされていない肺では，含気不良となる（両矢印）．肺の過膨張があれば，RDSは除外できる．

表28-1 治療に伴う合併症-気圧外傷（barotrauma）（空気漏出）

high peak inspiratory pressure と PEEP（positive end-expiratory pressure：呼気終末陽圧）で補助換気がなされている場合，肺胞の過拡張により肺胞破裂が生じることがある．

合併症	特徴
間質性気腫	肺胞破裂により，空気が肺の気管支血管束とリンパ管周囲間質に沿って間質へ分け入るように入り込み，複数の小さな空気の溜まりが形成される．これは間質性気腫とよばれる（図28-3）．
気胸	肺の臓側胸膜表面に近接した肺胞が破裂することで胸腔内に空気が漏出し，気胸となる（図28-4）．
気縦隔	肺の気管支血管束に沿って空気が漏出すると，最終的に縦隔へ空気が到達し気縦隔となる（図28-5）．
心嚢気腫	乳児では縦隔と心嚢腔内に交通性があることがある．空気は心臓の周囲を取り囲むが，大血管を超えて上方へは進展しない．これは心嚢気腫のサインである（図28-6）．

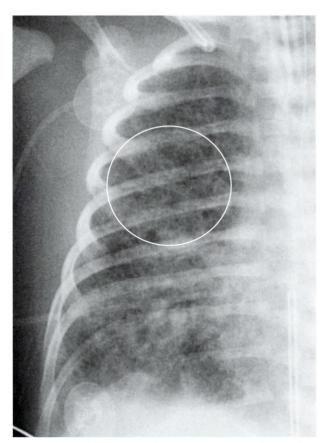

図 28-3　間質性気腫　high peak inspiratory pressure と PEEP（positive end-expiratory pressure：呼気終末陽圧）での呼吸補助下では，肺の過膨張と肺胞破裂が生じることがある．空気は破裂した肺胞から胸腔内へ，もしくは逆行性に気管支血管束とリンパ管周囲間質に沿って間質に分け入るように肺門部へ逸脱する．肺の間質に複数の小さな空気貯留（白円）が認められる場合には，間質性気腫とよばれる．この新生児は呼吸窮迫症候群の症例であった．

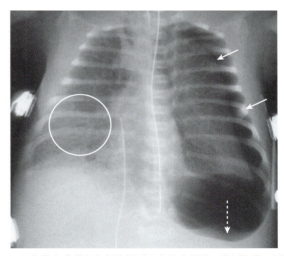

図 28-4　気胸を合併した新生児呼吸窮迫症候群　臓側胸膜に近接した肺胞が破裂すると，胸腔内へ空気が逸脱し，気胸となる．この症例では肺のすりガラス状陰影が認められる（白円）．左気胸も認められる（白矢印）．左側には気胸で認められる deep sulcus sign が確認できる（点線白矢印）．

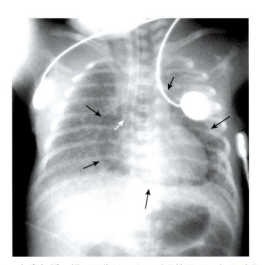

図 28-6　心囊気腫　提示画像は，人工呼吸管理下にある呼吸窮迫症候群を発症した未熟児である．心臓を取り囲むように X 線透過性の亢進した領域が認められ（黒矢印），心囊腔内の空気を表す．空気は大動脈と肺動脈幹の心膜翻転部を越えて広がっていないことに注目．乳児の心囊気腫の空気が肺の気管支血管束に沿って間質に分け入るようにして広がる（間質性気腫）ことで生じる．気管内挿管チューブの先端は深すぎ，右主気管支に位置している（白矢印）．

- 臨床的には，頻呼吸，低酸素血症，高二酸化炭素血症を呈する．小さな気道の閉塞ではボール-バルブ効果により，**エア・トラッピング，肺の過膨張，空気漏出**が生じる．
- 治療法は**抗菌薬**と**酸素投与**，一酸化窒素の吸入などの**補助療法**であり，必要があれば体外式膜型人工肺治療（extracorporeal membrane oxygenation：ECMO）も施行される．

■ **胎便吸引症候群の画像所見**（図 28-7）

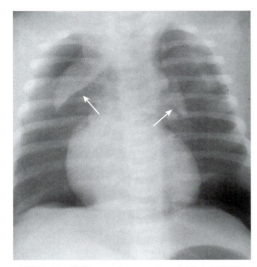

図 28-5　縦隔気腫：胸腺の sail sign　肺の気管支血管側に沿った空気漏出では，最終的に空気が縦隔へ到達し，縦隔気腫となる．正常では，胸腺の両葉が心基部に存在している．縦隔気腫により胸腺の葉が上外方へ偏位すると，この画像で示すように特徴的なボートの spinnaker sail〔訳注〕ヨットの帆の一種〕に似た形態を呈する（白矢印）．

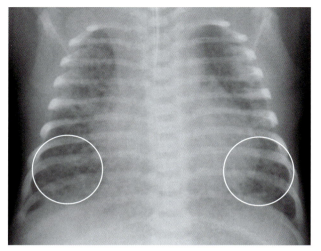

図 28-7　胎便吸引症候群　胎便吸引症候群は過期産児に生じることが多い．胎便吸引直後に，重度の呼吸障害が認められる．肺は過膨張となり，びまん性に"縄状"の濃度上昇域が認められる（白円）．斑状の陰影は，無気肺とエア・トラッピングによる気腫性変化が混在することで形成されている．本症例は妊娠 40 週以上で産まれ，羊水には胎便が混在していた．

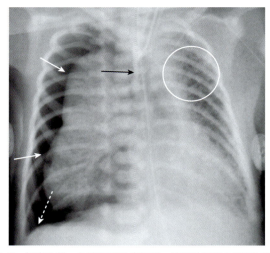

図 28-8　気胸を伴った胎便吸引症候群　特発性気胸と縦隔気腫が胎便吸引症候群を発症した新生児の 25% に認められる．肺野は粗い間質性パターンを呈する（白円）．本症例では大きな右気胸が認められる（白矢印）．deep sulcus sign（→10 章参照）も認められる（点線白矢印）．本症例は緊張性気胸であり，心臓と気管（黒矢印）は左方へ偏位している．

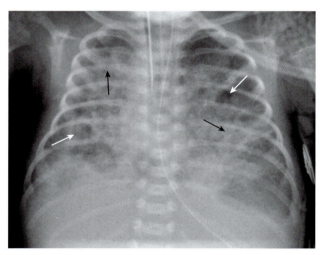

図 28-9　気管支肺異形成（bronchopulmonary dysplasia：BPD）　気管支肺異形成は診断名であり，生後 28 日目の時点で動脈血の酸素分圧を 50 mmHg 以上に保つために酸素投与が必要な状態であり，胸部単純 X 線で異常を呈する状態と定義されている．単純 X 線で肺は典型的な"スポンジ状"の所見を呈する．多くの場合，肺は過膨張となり粗い線状陰影が混在している．これは，無気肺（黒矢印）にエア・トラッピングによる過膨張領域を示す小さな囊胞状透亮像（白矢印）が混在した状態を表している．近年では，BPD は以前よりも軽症な症例が主体となっており，chronic respiratory insufficiency of the premature（未熟児慢性呼吸不全）ともよばれている．

- びまん性の"縄状（ropey）"陰影を伴った肺の過膨張が認められる（画像所見は気管支肺異形成症に類似しているが，発症の時期が異なる）．無気肺の領域と，エア・トラッピングによる気腫性変化が混在し，斑状陰影が認められることもある．特発性気胸もしくは気縦隔が約 25% の症例で認められる（図 28-8）．肺炎を合併することもあるが，この場合には気管支透亮像は認められないことが多い．約 20% の症例で，少量の胸水が認められる．

気管支肺異形成

- **気管支肺異形成（bronchopulmonary dysplasia：BPD）は早期の急性に生じる肺疾患に続発し，しばしば呼吸窮迫症候群（respiratory distress syndrome：RDS）に続発し**て生じる．BPD は臨床診断名である．その定義は，**生後 28 日目の時点で動脈酸素濃度を 50 mmHg 以上に保つために酸素投与が必要な状態**であり，なおかつ胸部単純 X 線で異常所見を呈することである．多くの場合，BPD は陽圧換気下で酸素が投与されていた新生児に合併する．
- BPD は，胎便吸引症候群と新生児肺炎に合併することもある．
- 臨床的には，BPD の小児は**酸素投与が必要な状態**であり，高 CO_2 血症，代償性代謝性アルカローシスを呈する．肺動脈高血圧から右心不全に陥ることもある．冒頭で述べたように，近年では重症度の高い BPD よりも，軽症の BPD 症例のほうが多い．
- **BPD の画像所見（図 28-9）**
  - 早期の BPD と晩期の RDS を画像所見から鑑別することは不可能である．通常，肺は全体的に**過膨張**となる．肺野には**粗い，不整形な縄状（rope like）の線状陰影**が認められ，これらは**無気肺**もしくは晩期であれば**線維化**を反映している．無気肺の領域には，内部に**透過性の高い囊胞状の小領域**が混在しており，これらは**エア・トラッ**

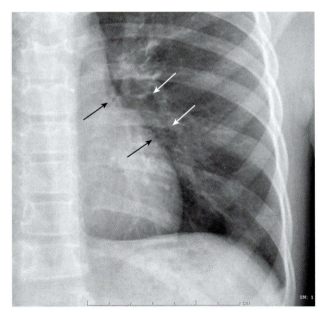

図28-10　反応性気道疾患　肺の葉，区域気管支に，気管支周囲の肥厚が認められ，単純X線で気管支壁として描出されている．この小児の画像では，小さな円形陰影もしくはドーナツ状陰影として肺門部近傍に認められている（白矢印，黒矢印）．成人では肺門部領域の気管支を正面からみると，正常でもこのような所見が認められるが，正常な小児では認められない．

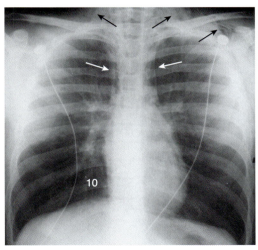

図28-11　縦隔気腫を合併した喘息　喘息の症状があった場合，胸部単純X線はその原因もしくは合併症の評価に役立つ．本症例では縦隔内に空気が存在しているため，縦隔の辺縁が白い線状陰影として認められる（白矢印）．喘息発作のあったこの症例では，皮下気腫も認められる（黒矢印）．この画像では，病的な努力性吸気により，第10肋骨（10）もしくはそれ以上の肋骨がみえている．

ピングによる小さく限局的な過膨張病変を表している．それと同時に，これら一連の過程で肺は**スポンジ状**にみえるようになる．
■ BPDの乳児では，数か月に及ぶ人工呼吸管理が必要となることがある．BPDに伴う変化は，2歳頃には単純X線の画像所見は正常に戻るが，CTでは異常が確認できる．

小児の肺疾患

反応性気道疾患・気管支炎
■ 喘鳴，息切れ，咳嗽を呈する小児に対して用いられる一般的な用語である．最初のエピソードは，**気管支炎**と表現されることが多い．慢性の経過をとる喘息とは異なり，反応性気道疾患は通常は一過性であるが，時間経過とともに喘息へ移行することがある．
  • 反応性気道疾患・気管支炎の臨床所見は，**多呼吸，陥没呼吸，咳嗽，発熱，鼻汁**である．
■ 反応性気道疾患の画像所見（図28-10）
  • 気管支周囲の肥厚は，肺葉もしくは区域レベルの気管支を侵すことが多く，**単純X線で気管支壁が視認できる**ようになる．
  • 成人では，肺門部領域の気管支を正面視すると気管支壁が視認できることがあるが，小児では通常は気管支壁を視認することはできない．気管支を正面視した場合に

は，**小さなドーナツ型の濃度上昇域**として認められる．
  • 気管支周囲の肥厚所見は，気管支に対して側面から観察すると，肥厚した気管支壁が**電車の線路**のような**線状陰影**として認められる．
  • 肺の**過膨張**や，粘液栓による**無気肺**が認められることもある．
■ 治療は，気管支拡張薬，ステロイド，酸素投与である．

喘息
■ 喘息は臨床診断であり，放射線学的診断ではない．胸部単純X線は，喘息のエピソードがあった場合に，その**原因**もしくは**合併症**の評価に役立つ．
■ 喘息を引き起こす病態として**肺炎**があり，ふつうは発熱を伴うため，喘息患者で発熱があった場合には肺炎の存在が疑われる．喘息の合併症には粘液栓による二次性の**無気肺**（図7-2を参照），**気胸，気縦隔**がある（図28-11）．
■ 急性の喘息発作の最中もしくは発作後は，**肺は過膨張し横隔膜は平坦化**する．反応性気道疾患のように，**気管支周囲の肥厚像**が認められることがある．

肺炎
■ 小児の肺炎の原因と臨床所見は，年齢によって異なる．
■ 新生児の肺炎は，β溶連菌が原因菌として最多である．画像所見は，新生児の**呼吸窮迫症候群（RDS）**と類似している．
■ さらに年長児（乳児）では，RSウイルス（respiratory syncytial virus）とその他の呼吸器系を侵すウイルス（パラインフルエンザ，インフルエンザ，アデノウイルス）が，5歳以

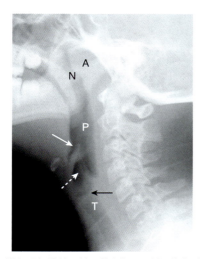

図28-12 正常な頸部単純X線の軟部撮影，側面像（4歳） 咽頭扁桃（A）が頭蓋底部に認められ，鼻咽頭気道（N）に隣接している．さらに遠位部には咽頭（P）がある．喉頭蓋（白矢印）は喉頭蓋谷の空気により上面が境されている．披裂喉頭蓋ヒダは細く，左右一対の構造である（点線白矢印）．正常なサイズの喉頭室（黒矢印）が，偽声帯とその上方の真声帯を分けている．気管（T）は，真の声帯の下面から起始する．

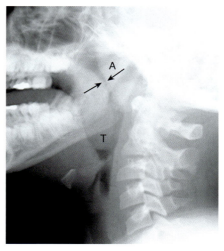

図28-13 腫大した咽頭扁桃 画像検査としては，頸部単純X線側面像がおもに撮影される．撮影時には，頭部は常に伸展位に保つべきである．咽頭扁桃（A）のサイズ計測は信頼性に欠ける．おもに注目すべきは，鼻咽頭気道の狭窄程度である．本症例では鼻咽頭に著明な狭窄が認められる（黒矢印）．口蓋扁桃（T）も腫大している．口蓋扁桃と咽頭扁桃はしばしば同時に腫大する．咽頭扁桃の腫大と同様に，口蓋扁桃の腫大は臨床症状と気道圧迫があるかどうかが重要である．

上の小児では**マイコプラズマ**がおもな肺炎の原因菌である．
■新生児では，臨床症状として発熱しか呈さないことがある．乳児から幼児における**細菌性肺炎**では，**発熱，悪寒，多呼吸，咳嗽，胸膜性胸痛，息切れ**を呈する．ウイルス性肺炎では，咳嗽，喘鳴を認めることが多い．
■**肺炎の画像所見**
- 細菌性肺炎（図9-6参照）
  - 大葉性の浸潤影もしくは円形肺炎を呈するのが特徴であり，10～30％の症例で胸水を合併する．
- ウイルス性肺炎
  - 間質浸潤もしくは気管支肺炎を反映して，斑状の浸潤影を呈するのが特徴である．
- 治療は補助的療法が主体であり，必要があれば抗菌薬を使用する．

頸部の軟部組織

口蓋扁桃と咽頭扁桃（アデノイド）の腫大

■出生時に咽頭扁桃が認められても，**新生児では咽頭扁桃は確認できない**．生後3～6か月までは単純X線で咽頭扁桃は認識できないことが多い．咽頭扁桃は，おおよそ6歳頃までに増大する．成人になるにつれ，咽頭扁桃のサイズは縮小していく．**成人では，咽頭扁桃は確認できないのが正常である**（図28-12）．口蓋扁桃と咽頭扁桃は，しばしば**同時に増大する**．咽頭扁桃の腫大と同様に，口蓋扁桃の腫大は臨床症状と気道圧迫があるかどうかが重要である．

■**口蓋扁桃と咽頭扁桃の腫大による臨床症状**としては，**鼻閉，口呼吸，慢性もしくは反復性中耳炎**（耳管が近いため），**嚥下時痛，睡眠時無呼吸**がある．
■**口蓋扁桃と咽頭扁桃の腫大の画像所見**
- 頸部単純X線の側面像が代表的な検査法である．撮影する際には，頭部を伸展位にするのが望ましい．

➡ **咽頭扁桃の計測は信頼性に欠ける**（図28-13）．咽頭扁桃のサイズよりも，咽頭扁桃が鼻咽頭の気道を狭窄させているか否か，または狭窄の程度のほうが重要である．**鼻咽頭の気道の著明な狭窄**もしくは**閉塞**に注目すべきである．

喉頭蓋炎

■急性細菌性喉頭蓋炎は，感染により喉頭蓋と披裂喉頭蓋ヒダに浮腫が生じ，**気道閉塞をきたす致死的な病態**であり，緊急性の高い疾患である．
■かつてはB型ヘモフィルス・インフルエンザが原因菌として最多であったが，1985年にワクチンが導入されて以降は喉頭蓋炎の発生頻度は劇的に減少している．ヘモフィルス・インフルエンザは依然として原因菌の中で最多であるが，**肺炎球菌，A群溶血性連鎖球菌，単純ヘルペスウイルス1型やパラインフルエンザ**などのウイルス，熱傷，血管神経性浮腫などによっても生じる．
■喉頭蓋炎は，**3～6歳に好発**する．
■喉頭蓋炎は臨床的にはクループに類似するが，小児が坐位

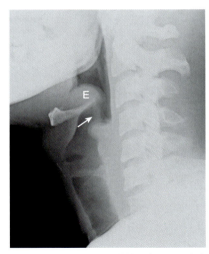

図 28-14　喉頭蓋炎　喉頭蓋炎の古典的三徴は，唾液流出，重度の会話困難，吸気時の喘鳴（stridor）を伴う呼吸障害である．喉頭蓋（E）は親指のようにみえてはならない．本症例では著明に腫大している．被裂喉頭蓋ヒダにも肥厚が認められる（白矢印）．喉頭蓋炎の症例に対しては，気道が完全閉塞しないよう，いかなる例において気道の確保に最大限の注意を払わなければならない．

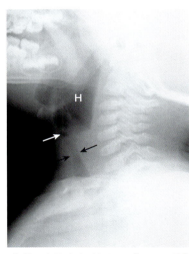

図 28-15　喉頭気管・気管支炎（クループ）　この頸部単純X線の軟部撮影では，クループのカギとなる所見がすべて認められる．下咽頭（H）の拡張，喉頭室の拡張（白矢印），声門下腔（気管の近位部）の不明瞭化/狭窄（黒矢印）である．これは11か月の乳児で，特徴的な犬吠様咳嗽が認められた．

でなければ呼吸できない場合や，**クループ**と思われた病態が増悪した場合，患児が唾液を嚥下できない場合には，臨床医は喉頭蓋炎を疑わなければならない．咳嗽を認めることは，まれである．喉頭蓋炎の古典的な三徴は，**唾液流出，重度の会話困難，吸気時の喘鳴（stridor）を伴う呼吸障害**である．

- 患児は気管内挿管に熟練した医療従事者に常に付き添われているべきである．診断には，必ずしも画像検査は必要ではなく，早期には画像検査所見が偽陰性になることもある．

▶ 画像検査としては，頸部単純X線**側面像**が選択され，**立位でのみ撮影すべきである**．これは，臥位では気道が閉塞してしまう可能性があるためである．

- **喉頭蓋炎の画像所見**
  - **喉頭蓋の腫大**．喉頭蓋は，皆さんの親指よりも大きくてはならない．**被裂喉頭蓋ヒダ**〔気道閉塞における重要な構成要素であり，喘鳴の本当の原因である〕の**肥厚**と，時に吸気位における**声門下気管**の**全周性の狭窄**が認められる（図28-14）．
- 治療法は気道確保（気管内挿管もしくは緊急気管切開が必要となることがある）であり，その他には経静脈的なステロイド投与と原因菌を推定したうえでの抗菌薬投与がある．

クループ（喉頭・気管・気管支炎）

- 通常，クループは**ウイルス感染**が原因であり，最も多い原因ウイルスはパラインフルエンザウイルス（1，2，3型）である．RSウイルス，インフルエンザ，マイコプラズマがその他のおもな原因である．典型的にはクループは**6か月〜3歳**の小児で起こり，喉頭蓋炎の好発年齢よりも低い．一般的な**風邪に続発**して認められることが多い．
- クループの診断は**臨床所見**をもとになされる．早期の咽後膿瘍との鑑別が困難なことがあり，その場合には画像診断が役に立つ．犬吠様咳嗽とよばれる**強い咳嗽**が特徴的であり，嗄声，吸気時の喘鳴，軽度の発熱，呼吸障害などを伴う．
- **クループの画像所見**（図28-15）

▶ 頸部の単純X線（側面像）におけるカギとなる所見としては，**下咽頭の拡張，喉頭室の拡張，声門下気管の不明瞭化/狭窄**がある．頸部単純X線の正面像で認められる"steeple sign"は，クループの診断における信頼性は低い．〔【訳注】steeple sign：声門の浮腫により，声門下面が形成するラインがsteeple（教会の尖塔）のように先細り状となる所見である〕

- クループの治療は，ステロイド投与，エピネフリン吸入，加湿である．

異物誤嚥

- 異物誤嚥の多くは**生後6か月〜6歳**に起こる．**80％以上**は特に**治療を要さず**に排泄される．誤嚥される食物もしくは異物としては，コイン，玩具，鳥の骨（X線透過性は低い），魚骨（X線透過性はやや高い）などがある．
- 多くの場合，誤嚥された異物はC5〜C6レベルの**輪状咽頭**

筋直下で引っかかり（70％），その他に胸郭入口部レベル，大動脈弓部レベル（20％），食道胃移行部レベル（10％）で引っかかり停滞する．いったん食道を通過すれば，ほとんどの異物は消化管を通過して排泄される．

■異物誤嚥のおもな**合併症**は，消化管の穿孔，閉塞，狭窄である．

■**ボタン型電池**と**磁石**は特に危険である．ボタン型電池は食道穿孔の可能性が高いため，食道に停滞している場合には緊急で除去する必要がある（図28-16）．複数の小さな磁石を誤嚥した場合も，消化管と消化管のループを固定することで穿孔のリスクが高まるため，可能ならば除去すべきである．

■誤嚥した異物が食道に停滞することによる臨床所見としては，**嚥下障害**と**嚥下痛**が最も多い．異物が通過した後でも，異物が停滞していた部位に関わらず，多くの症例が**頸部食道の疼痛**を訴える．

■異物停滞の画像所見
- 画像所見は，異物のX線透過性によって異なる．画像検査としては，まず頸部と胸部の単純X線撮影が行われる．異物が描出されない場合には，腹部も撮影される．
- 単純X線でコインは食道に停滞しているか気管に停滞しているかによって見え方が変わることがある（図28-17）．
- 単純X線の所見が陰性（異物が描出されない）であっても，X線透過性の高い異物を誤嚥した疑いが非常に高い場合には，食道造影もしくはCT撮像が考慮される．

■異物を誤嚥した小児は，絵の具など他の異物を嚥下している可能性が高いため（**異食症**），撮像された画像で描出されている骨の骨幹端をチェックして，高吸収の線状陰影がないかを確認する．これは，**鉛中毒**のサインである．

■治療法
- 多くの場合，注意深く経過観察をすることで異物は自然に排泄される．臨床的に異物除去が必要と判断される場合（例：先端の鋭利な異物やボタン型電池，磁石）には，内視鏡的に異物を除去する．

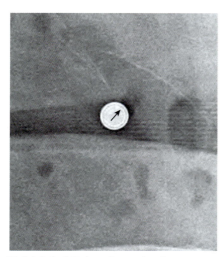

図28-16　誤嚥された大腸内のボタン型電池　これは右下腹部の強拡大であり，円形の金属異物が認められる．右半結腸のおおよその位置に相当する．白い縁取りの内側にある黒い帯状のライン（白矢印）と異物のサイズから，ボタン型電池であることがわかる．食道内のボタン型電池は穿孔の危険があるため，緊急で除去しなければならない．

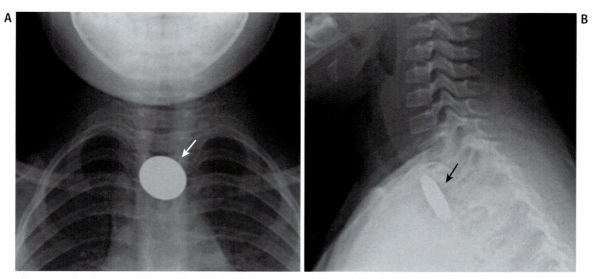

図28-17　嚥下された食道内のコイン　誤嚥されたコインは，食道内にあるか気管内にあるかによって，単純X線で見え方が異なる．食道内に停滞している場合には，食道内ですわりのよい方向に収まるため，通常は正面像で円形に認められ（**A**，白矢印），側面像で平坦に認められる（**B**，黒矢印）．気管内のコインは，気管そのものの形のために正面像では線状に，側面像では円形に認められることが多い．このコインは5セント硬貨であり，1日後に問題なく排泄された．

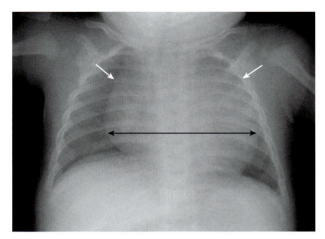

図 28-18　乳児の正常な胸部単純X線　正常な乳児でも，心胸郭比は65％に達することもある（成人では正常上限は50％である）．乳児の心拡大を評価する際には，肺野血管陰影の見え方や関連性のある臨床症状，理学所見（心雑音や頻拍，チアノーゼなど）を考慮して行う必要がある．この画像では心臓が拡大しているようにみえる（黒矢印）が，新生児としては正常である．胸腺（白矢印）もみかけ上，心拡大のようにみえることがある．

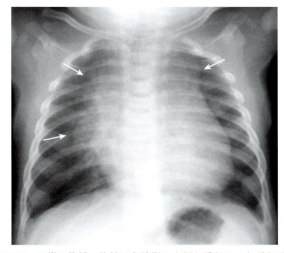

図 28-19　正常の胸腺　胸腺は心陰影の上部と重なることがあり，小児では心拡大と間違えられることがある．胸腺を同定する1つのポイントは，胸腺は分葉状の形態を呈することが多いという点である（白矢印）．成長するにつれ胸腺は縮小していくが，3歳までは正常でも単純X線で胸腺が確認できる．

他の疾患

乳児の心拡大

- **新生児**と**乳児**では，成人と比べると正常でも胸郭に比して**心臓のサイズが大きくみえる**ことを憶えておくのは重要である．成人では心胸郭比が50％を超えると異常とみなされるが，乳児では心胸郭比が**65％に達しても正常**なことがある．これは，新生児は成人のようには深呼吸ができないためと，腹部と胸部のサイズ比が成人とは異なるためである（図28-18）．
- 乳児の心拡大を評価する際には，**肺野血管の見え方**，臨床徴候や症状（**心雑音，頻拍，チアノーゼ**など）など，他の要素も考慮する必要がある．

 そして，小児では**胸腺**が心臓と重なって描出され，時に**心拡大と間違えられる**こともある．正常な胸腺は3歳まで単純X線で認められ，時にはさらに年長児でも認められることがある．**正常な胸腺はやや分葉状の形態**を呈しており，特に肋骨に接する部分で凹んでいる（図28-19）．

Salter-Harris 骨折：小児における骨端線骨折

- 成長している骨では，**成長板（骨端線もしくは骨端軟骨 epiphyseal plate or physis）の肥大層（hypertrophic zone）**が最も**剪断外傷（shearing injury）**を受けやすい部位である．**骨端線骨折（epiphyseal plate fracture）**はよく生じる骨折であり，小児の骨折の約30％に認められる．
- **Salter-Harris 分類**は骨端線損傷の記載法として一般的に使用され，損傷の治療方法の決定と，骨折のタイプによって生じうる合併症の理解に役立つ（図28-20，表28-2）．

 Salter-Harris 分類の type Ⅰと type Ⅱは良好に治癒する．

- type Ⅲでは関節症所見を呈したり，非対称な骨端線癒合が生じることがある．
- type Ⅳと type Ⅴは骨端線の早期閉鎖を生じることがより多く，屈曲変形と骨の短縮が起こる．

- **type Ⅰ骨折：骨端線のみの骨折**
  - **対側と比較**しなければ**骨折を指摘**することが難しいが，予後は良好である．
  - **大腿骨頭すべり症**（slipped capital femoral epiphysis：SCFE）は Salter-Harris type Ⅰ骨折の一形態である．
    - 大腿骨頭すべり症は，ほとんどが**高身長**で**体重の重い10歳代の少年**に生じる．外傷からの急速な回復期，腎性骨異栄養症，甲状腺機能低下症などの内分泌異常があると生じやすい．
    - 大腿骨頸部に対して，大腿骨の近位骨端部が下方，内側後方へすべる所見を呈する（図28-21）．
    - 約25％で**両側性に発症する**．約15％の症例では，すべりが生じた大腿骨頭に，血流が遮断されることで**無腐性壊死**を生じる．

- **type Ⅱ：骨端線の骨折と骨幹端部の骨折**
  - Salter-Harris 骨折のなかで**最も多いタイプ（75％）**であ

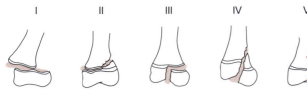

図 28-20 骨端線骨折の Salter-Harris 分類 これらすべては骨端線（成長板）に骨折が及んでいる．type Ⅰ は骨端線のみの骨折である．type Ⅱ は骨端線骨折のなかで最も多く，骨端線と骨幹端に骨折が及んでいる．type Ⅰ と type Ⅱ は予後が良好である．type Ⅲ は骨端線と骨端に骨折が及び，予後は前者2つのタイプよりも悪くなる．type Ⅳ は骨端線，骨端，骨幹端に骨折が及び，さらに予後が悪い．type Ⅴ は骨端線の挫滅であり，最も予後が悪い．

表 28-2 骨端線骨折における Salter-Harris 分類

type	骨折部位	所見
Ⅰ	骨端線	指節骨，橈骨遠位部，大腿骨頭すべり症にみられる．予後良好
Ⅱ	骨端線，骨幹端	Salter-Harris 骨折で最多．橈骨遠位部にしばしば生じる．**corner sign**．予後良好
Ⅲ	骨端線，骨端	関節内骨折．特に脛骨遠位部．予後はやや悪い
Ⅳ	骨端線，骨端，骨幹端	上腕骨遠位部と脛骨遠位部に認められる．予後不良
Ⅴ	骨端線の挫滅損傷	最も予後不良：治癒が始まらなければ診断困難

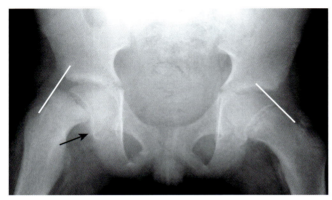

図 28-21 大腿骨頭すべり症 大腿骨頭すべり症（slipped capital femoral epiphysis：SCFE）は Salter-Harris Ⅰ型骨折の一形態である．ほとんどが高身長で体重の重い10歳代の少年に生じ，大腿骨頸部に対して，大腿骨の近位骨端部が下方，内側後方へすべる（黒矢印）．大腿骨頸部に平行に描かれた直線（白線）は Klein 線とよばれ，正常では大腿骨頭の外側部分と交わるはずである．正常な左側では白線が大腿骨頭と交わっているが，右側では骨端部が滑っているために白線と大腿骨頭が交わっていない．

り，しばしば**橈骨遠位部**に生じる．典型的には治癒は早く，骨の成長が阻害されることはまれであるが，大腿骨遠位部と脛骨近位部では変形が残ることがある．

- Salter-Harris type Ⅱ で認められる骨幹端の小さな骨折片は，いわゆる "コーナー・サイン（corner sign）" を形成する（図 28-22）．

■**type Ⅲ：骨端線と骨端部の骨折**

- 骨端部自体には**長軸方向の骨折**が認められ，この骨折は関節腔へと必ず達しており，関節軟骨断裂が生じていることを表している．
- この骨折は**二次性の変形性関節症**となって長期的に影響を及ぼし，そして成長板の**非対称的かつ未熟な癒合**が生じることで，その後に骨変形が起こる（図 28-23）．治療として適切な整復を行うために，早期診断が必要である．

■**type Ⅳ：骨端線・骨幹端・骨端の骨折**

- type Ⅳ は，他のタイプよりも**予後が不良**である．未熟で

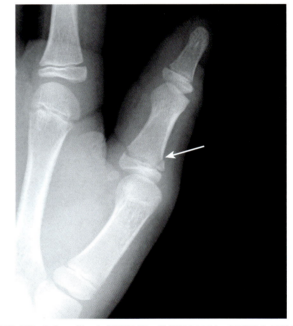

図 28-22 Salter-Harris Ⅱ型骨折 Ⅱ型骨折では，骨端線と骨幹端に骨折が及ぶ．これは Salter-Harris 骨折のなかで最も多いタイプである．骨幹端の小さな骨折片（白矢印）は，いわゆる **corner sign** を呈する．

時に非対称な骨端線の閉鎖が起こり，特に下肢で脚長差，屈曲変形，二次性変形性関節症などが生じることがある（図 28-24）．

- Salter-Harris type Ⅳ 骨折に骨片の偏位を伴った場合には，観血的整復固定術（open reduction and internal fixation：ORIF）が行われる事が多いが，完全な整復が行われても変形が残ることがある．

■**type Ⅴ：骨端線の挫滅骨折（crush fracture）**

- まれな骨端線損傷であり，骨端線の挫滅骨折である．血

28章 小児の疾患をみつけよう | 321

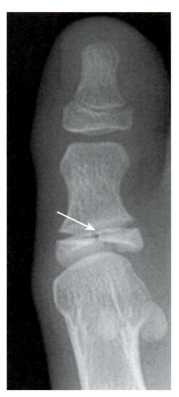

図28-23　Salter-Harris Ⅲ型骨折　Ⅲ型骨折では骨端線に骨折が及び，骨端にも長軸方向の骨折線が認められる（白矢印）．これは，関節面へ骨折が及んでいることと，関節軟骨にも骨折が及んでいることを意味する．この骨折は二次性の変形性関節症となって長期的に影響を及ぼすが，成長板の非対称的かつ未熟な癒合が生じることで，その後に骨変形を残す．

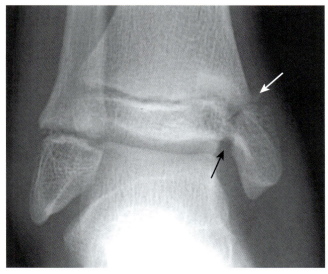

図28-24　Salter-Harris Ⅳ型骨折　Ⅳ型骨折では，骨端線，骨幹端（白矢印），骨端（黒矢印）に骨折を認める．これらの骨折では，時に非対称な骨端線の早期閉鎖が生じることがあるため，他のSalter-Harris骨折よりも予後が不良である．Salter-Harris Ⅳ型骨折は，上腕骨遠位部と脛骨遠位部に最もよく認められる．

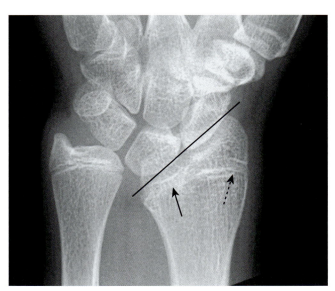

図28-25　Salter-Harris Ⅴ型骨折　Ⅴ型骨折は骨端線の挫滅である．成長板が部分的に早期癒合を起こして屈曲変形を生じ，成長障害が顕在化するまで診断されないこともしばしばある．この小児では，橈骨遠位端の外側部分では骨端線はまだ開いている（点線黒矢印）が，内側部分が癒合している（黒矢印）．この成長板内側部分の早期癒合により，橈骨遠位部の屈曲変形が起こる（黒線）．

管損傷を生じ，成長板の局所的な早期閉鎖によりほとんどで**成長障害**をきたすことになる．

- **大腿骨遠位部，脛骨近位部，脛骨遠位部に最も多い**．合併症が顕在化する病後期になるまで，**単純X線では診断が困難**である（図28-25，表28-2参照）．

小児虐待 child abuse

■Salter-Harris骨折は，小児の偶発的な骨折である．他のある種の骨折は，もしくは他の型の骨折では，小児虐待による故意の骨折が強く疑われる場合がある．**小児虐待の診断には，画像診断がカギ**となる．

> 小児虐待を疑うべきいくつかの骨折部位と特徴がある（表28-3，図28-26）．

- **骨幹端部辺縁の骨折**（corner fracture）．小さな骨幹端部の裂離骨折は，靱帯付着部に急激な回転外力が加わった時に生じる．骨幹端辺縁骨折では，**身体的な虐待が考えられる**．骨折線は骨幹端部に平行となり，**バケツの柄様**となる（図28-26A）．
- **肋骨骨折**（特に多発性），そして肋骨後部の骨折（外傷でもまれな骨折である）（図28-26B）．
- **頭部外傷**は，2歳以下の小児虐待の死因として最多である．画像所見としては，**硬膜下・くも膜下出血，脳挫傷**がある．頭蓋骨骨折は粉砕骨折の形態をとることや，両側性であることが多く，骨折線が縫合線を超えることがある．

壊死性腸炎

- 壊死性腸炎（necrotizing enterocolitis：NEC）は，新生児に生じる最も多い緊急治療もしくは外科的治療が必要となる**消化管疾患**である．腸管の虚血・血流障害が関与していると考えられているものの，原因はいまだ不明であり，血流停滞により腸管壊死に陥ることが多い．
- **未熟児**に多いが，満期産児にも認められる．通常，**生後1週間以内に発症**する．経腸栄養を受けていた乳児で発症リスクが高い．満期産児では，先天性心疾患もしくは母体にコカイン中毒の既往があると，発症のリスクが増加する．
- 臨床所見は軽微であることもあるが，不耐症，胃内容物の排泄遅延，腹満・腹部圧痛，腸管蠕動音の低下がある．
- BOX 28-1に正常な乳児の腹部画像所見についてまとめてある．
- **壊死性腸炎の画像所見**（図28-28）
  - 壊死性腸炎が診断されるのは，現在でも腹部単純X線によることが最も多い．
    - 急性期病変は，**回腸末端を侵す**ことが最も多い．
    - 早期の所見として，2〜3か所の**拡張した腸管**が認められることがある．再現性をもって持続性に拡張している腸管が認められた場合には，疾患の発症から時間が経過していると考えられるが，早期にも認められることはある．
    - 腸管壁の肥厚は，**腸管ループ同士の距離が開いている**所見として認められる．
    - **腸管気腫症**は，**新生児の壊死性腸炎に特徴的**である．腸管壁内のX線透過性亢進領域は腸管内腔に平行な線状の透亮像として認められ，腸管内腔から入り込んだ**漿膜下の空気**を表している（図28-28A）．**囊胞状の空気貯留は粘膜下**に認められ，こちらも腸管気腫症のサインである．
    - **腹腔内遊離ガス**は予後不良な所見であり，通常は緊急外科的治療が必要となる．
    - **門脈内ガス**は，以前は予後不良な所見と考えられてい

表28-3 小児虐待を疑わせる骨格系の外傷

部 位	所 見
大腿骨遠位部，上腕骨，手関節，足関節	骨幹端辺縁の骨折
多発性の骨折	時期の異なる骨折治癒後変化
大腿骨，上腕骨，脛骨	1歳未満の小児のらせん状骨折
後部肋骨，棘突起の裂離骨折	通常は"自然に起こる"ことが少ない．5歳未満の小児の骨折
多発性の頭蓋骨骨折	後頭骨の多発性骨折は小児虐待を示唆する．
著明な仮骨形成を伴う骨折	繰り返される外傷と，骨折部の固定がなされていない状態を示唆する．
中手骨と中足骨骨折 頬骨と肩甲骨骨折 椎体骨折と亜脱臼	通常は"自然に起こる"ことが少ない 5歳未満の小児の骨折

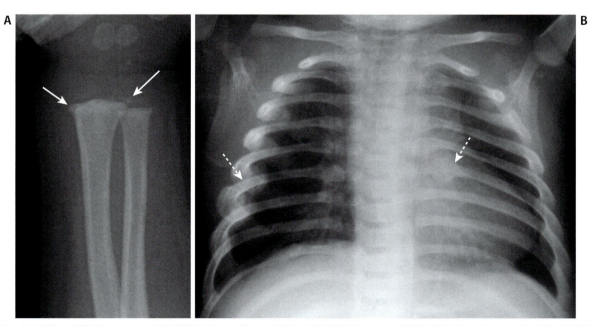

図28-26　小児虐待　骨幹端のコーナー骨折が認められる（**A**，白矢印）．橈骨遠位部の小さな裂離骨折を表しており，小児虐待に特徴的な所見である．複数の肋骨骨折が治癒した後の変化も認められ（**B**，点線白矢印），そのうちの1つは左第6肋骨の後部肋骨に認められる．後部肋骨の骨折は偶発的な外傷でもふつうは認められず，この所見をみたら小児虐待を疑う必要がある．

28章 小児の疾患をみつけよう

BOX 28-1　正常な乳児の腹部所見：単純X線

- ほとんどの新生児において，生後15分後から胃にガスが認められ，生後24時間後には直腸にガスが認められる．
- 新生児では小腸ガスと大腸ガスを鑑別することは不可能である．これは，生後約6か月までは大腸のハウストラが発達していないためである．
- ほとんどの新生児が大量のガスを嚥下するため，沢山の空気を含んだ多角形の腸管ループが認められ，それぞれの腸管は密接している（図28-27）．

たが，現在ではそれほど重大な所見ではないと考えられている．門脈内の空気を反映して，肝門部領域の分枝状の線状透亮域として認められる（図28-28B）．

■**合併症**

- 生存した患児のうち，50％に長期的な合併症が認められる．最も多い合併症として，**腸管狭窄**と**短腸症候群**がある．体重1,500 g以下の乳児における死亡率は，10〜44％である．

食道閉鎖と気管食道瘻（TEF）

■病因は完全には明らかになっていない．最も多いタイプは**盲端に終わる食道（食道閉鎖）**と，**気管と下部遺残食道の瘻孔形成の合併**である．

■食道閉鎖は，**鎖肛，十二指腸閉鎖もしくは狭窄**など，他の消化管異常に合併する頻度が最も高い異常である．25％で13対以上の肋骨もしくは6椎体以上の腰椎が認められる．食道閉鎖のみを認める乳児〔【訳注】合併奇形のない症例〕では，21トリソミーと十二指腸閉鎖の発生頻度が高い．

➡ 食道閉鎖の症例の約50％（気管食道瘻の合併の有無は問わない）で，何らかの他の**先天性異常**を合併する．食道閉鎖に合併する先天奇形を記憶するためには，頭文字からVACTERLと憶えるとよい．これらは，Vertebral anomalies（椎体の先天奇形），Anal atresia（鎖肛），Cardiac abnormalities（心奇形），Tracheoesophageal fistula（TEF：**気管食道瘻**）（食道閉鎖を伴うことがある），Renal agenesis or dysplasia（**腎無形成**もしくは**腎異型性**），Limb defect（**肋骨欠損**）である．

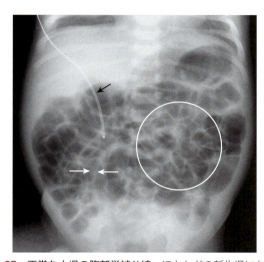

図28-27　正常な小児の腹部単純X線　ほとんどの新生児において，生後15分後から胃にガスが認められ，生後24時間後には直腸にガスが認められる．新生児では小腸ガスと大腸ガスを鑑別することは不可能である．ほとんどの新生児が大量のガスを嚥下するため，沢山の空気を含んだ多角形の腸管ループ（白円）が認められ，それぞれの腸管は密接している（白矢印）．この画像では体外に体温計が留置されている（黒矢印）．

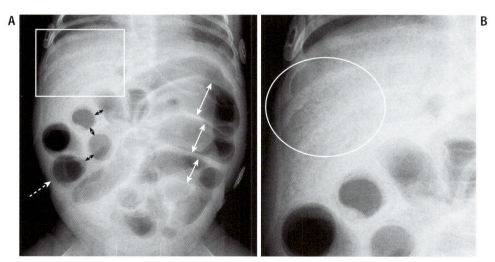

図28-28　壊死性腸炎　生後1周間の乳児．Aでは，腸管拡張が認められる（両白矢印）．腸管壁と平行に線状の透亮像が認められ，腸管壁内のガスを表しており（点線白矢印），これにより腸管同士が異常な距離をもって離れている（両黒矢印）．辺縁に局在する小さな空気を含んだたくさんの血管構造が肝臓に認められ（差し込み画像B），門脈内ガスである．B（肝臓領域の拡大画像）では，門脈内の複数の小さな空気を表す透亮像が認められる（白楕円）．

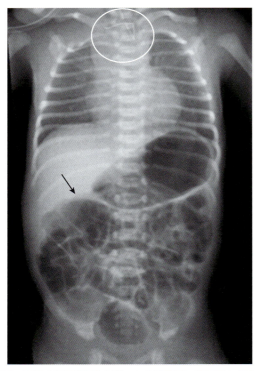

図 28-29　気管食道瘻(TEF)を伴った食道閉鎖　経口的に挿入されたチューブの先端が，上部食道の盲端に終わった部位で折れ曲がっており，食道閉鎖部よりも遠位へ到達できていない（白円）．腸管内のガス（黒矢印）は下部食道と気管の瘻孔を介して腸管へ流入している．これは食道閉鎖と気管食道瘻の最も多いタイプである．

- ■臨床症状は，**生後間もなく顕在化**することが多く，症状としては，流涎，唾液流出，分泌物の嚥下困難，経口摂取物の逆流，誤嚥，呼吸障害などである．
- ■**画像所見**は，食道閉鎖のタイプによって異なる
  - 食道閉鎖のみで**瘻孔形成がない場合**，消化管に空気が流入しないため，**腹部には含気がなくなる**．正常では，生後15分後には胃内に空気が認められる．
  - 下部食道に気管との瘻孔が存在する場合（最も多いタイプである），**消化管には気管から流入したガスが認められ**，胸部単純X線で**上部食道**に相当する部位に，食道閉鎖を表す空気で拡張した**盲端に終わるX線透過性の高い袋状構造**が認められる．追加の画像検査は通常は不要であるが，柔らかいカテーテルを盲端に終わる食道に挿入することで診断をより確定的にすることができる（図28-29）．
  - 誤嚥性肺炎が認められることがある．誤嚥性肺炎は，食道との瘻孔があった場合には右肺上葉に認められることが多い．
  - 出生前の超音波検査では，羊水過多として妊娠24週頃には本疾患を疑うことができる．
- ■**治　療**
  - 生後2〜3か月の時点で，上部食道と下部食道の吻合術が施行されることが多い．吻合術が不可能な場合，結腸で食道を再建することがある．

TAKE-HOME POINT：小児の疾患をみつけよう

- 新生児一過性多呼吸は新生児の呼吸障害で最も多い原因であり，満期産児もしくは過期産児に生じ，少ないが早期産児にも生じる．肺は過膨張することが多く，線状の肺門部陰影，葉間胸水，層状胸水が認められる．

- 呼吸窮迫症候群（respiratory distress syndrome：RDS）は，未熟児に認められる疾患である．典型的にはびまん性のすりガラス状，もしくは微細な粒状陰影が両側性・対称性に認められ，気管支透亮像を伴う．肺は含気不良であることが多い．

- 胎便吸引症候群は満期産児・過期産児の呼吸障害の原因として最も多い．肺は過膨張となり，びまん性の"縄状"の濃度上昇域が認められる．斑状の無気肺が，エア・トラッピングによる限局的な気腫性変化とともに認められることもある．

- 気管支肺異形成症（bronchopulmonary dysplasia：BPD）は，早期の急性肺疾患に続発し，RDS（呼吸窮迫症候群）で認められることが多い．BPD は胎便吸引症候群と肺炎に合併することもある．BPD の乳児は酸素投与が必要である．肺は過膨張することが多く，スポンジ状を呈し，無気肺による粗い線状陰影とエア・トラッピングによる過膨張病変である小さな X 線低下領域が混在して認められる．

- 新生児の呼吸障害に対する治療の合併症は圧外傷（barotrauma）（空気漏出）によるものが多く，間質性気腫，縦隔気腫，気胸，心嚢気腫がある．

- 反応性気道疾患・気管支炎は小児の喘鳴，息切れ，咳嗽を呈する疾患群を包括する呼び名である．気管支周囲の肥厚と肺の過膨張が認められる．

- 喘息は臨床的診断である．胸部単純 X 線は，喘息症状が認められた場合にその原因もしくは合併症の評価に用いられる．肺炎は喘息の一因であり，気胸と縦隔気腫は喘息発作の合併症として認められる．

- 臨床的には，肺炎を合併した新生児では発熱だけが認められることがある．細菌性肺炎では，特徴的には肺葉の浸潤もしくは円形肺炎を呈し，時に胸水を伴う．ウイルス性肺炎は間質浸潤もしくは気管支肺炎を反映して斑状の浸潤を呈するのが特徴である．

- 咽頭扁桃は 6 歳までは増大傾向にあり，その後は成人となるにつれ縮小する．咽頭扁桃腫大のカギとなる画像所見は，頸部 X 線単純の軟部撮影における鼻咽頭気道の狭窄もしくは閉塞である．正常の口蓋扁桃と咽頭扁桃は，しばしば同時に増大する．

- 急性の細菌性喉頭蓋炎は緊急治療を要する致死的な疾患である．喉頭蓋は，正常では親指程度のサイズにはならない．被裂喉頭蓋ヒダの肥厚も認められる．急性細菌性喉頭蓋炎は，やや年長の幼児（3～6 歳）で認められ，クループ（6 か月～3 歳）よりも好発年齢が高い．

- クループは，通常はウイルスが原因であり，診断は臨床的になされる．頸部単純 X 線の軟部撮影では，下咽頭の拡張，喉頭室の拡張，声門下気管の不明瞭化や狭窄の 3 つがカギとなる画像所見である．

- 異物誤嚥のほとんどは 6 か月～6 歳児に生じ，そのうちの大多数は自然に異物が排泄される．異物が引っ掛かり停滞するとすれば，頸部の輪状咽頭筋直下，胸郭入口部レベル，大動脈弓部レベル，食道胃移行部レベルが多い．ボタン型電池と磁石は特に危険であり，一般的には除去すべきである．

- 乳児では，心胸郭比は 65％までが正常範囲内である．小児では胸腺が心臓と重なって描出され，時に心拡大と間違えられる．

- 骨端線骨折は小児で多く認められる．骨端線骨折では，損傷の形態，治療法の選択，合併症のリスク評価のために Salter-Harris 分類が用いられる．

- ある種の骨折は，小児虐待による故意の受傷を強く示唆する．小児虐待には，画像診断がカギとなる．骨幹端部辺縁骨折，肋骨骨折，頭部外傷では小児虐待を疑う．

- 壊死性腸炎は，新生児（特に未熟児）における緊急治療・時に緊急外科的治療が必要となる消化管疾患として最多である．本疾患では，拡張した消化管ループ，消化管壁の肥厚，腸管気腫症，門脈ガスが認められる．

- 食道閉鎖は気管食道瘻を伴うタイプと伴わないタイプがある．最も多いタイプは，上部食道が盲端に終わり，気管と下部食道に気管食道瘻が認められるタイプである．

- 気管食道瘻は，VACTERL の頭文字で表される他の先天奇形を合併することがある．VACTERL は，Vertebral anomalies（椎体の先天奇形），Anal atresia（鎖肛），Cardiac abnormalities（心奇形），Tracheoesophageal fistula（TEF：気管食道瘻）（食道閉鎖を伴うことがある），Renal agenesis or dysplasia（腎無形成もしくは腎異型性），Limb defect（肋骨欠損）である．

付記：何を何時オーダーするか

American College of Radiology の Appropriateness Criteria のリンクにアクセスすると，それぞれの臨床的な状況でどのような画像検査を選択すべきか，以下のように説明されている．これらのガイドラインは画像診断医，IVR医，放射線治療医，その他の領域の専門家で構成されたエキスパート・パネルによって作成された．これらは，特定の臨床的な状況にある患者に対し，最適な画像診断と治療方針を決定する際に臨床医の助けとなるようエビデンスに基づいて作成されたガイドラインである．

	AMERICAN COLLEGE OF RADIOLOGY APPROPRIATENESS CRITERIA
Cardiac	Acute chest pain—suspected pulmonary embolism
	Chest pain suggestive of acute coronary syndrome
	Chronic chest pain—high probability of coronary artery disease
	Dyspnea—suspected cardiac origin
Gastrointestinal	Acute (nonlocalized) abdominal pain and fever or suspected abdominal abscess
	Acute pancreatitis
	Blunt abdominal trauma
	Dysphagia
	Jaundice
	Left lower quadrant pain—suspected diverticulitis
	Right lower quadrant pain—suspected appendicitis
	Right upper quadrant pain
	Palpable abdominal mass
	Suspected small-bowel obstruction
Musculoskeletal	Chronic ankle pain
	Chronic elbow pain
	Chronic foot pain
	Chronic hip pain
	Chronic neck pain
	Chronic wrist pain
	Low back pain
	Metastatic bone disease
	Nontraumatic knee pain
	Osteoporosis and bone mineral density
	Suspected spine trauma
Neurologic	Cerebrovascular disease
	Dementia and movement disorders
	Focal neurologic deficit
	Head trauma
	Headache
	Seizures and epilepsy
Pediatric	Fever without source—child
	Headache—child
	Limping child—ages 0–5 years
	Seizures—child
	Suspected physical abuse—child
	Urinary tract infection—child
	Vomiting in infants up to 3 months of age
Thoracic	Chronic dyspnea—suspected pulmonary origin
	Hemoptysis
	Blunt chest trauma
	Noninvasive clinical staging of bronchogenic carcinoma
	Radiographically detected solitary pulmonary nodule
	Routine chest radiographs in ICU patients
	Routine admission and preoperative chest radiography
	Screening for pulmonary metastases
Urologic	Acute onset flank pain—suspicion of stone disease
	Acute onset of scrotal pain—without trauma, without antecedent mass
	Acute pyelonephritis
	Hematuria
	Renal failure
	Renal trauma
	Renovascular hypertension

参考文献

Texts

Arnold W, DeLegge MH, Schwaitzberg SD : *Enteral access : The foundation of feeding*, Dubuque, IA, 2002, Kendall/Hunt.

Blickman H : *Pediatric radiology : The requisites*, ed 2, St Louis, 1998, Mosby.

Fraser RS, Paré JAP, Fraser RG, et al : *Synopsis of diseases of the chest*, ed 2, Philadelphia, 1994, Saunders.

Goodman LR : *Felson's principles of chest roentgenology*, ed 3, Philadelphia, 2007, Saunders.

Greenspan A : *Orthopedic radiology : A practical approach*, ed 3, Philadelphia, 2000, Lippincott Williams & Wilkins.

Grossman RI, Yousem DM : *Neuroradiology : The requisites*, St Louis, 1994, Mosby.

Guyton AC, Hall J : *Textbook of medical physiology*, ed 11, Philadelphia, 2005, Saunders.

Harris JH, Harris WH : *The radiology of emergency medicine*, ed 4, Philadelphia, 2000, Lippincott Williams & Wilkins.

Juhl JH, Crummy AB : *Paul and Juhl's essentials of radiologic imaging*, ed 6, Philadelphia, 1993, Lippincott.

Love MB : *An introduction to diagnostic ultrasound*, Springfield, Ill, 1981, Charles C. Thomas.

Manaster BJ, Disler DG, May DA : *Musculoskeletal imaging : The requisites*, ed 2, St Louis, MO, 2002, Mosby.

McLoud TC : *Thoracic radiology : The requisites*, St Louis, 1998, Mosby.

Mettler FA, Guiberteau MJ : *Essentials of nuclear medicine imaging e-book*, ed 6, Philadelphia, 2012, Saunders.

Meyers MA : *Dynamic radiology of the abdomen : Normal and pathological anatomy*, ed 2, New York, 1982, Springer-Verlag.

Resnick D : *Diagnosis of bone and joint disorders*, ed 2, Philadelphia, 1981, Saunders.

Resnick D : *Diagnosis of bone and joint disorders*, ed 4, Philadelphia, 2002, Saunders.

Rumack CM, Wilson SR, Charboneau JW, editors : *Diagnostic ultrasound*, ed 2, St Louis, 1998, Mosby.

Schultz RJ : *The language of fractures*, Baltimore, 1972, Williams & Wilkins.

Shikora S, Martindale RG, Schwaitzberg SD, et al, editors : *Nutritional considerations in the intensive care unit : Science, rationale, and practice*, Dubuque, IA, 2002, Kendall/Hunt.

Swischuk LE : *Imaging of the newborn, infant, and young child*, ed 5, Philadelphia, 2003, Lippincott Williams & Wilkins.

Webb WR, Brant WE, Helms CA : *Fundamentals of body CT*, Philadelphia, 1991, Saunders.

Weissleder R, Wittenberg J, Harisinghani MG : *Primer of diagnostic imaging*, ed 3, St Louis, 2003, Mosby.

Journal Articles

Aberle DR, Wiener-Kronish JP, Webb WR, et al : Hydrostatic versus increased permeability pulmonary edema : diagnosis based on radiographic data in critically ill patients, *Radiology* 168 : 73-79, 1988.

Almeida A, Roberts I : Bone involvement in sickle cell disease, *Br J Haematol* 129 : 482-490, 2005.

ASGE Standards of Practice Committee, Ikenberry SO, Jue TL, Anderson MA, et al : Management of ingested foreign bodies and food impactions, *Gastrointest Endosc* 73 : 1085-1091, 2011.

Amjadi K, Alvarez GG, Vanderhelst E, et al : The prevalence of blebs or bullae among young healthy adults : a thoracoscopic investigation, *Chest* 132 : 1140-1145, 2007.

Bates D, Ruggieri P : Imaging modalities for evaluation of the spine, *Radiol Clin North Am* 29 : 675-690, 1991.

Boudiaf M, Soyer P, Terem C, et al : CT evaluation of small bowel obstruction, *Radiographics* 21 : 613-624, 2001.

Burney K, Burchard F, Papouchado M, et al : Cardiac pacing systems and implantable cardiac defibrillators (ICDs) : a radiological perspective of equipment, anatomy, and complications, *Clin Radiol* 59 : 699-708, 2004.

Cohen SM, Kurtz AB : Biliary sonography, *Radiol Clin North Am* 29 : 1171-1198, 1991.

Cury RC, Budoff M, Taylor AJ : Coronary CT angiography versus standard of care for assessment of chest pain in the emergency department, *J Cardiovasc Comput Tomogr* 7 : 79-82, 2013.

Dalinka MK, Reginato AJ, Golden DA : Calcium deposition diseases, *Semin Roentgenol* 17 : 39-48, 1982.

de Jong EM, Felix JF, de Klein A, et al : Etiology of esophageal atresia and tracheoesophageal fistula : "mind the gap.", *Curr Gastroenterol Rep* 12 : 215-222, 2010.

Doubilet PM, Benson CB, Bourne T, et al : Diagnostic criteria for nonviable pregnancy early in the first trimester, *N Engl J Med*

369：1443-1451, 2013.

Dyer DS, Moore EE, Mestek MF, et al：Can chest CT be used to exclude aortic injury?, *Radiology* 213：195-202, 1999.

Edeiken J：Radiologic approach to arthritis, *Semin Roentgenol* 17：8-15, 1982.

Edward MO, Kotecha SJ, Kotecha S：Respiratory distress of the term newborn infant, *Paediatr Respir Rev* 14：29-37, 2013.

Garcia MJ：Could cardiac CT revolutionize the practice of cardiology?, *Cleve Clin J Med* 72：88-89, 2005.

Ellis K, Austin JH, Jaretzki A 3rd：Radiologic detection of thymoma in patients with myasthenia gravis, *AJR Am J Roentgenol* 151：873-881, 1988.

Gaskill MF, Lukin R, Wiot JG：Lumbar disc disease and stenosis, *Radiol Clin North Am* 29：753-764, 1991.

Haus BM, Stark P, Shofer SL, et al：Massive pulmonary pseudotumor, *Chest* 124：758-760, 2003.

Hendrix RW, Rogers LF：Diagnostic imaging of fracture complications, *Radiol Clin North Am* 27：1023-1033, 1989.

Henschke CI, Yankelevitz DF, Wand A, et al：Accuracy and efficacy of chest radiography in the intensive care unit, *Radiol Clin North Am* 34：21-31, 1996.

Henry M, Arnold T, Harvey J, et al：BTS guidelines for the management of spontaneous pneumothorax, *Thorax* 58 (Suppl 2)：ii39-ii52, 2003.

Horrow MM：Ultrasound of the extrahepatic bile duct：issues of size, *Ultrasound Q* 26：67-74, 2010.

Indrajit IK, Shreeram MN, d'Souza JD：Multislice CT：a quantum leap in whole body imaging, *Indian J Radiol Imaging* 14：209-216, 2004.

Ingram MD, Watson SG, Skippage PL, et al：Urethral injuries after pelvic trauma：evaluation with urethrography, *Radiographics* 28：1631-1643, 2008.

Johnson JL：Pleural effusions in cardiovascular disease：pearls for correlating the evidence with the cause, *Postgrad Med* 107：95-101, 2000.

Karlo CA, Leschka S, Stolzmann P, et al：A systematic approach for analysis, interpretation, and reporting of coronary CTA studies, *Insights Imaging* 3：215-228, 2012.

Kundel HL, Wright DJ：The influence of prior knowledge on visual search strategies during the viewing of chest radiographs, *Radiology* 93：315-320, 1969.

Lingawi SS：The naked facet sign, *Radiology* 219：366-367, 2001.

Neu J, Walker WA：Necrotizing enterocolitis, *N Engl J Med* 364：255-264, 2011.

Old JL, Calvert M：Vertebral compression fractures in the elderly, *Am Fam Physician* 69：111-116, 2004.

Pathria MN, Petersilge CA：Spinal trauma, *Radiol Clin North Am* 29：847-865, 1991.

Riddervold HO：Easily missed fractures, *Radiol Clin North Am* 30：475-494, 1992.

Shifrin RY, Choplin RH：Aspiration in patients in critical care units, *Radiol Clin North Am* 34：83-95, 1996.

Smith-Bindman R, Miglioretti DL, Larson EB：Rising use of diagnostic medical imaging in a large integrated health system, *Health Aff* 27：1491-1502, 2008.

Steenburg SD, Ravenel JG：Acute traumatic thoracic aortic injuries：experience with 64-MDCT, *AJR Am J Roentgenol* 191：1564-1569, 2008.

Thomas EL, Lansdown EL：Visual search patterns of radiologists in training, *Radiology* 81：288-291, 1963.

Tie MLH：Basic head CT for intensivists, *Crit Care Resusc* 3：35-44, 2001.

Tocino I, Westcott JL：Barotrauma, *Radiol Clin North Am* 34：59-81, 1996.

Veltman CE, de Graaf FR, Schuijf JD, et al：Prognostic value of coronary vessel dominance in relation to significant coronary artery disease determined with non-invasive computed tomography coronary angiography, *Eur Heart J* 33：1367-1377, 2012.

Yu S, Haughton VM, Rosenbaum AE：Magnetic resonance imaging and anatomy of the spine, *Radiol Clin North Am* 29：691-710, 1991.

Yuh WT, Quets JP, Lee HJ, et al：Anatomic distribution of metastases in the vertebral body and modes of hematogenous spread, *Spine* 21：2243-2250, 1996.

1章のクイズの解答

本書の最後にきました．本書をすでに通読されたでしょうか．速読だったでしょうか．ここでは1章で出題したクイズの答えを解説します．

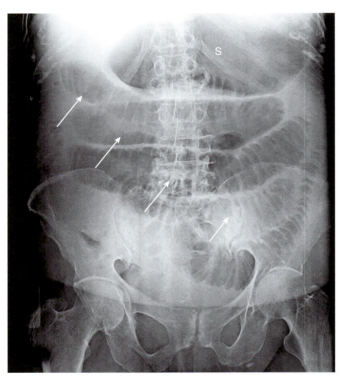

図 1-1　小腸閉塞　複数の空気で拡張した小腸（白矢印）が認められるが，大腸内にはガスは確認できない．胃（S）も拡張している．全体として極端な小腸の拡張は，機械的小腸閉塞であり，この症例のように以前の外科手術に伴う癒着が原因で生じる．

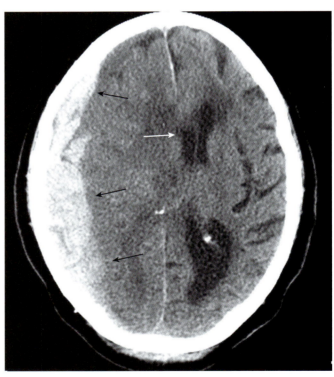

図 1-2　硬膜下血腫　右側頭領域に円弧状の高吸収域が認められ（黒矢印），これにより正中構造が大脳鎌下で左方へ偏位している（白矢印）．頭蓋内板に沿った三日月状の濃度上昇域は，硬膜下液体貯留の典型的な所見である．この症例は高所からの転落による頭部の打撲である．

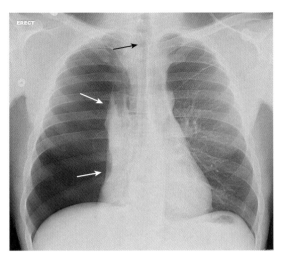

図1-3 **右気胸** 大きな右側の気胸が認められ，右肺は肺門側に完全に虚脱している（白矢印）．気管の軽度左方偏位（黒矢印）が認められ，軽度の緊張性気胸が疑われる．これは特発性気胸であった．

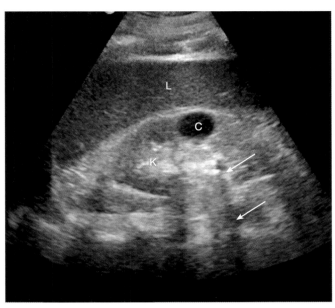

図1-4 **単純性腎囊胞** 無エコーであり，かつ後方エコーの強い増強を伴う腫瘤（C）が，腎臓（K）の中央部に認められる（白矢印）．この腫瘤は液体が充満した腎囊胞が示唆される．腹痛を訴えた患者で行われた腎臓の検査で偶然発見された．L：肝臓

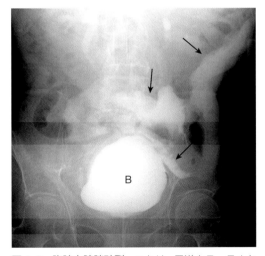

図1-5 **腹腔内膀胱破裂** これは，尿道カテーテルから膀胱（B）に造影剤を注入して行われた膀胱造影である．このような画像は，膀胱内に造影剤がとどまっていられるかを評価するために撮影される．この症例では，膀胱の上壁の孔から腹腔（黒矢印）へ造影剤が流出している．これは自動車事故の症例であった．

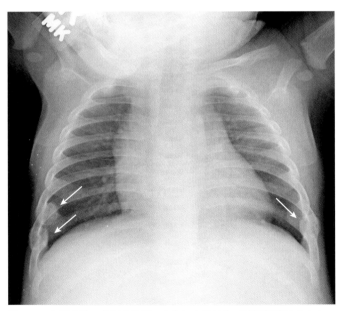

図1-6 **小児虐待** 小児虐待は，事故による外傷では通常認められないような外傷性変化が画像検査で認められた場合に，初めて疑われることがある．この4か月の小児は泣き止まないため救急外来を受診したが，胸部単純X線では両側の肋骨に治癒所見を伴う骨折（白矢印）が認められた．この年齢の小児では偶発的事故による変化とはまず考えられない．詳しい病歴聴取により，小児虐待が疑われた．

和文索引

あ

悪性リンパ腫　205
アコーディオン・サイン　196
亜脱臼　249,250
アデノイド　316
アデノウイルス　315
アミロイド・アンギオパチー　303
アラン・コーマック　4

い

胃潰瘍　189
胃癌　189,190
異食症　318
胃食道逆流症（GERD）　187
イチゴ状動脈瘤　301,302
異物誤嚥　317
イレウス　149
　　機能性――　149-151
　　限局性――　149-151
　　全般性麻痺性――　149
　　胆石――　167
咽頭扁桃　316
インフルエンザ　315

う

ウィリス動脈輪　301
ヴィルヘルム・レントゲン　2
ウィンドウ幅　4
右室流出路　30
右主気管支　28
うっ血性心不全　118,120,121

え

エア・トラッピング　313
栄養管　97,98
栄養血管溝　248
エコー時間　226
壊死性腸炎　165,322,323
円形細胞病変　243
炎症性関節炎　262,268
炎症性滲出液　69
炎症性変形性関節症　265,266
燕麦細胞癌　108

お

横隔膜　52
横隔膜下の空気　160
横隔膜上部憩室　187
横骨折線　251
黄色ブドウ球菌　71,244
黄体　217
黄体嚢腫　217
音響陰影　210,215
音響インピーダンス　208

か

外傷　177
外傷性気瘤　178,179
外傷性血腫　179
外傷性脳出血　295
回旋（rotation）　10,12
海綿状血管腫　201,202
核医学検査　6
拡散強調画像（DWI）　229
核磁気共鳴画像（MRI）　5
核磁気共鳴機能画像法（fMRI）　229
拡大（magnification）　12
下行大動脈　26,28
過誤腫　106,107
仮骨形成　253
ガストログラフィン　142
化生　187
仮性憩室　187,192
仮性膵嚢胞　197
仮性膵嚢胞形成　197
仮性動脈瘤　肝臓　181
カセット　2
画像診断法　1
肩関節後方脱臼　258
滑液　262
褐色腫　240,241
滑脱型ヘルニア　187
滑膜　262
滑膜関節　261
滑膜増殖　268
ガドペンテト酸ジメグルミン　229
ガドリニウム　229,230
　　――造影　230
化膿性関節炎　272

下部心臓レベル　30
鎌状靱帯　163
　　――サイン　163
カモメの翼変形　265,266
カラー・ドップラー画像　222
カルシウム・スコア　30
カルシウムピロリン酸結晶沈着症
　　（CPPD）　267
カルシウムピロリン酸二水和物　267
肝海綿状血管腫　201
眼窩内気腫　292
肝癌　200
肝硬変　199,200
肝細胞癌　199-201
間質性（浸潤性）病変　36
間質性気腫　313
間質性肺炎　41,71
間質性肺気腫（PIE）　82
間質性肺水腫　41,118
間質性肺病変　39,40
肝腫大　139
関節炎　261
　　分類　262,263
関節疾患　261
関節軟骨　261,262
関節の解剖　261
関節包　261
関節リウマチ　268,269
関節裂隙　262
　　――の狭小化　263
乾癬性関節炎　269,270,272
感染性関節炎　272
肝臓
　　脂肪浸潤　198
　　正常解剖　143
　　占拠性病変　199
　　転移性腫瘍　200
肝損傷　181
肝転移　200
冠動脈CTアンギオグラフィ（CCTA）
31,32
冠動脈疾患　129
肝動脈相　198
肝嚢胞　202,203
ガンマカメラ　6
乾酪壊死　44

き

機械的閉塞　149,152,156
　　小腸閉塞　152,154
　　大腸閉塞　157,158
気管カニューレ　88
気管支炎　315
　　慢性——　111
気管支拡張症　114,115
気管支胸腔瘻　67
気管支透亮像　36,37,69,70
気管支肺異形成　314
気管支壁肥厚　119
気管食道瘻 (TEF)　323,324
偽関節　260
気管内チューブ　86,87
気胸　77-79,82,314
　　外傷性——　81
　　緊張性——　80,81,314
　　原因　81
　　種類　80
　　単純性——　80,81
　　特発性——　81,314
奇形腫　102
気腫　165
気縦隔　82,83,164
偽腫瘍　66
奇静脈　28
奇胎妊娠　221,222
偽痛風　267
基底核　299
機能性嚢腫　217
気腹症　164
逆行性尿道造影 (RUG)　184
吸気　10
急性(成人)呼吸窮迫症候群　122
急性期梗塞　299
急性膵炎　151,196,197
急性胆囊炎　211
急性虫垂炎　219,220
急性腸管偽閉塞　159
急性肺胞性肺水腫　39
急性腹症の検査　134
胸腔ドレーンチューブ　92,93
胸骨下甲状腺　100
胸骨下甲状腺腫　100,101
強磁性体　231
胸水　59,120
胸水貯留　48,59,60,64-66,120
　　大量の——　47
胸腺腫　102
胸腺腫瘍　102
強直性脊椎炎　270,271,279

胸椎　274
胸部 CT
　　正常解剖　20
胸部外傷　177
胸部大動脈瘤　127
胸部単純X線　9
　　正面像　15
　　側面像　16
　　ポータブル撮影　86
　　立位像　137
胸膜癒着　78
虚血性壊死　237
虚血性脳卒中　298
気瘤　72

く

空気嚥下症　132,133
空気漏出　313
空洞　111,113
屈曲　13
くも膜絨毛　303
グラディエント・エコー法　34,226
繰り返し時間　226
クループ　317
クレブシエラ肺炎　72

け

経口造影剤　142
憩室炎　192,193
憩室症　192
形質細胞腫　242
経静脈性尿路造影　139
経静脈造影剤　142
経腟超音波検査　215,220
頸椎　274
頸動脈狭窄　222
頸動脈超音波検査　222
経鼻胃管　96,97
頸部痛　274
結核　43-45
　　再燃　43
　　二次感染結核　43
　　初感染結核　43
結核菌　272
結核結節　44
結核性関節炎　272
結核性肉芽腫　107
血管原性浮腫　298,305
血管疾患　123
血管周囲間質性肺気腫 (PIE)　82
血管内カテーテル　88

血管分水嶺領域　299
血腫　178,182
血清β-ヒト絨毛性ゴナドトロピン
　(β-HCG)　221
結石　171
血栓塞栓症　298
結腸捻転　159
牽引性憩室　1
限局性センチネル・ループ　150
減速外傷　179
犬吠様咳嗽　317
原発性変形性関節症 (DJD)　263,266

こ

コイル・スプリング状　194,195
高位心臓レベル　30
高エコー　208
口蓋扁桃　316
硬化性骨転移　236,244
硬化性病変　236,281
硬癌(スキルス胃癌)　190
高血圧性心心血管疾患　123,124
高血圧性脳出血　299
抗コリン薬　133
後縦隔腫瘍　103
後縦靱帯骨化症 (OPLL)　279,280
甲状腺腫瘍　100
交通性水頭症　303,304
喉頭蓋炎　316,317
後腹膜腔内ガス　164
後部肋骨横隔膜角　17,18
後部肋骨横隔膜溝　18
後方脱臼　258
硬膜外血腫　293,294
硬膜下血腫　293,294
　　急性——　294
　　慢性——　294
コウモリの翼状　37,39,121
誤嚥　73,186,317
　　大量誤嚥　186
誤嚥性肺炎　39,72
コークスクリュー食道　186
コーナー・サイン　320
呼気終末陽圧 (PEEP)　313
呼吸窮迫症候群 (RDS)　311,314,315
後縦靱帯骨化症 (OPLL)　279
骨ウィンドウ　291
骨壊死　237
骨塩　235
骨芽細胞　235
骨棘　262
骨硬化性　242

骨侵食　262,265,268
骨シンチグラフィ　7,245
　　　──の superscan　236
骨髄炎　244,272
　　急性──　244
骨髄腔　234
骨性強直　265
骨折　247
　　圧迫──　280
　　横──　251
　　開放──　252,253
　　顆上──　257
　　眼窩──　292
　　眼窩の吹き抜け──　292
　　完全──　247
　　陥入──　257
　　顔面骨──　292,293
　　騎乗──　184
　　行軍──　255
　　骨折治癒　259
　　三脚──　292,293
　　舟状骨──　256
　　頭蓋骨──　291
　　ストレス──　254
　　脆弱性──　245
　　破裂──　284
　　ハングマン──　284
　　病的──　245
　　吹き抜け──　292,293
　　複雑──　252
　　不完全──　247
　　粉砕──　251
　　分節──　250,251
　　閉鎖──　252
　　膨隆──　247,457
　　ボクサー──　255
　　らせん──　251
　　裂離──　253
　　肋骨──　177
　　若木──　247
骨折線　248
骨粗鬆症　239,240
骨端線　248
骨転移　237
骨頭軟骨下三日月線　238
ゴッドフリー・ハンスフィールド　4
骨濃度　234
骨盤 CT　142
骨盤損傷　183
骨盤内炎症性疾患（PID）　218,219
骨皮質　247
骨膜反応　236
骨密度　239

コラーゲン　235
孤立性肺結節　106
混合型骨転移　281
混合性神経膠腫　305

さ

サーファクタント　54
　　　──不全　312
細胞障害性浮腫　298
挫傷
　　肝臓　181
　　腎臓　182
　　脾臓　181
左心室　26
左心房　25
左主気管支　22,30
サルコイドーシス　42,43
三次波　186
蚕食状（パターン）　242,243

し

塩・胡椒像　241
磁気共鳴画像（MRI）　225
子宮外妊娠　220,221
子宮筋腫　215
子宮腺筋症　216
子宮内妊娠　220
子宮平滑筋腫　216
　　辺縁の石灰化　174
磁器様胆嚢　169,170
自動除細動器（AICD）　94,95
脂肪肝　200
脂肪浸潤　198
脂肪抑制 T1 強調画像　227
脂肪抑制 T2 強調画像　228
脂肪抑制プロトン密度強調画像　228
縦隔奇形腫　102
縦隔気腫　313
縦隔血腫　180
縦隔腫瘍　99
縦隔の区分　99
収縮性心膜炎　126
重症筋無力症　102
集中治療室　86
十二指腸潰瘍　189,190
　　急性──　190
絨毛状腫瘍　195
絨毛状ポリープ　194
種子骨　248
出血性脳挫傷　295
出血性脳卒中　299

腫瘤　104
腫瘤効果　291,295,300
上衣腫　305
消化管閉塞　149
上行大動脈　25,28
小細胞癌　108
上前腸骨棘　253
上大静脈　28
小腸の糞便サイン　155,156
小腸閉塞（症）　149,152-155
　　部分的──　154,155
小腸輪状ヒダ　134
小児
　　骨端線骨折　319
　　上腕骨遠位顆上骨折　257
　　肺疾患　315
小児虐待　321,322
小脳テント　275,289
食道癌　187
食道閉鎖　323
食道裂孔ヘルニア　187
上部心臓レベル　30
小葉間裂　17,23,51,59
ショック腸管　182
シルエットサイン　37,38,70,74,75
心陰影　118
　　拡大　116
　　輪郭　25
心拡大　117,121
腎癌　203
心胸郭比　25
心筋症
　　アルコール性拡張型──　126
　　拡張型──　125
　　拘束型──　126
神経芽腫　103
神経膠腫　305
神経原性腫瘍　103
神経線維腫　103
神経鞘腫　103
神経節神経腫　103
心原性肺水腫　123
滲出性胸水　59
浸潤性（パターン）　242,243
心嚢液　116
心嚢液貯留　116
心嚢気腫　83,84,313
腎嚢胞　203
深部静脈血栓症　223

す

膵炎　196

膵癌　198
水気胸　67
髄質性腎石灰化症　175
水腎症　212
彗星の尾　55
水頭症　303
　　正常圧——　303,306
髄膜腫　307
頭蓋内圧亢進　297
スカウト・ビュー　134
スキー・スロープ所見　62,63
スキルス胃癌　190
スコッチテリア・サイン　275
スピキュラ　106
スポット撮影　6,185,186

せ

星細胞腫　305
成人呼吸窮迫症候群　122
脊髄円錐　276
脊柱管　274,276
脊柱管狭窄　280,281
脊柱傍溝　99,103,104
脊椎外傷　274,282
脊椎サイン　18,74
石灰化
　　壊死性——　169
　　冠動脈——　31
　　軌道状——　170,171
　　雲状——　173
　　辺縁——　169,170
　　ポップコーン状——　173
　　無構造——　173
線維輪　271,275,277
遷延治癒　260
腺癌　41
前縦隔腫瘍　100
腺腫性ポリープ　192
線状陰影　114,119,162,192,249,314,315
線条マーカー　89,91-93,97
潜像　2
全身性エリテマトーデス（SLE）　60,238
喘息　315
剪断外傷　295
仙腸関節炎　271
センチネル・ループ　149,150,151
穿通性外傷　83,177
蠕動運動　149,152,156,219
蠕動抑制薬　133
前立腺癌　236,237

そ

造影欠損　181,185,295
　　ポリープ様——　194
造影剤　6,27,30,31,142-145,147,148,155,156,180-185,190-192,229
臓器腫大　138
層状胸水　66
臓側胸膜　16,17,59,77-79
臓側胸膜線　77,78
僧帽弁狭窄症　123
粟粒結核　45
阻血性骨壊死　237

た

代償性排泄　147
大腿骨頭すべり症　319,320
大腸炎　195,196
大腸癌　194
大腸憩室　192
大腸捻転　159
大腸閉塞（症）　149,157,158,196
大腸膨満　132
大腸ポリープ　192
　　過形成性ポリープ　193
　　腺腫性ポリープ　193
　　無茎性ポリープ　194
　　有茎性ポリープ　194
大動脈外傷　179
大動脈解離　128
大動脈基部　30
大動脈弓部　25,28,100,180,297,318
大動脈峡部　179
大動脈縮窄症　26
大動脈内バルーン・パンピング（IABP）　93,95
大動脈-肺動脈窓　22
大動脈弁狭窄　26,125
大動脈瘤　126,127,214
大脳萎縮　305,306
大脳鎌下ヘルニア　295,296
大脳縦裂　289,291,294
胎便吸収症候群　312
大葉間裂　17,23,51,59
多形性膠芽腫　305
脱臼　247,249,256
　　亜——　249
　　環軸椎亜——　269
　　椎間関節——　285
　　両側性椎間関節——　286
多発憩室症　192,193
多発性硬化症　307

多発性骨髄腫　242
ダブル・ルーメン・カテーテル　91,92
多面体結石　172
単純X線　2
胆石　209,210,211
胆道気腫　167
胆道内ガス　167
胆嚢管閉塞　211
胆嚢結石　171,172

ち

チェックバルブ　80,81
竹様脊柱　271
地図状病変　243
中間気管支幹　22,28,29,57,87
中縦隔腫瘍　103
中心静脈カテーテル　88
虫垂炎　195
虫垂石　196
腸液　152
腸音　152
腸管外ガス　131,160,191,192,196
腸管気腫症　322
腸管偽閉塞　158,159
腸管穿孔　191
腸間膜虚血　166
蝶形陰影　121
蝶形様骨片　250,251
腸重積　194,195
聴神経腫　307,308
腸捻転　158

つ

椎間関節　279
　　変形性関節症　279
椎間関節脱臼　285
椎間孔　276
椎間板腔　275
椎間板の真空現象　277,278
椎間板ヘルニア　277
椎間板変性疾患　277
椎弓根　242,243,275
椎体後縁の侵食　104,105
椎体鉤状関節　226,278,279
通常型間質性肺炎　41
痛風　269,270

て

デジタルX線　2

転位（骨） 251
転移性肝腫瘍 200
転移性肺腫瘍 107
天使の羽状 37,39,121
伝染性単核球症 103
テント切痕ヘルニア 295,296

と

透過（penetration） 1
頭蓋内圧亢進 297
透析用カテーテル 91
頭部外傷 290
動脈管開存症 312
動脈硬化 30,129,170,294,298
動脈瘤 169,301
　　──破裂 301,302,303
動揺胸郭 178
透亮帯 16,256
特発性肺線維症 41
ドップラー効果 209
鈍的外傷 177,182
トランスデューサ 5

な・に

軟骨石灰化症 267

肉芽腫 40,106
二重造影 185,189
二重造影検査 132,186,189,193,194
二次結核 44
二次性変形性関節症 264,265
二重輪郭（左心房） 25
二重超音波検査 208
二相性検査法 186
乳頭浮腫 297
乳び胸 59
尿管結石 137,171

の

脳萎縮 305
脳梗塞 297-301
　急性期── 300
　陳旧性── 300
脳挫傷 295
脳室内出血 295
脳卒中 297
　虚血性──298
　出血性──298,299
脳内出血 294

脳浮腫 297
　血管原性── 297
脳ヘルニア 294,295
嚢胞 111,113
嚢胞性線維症 114
嚢胞性病変 222

は

肺炎 18,19,37
　ウイルス性── 71,316
　円形── 72
　間質性── 41,71
　気管支── 71
　区域性── 71
　空洞形成性── 72,73
　限局性── 73
　誤嚥性── 39,72
　水痘── 40
　大葉性── 70,75
　ニューモシスチス── 71,113
　肺炎球菌性── 37,38,70,71,74,76
　ブドウ球菌性気管支── 71
　閉塞性── 55,108
　マイコプラズマ── 71
背臥位像 134
肺下部胸水 60
肺癌 107
　小細胞癌 41,103,108
　腺癌 41,42,106,108,109
　大細胞癌 41,105,108
　扁平上皮癌 41,53,56,108,114
肺気腫
　間質性── 82
　血管周囲間質性── 82
　小葉中心性── 112
　汎小葉性── 111,112
　傍隔壁性── 112
肺虚脱 55
肺血腫 178
肺結節 105,107,108
　孤立性── 106
　多発転移性── 109
　単発性── 105-107
肺血栓塞栓症 110
肺血流の再分布 124
肺挫傷 178
肺静脈高血圧 123
肺水腫 36
　間質性── 41,118,121
　急性肺胞性── 39
　心原性── 122,123
　肺胞性── 37,121

　非心原性── 122,123
肺切除術 18
肺尖撮影 5,6
肺塞栓症 79,110
肺動脈幹 25,28,29,125
肺動脈高血圧症 111,112,123,124
肺胞性（気腔性）病変 36
肺胞性（実質性）病変 69
肺毛細血管楔入圧（PCWP）カテーテル 90
肺門部領域 17
肺野条件 20
肺裂傷 178,179
ハウストラ 133,134,161,162,194
バクテロイデス 73
馬尾 276
バリウム 6,142,185,191-193,195
パンヌス形成 268
ハンスフィールドユニット 4

ひ

非Hodgkinリンパ腫 205
脾外傷 181
皮下気腫 77
ピクセル 3
脾腫 139,199
非ステロイド性抗炎症薬（NSAIDs） 189
ヒストプラズマ症 106
ビデオ嚥下機能検査 186
ビデオ食道造影 186
非特異性間質性肺炎 41
皮膚の皺 79,80
被包化胸水 65
被膜下血腫 181,182
びまん性軸索損傷 296,297
びまん性特発性骨増殖症 279
ピロリン酸塩関節症 267

ふ

皮様嚢腫 217
腹腔外ガス 164
　サイン 164
腹腔内遊離ガス 196
　サイン 160
副甲状腺機能亢進症 239-241
副甲状腺ホルモン 239
複合超音波検査 223
副骨 248
腹水 219
腹水貯留 219

腹部 CT　142,143
腹部外傷　180
腹部大動脈瘤　127,214
腹部単純 X 線　131
腹部立位像　135
腹膜腔外ガス　164
腹腔内液体貯留　182
フットボール・サイン　163
ブラ　79,81,111-113
プラーク　308
フルオロデオキシグルコース　7
プレート　2
ブレブ　111,112
プローブ　5,208
プロトン密度強調画像　229
分水嶺梗塞　299
糞石　219

へ

平滑筋腫　173,174,216
閉所恐怖症　231
閉塞性水頭症　303
ペースメーカ　93-95
壁側胸膜　59
ヘパトイミノジアセチル酸　211
ヘルニア　295
辺縁型骨棘形成　263
変形性関節症　262-264
変形治癒　260
扁平上皮癌　108,187

ほ

蜂窩肺　41
方形回内筋脂肪層　258
膀胱結石　171,173,205,213
膀胱周囲脂肪　140
膀胱腫瘍　205,213
膀胱破裂　183
膀胱流出部閉塞　140,141,173
放射性核種　211
胞状奇胎　221,222
砲弾腫瘤　109
乏突起神経膠腫　305
泡沫状　242-244
膨満　131,132
母指圧痕像　191,195,196
ポータブル AP 撮影　13
ボタン穴変形　268
ポリープ　194

ま

マーフィ徴候　211
マイコプラズマ　316
マルチ・ルーメン・カテーテル　91
マルチスライス CT　292
慢性膵炎　197
慢性内因性腎疾患　213
慢性閉塞性肺疾患（COPD）　111

み

三日月状の透亮帯　257
三日月徴候　179
未熟児慢性呼吸不全　314
脈絡叢乳頭腫　303

む

無エコー　208
無気肺　47,48,51-53,55-57,70
　亜区域性──　54
　圧迫性──　54
　円形──　55
　サイン　51
　種類　54,56
　徴候　54
　肺全体　46
　板状──　54
　閉塞性──　51,55,58
無茎性ポリープ　194
無頭症　222
無腐性壊死（骨）　237,238,256,257

め・も

メニスカス・サイン　62

盲腸　195
盲腸破裂　157
門脈圧亢進症　199,200
門脈相　198
門脈内ガス　166
門脈優位相　199

ゆ

優位（冠動脈）　32
有茎性ポリープ　194
有効血流量　235
遊離ガス　160-162,164
癒合遅延　260

よ

葉間胸水　66
葉間胸膜　17,51
溶骨性骨転移　241,242,244
溶骨性骨病変　243
溶骨性病変　242,281
腰椎転移　242
ヨード造影剤　6,26,110,127,129,139,142,147,289,302

ら

ラクナ梗塞　301
らせん骨折線　251
ラテラル・デクビタス　63
卵黄嚢　220
卵管留膿腫　218,219
卵巣腫瘍　217,218
卵巣嚢腫　216

り

リーデル葉　138,139
リンゴの芯様病変　194,195
輪状狭窄　195
リンパ管浸潤　41-43,109,110
リンパ球性間質性肺炎　41
リンパ腫　100,205
リンパ節腫大　19,42,44,100,101,109,205

る・れ

類骨　235

裂傷
　肝臓　181
　腎臓　182
　肺　178
　脾臓　182
裂離骨片　253
レンサ球菌　72
レントゲン写真　2

ろ・わ

漏出性胸水　59
漏出性腹水　219
肋骨横隔膜角の鈍化　62,63
肋骨の数え方　11

腕回旋症候群　94

欧文索引

数字・ギリシャ文字

3相スキャン　198,199
5本の血管のレベル　27
α_1アンチトリプシン欠損症　111,112

A

Aモード　208
abdominal trauma　180
accessory ossicle　248
acoustic neuroma　307
acoustical shadowing　210,215
acute subdural hematoma (SDH)　294
acute/adult respiratory distress syndrome (ARDS)　122
adenocarcinoma　108,187
adenomatous polyp　192
adenomyosis　216
aerophagia　132
air beneath the diaphragm　160
air bronchogram　36,37,69
air-fluid level　292
airspace [alveolar] disease　36,69
Allan Cormack　4
Alzheimer病　305
anatomic snuff box　256
angel-wing　37,39,121
angulation　5
ankylosing spondylitis　270,279
anterior cul-de-sac　215
anterior humeral line　257
anterior mediastinal mass　100
anterior superior iliac spine (ASIS)　253
aortic aneurysm　126
aortic arc　28
aortic dissection　128
aortic isthmus　179
aortic knob　25
aortic trauma　179
AP window (aortopulmonary window)　22,28,29
　　──レベル　28,29
apical cap　179
apical lordotic view　13
apophyseal joint　279
apparent hemidiaphragm　61
appendicitis　195
appendicolith　196
apple-core lesion　194,195
arachnoid villi　303
arthritis　261
articular cartilage　261
articular cortex　261
ascending aorta　25
aseptic necrosis　237
aspiration　186
aspiration pneumonia　72
astrocytoma　305
atelectasis　51,70
atherosclerosis　298
automatic implantable cardiac defibrillator (AICD)　94
avascular necrosis (AVN)　237,238
avulsed fragment　253
avulsion fracture　253
azygos vein　28

B

Bモード　208
Bモード・ドップラー複合超音波検査　222
back pain　277
bamboo spine　271
Bankart fracture　249
bare area　145,201
Barrett食道　187
basal ganglia　299
basilar skull fracture　292
bat-wing　37,39,121
berry aneurysm　301
biliary sludge　210
black blood　35
bladder stone　171
bleb　112
blow-out fracture　292
blunt trauma　177
Boerhaave症候群　83
bone ankylosis　265
bone mineral density (BMD)　239
boxer's fracture　255
brain tumor　305
bright blood　35
bronchiectasis　114
bronchogenic carcinoma　107
bronchopleural fistula　67
bronchopneumonia　71
bronchopulmonary dysplasia (BPD)　314
brown tumor　24,240
buckle fracture　247,257
bulla　112
burst fracture　284
butterfly　121
butterfly fragment　251
butterfly glioma　305

C

calcification　137
calcium pyrophosphate deposition disease (CPPD)　267
calculi　171
callus formation　253
cannon-ball metastasis　41
carcinoma of the prostate　236,237
cardiothoracic ratio (CTR)　25
cavernous hemangioma　201
cavitary pneumonia　72
cavity　113
central venous (pressure) catheter (CVC)　88
cephalization　121
cerebral atrophy　305
cerebral contusion　295
cerebral edema　297
cerebrospinal fluid (CSF)　276,303
cervical vertebra　274
Chance骨折　285
Charcot関節　265,266
chemical shift　199,200
chest tube　92
Chilaiditi症候群　161,162
child abuse　321,322
chondrocalcinosis　267
choroid plexus papilloma　303
chronic bronchitis　111
chronic obstructive pulmonary

disease (COPD) 111
chronic pancreatitis 197
chronic respiratory insufficiency of the premature 314
chronic subdural hematoma 294
cirrhosis 199
claustrophobia 231
closed-loop obstruction 155,156
Clostridium difficile 感染 196
colitis 195
Colles 骨折 254,255
colonic carcinoma 194
colonic diverticulum 192
colonic polyp 192
comet-tail appearance 55
comminuted fracture 251
communicating hydrocephalus 303
complete fracture 247
compressive atelectasis 54
computed tomography (CT) 3
　CT コロノグラフィ 192,194
　CT 肺動脈造影 110
　CT pulmonary angiography (CT-PA) 110
congestive heart failure (CHF) 118
consolidation 69
continuous diaphragm sign 83
contrecoup injury 295
contusion 181
conventional radiograph 2
conventional radiography 2
corkscrew esophagus 186
corner sign 320
coronary CT angiography (CCTA) 31
corpus luteal cyst 217
corpus luteum 217
cortex 247
costophrenic angle 61
coup injury 295
crescent sign 179,238,262
Crohn 病 191,192
cross-table lateral view 282
crown-rump length 220
cyst 113

D

dancer's fracture 253
Dawson finger 309
deceleration injury 179
deep sulcus sign 78,313,314

deep venous thrombus (DVT) 223
degeneration 277
degenerative disk disease 277
degenerative joint disease (DJD) 263
delayed film 82
delayed union 260
depressed skull fracture 292
descending aorta 26
desquamative interstitial pneumonia (DIP) 41
DEXA (dual-energy X-ray absorptiometry) スキャン 239
diagonal fracture 251
diffuse axonal injury (DAI) 293,296
diffuse idiopathic skeletal hyperostosis (DISH) 279
diffusion-weighted image (DWI) 229,298
discoid atelectasis 54
dislocation 249
diverticulitis 192
diverticulosis 192
Dobbhoff tube (DHT) 97,98
dominant follicle 217
Doppler spectral waveform 222,223
double-density sign 25
dowager's bump 279
Dressler 症候群 60
duodenal ulcer 189
duplex sonography 222,223
duplex ultrasonography 208
dystrophic calcification 169

E

echo time (TE) 226
ectopic pregnancy 220
edema 295
emphysema 111
endotracheal tube 86
ependymoma 305
epicardial fat 30
epidural hematoma 293
epiphrenic diverticulum 187
erosion 262,265,268
erosive arthritis 262,268
erosive inflammatory osteoarthritis 265
esophageal carcinoma 187
esophageal diverticulum 186

extracorporeal membrane oxygenation (ECMO) 313
extraluminal gas 160
extraperitoneal air 164
exudate 59

F

facet joint 279
faceted stone 172
facial fracture 292
failed back surgery syndrome 277
falciform ligament 163
falciform ligament sign 163
fall on the outstretched hand (FOOSH) 254
false diverticulum 192
feeding tube 97
ferromagnetic object 231
fetal abnormality 221
fissural pseudotumor 66
flail chest 178
fluid-attenuated inversion recovery (FLAIR) 229,305
fluorodeoxyglucose 7
fluoroscopy 6
focal sclerotic lesion 236
focused abdominal sonogram for trauma (FAST) 180
functional ileus 149
functional MRI (fMRI) 229

G

gallstone 171
gallstone ileus 167
gastric carcinoma 189
gastric ulcer 189
gastroesophageal reflux disease (GERD) 187
Gd-DTPA (gadolinium diethylenetriaminepentaacetic acid) 229
generalized adynamic ileus 149,151
genu 287
geographic (lesion) 242,243
gestalt 15
glioblastoma multiforme 305
glioma 305
Golden の S sign 56
gout 269
graded compression 219
gradient recalled echo (GRE) 226

greenstick fracture　247
gull-wing deformity　265,266

H

hamartoma　106
Hampton's hump　110
hangman fracture　284
haustra　133
head trauma　290
Helicobacter pylori 感染　189
hematoma　178
hemical shift imaging　198
hemidiaphragm　52
hemorrhagic stroke　299
hepatic arterial phase　198
hepatic cyst　202
hepatocellular carcinoma　200
hepatoiminodiacetic acid (HIDA)　211
hepatoma　200
hepatomegaly　139
herniated disk　277
high peak inspiratory pressure　313
Hill-Sachs deformity　249
hip fracture　257
hilar region　17
Hodgkin リンパ腫　100
Hodgkin 病　101
Honda サイン　245
honeycomb lung　41
Hounsfierld unit (HU)　4
hyaline cartilage　261
hyaline membrane disease (HMD)　312
hydrocephalus　303
hydronephrosis　212
hydropneumothorax　67
hyperparathyroidism　239
hypertensive hemorrhage　299

I

idiopathic interstitial fibrosis　41
ileus　149
impacted fracture　257
incomplete fracture　247
increased intracranial pressure　297
infectious arthritis　272
inflammatory exudate　69
inspiration　10
intensive care unit (ICU)　86

interstitial disease　69
interstitial pneumonia　41,71
interstitial [infiltrative] disease　36
interventional radiology (IVR)　6
intervertebral disk space　277
intimal flap　180
intra-aortic counterpulsation balloon pump (IACB または IABP)　95
intracerebral hematoma　294
intracranial hemorrhage　293,294
intrahepatic hematoma　181
intraventricular blood　295
intussusception　194
ischemic necrosis　237
ischemic stroke　298
ivory vertebra　237

J

Jefferson 骨折　282,284
joint capsule　261
joint space　262
Jones 骨折　255

K

Kartagener 症候群　114
Kerley A 線　118,119
Kerley B 線　110,118,119
Klein 線　320
knuckle sign　110

L

laceration　181
lamellar calcification　171
laminar calcification　171
laminar effusion　66,120
large bowel obstruction (LBO)　156
lateral decubitus　63
laws of gut　149
left atrium　25
left lateral decubitus　64
left main bronchus　30
left pulmonary artery　28
left ventricle　26
Levin tube　96
linear calcification　170
linear skull fracture　292
linitis plastica　190
lobar pneumonia　70
localized ileus　149
localized sentinel loops　150

localizing pneumonia　73
locked facet　285
loculated effusion　65
loculated pleural effusion　66
lumber vertebra　275
Luschka 関節　279
lymphadenopathy　100
lymphangitic spread of carcinoma　109
lymphocytic interstitial pneumonia (LIP)　41
lymphoma　100

M

M モード　208
magnetic movement　225
magnetic resonance imaging (MRI)　5,225
　造影剤　229
　拡散強調画像　298
magnification　12
main pulmonary artery　25
major fissure　17,23,51,59
malunion　260
march fracture　255
marginal erosion　268
marginal osteophyte formation　263
mass effect　291,295,305
maximum intensity projection (MIP)　21
mechanical obstruction　149
mediastinal mass　99
medical renal disease　212
medullary bone infarct　238
medullary nephrocalcinosis　175
Mendelson 症候群　73
meningioma　307
meniscus sign　62,63
metaplasia　187
metastasis　305
middle mediastinal mass　103
miliary tuberculosis　45
minor fissure　17,23,51,59
mixed glioma　305
molar pregnancy　221
moth-eaten　242,243
MRCP (magnetic resonance cholangiopancreatography)　202,203
multinodular goiter　100
multiple myeloma　242,281

multiple nodules　109
multiple sclerosis　307
Murphy sign　211
myasthenia gravis　102
Mycobacterium tuberculosis　43

N

naked facet sign　285
nasogastric tube（NG tube, NGT）　96
necrotizing enterocolitis（NEC）　165,322
nephrogenic systemic fibrosis（NSF）　231
nephrographic phase　147
nerve root　277
neurofibromatosis　104
neurogenic tumor　103
neuropathic arthropathy　265
nonspecific interstitial pneumonia（NSIP）　41
nonunion　260
normal-pressure hydrocephalus（NPH）　303,306
nuclear medicine　6

O

obstructive atelectasis　51,55
obstructive hydrocephalus　303
Ogilvie 症候群　158,159
oligoastrocytoma　305
oligodendroglioma　305
opposed-phase　200
orbital emphysema　292
organomegaly　138
orthogonal view　256
ossification of the posterior longitudinal ligament（OPLL）　279
osteoarthritis　263
osteoblast　235
osteoblastic lesion　281
osteoblastic metastasis　236
osteoclast　235
osteoclastoma　241
osteoid　235
osteolytic lesion　281
osteolytic metastasis　241
osteomyelitis　244
osteonecrosis　237
osteophyte　262
osteoporosis　239

ovarian cyst　216
overhanging edge　195

P

pacemaker　93
packets　40
PACS　2
pad sign　197,256
Paget 病　238,239,247
Pancoast 腫瘍　109
pancreatic adenocarcinoma　198
pancreatitis　196
pannus　268
parathyroid hormone（PTH）　239
parietal pleura　59
pathologic fracture　245
pedicle sign　242,243
pelvic inflammatory disease（PID）　218
pencil-in-cup deformity　270
penetrating trauma　177
penetration　9
peribronchial cuffing　119
periosteal reaction　236
perivascular interstitial emphysema（PIE）　82
permeative　242,243
Peter James Kerley　118
phlebolith　137,171
photosensitive cassette　2
photosensitive plate　2
PICC カテーテル　89,90
plain film　2
plate-like atelectasis　54
pleural adhesion　78
pleural drainage tube　92
pleural effusion　120
pneumatocele　72
pneumatosis cystoides intestinalis　165,166
pneumatosis intestinalis　165,166
pneumobilia　167
Pneumococcal pneumonia　70
Pneumocystis jirovecii　71
pneumomediastinum　82,164
pneumonectomy　48
pneumonia　69
pneumopericardium　83
pneumoperitoneum　164
pneumothorax　77
porcelain gallbladder　169
portal venous phase　198

positive end-expiratory pressure（PEEP）　313
positive posterior fat pad sign　256,257
positron emission tomography（PET）　6
posterior costophrenic angle　17,18
posterior costophrenic sulcus　17,18
posterior cul-de-sac　215
posterior mediastinal mass　103
postlaminectomy syndrome　277
postprimary TB　43
predentate space　269
primary degenerative arthritis　263
primary osteoarthritis　263
primary pulmonary tuberculosis　43
probe　208
prone view　135
proud loop　192
pruning　124,125
pseudoaneurysm　181
pseudogout　267
psoriatic arthritis　269
pulmonary alveolar edema　121
pulmonary capillary wedge pressure（PCWP）　90,123
pulmonary contusion　178
pulmonary hematoma　178
pulmonary interstitial edema　41,118
pulmonary interstitial emphysema（PIE）　82
pulmonary laceration　178
pulmonary thromboembolic disease　110
punched-out lesion　244
pyrophosphate arthropathy　267

Q・R

Quinton catheter　91

radial head fracture　257
radiofrequency pulse（RF pulse）　5,225
rapture of the urinary bladder　183
rectouterine recess　215
renal calculi　171
renal cell carcinoma　203
renal cyst　203
renal sinus　212

repetition time (TR)　226
respiratory distress syndrome (RDS)　311,312
reticulonodular disease　42
retrograde urethrography (RUG)　184
retrosternal clear space　16
RFパルス　225
rheumatoid arthritis (RA)　268
ribbon-rib　104
rib-notching　104
Riedel lobe　138,139
right lateral decubitus　63
right ventricular outflow tract　30
Rigler's sign　162,163
rimlike calcification　169
rotation　10
round atelectasis　55
round cell lesion　243
round pneumonia　72
RSウイルス　315
ruptured aneurysm　301

S

S状結腸捻転　158
sacral vertebra　275
sacroiliitis　270,271
sail sign　313
salt-and-pepper appearance　241
Salter-Harris骨折　254,319,321
Salter-Harris分類　319,320
　Ⅱ型骨折　320
　Ⅲ型骨折　321
　Ⅳ型骨折　321
　Ⅴ型骨折　321
Santorini管　146
sarcoidosis　42
scaphoid fracture　256
scapholunate advanced collapse (SLAC)　267
scapholunate dissociation　267
Schatzki輪　187,188
scottie dog　275
scout radiograph　134
secondary degenerative arthritis　264
secondary osteoarthritis　264
segmental fracture　251
segmental pneumonia　71
semiluminar line　155
sentinel loop　150
septal line　118

septic arthritis　272
septum pellucidum　295
sesamoid　248
Sharpey線維　275
shearing injury　295
shock bowel　182,183
short tau inversion recovery (STIR)　229
signet ring sign　21,114
silhouette sign　37
single-photon emission computed tomography (SPECT)　6,129
Sir Godfrey Hounsfield　4
skier's fracture　253
skin fold　79
ski-slope　62
skull fracture　291
sliding hiatal hernia　187
slipped capital femoral epiphysis : SCFE　319
small bowel obstruction (SBO)　149,152
Smith骨折　255
snow on a mountaintop　238
snow-capping　238
soap-bubble　242-244
solitary plasmacytoma　242
sonohysterography　215
Spigelianヘルニア　155
spin echo (SE)　226
spinal cord　276
spinal nerve　276
spinal stenosis　280
spinal trauma　282
spine sign　18,74
spinnaker sail　313
spiral fracture　251
splenium　289
splenomegaly　139
sprinter's fracture　253
squamous cell carcinoma　187
Staphylococcal bronchopneumonia　71
Staphylococcus aureus　71
steeple sign　317
Stein-Leventhal症候群　217,218
step-ladder appearance　153
stone　171
straddle fracture　184
Streptococcus pneumoniae　70
stress fracture　254
stridor　317
string sign　192

stroke　297
subcapsular hematoma　181
subchondral bone　262
subchondral cyst　263
subchondral sclerosis　262,263
subcutaneous emphysema　84
subdural hematoma (SDH)　293
subluxation　249
subpulmonic effusion　60
substernal goiter　100
substernal thyroid　100
substernal thyroid mass　100
superconducting magnet　225
superior vena cava　28
superscan　236
supracondylar fracture　257
surface rendering　4
Swan-Ganzカテーテル　90,91
Swyer-James症候群　114
Sylvius水道　303
syndesmophyte　271
synovial fluid　262
synovial joint　261
synovial membrane　262

T

T1強調画像　226-228
T2強調画像　226-228
tentorium　275,289
teratoma　102
terrible lymphoma　100
tertiary wave　186
thoracic spine　17
thoracic vertebra　274
thoracotomy tube　92
thromboembolism　298
thumbprinting　191,195,196
thymic mass　102
thymoma　102
thyroid mass　100
time-of-flight (TOF)　302
tissue plasminogen activator (t-PA)　298
tongue-like projection　138,139
torus fracture　247,257
tracheoesophageal fistula (TEF)　323
tracheostomy tube　88
track-like calcification　170
traction diverticulum　186
tram-track　114
transbronchial spread　44
transient tachypnea of the newborn

(TTN) 311
transition point 155
transudate 59
transverse fracture 251
traumatic pneumatocele 178
triple rule-out 32, 111
triple scan 32
triple-phase scan 198
tripod fracture 292
tuberculous arthritis 272
twiddler's syndrome 94, 95

U

ultrasonography 5
uncinate process 146
uncovertebral joint 279
upright view 135, 137
usual interstitial pneumonia (UIP) 41, 42
uterine leiomyoma 215

V

vacuum disk phenomenon 277
vanishing lung syndrome 79, 113
vanishing tumor 66
varicella pneumonia 40
vascular invasion 200
vascular watershed 299
viable blood supply 235
vicarious excretion 147
video esophagography 186
villous polyp 194
visceral pleura 59
visceral pleural line 77
volume rendering 4
volvulus of colon 159

W

watershed infarct 299
wedge-shaped defect 181
Wegener 肉芽腫 107
Westermark sign 79, 110
wet reading 2
Wilhelm Röntgen 2
Willis 動脈輪 301
Wirsung 管 146

X・Z

X線 2
X線透視 6

Zenker 憩室 186, 187

画像診断を学ぼう 第2版
単純X線からCT・MRI・超音波まで

定価：本体6,800円＋税

2008年12月15日発行　第1版第1刷
2018年 4月10日発行　第2版第1刷Ⓒ

著　者　ウィリアム ヘリング

監訳者　江原　茂
　　　　（えはら　しげる）

発行所　エルゼビア・ジャパン株式会社

編集・販売元　株式会社メディカル・サイエンス・インターナショナル
　　　東京都文京区本郷1-28-36
　　　郵便番号113-0033　電話（03）5804-6050

組版・印刷：三報社印刷株式会社／装丁：トライアンス

ISBN 978-4-89592-912-7　C3047

©Elsevier Japan KK/Medical Sciences International, Ltd. Printed in Japan
本書の複製権・翻案権・上映権・譲渡権・貸与権・公衆送信権（送信可能化権を含む）・口述権は，エルゼビア・ジャパン株式会社および株式会社メディカル・サイエンス・インターナショナルが保有します。
本書のコピー，スキャン，デジタル化等の無断複製は著作権法上の例外を除き禁じられています。違法ダウンロードはもとより，代行業者等の第三者によるスキャンやデジタル化はたとえ個人や家庭内での利用でも一切認められていません。著作権者の許諾を得ないで無断で複製した場合や違法ダウンロードした場合は，著作権侵害として刑事告発，損害賠償請求などの法的措置をとることがあります。＜発行所：エルゼビア・ジャパン株式会社＞

JCOPY　〈㈳出版者著作権管理機構　委託出版物〉
本書の無断複写は著作権法上での例外を除き禁じられています。複写される場合は，そのつど事前に，㈳出版者著作権管理機構（電話 03-3513-6969, FAX 03-3513-6979, info@jcopy.or.jp）の許諾を得てください。